離乳期の食事

●演習の目的

- 「授乳・離乳の支援ガイド」を参考に離乳食を作ることにより調理形態の変化を理解する。
  また，食事量の変化や食材の使い方，味付けの基本について理解を深めると共に，乳児への食べさせ方も学ぶ。

●研究課題

- 離乳食の始まりですから，穀物，野菜，豆腐などを使い，液体に近いポタージュ状に調理し，母乳やミルク以外の味に慣れることができるように工夫しよう。（生後５，６か月頃）
- 魚類，肉類など，食材を増やしながら，あんかけやバターを少し入れて，のどごしはよいが舌と上顎でつぶせるような調理の工夫をしよう。（生後７，８か月頃）
- 食材はすべてつぶすのではなく，粗く切ったり，ほぐしたりし，子どもが歯ぐきでつぶすことができるように工夫しよう。（生後９～11か月頃）
- 手づかみ食べが十分にできるように，手で持ちやすく，前歯で噛み切り歯ぐきで噛みやすいものにしよう。（生後12～18か月頃）

時期	形態の変化	量の変化		
		エネルギー源【米】	たんぱく質源【豆　腐】	ビタミン・ミネラル源【かぼちゃ・いちご】
生後5、6か月頃	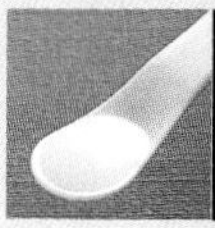 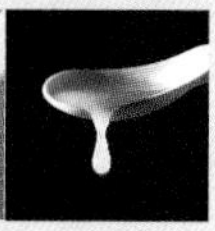 10倍がゆ（つぶしがゆ） 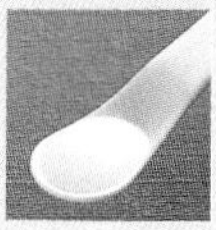 7倍がゆ（つぶしがゆ）	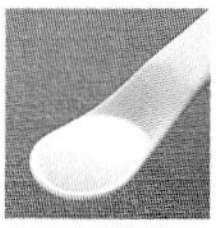 スタート 1さじ 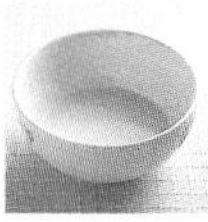 5か月 ～ 適量 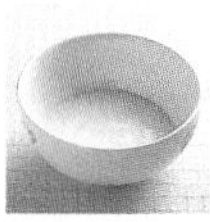 6か月	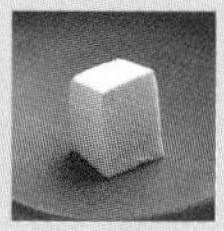 適量	適量 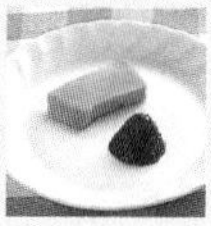 適量
7、8か月頃	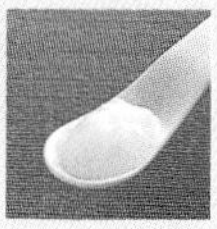 全がゆ（５倍がゆ）	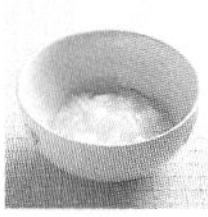 全がゆ 50 g 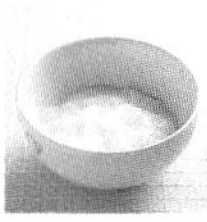 全がゆ 80 g	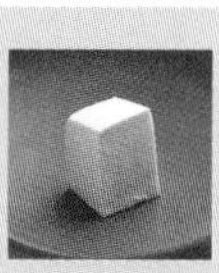 30 g 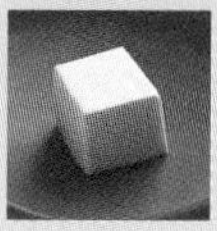 40 g	15 g 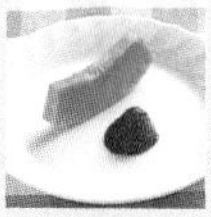 5 g 20 g 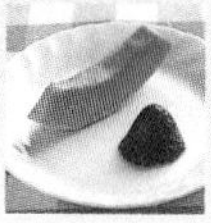 10 g
9～11か月頃	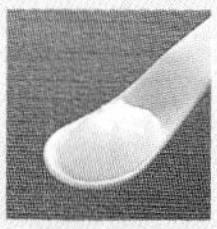 全がゆ 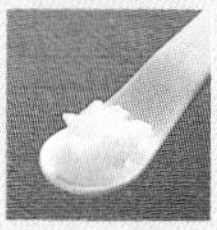 軟飯	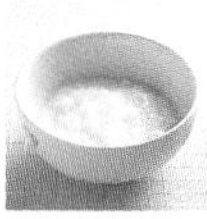 全がゆ 90 g 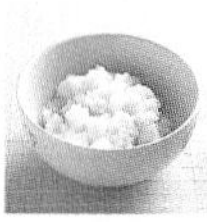 軟飯 80 g	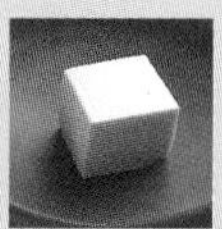 45 g	20 g 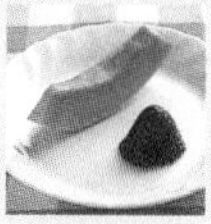 10 g 30 g 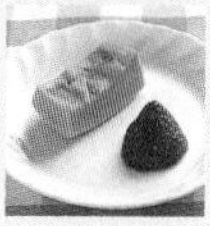 10 g
12～18か月頃	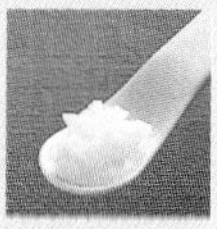 軟飯 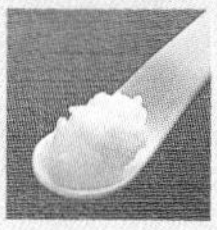 ごはん	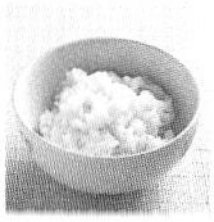 軟飯 90 g 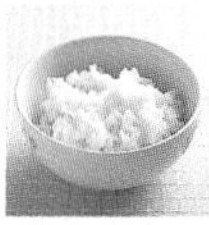 ごはん 80 g	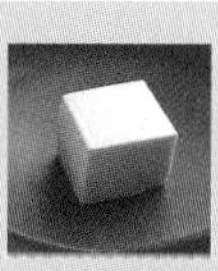 50 g 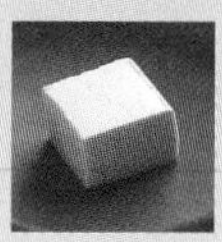 55 g	30 g 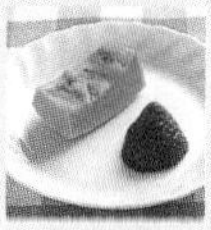 10 g 35 g 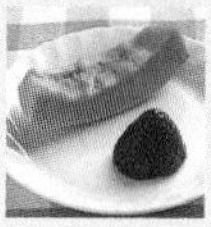 15 g

指導：上田玲子

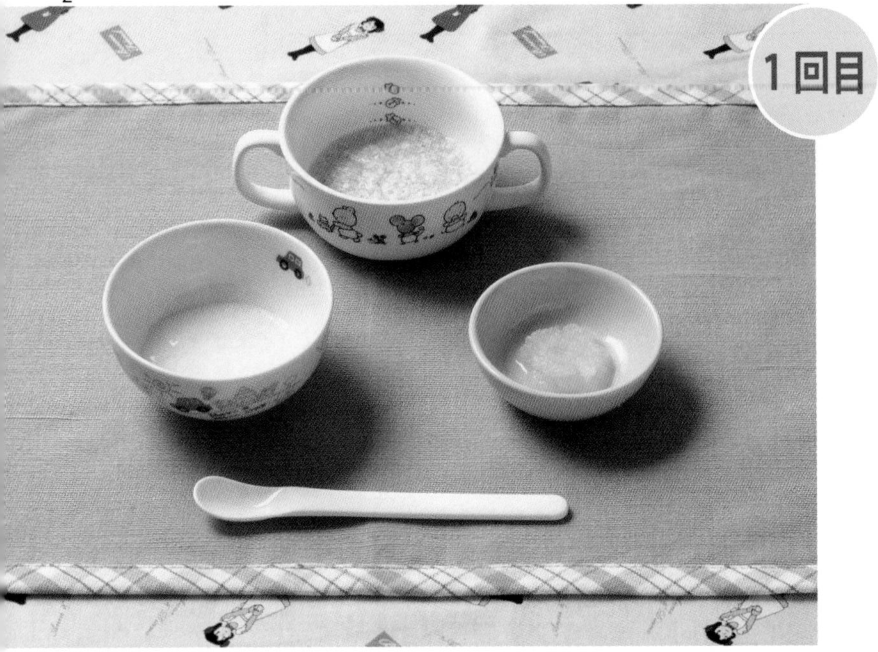

5, 6 か月頃
（離乳初期）

5，6か月頃		
献　立	材　料	1人分分量（g）
● 1回目		
つぶしがゆ	10～7倍がゆ	30～40
豆腐とにんじんのくず煮	豆腐（絹ごし）	25
	にんじん	5
	こんぶだし（煮汁）	25
	片栗粉	0.5
かぶのマッシュ	かぶ	10
	こんぶだし（煮汁）	

●栄養価●
エネルギー　31（kcal）
たんぱく質　1.6（g）
脂質　0.9（g）
カルシウム　23（mg）
鉄　0.3（mg）

●作り方●
豆腐とにんじんのくず煮　❶にんじんを薄切りにし，こんぶだし（分量外）で柔らかく煮て，すり鉢でする。❷豆腐もすりつぶす。❸にんじんの煮汁，またはこんぶだしで①，②を煮て，水溶き片栗粉でとろみをつける。
かぶのマッシュ　❶かぶは皮をむいて薄切りにし，こんぶだしで柔らかく煮て，すり鉢でする。❷煮汁，またはこんぶだしでのばす。

食べる様子

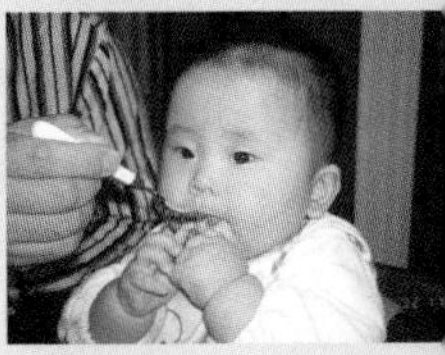

ドロドロのものを，ゴックンと飲み込みます。

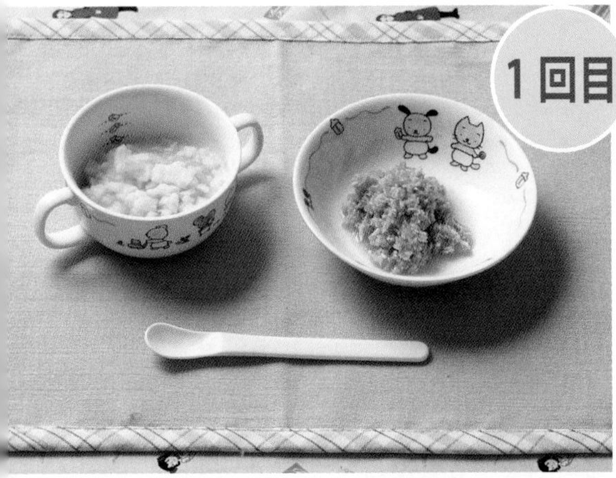

●作り方●
りんご入りパンがゆ　❶食パンは小さく切る。❷りんごは皮をむき，芯を取ってすりおろす。❸鍋に水¼カップ，①，②，砂糖を入れて，さっと煮る。
しらす干しとにんじんのバター煮　❶しらす干しは，熱湯でサッと茹でて塩けをとり，刻む。❷にんじんは薄切りにして柔らかく茹で，みじん切りにする。❸鍋ににんじんと，ひたひたの茹で汁，①，バターを加え，弱火で煮る。❹水溶き片栗粉でとろみをつける。

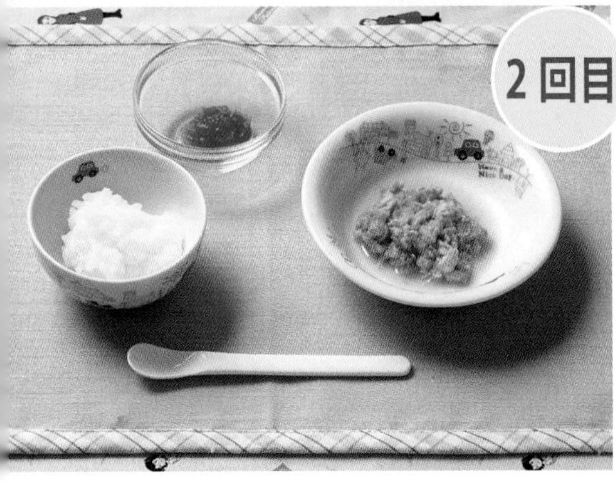

●作り方●
卵とじ　❶麩（ふ）は水で戻し，水気を絞って細かく刻む。❷キャベツは柔らかく茹でて，みじん切りにする。❸だし汁，砂糖，しょうゆを煮立て，麩とキャベツを入れて一煮し，とき卵でとじる。
つぶしトマト　❶トマトは皮をむいて種をとり，みじん切りにする。

●栄養価●（1日）
エネルギー　180（kcal）
たんぱく質　7.4（g）
脂質　5.2（g）
カルシウム　61（mg）
鉄　0.7（mg）

7, 8 か月頃
（離乳中期）

7，8か月頃		
献　立	材　料	1人分分量（g）
● 1回目		
りんご入りパンがゆ	食パン（みみは除く）	20
	りんご	10
	砂糖	2
しらす干しとにんじんのバター煮	にんじん	20
	しらす干し	10
	バター	1
	片栗粉	0.5
● 2回目		
全がゆ	5倍がゆ	70
卵とじ	麩	1
	キャベツ	15
	だし汁	30
	砂糖	1
	しょうゆ	少々
	卵（卵黄）	10
つぶしトマト	トマト	15

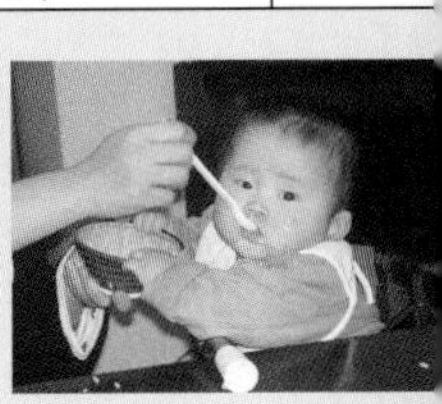

ベタベタ，ツブツブ状のものを舌と上あごを使ってつぶしながら食べます。

9～11か月頃
（離乳後期）

9～11か月頃		
献　立	材　料	1人分 分量(g)
1回目		
んじん入り 蒸しパン	ホットケーキミックス	20
	にんじん	10
	牛乳	10
	卵	5
納豆と野菜の いため煮	ほうれんそう	10
	だいこん	10
	納豆	10
	油	2
	だし汁	30
	しょうゆ	少々
	片栗粉	0.5
果物	りんご	10

●栄養価●（1日）
エネルギー　420（kcal）
たんぱく質　17.2（g）
脂質　8.3（g）
カルシウム　115（mg）
鉄　1.9（mg）

1回目

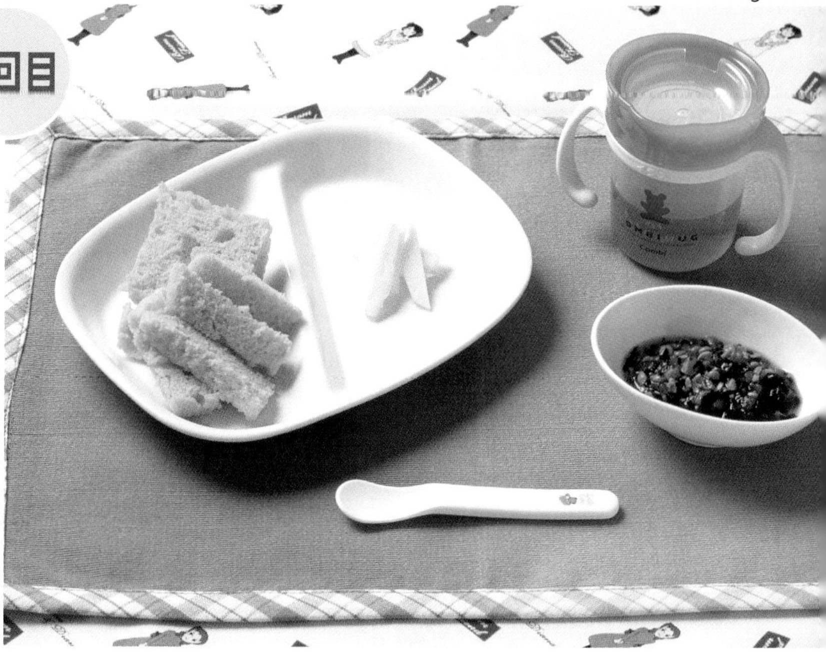

●作り方●

にんじん入り蒸しパン　❶にんじんはすりおろす。❷ボールに牛乳，卵を入れてよく混ぜる。❸にんじんとホットケーキミックスを②に加えて混ぜる。❹紙コップに③を入れ，ラップをして電子レンジで１分半加熱する。（または蒸し器で蒸す。）

納豆と野菜のいため煮　❶ほうれんそうは，熱湯で茹でて水にとり，水気を絞って，みじん切りにする。❷だいこんは，７～８㎜くらいの色紙切りにして柔らかく茹でる。❸納豆は刻んでおく。❹①，②，③を油でサッと炒め，だし汁，しょうゆを加えて煮込む。水溶き片栗粉でとろみをつける。

9～11か月頃		
献　立	材　料	1人分 分量(g)
2回目		
こみそうめ	そうめん（干）	25
	だし汁	100
	ねぎ	15
	はくさい	15
	にんじん	10
	鶏ささみ挽き肉	5
	砂糖	1
	しょうゆ	少々
	卵	10
つまいもの ルク煮	さつまいも	10
	牛乳（又はミルク）	10

2回目

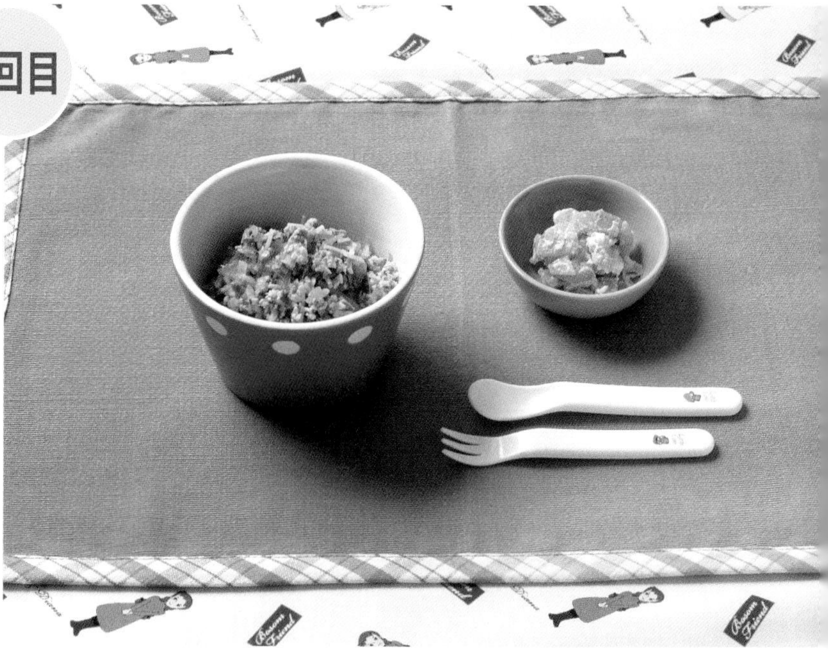

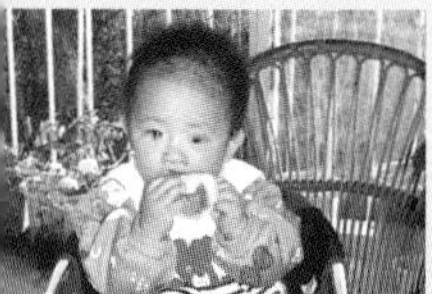

手で持ち，前歯を使ってひきさ
ようにして形あるものを食べま

●作り方●

煮こみそうめん　❶そうめんは短く折って，柔らかく茹でる。❷ねぎ，はくさいは粗いみじん切り，にんじんは１㎝の長さのせん切りにする。❸鶏ささみ挽き肉は，水少々を加えて混ぜる。❹だし汁で②が柔らかくなるまで煮こみ，①，③，調味料を加える。❺溶き卵を加えてひと煮立ちさせる。

さつまいものミルク煮　❶さつまいもは皮をむき１㎝角の薄切りにし，水にさらす。❷鍋に水気をきったさつまいも，牛乳（またはミルク）を入れて弱火にかけ，蓋をずらしてのせ，柔らかくなるまで煮る。

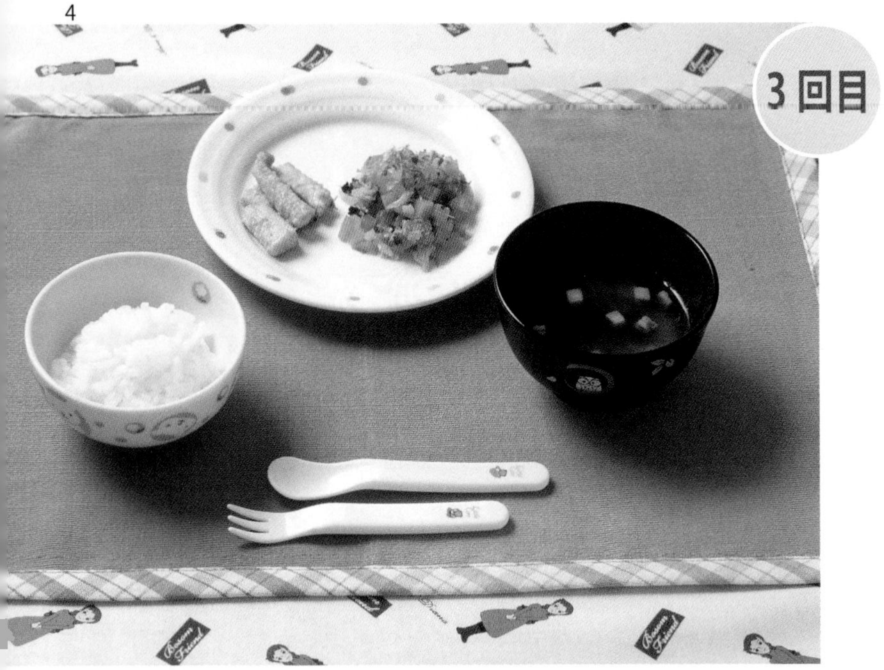

9～11か月頃		
献　立	材　料	1人分 分量(g)
● 3回目		
軟飯	軟飯	80
なすとわかめのみそ汁	なす	10
	わかめ	0.5
	みそ	3
	だし汁	80
まぐろのソテー	まぐろ	15
	しょうゆ	1
	砂糖	0.5
	小麦粉	1
	油	1
野菜のおかか煮	かぼちゃ	15
	かぶ	10
	ブロッコリー	5
	削り節	少々
	しょうゆ	少々

●作り方●

なすとわかめのみそ汁　❶なすは皮をむいて7～8㎜くらいの薄切り，わかめは洗って塩抜きし，みじん切りにする。❷なすをだし汁で煮て，わかめを加え，柔らかくなったら味噌を溶き入れる。

まぐろのソテー　❶まぐろは棒状に切る。❷しょうゆ，砂糖を合わせたたれをまぶし，小麦粉をつけて油をひいたフライパンで焼く。

野菜のおかか煮　❶野菜は，それぞれ柔らかく茹でて粗く刻む。❷削り節，しょうゆを加え，さっと煮る。

12～18か月頃
（離乳完了期）

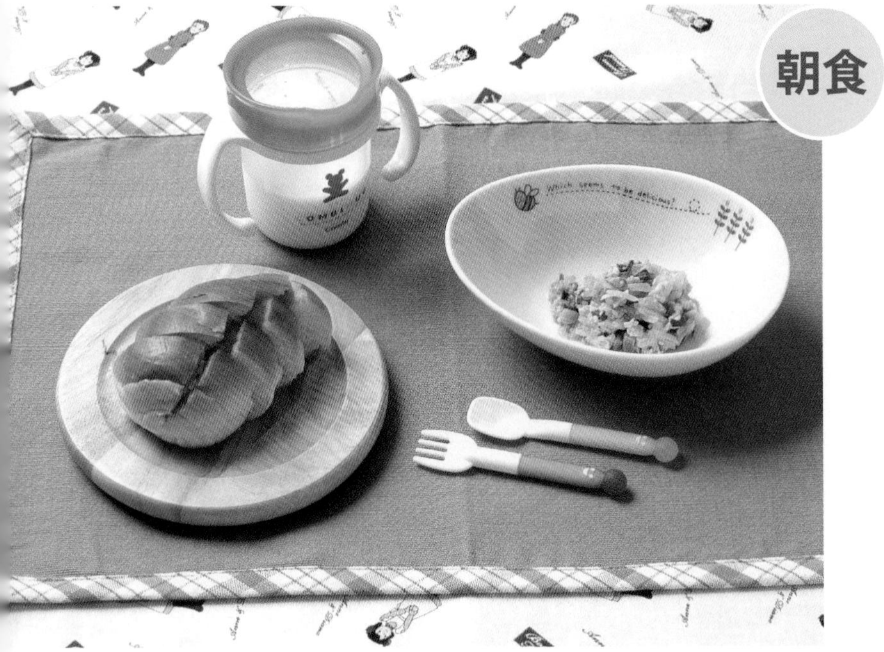

12～18か月頃		
献　立	材　料	1人分 分量(g)
●朝食		
ジャムサンド	ロールパン	4(
	にんじん	1(
	かぼちゃ	1(
	砂糖	2
スクランブルエッグ	チンゲンサイ	1(
	たまねぎ	1(
	卵	2(
	バター	
ミルク	ミルク（又は牛乳）	10(

●栄養価●（1日）
エネルギー　883（kca
たんぱく質　28.8（g）
脂質　28.2（g）
カルシウム　391（mg
鉄　4.8（mg）

●作り方●

ジャムサンド　❶にんじん，かぼちゃを薄切りにし，ひたひたの水と砂糖で水気がなくなるまで煮て，つぶす。❷パンにはさむ。

スクランブルエッグ　❶チンゲンサイは1㎝長さの短冊切り，たまねぎは短いせん切りにする。❷フライパン（テフロン）にバターを溶かし，①の野菜をよく炒めたら，溶きほぐした卵を加え，よく加熱して仕上げる。

昼食

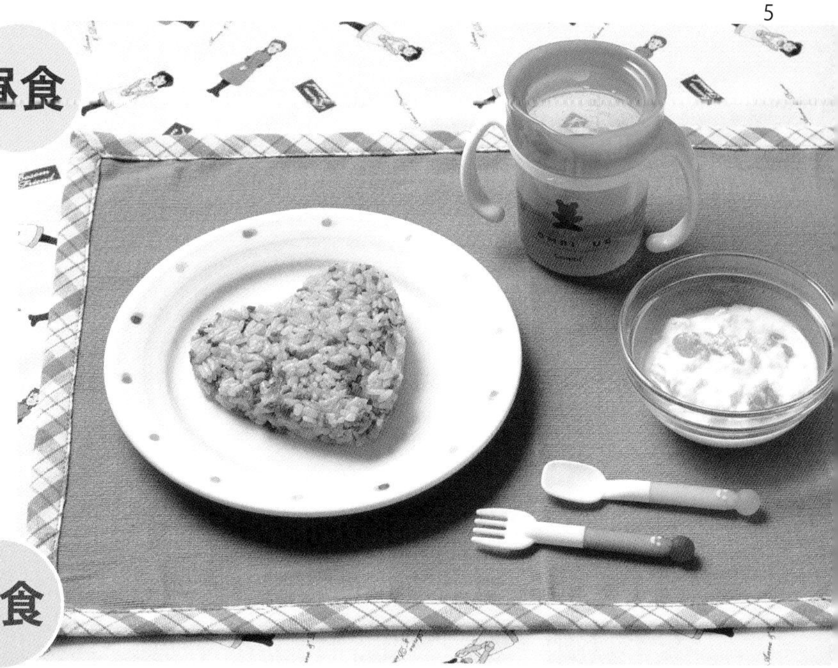

12～18か月頃		
献　立	材　料	1人分 分量(g)
●昼食		
ケチャップライス	ごはん	80
	牛挽き肉	10
	たまねぎ	20
	ピーマン	10
	油	2
	ケチャップ	3
	食塩	少々
ーグルト和	みかん	20
	ヨーグルト	80
	砂糖	2
間食		
しかぼちゃ	かぼちゃ	20
ルク	ミルク（又は牛乳）	200

間食

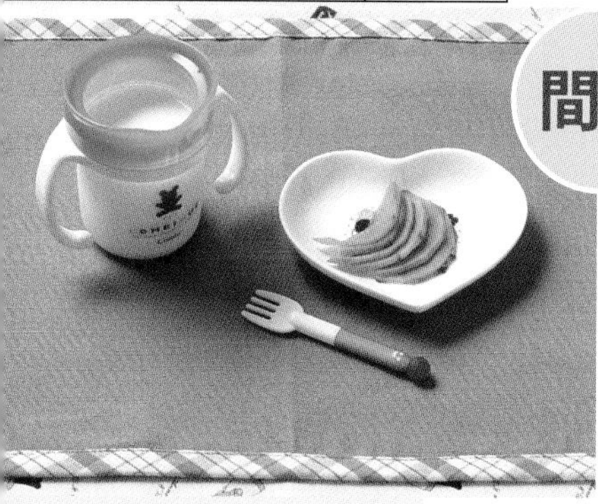

●作り方●

ケチャップライス　❶たまねぎ，ピーマンはみじん切りにする。❷油を熱し，①と肉を弱火でよく炒め，ごはんを加えてさらに炒め，調味する。

ヨーグルト和え　❶みかんは薄皮を取り除いて，軽くほぐしておく。❷ヨーグルト，砂糖，①を和える。

蒸しかぼちゃ　❶かぼちゃは，皮をとって5㎜位の薄切りにし，蒸す。（フライパンに薄く油を引いて，弱火でゆっくり焼いてもよい。）

夕食

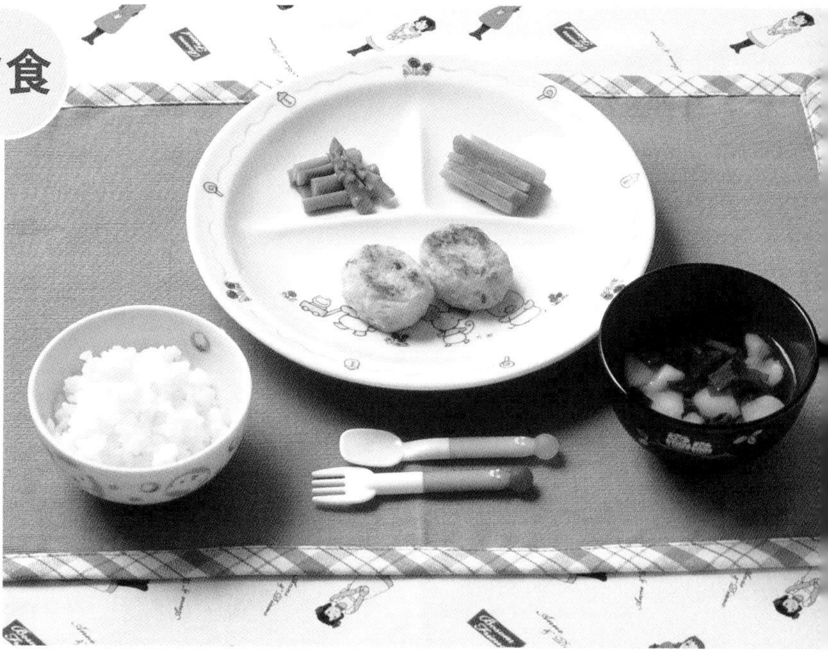

12～18か月頃		
献　立	材　料	1人分 分量(g)
夕食		
飯	ごはん	80
と小松菜の	麩	2
そ汁	こまつな	10
	味噌	4
	だし汁	100
の小判焼き	さけ（生）	15
	じゃがいも	30
	たまねぎ	10
	スキムミルク	5
	食塩	少々
	小麦粉	1
	油	1
んじんグ	にんじん	15
ッセ	バター	1
	砂糖	1
	食塩	少々
でアスパラ	アスパラガス	10
	マヨネーズ	2

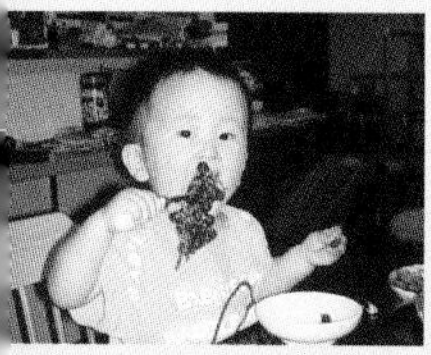

で持って前歯でかみ切って食
れるようになります。

●作り方●

麩と小松菜のみそ汁　❶麩（ふ）は水で戻し，水気を絞って2～4等分にする。❷こまつなは1㎝角に切る❸①②をだし汁で煮て，味噌を溶き入れる。

鮭の小判焼き　❶生さけは，蒸すか焼いて，皮と骨を取り，ほぐす。❷じゃがいもは，柔らかく茹でてつぶす。❸たまねぎはみじん切りにし，柔らかく茹でる。❹①，②，③，スキムミルク，塩を混ぜて，小判型にまとめ，小麦粉をまぶしてフライパンで両面を焼く。

にんじんグラッセ　❶にんじんを2～3㎝くらいの棒状に切り，ひたひたの水とバター，砂糖，塩で水気がなくなるまで煮る。

茹でアスパラ　❶アスパラガスは，根元の方の皮をむいてから2～3㎝の長さにし，柔らかく茹でて縦半分に切る。❷マヨネーズを添える。

献立案：及川　静・酒井治子　調理：及川　静・上田玲子

形態の変化

● 5～6か月頃

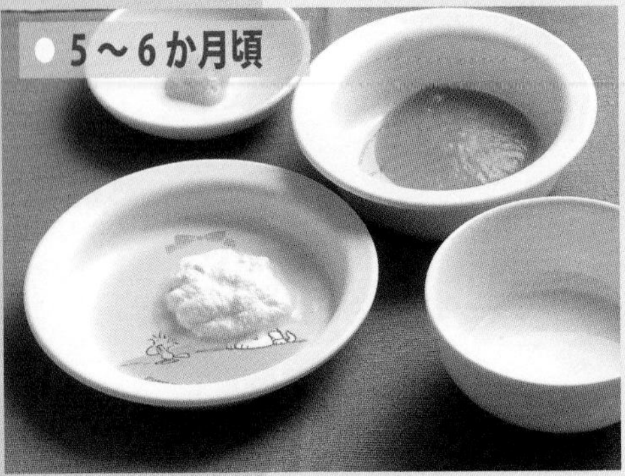

●栄養価●
エネルギー　39（kcal）
たんぱく質　1.8（g）
脂質　0.9（g）
カルシウム　26（mg）
鉄　0.4（mg）

献　立	材　料	1人分分量(g)	献　立	材　料	1人分分量(g
つぶしがゆ	10倍がゆ	30		だいこん	2
野菜ペースト	だし汁（こんぶ）	80	豆腐ペースト	スープ（野菜の煮汁）	30
	たまねぎ	3		豆腐（絹ごし）	25
	かぼちゃ	10	果物	もも	5

●作り方●
つぶしがゆ　❶かゆのつくり方（p.90）を参照。❷炊き上がった10倍がゆを，すり鉢で丁
にすりつぶす。粒が残る場合にはミニ泡立て器をすりこぎ代わりに使うとよい。
野菜ペースト　（1回量が少ないので2～3倍量で調理するとよい。）　❶だし汁に，たまね
かぼちゃ，だいこんを大きいまま入れ，弱火で柔らかくなるまで煮る。❷野菜を取り出して
いうちにすり鉢ですりつぶす。固いようならスープ（煮汁）を適量加えてペースト状にする。
豆腐ペースト　❶スープ（野菜の煮汁）に豆腐を加えて一煮する。❷豆腐を取り出し，な
らかにすりつぶす。様子を見ながらスープ（煮汁）を適量加えてペースト状にする。
果物　❶ももをすりつぶす。

● 7～8か月頃

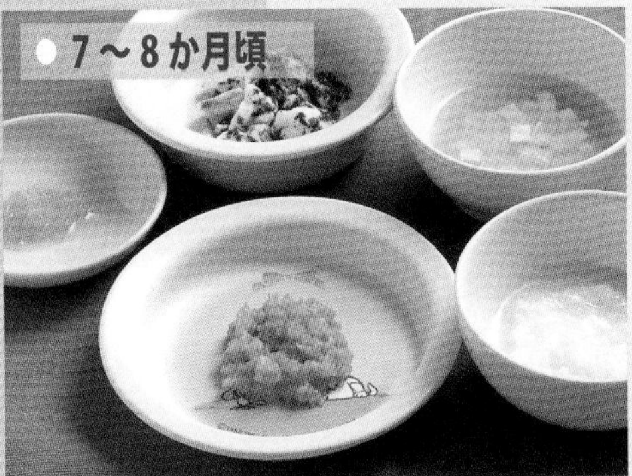

●栄養価●
エネルギー　81（kcal）
たんぱく質　3.5（g）
脂質　1.5（g）
カルシウム　23（mg）
鉄　0.3（mg）

献　立	材　料	1人分分量(g)	献　立	材　料	1人分分量(
全がゆ	5倍がゆ	50	かぼちゃのやわらか煮	かぼちゃ	15
白身魚のくずし煮	だし汁（こんぶ）	50		だし汁（こんぶ）	50
	白身魚	10		バター	1
青菜あんかけ	こまつな（葉先）	3	豆腐のみそ汁	だし汁（こんぶ）	60
	しょうゆ	0.2		豆腐（絹ごし）	5
	片栗粉	0.2		味噌	1
			果物	ぶどう	7

●作り方●
全がゆ（5倍がゆ）　❶かゆのつくり方（p.90）を参照。❷炊き上がったらそのまま盛り付け
白身魚のくずし煮青菜あんかけ　❶魚の皮，骨を取る。❷こまつなの葉先をみじん切りにす
❸だし汁で魚を煮て，ほぐす。❹こまつなを加え，さっと煮立ったらしょうゆを加え，水
片栗粉でとろみをつける。
かぼちゃのやわらか煮　❶かぼちゃは種を取り，だし汁で柔らかく煮る。❷かぼちゃを取
出し，皮を取り除いて3～5㎜角の大きさに切る。❸熱いうちにバターを加えてまぜる。
豆腐のみそ汁　❶だし汁を火にかけ3～5㎜角に切った豆腐を入れる。❷煮立ったら味
加える。
果物　❶ぶどうを刻む。

● 9～11か月頃

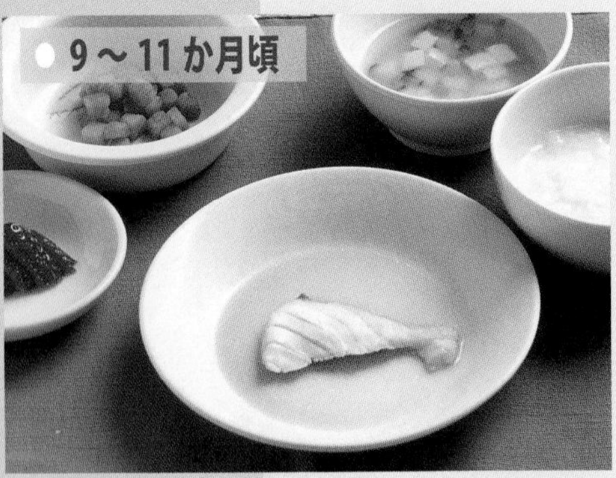

●栄養価●
エネルギー　111（kcal）
たんぱく質　4.7（g）
脂質　1.7（g）
カルシウム　27（mg）
鉄　0.4（mg）

献　立	材　料	1人分分量(g)	献　立	材　料	1人分分量(
全がゆ	5倍がゆ	90		バター	[illegible]
白身魚の煮魚	だし汁（こんぶ）	50	豆腐と小松菜のみそ汁	だし汁（こんぶ）	80
	白身魚	12		豆腐（絹ごし）	8
	しょうゆ	0.3		こまつな	[illegible]
	みりん	0.3		味噌	[illegible]
かぼちゃのソテー	かぼちゃ	18	果物	いちご	[illegible]

●作り方●
全がゆ（5倍がゆ）　❶かゆのつくり方（p.90）を参照。
白身魚の煮魚　❶白身魚は皮と骨を取り，だし汁にしょうゆ，みりんを入れた煮汁で煮
皿に盛り付け，粗くほぐしながら与える。
かぼちゃのソテー　❶かぼちゃは皮，種を除き，1㎝位のさいの目に切る。❷だし汁（分量
で固めに茹でる。❸フライパンにバターを入れ，軽くソテーする。固い場合は，水大さじ
度を加え，蓋をして柔らかくなるまで蒸し焼きにする。
豆腐と小松菜のみそ汁　❶豆腐は1㎝のさいの目，こまつなは0.5㎝に切る。❷だし汁に豆
こまつなを入れて火にかけ，さっと煮立ったら味噌を加える。
果物　❶いちごはそのままか，一口大に切る。

● 12～18か月頃

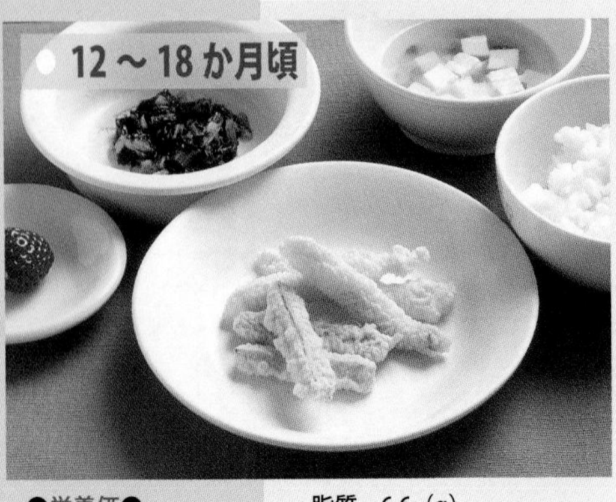

●栄養価●
エネルギー　209（kcal）
たんぱく質　6.4（g）
脂質　6.6（g）
カルシウム　50（mg）
鉄　0.8（mg）
（食事の他に1～2回の間食と乳汁300～400㎖／日）

献　立	材　料	1人分分量(g)	献　立	材　料	1人分分量
軟飯	軟飯	90		のり	
白身魚とかぼちゃの天ぷら	白身魚	10		しょうゆ	0.
	かぼちゃ	20	豆腐とわかめのみそ汁	だし汁（こんぶ）	10
	小麦粉	2.5		豆腐（絹ごし）	1
	卵	2.5		わかめ	
	水	2.5		味噌	
	油	5	果物	いちご	1
小松菜ののり和え	こまつな	10			

●作り方●
軟飯　❶軟飯のつくり方（p.90）を参照。
白身魚とかぼちゃの天ぷら　❶魚の皮と骨を取り，クッキングペーパーなどで水気を取
おく。❷かぼちゃは皮と種を取る。❸魚，かぼちゃはそれぞれ手に持ちやすいようにステ
ク状に切る。❹小麦粉，卵，水で天ぷら衣を作る。❺かぼちゃ（低温でじっくり），魚（高
さっと）の順で揚げる。
小松菜ののり和え　❶こまつなは株ごとたっぷりの熱湯で茹でて，水気をしっかりと絞
葉先を揃えて1㎝幅に切る。❷のりを細かくちぎり，水に放つ。とろとろになったら水気を切
❸こまつなとのり，しょうゆを和える。
豆腐とわかめのみそ汁　❶豆腐を1㎝のさいの目に切る。❷だし汁に豆腐，わかめを入
火にかけ，さっと煮立ったら味噌を加える。

ご飯のかたさ

形態の変化

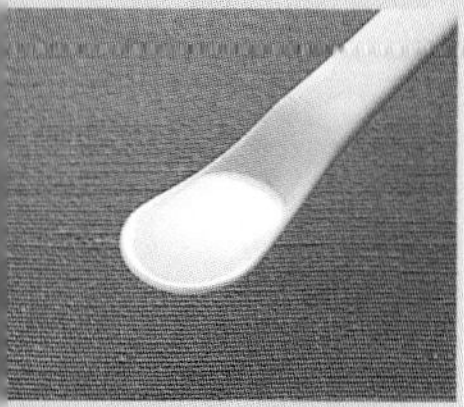

欠がゆ（米の濃度 10%前後）
を滑らかにすりつぶしてト
コトロのポタージュ状にし
ます。慣れてきたら次第に水
分を減らしケチャップ状へ
こ進めます。

●作り方●

ご　飯
軟がゆ（米の濃度 10%前後）適量をすりつぶす（30g 程度）。

トマト
トマトの皮と種を除き，適量をすりつぶす（10g 程度）。

みかん
みかんの薄皮をむき，適量をすりつぶす（5g 程度）。水溶きかたくり粉少々を加え，電子レンジで加熱し，手早く混ぜとろみをつける。

豆　腐
湯通しした絹ごし豆腐適量をすりつぶす（20g 程度）。

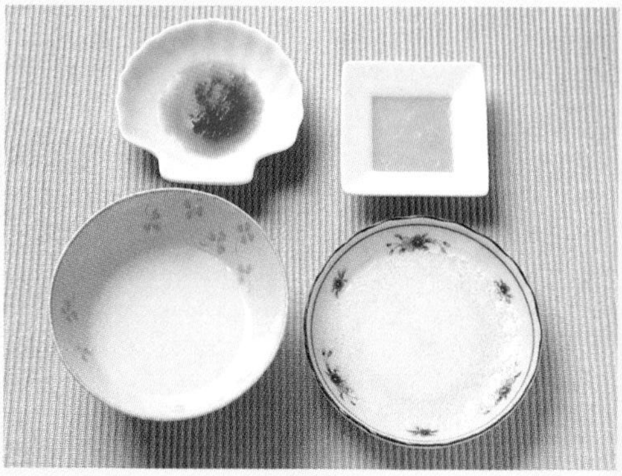

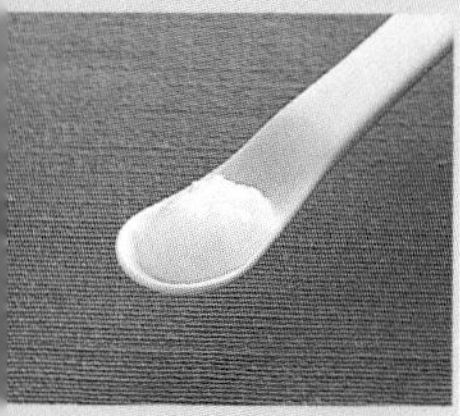

全がゆ（米の濃度 17%前後：
一般のおかゆ）はすりつぶさ
ず，そのままの形態です。

●栄養価●（7 か月）
エネルギー　55（kcal）
たんぱく質　2.3（g）
脂質　1.2（g）
カルシウム　26（mg）
鉄　0.4（mg）

●栄養価●（8 か月）
エネルギー　83（kcal）
たんぱく質　3.2（g）
脂質　1.5（g）
カルシウム　34（mg）
鉄　0.5（mg）

●作り方●

ご　飯
全がゆ（米の濃度 17%前後）（50 ～ 80g 程度）

トマト
トマトの皮と種を除き，みじん切りにする（15 ～ 20g 程度）。

みかん
みかんの薄皮をむき，みじん切りにする（5g ～ 10g 程度）。

豆　腐
絹ごし豆腐（30 ～ 40g 程度）を 3 ～ 5㎜角に切る。適量のだし汁でサッと茹でる。

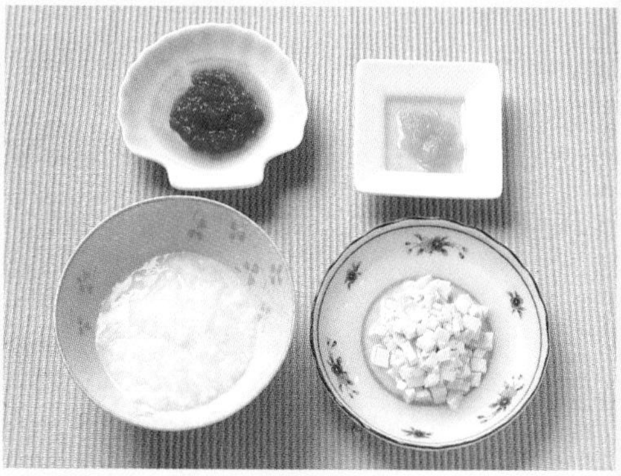

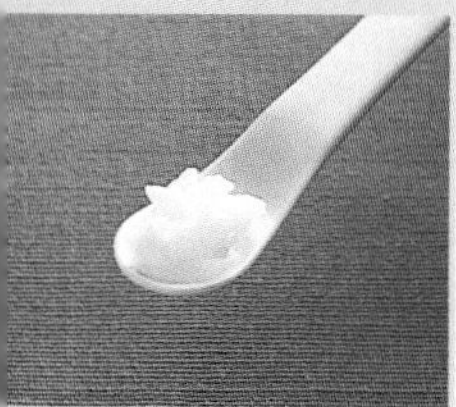

全がゆ（米の濃度 17%前後）
から始め，慣れてきたら軟
飯（米の濃度 30%前後）へ
こ進めます。

●栄養価●（9 か月）
エネルギー　117（kcal）
たんぱく質　4.6（g）
脂質　3.9（g）
カルシウム　47（mg）
鉄　0.7（mg）

●栄養価●（11 か月）
エネルギー　151（kcal）
たんぱく質　5.1（g）
脂質　4.0（g）
カルシウム　50（mg）
鉄　0.9（mg）

●作り方●

ご　飯
全がゆ（90g）～軟飯（80g）

トマト
トマトの皮と種を除き，粗みじん切りにする（20 ～ 25g 程度）。

みかん
みかんの薄皮をむき，粗みじん切りにする（10 ～ 15g 程度）。

豆　腐
木綿豆腐（45g）をバター小さじ½でさっと炒め，しょうゆ小さじ⅓で調味する。

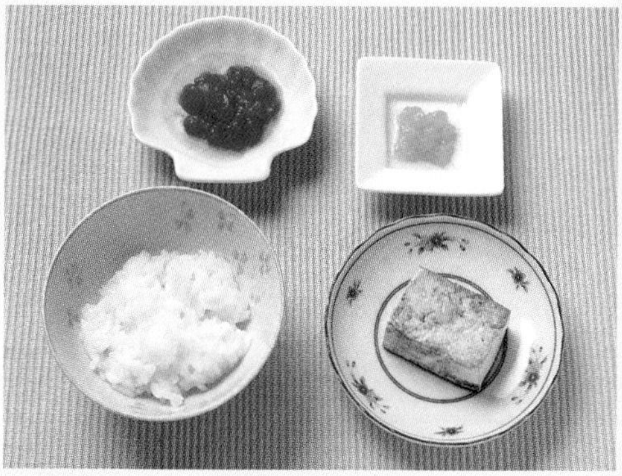

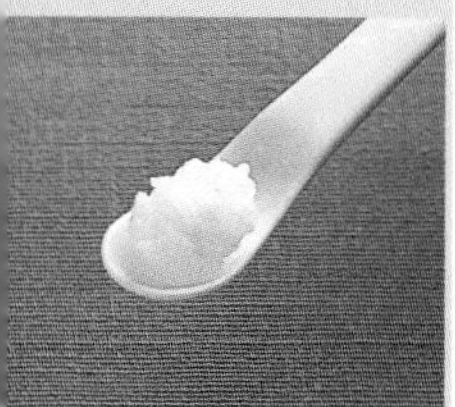

軟飯（米の濃度 30%前後）
から次第に米飯（米の濃度
5%前後：一般のご飯）へ
進めます。

●栄養価●（12 か月）
エネルギー　186（kcal）
たんぱく質　6.0（g）
脂質　6.4（g）
カルシウム　85（mg）
鉄　1.1（mg）

●栄養価●（18 か月）
エネルギー　216（kcal）
たんぱく質　6.8（g）
脂質　6.5（g）
カルシウム　93（mg）
鉄　1.2（mg）

●作り方●

ご　飯
軟飯（90g）～ごはん（80g）

トマト
トマトの薄皮をむき，小さい櫛形に切る（25 ～ 30g）。

みかん
みかんの薄皮をむき，2～3 等分に切る（15 ～ 20g 程度）。小さい場合は切らなくてよい。

豆　腐
焼き豆腐（50 ～ 55g）をバター小さじ 1 で炒め，しょうゆ小さじ½で調味する。

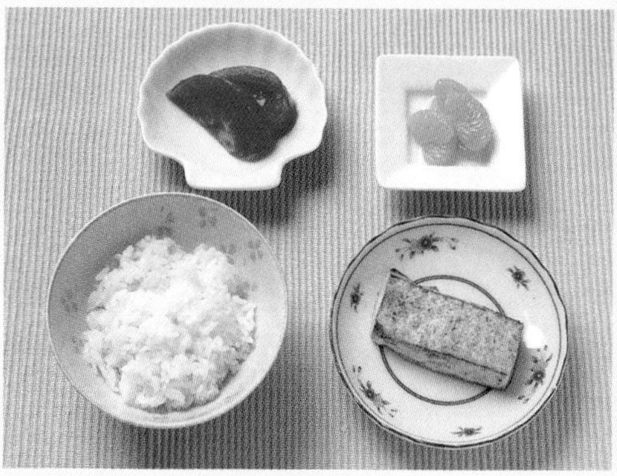

幼児期の食事

●**演習の目的**

・幼児の一日分の食事を作ることにより，成人との対比から分量，調理法，調味について違いを理解する。また，発達のめざましい幼児期では特に食事に関する関心も高くなるので，盛り付けに配慮が必要であることを演習を通して体験し工夫してみる。

●**研究課題**

・1～2歳，3～5歳，それぞれの演習を通して比較し，幼児の食事の自立，食行動の発達，食事への興味などの点から考えてみよう。

一日の組み合わせ例

	朝食	昼食	夕食	間食
主食	トースト 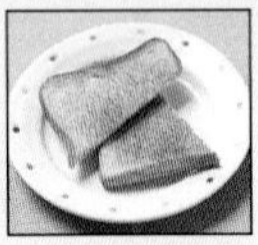	納豆チャーハン 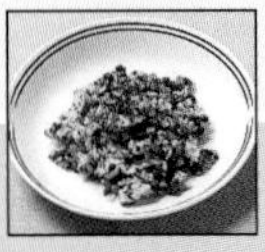	焼きそば 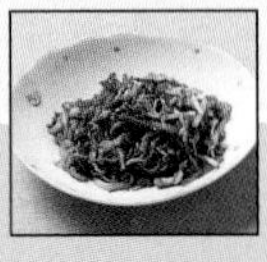	ビスケット 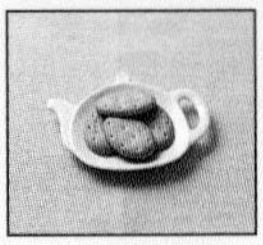
主菜	とろとろチーズ 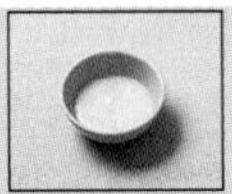 野菜のミルク煮 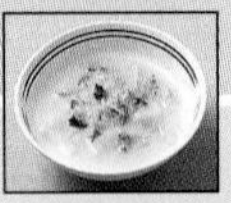			牛乳 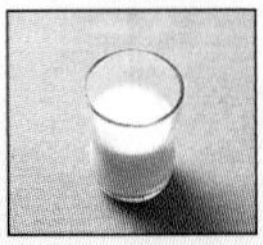
副菜	果物 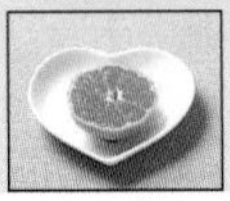	茶巾かぼちゃ 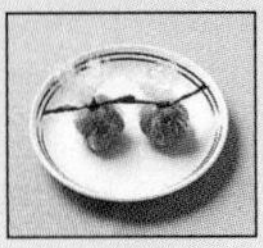	果物 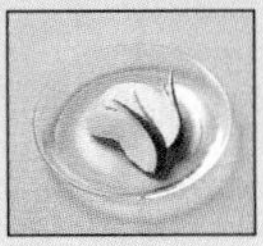	バナナ 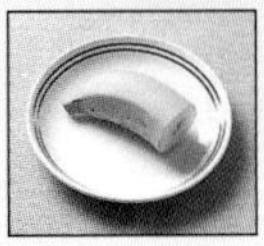
他		麦茶 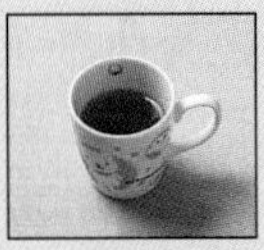	わかめと卵のスープ 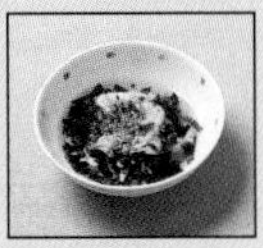	

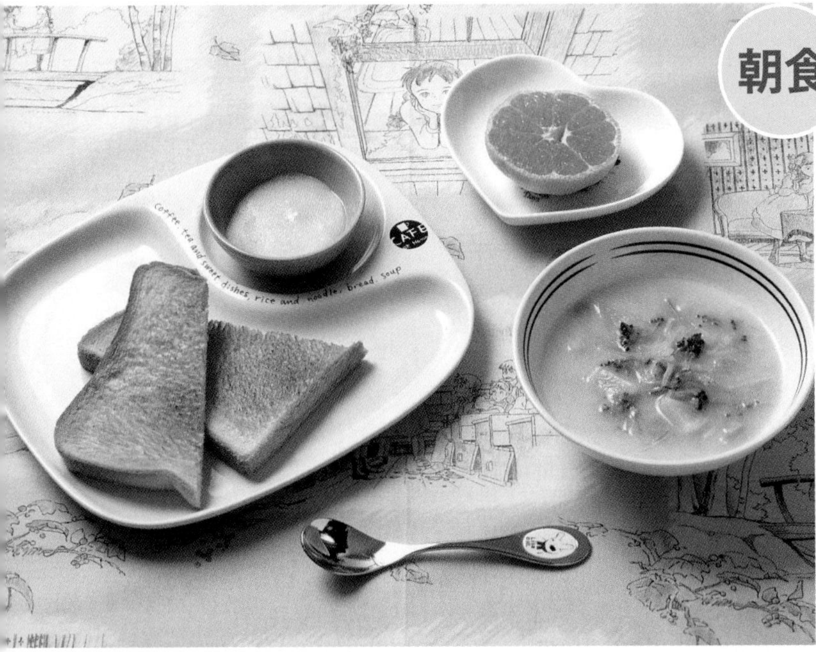

朝食

1～2歳（3～5歳）

1～2歳			3～5歳
献立	材料	1人分分量(g)	付加量(g)
●朝食			
トースト	食パン	45	35
とろとろチーズ	スライスチーズ（とろけるタイプ）	20	10
野菜のミルク煮	ベーコン	5	5
	キャベツ	20	10
	ブロッコリー	15	
	かぶ	15	
	たまねぎ	20	
	牛乳	30	
	ブイヨン	1	0.5
	片栗粉	少々	
	水	適宜	
果物	みかん	50	

●**栄養価**●（1日）
（1～2歳）
エネルギー　952（kca
たんぱく質　39.2（g）
脂質　29.7（g）
カルシウム　595（mg
鉄　7.6（mg）
（3～5歳）
エネルギー　1303（kca
たんぱく質　50.7（g）
脂質　38.2（g）
カルシウム　739（mg
鉄　8.7（mg）

●**作り方**●

トースト　❶パンをトーストする。

とろとろチーズ　❶とろけるチーズを耐熱器に入れ電子レンジ600w30秒前後加熱しとろりとさせる。

野菜のミルク煮　❶ベーコンとキャベツはせん切り。ブロッコリーは小房にわける。かぶは皮をむいて八つ割りにする。たまねぎはうす切り。❷鍋に①を入れ，牛乳，ブイヨン，水を加えて火にかけ，煮立ってきたら弱火にして野菜が柔らかくなるまで煮る。❸水溶き片栗粉少々でとろみをつける。

1～2歳			3～5歳
献　立	材　料	1人分分量(g)	付加量(g)
●昼食			
納豆チャーハン	ごはん	100	30
	納豆	20	
	こまつな	50	10
	にんじん	10	5
	塩	0.5	
	しょうゆ	3	
	油	3	1
麦茶	麦茶	適宜	
茶巾かぼちゃ	かぼちゃ	40	20
	だし汁	20	10
	砂糖	2	1
	塩	少々	
●間食			
牛乳	牛乳	120	
	ビスケット	10	5
	バナナ	30	20

昼食

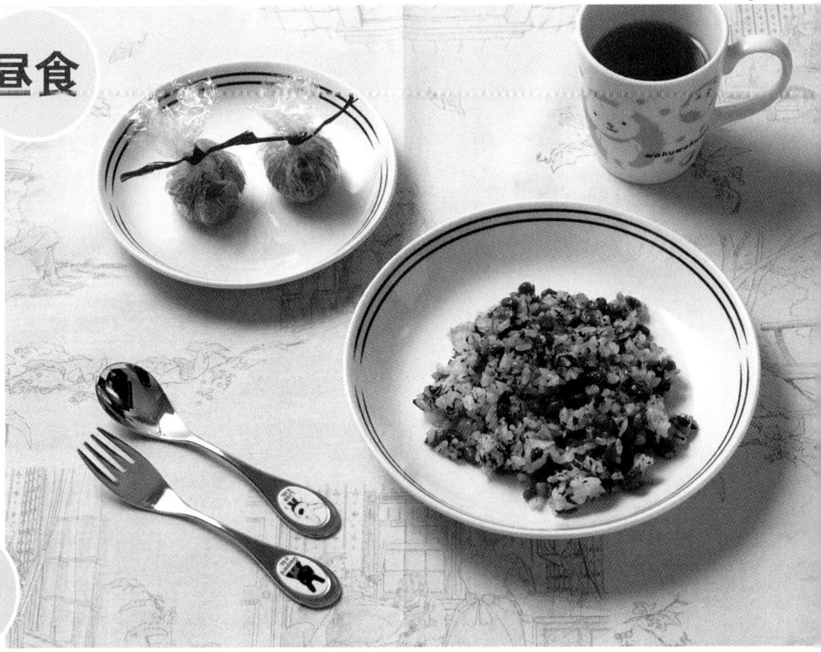

間食

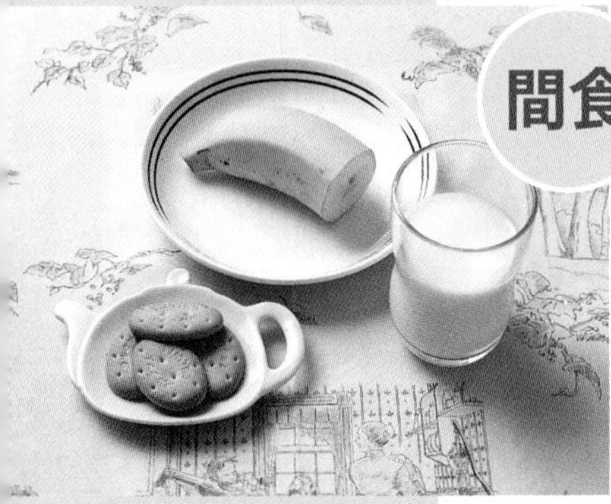

●作り方●

納豆チャーハン　❶こまつなは茹でてこまかく刻む。にんじんもみじん切りにする。❷フライパンに油を熱し①と納豆を炒め，ごはんを加えてさらに炒める。❸よく混ぜ合わせてから調味して火からおろす。

茶巾かぼちゃ　❶かぼちゃに砂糖を加えて茹でてすりつぶす。❷熱いうちにラップにくるんで茶巾にする。

1～2歳			3～5歳
献　立	材　料	1人分分量(g)	付加量(g)
●夕食			
焼きそば	中華麺(茹)	100	50
	豚肉	20	
	あさり(缶詰)	10	
	キャベツ	20	10
	にんじん	5	5
	たまねぎ	20	10
	もやし	5	10
	さくらえび(干)	2	
	サラダ油	5	
	ウスターソース	5	3
わかめと卵のスープ	わかめ(干)	1	
	卵	10	
	いりごま	0.1	0.3
	ねぎ	2	3
	スープストック	100	30
	塩	0.3	0.2
	片栗粉	少々	
果物	りんご	40	

夕食

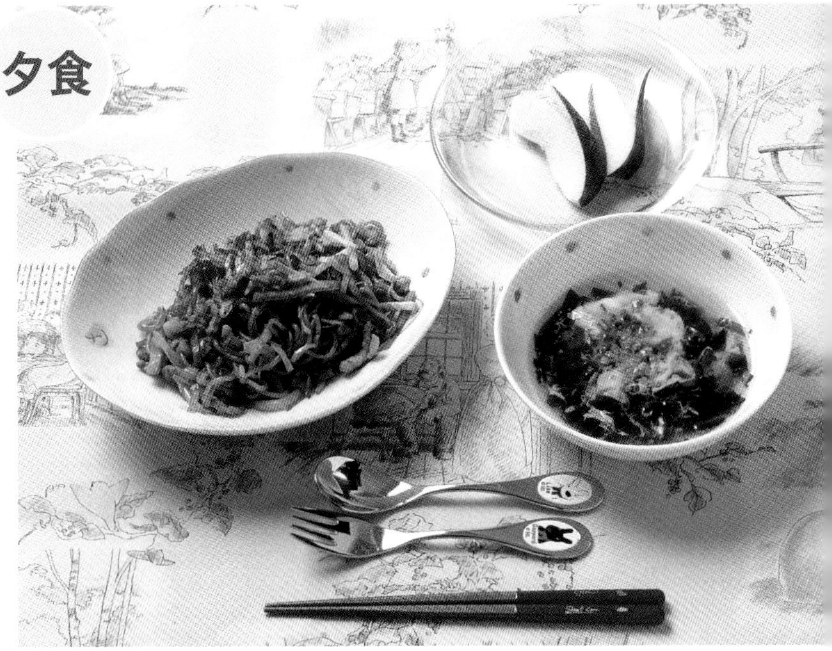

●作り方●

焼きそば　❶キャベツ，たまねぎ，にんじんはせん切りにする。❷豚肉もせん切りにする。❸干しさくらえびはもどして刻む。❹フライパンに油を熱し，豚肉，さくらえび，あさりを炒め①も加え火が通ったら別皿に移す。❺鍋に水少々を加えて茹で中華そばをほぐして入れ，柔らかくなるまで煮る。❻⑤に①～④を入れ混ぜ合わせ，ウスターソースで調味する。

わかめと卵のスープ　❶わかめはもどし小さく切る。❷炒りごまはする。❸スープストックを調味し①を入れて調味し一煮立ちしたら水溶き片栗粉少々でとろみをつける。❹③に溶き卵を入れ火が通ったら②を加える。

献立案：上田玲子　調理：上田玲子

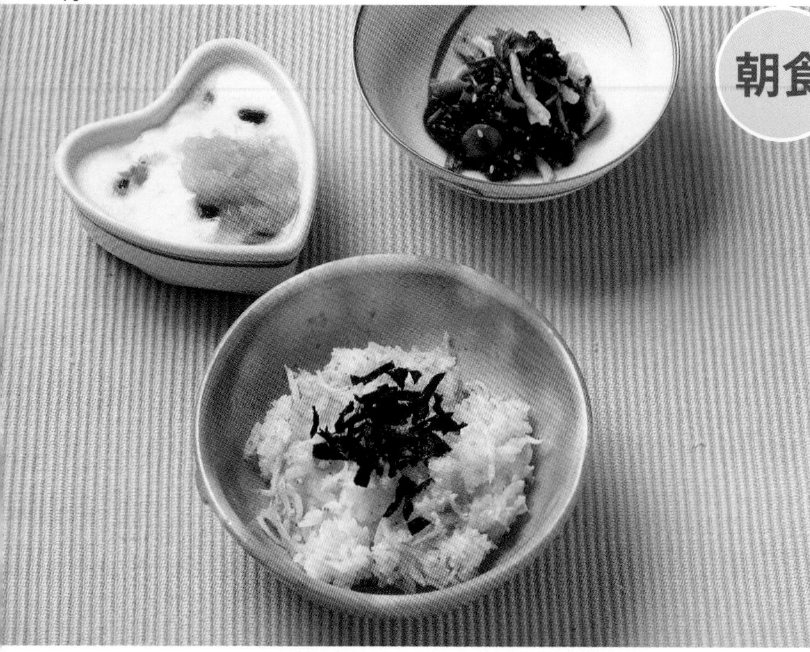

1～2歳（3～5歳）

朝食

1～2歳			3～5歳
献　立	材　料	1人分分量 (g)	1人分分量 (g)
●朝食			
ふりかけご飯	ごはん	80	110
	しらす干し	8	8
	白ごま（すりつぶし）	1	1
	のり	1	1
ほうれん草としめじの胡麻和え	ほうれんそう	40	40
	しめじ	10	10
	ごま(いり)(すりつぶし)	2	2
	砂糖	1	1
	しょうゆ	2	2
すりおろしりんごヨーグルト	ヨーグルト	80	100
	りんご	30	30
	干しぶどう	6	6
茶	麦茶	100	150
●間食			
菓子	マンナ	8.5	0
茶	麦茶	100	0

●作り方●

ふりかけご飯　❶茶碗にご飯をよそり，湯引きしたしらす干しをのせ，適宜にちぎったのりをのせる。❷ごまを丁寧にすったものものせる。

ほうれん草としめじの胡麻和え　❶ほうれんそうは茹でて水にとって水気を絞り，食べやすい大きさに切る。しめじは石づきを取り，さいてから茹でておく。❷ごまを丁寧にすりつぶし，砂糖，しょうゆで調味したもので和える。

すりおろしりんごヨーグルト　❶ヨーグルトに，すりおろしたりんごをかけ，干しぶどうでトッピングする。

間食

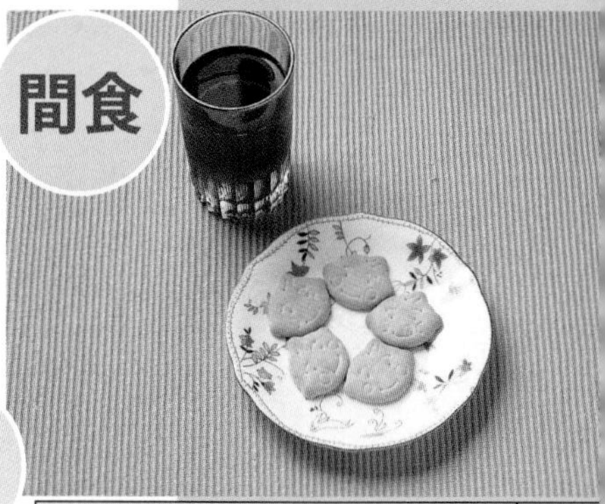

昼食

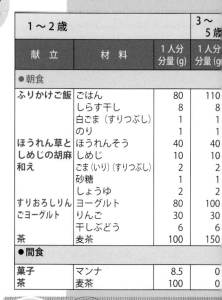

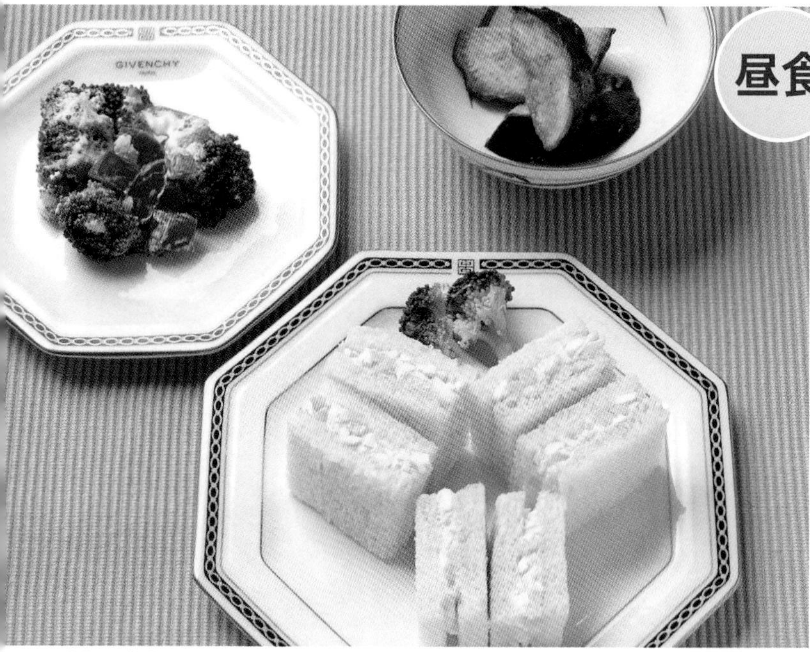

1～2歳			3～5歳
献　立	材　料	1人分分量 (g)	1人分分量 (g)
●昼食			
卵サンドイッチ	サンドイッチ用食パン	45	70
	卵	35	35
	マヨネーズ	4	4
	いちごジャム		10
ブロッコリーとトマトのサラダ	ブロッコリー	20	20
	トマト	20	20
	マヨネーズ	3	3
簡単大学いも	さつまいも	30	60
	油	1	2
	はちみつ	6	12
茶	麦茶	100	150

●作り方●

卵サンドイッチ　❶ゆで卵を作り，フォークで粗くつぶし，マヨネーズで和える。❷サンドイッチ用食パンに①を挟み，食べやすい大きさに切る。（3～5歳はいちごジャムサンドを追加する。）

ブロッコリーとトマトのサラダ　❶ブロッコリーを茹で，小さな房に分ける。トマトは1㎝の角切りにする。❷ブロッコリーとトマトを混ぜ合わせ，マヨネーズで和える。

簡単大学いも　❶さつまいもはよく洗って，皮付きのまま乱切りにし，水にさらしたあと5～6分電子レンジで加熱する。（竹串をさして，スッと中に通るくらいが目安。）❷柔らかくなったさつまいもの水気をふき取り，フライパンに油を引き表面がきつね色になるように焼く。❸ボールに，焼き色のついたさつまいも，はちみつを入れ，よくからませ，皿に盛る。（3～5歳は1～2歳の分量の1.5倍とする。）

●栄養価●（1日）
（1～2歳）
エネルギー　952（kcal）
たんぱく質　31.5（g）
脂質　29.6（g）
カルシウム　597（mg）
鉄　5.7（mg）
（3～5歳）
エネルギー　1307（kcal）
たんぱく質　42.9（g）
脂質　34.9（g）
カルシウム　742（mg）
鉄　6.7（mg）

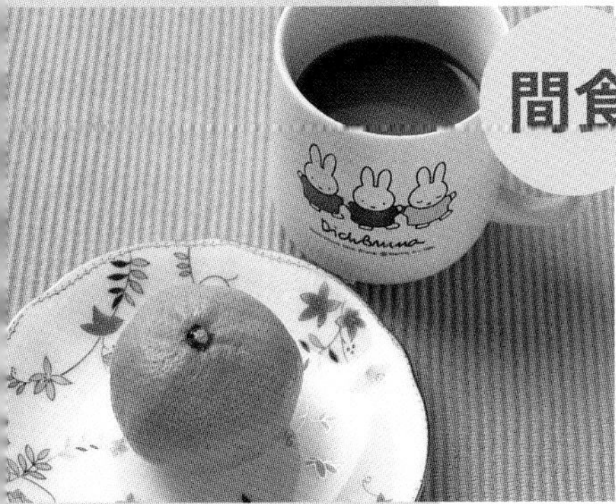

●作り方●

ココア牛乳　❶小鍋にココアと砂糖，水を入れ，泡立て器で混ぜる。弱火にかけ，ペースト状になるまでよく練る。❷①に牛乳を少しずつ入れて，混ぜながら温め，沸騰直前に火からおろす。

献立	材料	1～2歳 1人分分量(g)	3～5歳 1人分分量(g)
●間食			
ココア牛乳	ピュアココア	2	3
	水	10	15
	牛乳	100	150
	砂糖	6	9
果物	みかん	50	50
菓子	マンナ		10
●夕食			
おにぎり（麦飯）	ごはん	70	90
	押麦	8	10
豆腐ステーキ	豆腐（木綿）	30	40
	小麦粉	3	3
	油	2	2
	しょうゆ	2	2
そぼろあん	しょうゆ（A）		2
	鶏挽き肉（A）		20
	酒（A）		2
	砂糖（A）		1
	しょうゆ（B）		2
	片栗粉（B）		0.5
	水		15
胡瓜のとろろ昆布和え	きゅうり	40	40
	塩	0.1	0.1
	とろろ昆布	0.5	0.5
	カットわかめ	1	1
	しょうゆ	1	1
にんじんの甘煮	にんじん	30	30
	砂糖	2	2
	油	1	1
	水	大3	大3
ひじきの煮物	ひじき	5	6
	油揚げ	5	6
	にんじん	7.5	9
	油	1	1.2
	砂糖	1.5	1.8
	しょうゆ	3	3.6
茶	麦茶	100	150

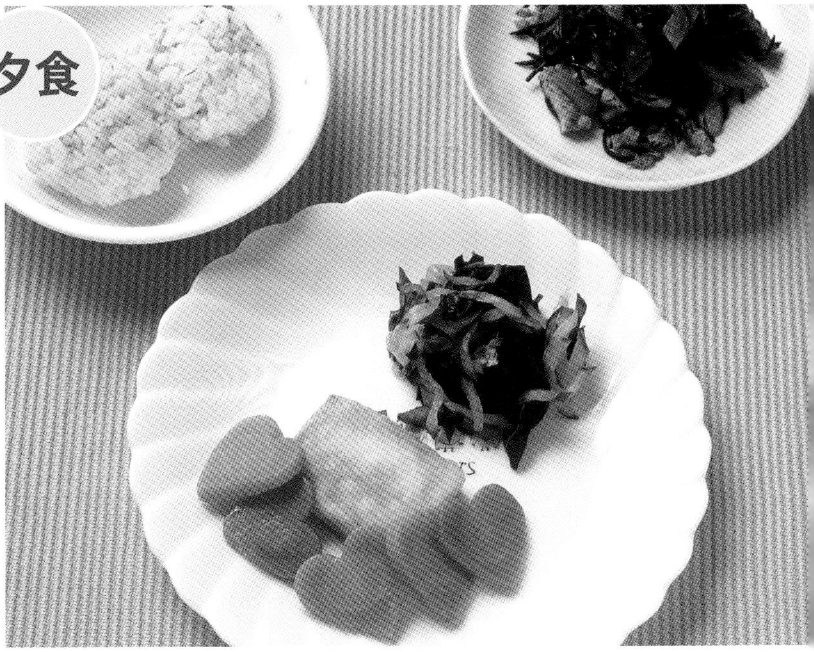

●作り方●

豆腐ステーキ　❶豆腐は3×2㎝，厚さ1㎝に切り，しょうゆで下味をつける。好みの型で抜いても可。❷①に小麦粉をまぶし，フライパンに油を熱し，豆腐の両面を焼く。❸Aのそぼろの材料と少量の水を鍋に入れ加熱し，Bの水溶き片栗粉でとろみをつける。（3～5歳は豆腐40ｇになり，そぼろあんをかける。）

胡瓜のとろろ昆布和え　❶きゅうりは2㎝長さのせん切りにし，塩もみしてしばらく置き，水気を絞る。❷わかめは，水につけて戻す。❸きゅうりとわかめ，とろろ昆布を合わせて，しょうゆで味をつける。

にんじんの甘煮　❶にんじんは，4～5㎜の厚さの輪切りにして好みの型で抜く。❷サラダ油と砂糖・水で煮る。

ひじきの煮物　❶ひじきはたっぷりの水で戻し，油揚げは長さ1.5㎝，幅3㎜くらいのせん切りにして沸騰した湯で茹でる。❷鍋にひじき，にんじん，油揚げと材料の倍の水または，だし汁を入れて柔らかくなるまで十分煮る。❸砂糖，しょうゆ少々で薄味をつける。

献立案：長谷川いづる　調理：長谷川いづる

食べる様子

● 1歳半頃

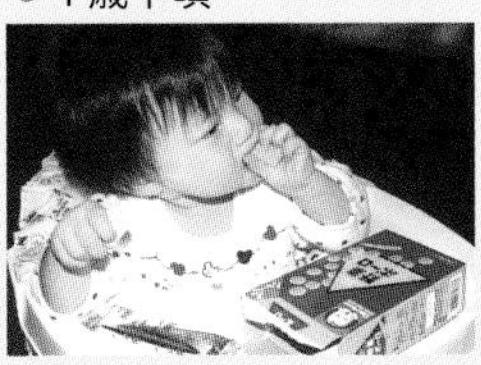

手づかみ食べが主流ですが，次第にスプーンで上手に（食べものを）すくって食べられるようになっていきます。

● 2歳頃

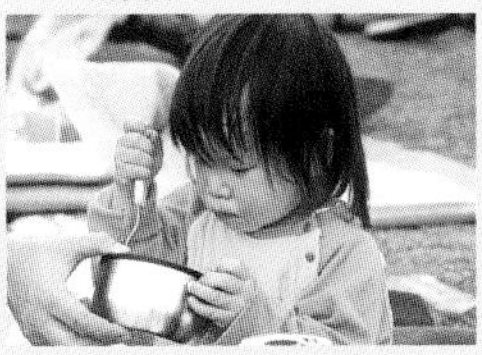

乳歯が生えそろい，食物をかみ切る前歯とすりつぶす臼歯の役割分担が明確になり，咀嚼力がアップします。スプーンで上手に食べられ次第に箸も使えるようになります。

● 3歳頃

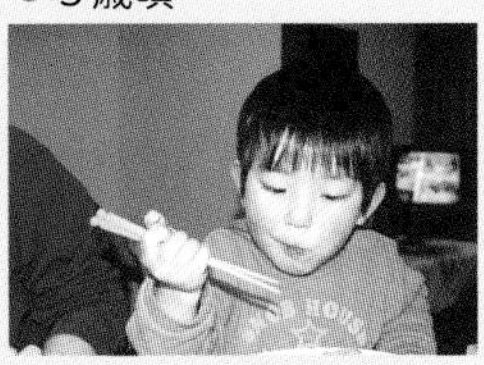

3歳頃には，箸で食べようとします。そして4～5歳になると鉛筆持ちができるようになり，箸の使い方も上手になってきます。

ワンポイントアドバイス

この時期は虫歯が急増するので，虫歯予防の重要性についての指導も必要になります。

3～5歳

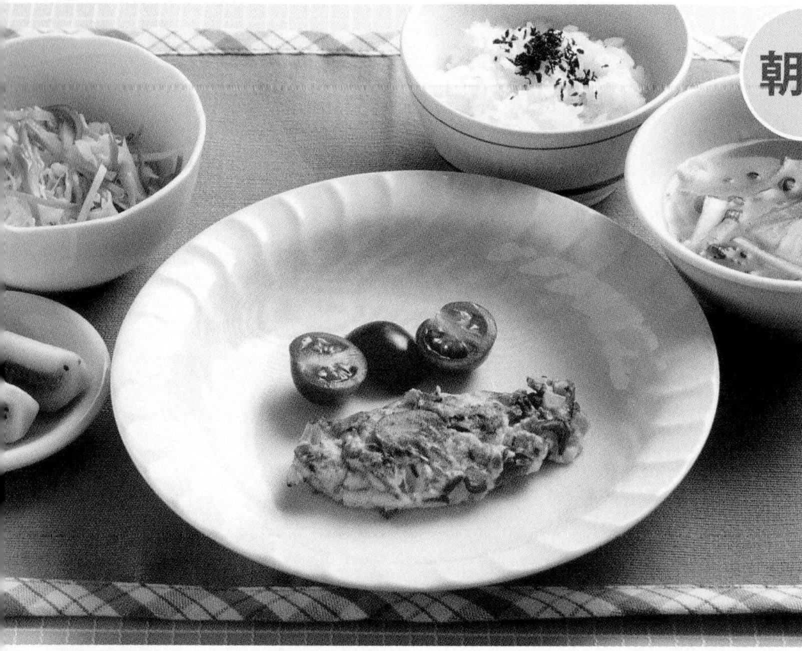

●作り方●

野菜入りオムレツ　❶たまねぎ，ピーマンを粗いみじん切り（小さい角切り）にする。❷トマトは皮を湯むきし，種をとり小さく切る。❸卵を割りほぐし，塩を入れる。❹トマト以外の具をフライパンで炒める。❺③に④を加え焼く。

野菜のマリネ　❶キャベツ，にんじん，ピーマン，ロースハムはせん切りにし，それぞれさっと湯にくぐす（水気をとっておく）。❷ドレッシングを作り，①と和える。

かぶとしめじのスープ　❶たまねぎ，にんじんはせん切りにし，しめじはほぐしておく。❷かぶは小さめのいちょう切り（厚め）に切る。❸かぶの葉は茹でて水でさらした後，1㎝長さに切る❹だし汁の中に①，②の順に加え，アクを取りながら柔らかくなるまで煮，調味する。❺仕上げに③を加える。（かぶの実は，火通りがよく崩れやすいので，注意する。）

3～5歳

献　立	材　料	1人分 分量（g）
●朝食		
ご飯	ごはん	100
	ふりかけ（ゆかり）	2
野菜入りオムレツ	卵	40
	たまねぎ	10
	トマト	10
	ピーマン	5
	マッシュルーム（缶詰）	5
	食塩	0.3
	油	2
	プチトマト	15
野菜のマリネ	キャベツ	20
	にんじん	5
	ピーマン	3
	ロースハム	4
	酢	1.5
	食塩	0.2
	上白糖	0.8
	油	2
かぶとしめじのスープ	かぶ	15
	たまねぎ	5
	にんじん	3
	ぶなしめじ	10
	水 }だし	150
	削り節 }だし	1
	昆布 }だし	0.3
	食塩	0.7
	しょうゆ（うすくち）	0.8
	かぶ（葉）	10
果物	キウイフルーツ	30

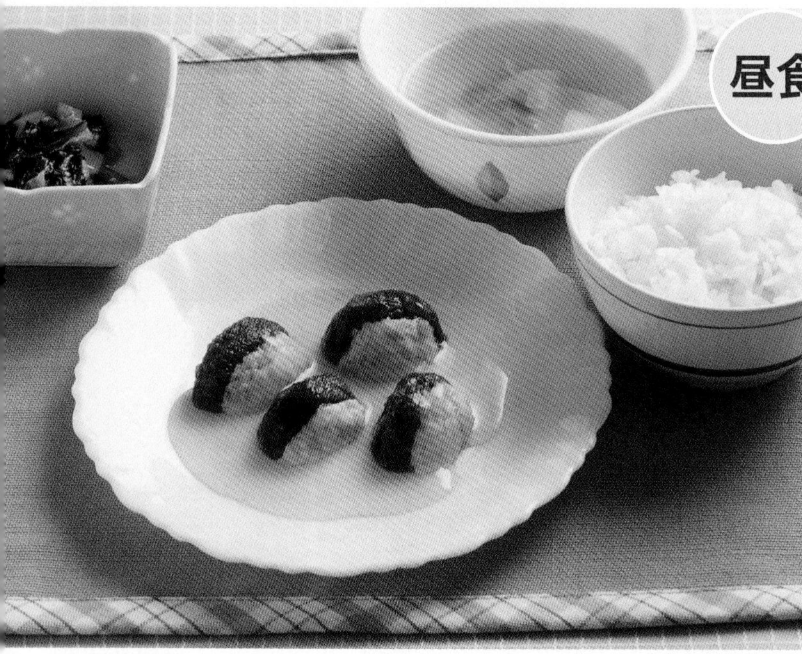

●作り方●

椎茸の揚げ団子　❶挽き肉にしょうが汁をかける。❷ねぎはみじん切りにする。❸全体を混ぜ合わせ，生しいたけ（小さめ）にうめ込むようにつける。❹片栗粉をまぶして揚げる。❺甘酢あんをかける。

青菜の胡麻和え　❶こまつなは茹でて水でさらし，1～2㎝長さに切る。❷キャベツは短冊に切り，下茹でする。❸ごまをすり鉢（または，フードプロセッサー）ですり，調味料（みりんは煮きっておく）を加え，和え衣を作り，①と②を加え和える（野菜と，和え衣を少しずつ合わせると，混ざりやすい）。

吉野汁　❶だいこんとにんじんは小さめの短冊または，いちょう切りにし油でサッと炒める。❷ねぎは小口切りにする。❸①にだし汁を加え，あくを取りながら柔らかくなるまで煮る。❹③にねぎを加え，調味し，水溶き片栗粉でとじる（水溶き片栗粉は，とろみ加減をみて調節する）。

3～5歳

献　立	材　料	1人分 分量（g）
●昼食		
ご飯	ごはん	100
椎茸の揚げ団子	鶏挽き肉	30
	しょうが	0.2
	ねぎ	5
	卵	3
	パン粉（生）	2
	しょうゆ（こいくち）	0.5
	片栗粉	2
	生しいたけ（2個）	30
	油	6
	水	25
	三温糖	1.2
	しょうゆ（こいくち）	2.5
	酢	0.8
	片栗粉	1.2
青菜の胡麻和え	こまつな	30
	キャベツ	10
	ごま（いり）	1.5
	上白糖	1
	みりん	1
	みそ（淡色辛みそ）	3
吉野汁	だいこん	10
	にんじん	5
	油	1
	ねぎ	3
	水 }だし	150
	削り節 }だし	1
	食塩	0.7
	しょうゆ（うすくち）	0.8
	片栗粉	3

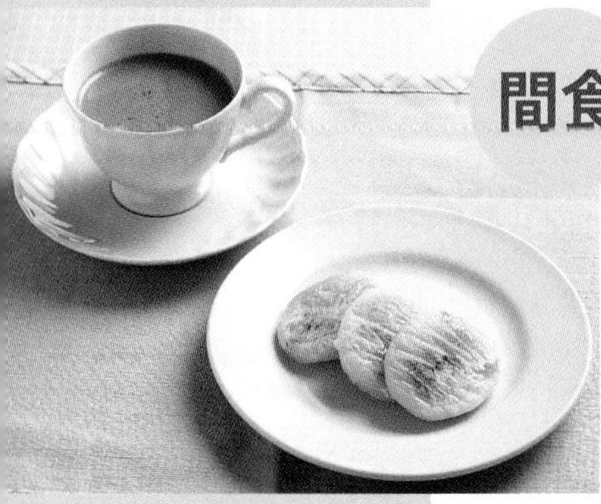

間食

●作り方●

さつまいも団子　❶白玉粉，上新粉を混ぜ，水を少しずつ入れこねる。❷さつまいもは，厚く皮をむき茹でてつぶす。❸全体を混ぜ，厚めの小判型にして焼く，または蒸す。❹たれは一煮立ちしたものを好みで塗る。

3～5歳		
献　立	材　料	1人分 分量 (g)
●間食		
さつまいも団子	さつまいも	20
	白玉粉	20
	上新粉	5
	油	2
	三温糖	3
	しょうゆ（こいくち）	1
	みりん	1
ココア入りミルク	スキムミルク	18
	水	150
	ピュアココア	2
	砂糖	6
●夕食		
混ぜご飯	ごはん	100
	鶏肉（むね）	5
	にんじん	5
	油揚げ	5
	板こんにゃく	5
	だし汁	6
	三温糖	1
	しょうゆ（こいくち）	1.5
	さやいんげん	3
豆腐と野菜の中華煮	豚肉（もも）	5
	油	0.8
	豆腐（木綿）	30
	はくさい	20
	にんじん	10
	たけのこ（水煮）	8
	しいたけ（干し）	0.8
	にんにく	0.2
	しょうが	0.2
	ほうれんそう	10
	だし汁	25
	上白糖	1.5
	食塩	0.4
	しょうゆ（こいくち）	4
	片栗粉	1
キャベツと油揚げのみそ汁	キャベツ	20
	油揚げ	5
	味噌（淡色辛味噌）	8
	水 } だし	150
	削り節 } だし	1
さぎりんご	りんご	60
ヨーグルト	ヨーグルト（脱脂加糖）	80
	プルーン（乾）	24

夕食

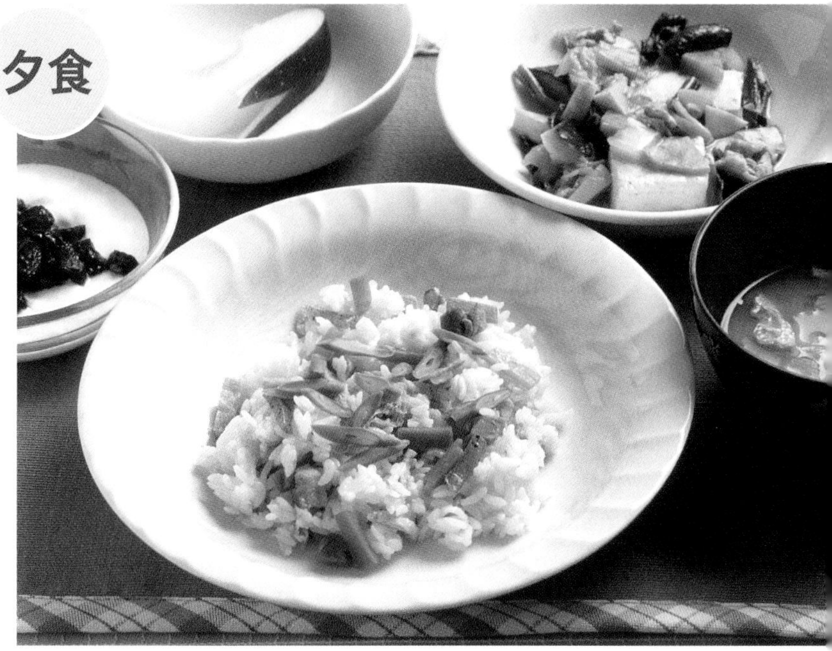

●作り方●

混ぜご飯　❶鶏肉と他の材料を煮る。❷炊き上がったごはんと①を混ぜ合わせる。❸茹でたいんげんを飾る。(あまった煮汁は，炊飯時に加え炊いてもおいしい。)

豆腐と野菜の中華煮　❶豆腐は水きりして切る。❷しいたけは戻して切る。❸にんにく，しょうがはみじん切りにする。❹野菜は切ってから下茹でしておく。❺③と豚肉を炒め，だし汁と④を入れて煮る。❻①を入れて調味し，水溶き片栗粉を入れる。(ほうれんそうは色が悪くなるので，茹でて仕上げに加える。)

ヨーグルト　❶プルーンは少し柔らかく戻し，刻んでヨーグルトに混ぜる。

キャベツと油揚げのみそ汁　❶キャベツは一口大に切る。❷油揚げは油抜きし細切りにする。❸だし汁でキャベツを柔らかくなるまで煮る。❺味噌を溶き入れ，油揚げを加え一煮する。

●栄養価●（1日）
エネルギー　1324 (kcal)
たんぱく質　47.2 (g)
脂質　31.5 (g)
カルシウム　603 (mg)
鉄　5.7 (mg)

●栄養価●
(朝食)
エネルギー　308 (kcal)
たんぱく質　10.5 (g)
脂質　9.2 (g)
カルシウム　81 (mg)
鉄　1.3 (mg)
(昼食)
エネルギー　351 (kcal)
たんぱく質　11.5 (g)
脂質　12.5 (g)
カルシウム　93 (mg)
鉄　1.4 (mg)

●栄養価●
(間食)
エネルギー　239 (kcal)
たんぱく質　8.4 (g)
脂質　2.6 (g)
カルシウム　209 (mg)
鉄　0.7 (mg)
(夕食)
エネルギー　426 (kcal)
たんぱく質　16.8 (g)
脂質　7.2 (g)
カルシウム　220 (mg)
鉄　2.3 (mg)

献立案：志村裕子　調理：志村裕子

学齢期の食事

●演習の目的

- 食行動は自立へと向かう時期であるが，食生活は課外活動や塾通いなどの影響を受け，乱れやすくなる。このため健康に好ましい学校給食と家庭での食事のあり方を学ぶ。

●研究課題

- 学校給食を取り入れた望ましい１日の食事を把握しよう。
- 学校給食の意義について話し合おう。
- 望ましい間食や夜食を考えよう。
- 欠食を習慣化しないための対応を考えよう。

■一日の組み合わせ例

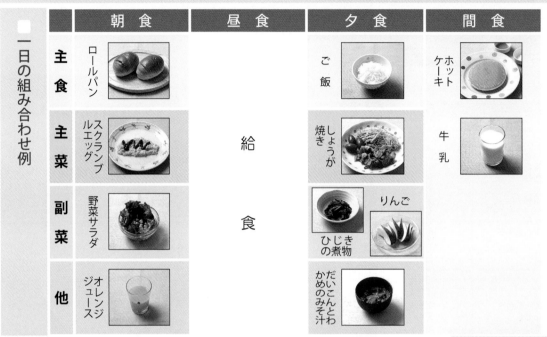

	朝食	昼食	夕食	間食
主食	ロールパン 	給食	ご飯 	ホットケーキ 
主菜	スクランブルエッグ 		しょうが焼き 	牛乳 
副菜	野菜サラダ 		ひじきの煮物  りんご 	
他	オレンジジュース 		だいこんとわかめのみそ汁 	

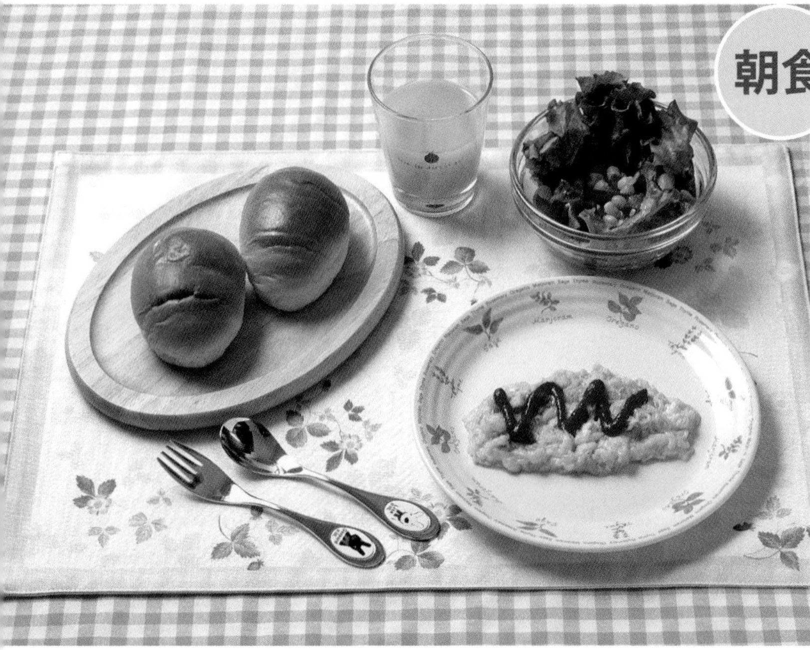

朝食

8～9歳(10～11歳)

8～9歳			10～11歳
献立	材料	1人分分量(g)	付加量(g)
●朝食			
ロールパン	ロールパン	60	30
スクランブルエッグ	たまご(生)	56	
	牛乳(普通)	5	
	しらす干し(半乾燥品)	5	
	バター	7	
	トマトケチャップ	12	
野菜サラダ	サニーレタス	15	
	トマト	20	
	赤ピーマン	5	
	黄ピーマン	5	
	コーン缶（ホール）	15	
	ドレッシング	8	
オレンジジュース	みかんジュース	100	-100
牛乳	牛乳（普通）	0	200

●作り方●

スクランブルエッグ　❶卵，牛乳，しらす干しを加え，溶きほぐす。❷熱したフライパンにバターを入れ，①を流し入れる。❸菜箸で大きく混ぜる。❹半熟状に固まってきたら火を止める。❺ケチャップを添える。

野菜サラダ　❶レタスは食べやすい大きさに手でちぎる。❷トマトはくし切り，ピーマンはせん切りにする。❸①②を盛り付け，コーンを加える。❹ドレッシングを添える。

間食

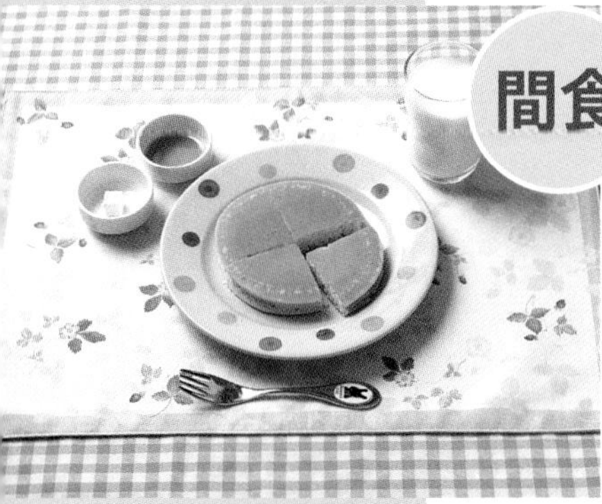

●作り方●

ホットケーキ　❶卵と牛乳を混ぜる。❷ホットケーキミックスを加え，さっくりと混ぜる。❸弱火で両面焼く。❹メープルシロップとバターを添える。

8～9歳			10～11歳
献　立	材　料	1人分分量(g)	付加量(g)
間食			
ットケーキ	ホットケーキミックス粉	30	
	卵	8	
	牛乳（普通）	21	
	メープルシロップ	6	
	バター	3	
乳	牛乳（普通）	150	

夕食

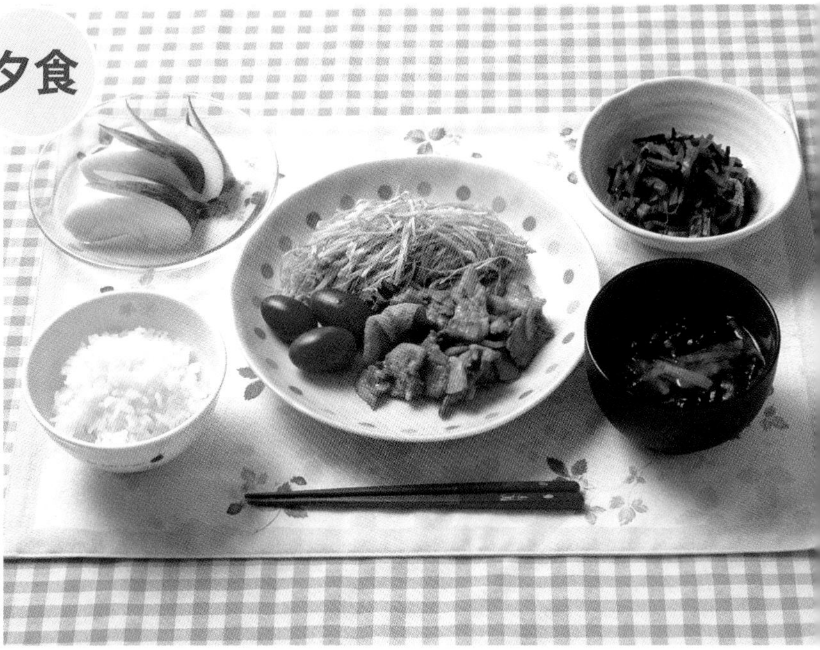

●作り方●

しょうが焼き　❶しょうがの卸し汁，醤油，日本酒を混ぜてつけ汁を作る。❷豚肉のすじに切り目を入れ，つけ汁をからませて5分置く。❸フライパンにサラダ油を熱して，②を焼く。❹付け合せにキャベツのせん切りとミニトマトを添える。

ひじきの煮物　❶ひじきを水でもどし，水気をきる。❷油揚げは熱湯をかけて油抜きし，こんにゃくは下茹でする。❸油揚げ，こんにゃく，にんじんをそれぞれ細切りにする。❹フライパンにごま油を熱して①～③を炒める。❺油がなじんだら，だし汁・砂糖を加えて中火でひと煮し，みりんとしょうゆを加え，汁気がほとんどなくなるまで煮る。

だいこんとわかめのみそ汁　❶大根はイチョウ切りにする。❷塩蔵わかめは水洗いし，水気を絞り，適当な長さに切る。❸ねぎを小口切りにする。❹だし汁で大根を柔らかくなるまで煮る。❺味噌を溶き入れ，わかめ，ねぎを加える。

8～9歳			10～11歳
献　立	材　料	1人分分量(g)	付加量(g)
夕食			
飯	ごはん	140	20
ょうが焼き	豚肉	60	20
	しょうが	10	2
	しょうゆ（濃口）	7	1
	日本酒	4	1
	サラダ油	4	1
	キャベツ（生）	30	
	ミニトマト	45	
じきの煮物	ひじき（干し）	4	1
	油揚げ	4	1
	こんにゃく	14	3
	にんじん	18	3
	ごま油	3	
	かつおだし	80	10
	砂糖（上白）	2	1
	みりん	4	1
	しょうゆ（濃口）	5	1
いこんとわめのみそ汁	だいこん（根）	50	
	わかめ（塩蔵）	8	
	ねぎ	2	
	味噌	18	
物	りんご	100	

●栄養価●
（朝食）（中学年）
エネルギー　431（kcal）
たんぱく質　16.7（g）
脂質　19.9（g）
カルシウム　107（mg）
鉄　1.8（mg）
（間食）（中学年）
エネルギー　261（kcal）
たんぱく質　9.0（g）
脂質　10.9（g）
カルシウム　227（mg）
鉄　0.3（mg）

●栄養価●
（夕食）（中学年）
エネルギー　542（kcal）
たんぱく質　22.7（g）
脂質　14.0（g）
カルシウム　131（mg）
鉄　2.4（mg）
（夕食）（高学年）
エネルギー　626（kcal）
たんぱく質　28.3（g）
脂質　16.7（g）
カルシウム　149（mg）
鉄　2.9（mg）

献立案：本田真美　調理：上田玲子，及川　静

幼児の間食 ―――― ワンポイントアドバイス

おやつは時間を決めて
1日2回まで

1～2歳　(135～150kcal)

1日2回与える場合　(147kca)

1回目

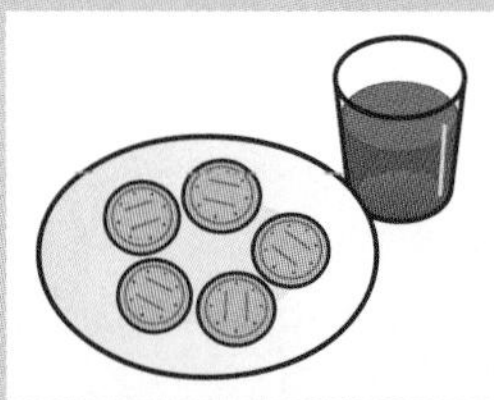

麦　茶
＋
ビスケット（マンナ）5枚
＝
37kcal

2回目

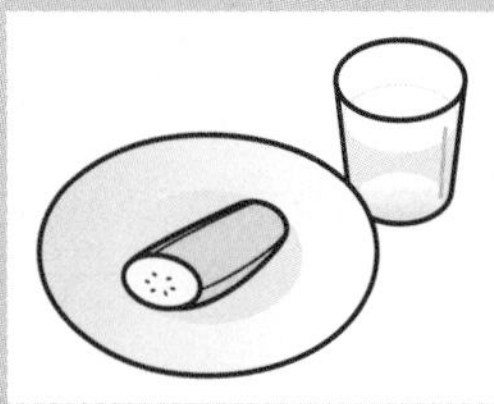

牛乳 100ml
＋
バナナ 1/2 本
＝
110kcal

3～5歳　(250～260kcal)

1日2回与える場合　(257kcal)

1回目

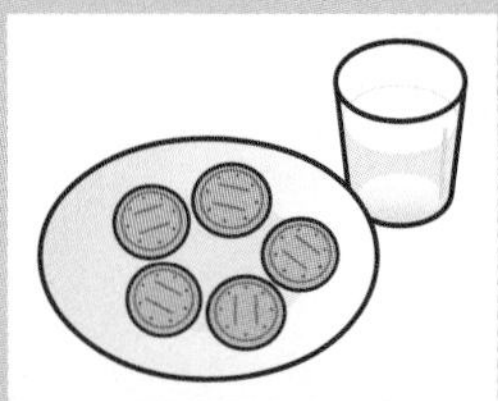

牛乳 100ml
＋
ビスケット（マンナ）5枚
＝
104kcal

2回目

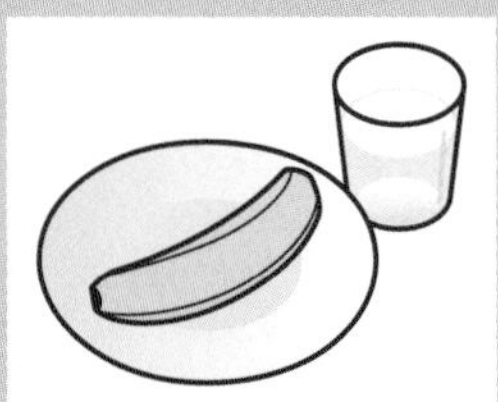

牛乳 100ml
＋
バナナ1本
＝
153kcal

虫歯になりにくい食べ物
なりやすい食べ物

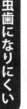

虫歯になりにくい

レベル1

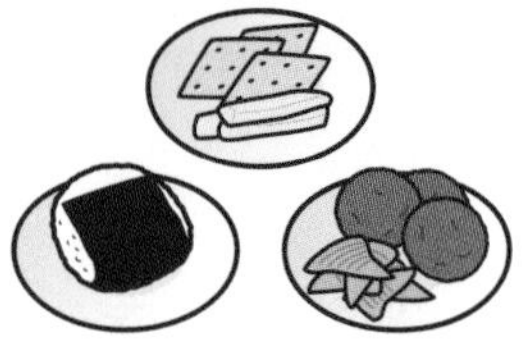

せんべい
おにぎり
クラッカー
スナック菓子
フライドポテト

●砂糖を含まず歯につきにくい。しかし塩分や脂肪分が多めのものもあるのでその点は注意する。

レベル2

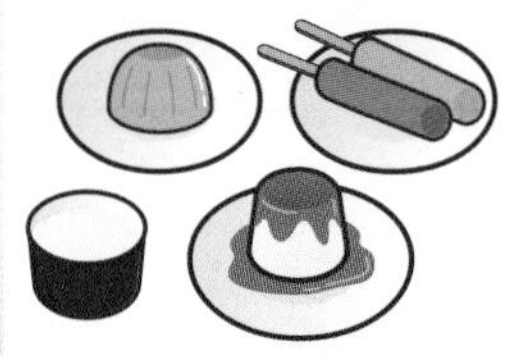

バニラアイス
アイスキャンデー
プリン
ゼリー

●砂糖を多く含んでいるが短時間で食べられ，食べかすも口に残りにくい。

レベル3

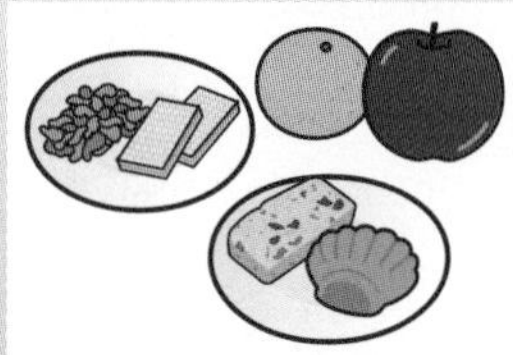

マドレーヌ
フルーツケーキなどのスポンジケーキ
ウエハース
コーンフロスト
果物

●砂糖や果糖を含んでいるが長時間かからずに食べられ，比較的歯に残りにくい。

レベル4

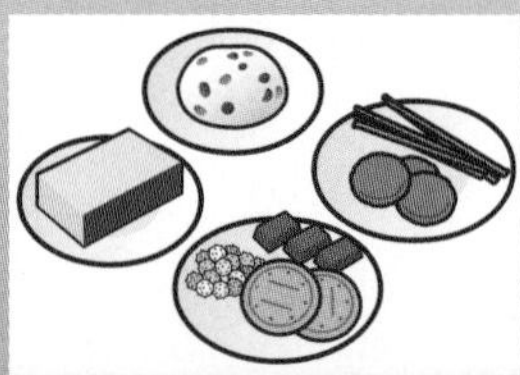

チョコレート
こんぺいとう
和菓子
カステラ
ビスケット
プレッツェル
クッキー

●砂糖を多く含み，食後も食べかすが口に残りやすい。

レベル5

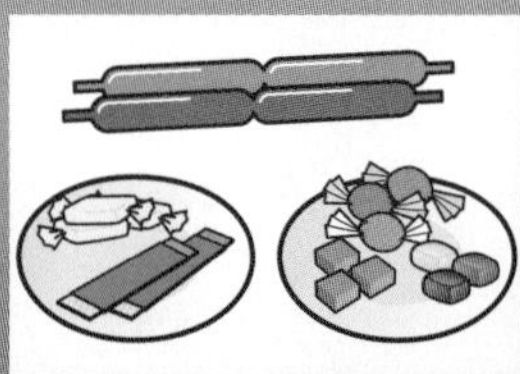

ドロップ
キャンディ
キャラメル
ヌガー
砂糖入りガム
チューブ入りアイスキャンディ

●砂糖を多く含み，口の中での滞在時間が長い。

虫歯になりやすい

指導：上田玲

子どもの食生活 ［第7版］

―栄養・食育・保育―

上 田 玲 子　編著
赤石元子
酒井治子
永井由利子
林　　薫
本田真美

ななみ書房

ま え が き

ヒトは食べることにより生き，健康も維持・増進されます。子どもも例外ではありません。そのうえ食べることは，小児期の特性である発育・発達の基礎ともなります。けれども食べる量が多すぎても少なすぎても健康を害します。さらにヒトは雑食性なので，偏った食べ方をすると健康を害します。

また，子どもは摂食機能や消化吸収機能そして代謝機能が未熟ですから，生まれたての新生児にビフテキや焼き魚を与えても食べられません。そこでまずは，飲み込みやすく消化吸収しやすい液体（乳汁）から与え始めます。しかし子どもは未熟ですが，成熟に向かって日々成長（変化）しています。次第にできなかったことができるようになり，食べられなかったものが食べられるようになっていきます。その上，体も大きくなっていくのでいつまでも液体ばかりでは健康に育たなくなります。このためその変化を的確に捉えて乳汁から離乳食，幼児食へと栄養法を変えていきます。このように保育にかかわる方々は，小児の発育・発達と栄養の関係を理解し，食品の種類や調理形態，食事回数などをどのようにしていくか，つまり各ステージにおける望ましい食べ方を学んでいくことが必要となります。

さらに，小児期は食生活の基礎が形作られる時期です。子どもが健康に成長するためには日々の食生活の果たす役割が重要ですが，子どもの食生活は大人（親や家族，保育や教育にかかわる人々，地域社会を形成する人々等）が作り出す食環境の影響を強く受けます。したがって，大人は子どもの健康にとって望ましい食生活はどのようなものかを常に考え，的確に捉えて実践することが求められます。大人の中でも，日々接する親や家族，保育士などの保育者は影響力が大きいために特に責任は重いといえます。このため，保育者や保育士を目指す方々は，まずは小児栄養の基本的理論を体系的に理解した上で，実際の保育に役立つような実践力を身につけることが大切です。

本書は，実践力を養うために，各ライフステージの食材や食べる量，大きさ，調理形態，主食，主菜，副菜のバランスを目で見て理解し，判断できるように具体例をカラー写真で示しました。また，事例を多く取り入れることにより，実践の場で理論をどのように活用していくかを具体的に示しました。さらに理論と実践の関係をわかりやすくするために側注リンクを設けました。また，資料やQ&Aなどガイドとなるものを多く取り入れ，自らが考えるという学習の支援を心がけました。これらを保育士養成の演習科目である「小児栄養」に対応するテキストとしてご活用いただけましたら幸いに思います。

本書の執筆は豊かな経験や研究成果をお持ちの先生方にお願いいたしました。その中には子育て中の方もおられますが，執筆者はみな子どもたちへ限りなき愛情を日々の実践の場で注ぎ，また働きながら育児をする親・家族そしてそれを支援する保育士への共感をお持ちの方ばかりです。その温かな想いがみなさまの心にも届くことを願っております。

本書を執筆にあたり，多くの貴重な文献や研究成果を引用・参考にさせていただきましたことを深謝し，ここに厚くお礼申し上げます。

なお，本書は2005年3月に樹村房から刊行された『子どもの食生活と保育　第二版』に大幅な内容上の改訂を加え，装いを改めて出版するものです。前書の初版以来長年お世話いただいた長渡晃氏がこのたび独立し，新しくななみ書房を興されたため，このような形の出版となりました。

2006年3月

編者　上田玲子

新版によせて

保育所保育指針（平成 21 年 4 月 1 日施行）の改正を受けて保育士養成課程も改正され，平成 23 年度から新しいカリキュラムでの授業が各保育士養成校ではじまります。

新しい保育士養成課程では，教科目の名称の変更もいくつかあり，「小児栄養」は「子どもの食と栄養」となりました。

「子どもの食と栄養」の教育目標は

① 健康な生活の基本としての食生活の意義や栄養に関する基本的知識を学ぶ。
② 子どもの発育・発達と食生活の関連について理解を深める。
③ 食育の基本と内容及び食育のための環境を地域社会・文化とのかかわりの中で理解する。
④ 家庭や児童福祉施設における食生活の現状と課題について学ぶ。
⑤ 特別な配慮を要する子どもの食と栄養について理解する。

ですが，すでにそのスタンスで「新版　子どもの食生活」は構成され執筆されています。

しかし，さらにこのテキストが，よりよいものになるように「食育の基本」の中の食生活指導及び食を通した保護者への支援のあり方，そして特別な配慮を要する子どもの食と栄養に関する項目，さらに読者の方々からいただいたご要望に関する項目などについてわかりやすく学べるように加筆または新たに執筆をいたしました。

このように保育士養成課程の改正を受けて前年に引き続き今年度も内容を見直し検討を行った結果，いままで以上に充実したテキストに生まれ変わりました。

このため保育士を目指す方々ばかりでなく，実際に現場で保育に関わる方々，そして育児全般にかかわる一般の方々にも十分役立つものになったと自負しております。

なお本書を執筆するにあたり，多くの貴重な文献や研究成果を引用させていただきましたことを感謝し，心よりお礼を申し上げます。

最後になりますが，限られた時間内での膨大な改定作業を快くしてくださった編集者の長渡晃氏に深謝いたします。

2011 年 3 月

編者　上田玲子

4版によせて

2019 年度から新カリキュラムとなりました。

「子どもの食と栄養」の教育目標は

〈目標〉

1 健康な生活の基本としての食生活の意義や栄養に関する基本的知識を習得する。
2 子どもの発育・発達と食生活の関連について理解する。
3 養護及び教育の一体性を踏まえた保育における食育の意義・目的，基本的考え方，その内容等について理解する
4 家庭や児童福祉施設における食生活の現状と課題について理解する。
5 関連するガイドライン（※）や近年のデータ等を踏まえ，特別な配慮を要する子どもの食と栄養について理解する。

※保育所におけるアレルギー対応ガイドライン（平成 23 年 3 月，厚生労働省）
　保育所における食事の提供ガイドライン（平成 24 年 3 月，厚生労働省）等

ですが，すでにそのスタンスで『新版 子どもの食生活』は構成されています。

さらにこのテキストがより良いものとなるよう各項目を見直し加筆等をいたしました。

2020 年 3 月

編者　上田玲子

もくじ

第 1 部

理論編

子どもの食生活と栄養

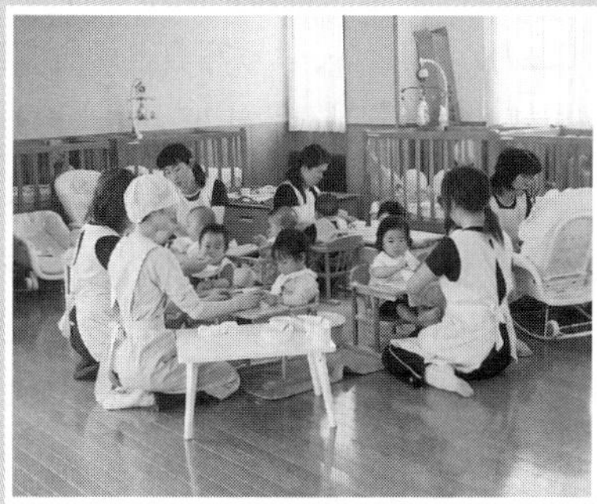

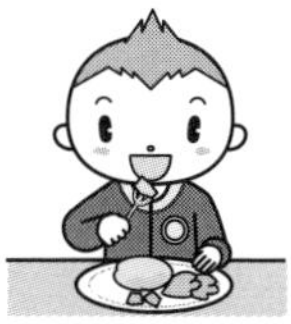

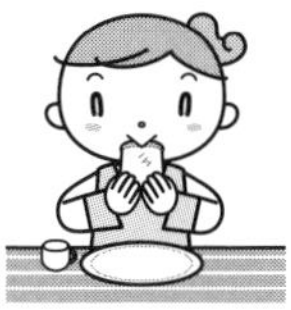

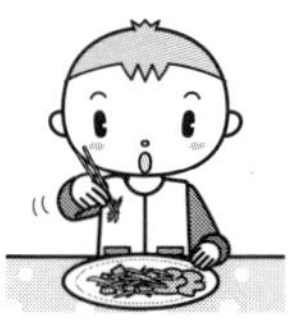

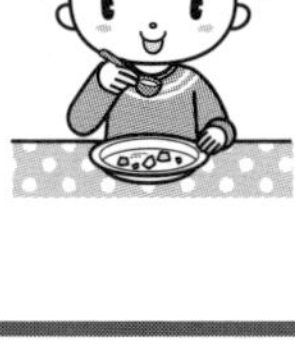

●本書の活用方法

本書は，【カラーページ　実習編】【第１部　理論編「子どもの食生活と栄養」】【第２部　実践編「食育・栄養教育と保育」（事例・解説・Q & A)】【第３部　資料編】より構成されている。

【カラーページ　実習編】には各時期の献立や材料を示し，講義や演習に利用することにより実践力が身につくよう写真と解説を掲載してある。

【第１部　理論編】は，小児栄養学の基本的理論を体系的に学習するための解説である。

【第２部　実践編】は，第１部で習得した理論を演習を通して実践に結びつけられるように厳選した事例とQ & Aを掲載してある。

なお事例には解説をつけたが，別の切り口からもさまざまな問いかけを引き出せる内容ばかりであるので，解説にこだわることなく演習では多面的に活用されたい。Q & Aについても同様である。なお関連リンクの利用により学習を定着するための効果も期待できる。

【第３部　資料編】は，第１，２部での学習をさらに深めるための資料を掲載してある。

第1章
小児の栄養と食生活の意義

小児栄養を学ぶにあたり，まず大切なことは，小児と成人の栄養の違いを知ることである。ここでは成人期とは異なる小児期の栄養と食生活の特徴を学ぶ。

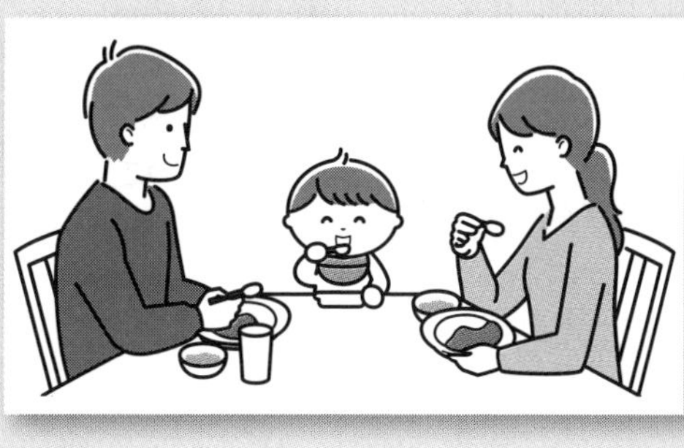

1 小児期の特徴

1 保育と小児栄養

子育ては，人の一生のなかで重要な位置を占める。子どもは本来，生きる力や成長する力を持っているが，親や保育士など周囲の人々の手助けを必要としており，その影響は計り知れない。

保育の大きい目標は，健康な体と心を育むことである。栄養は健康な体を作るのに必要だが，そればかりでなく，食生活を通して健康な心を育むことにも深く関係している。

ところで，食事は毎日何回も必要なので，食べさせるという仕事は保育のかなりの部分を占めることになる。したがって，保育にかかわる場合には，栄養学の理論を知るだけでなく，実際の保育に役立たせることが求められる。母乳栄養の大切なことを知った上で，実際にどのようにすれば継続が可能なのか，幼児食の基本を理解したうえで個々の幼児にどのように応用していけばよいかなど，いつも保育を考える視点を持って小児栄養を学ぶことが大切である。

健康：WHOでは「健康とは，身体的にも，精神的にも，社会的にも，ダイナミックに完全に良好な状態をいうのであって，単に病気や虚弱でないといったものでない。」と定義されている。健康指標として，個人では主観的健康感，生きがい，健康診断受診等の行動指標，生活の質（QOL）など，集団では，出生率，死亡率，平均寿命，有病率，受療率，罹患率などが用いられる。

（次頁）WHO：（World Health Organization，世界保健機構）国連の専門機関（Specialized Agency）の一つであり，1848年に設置，本部はジュネーブにある。WHOは，地球上の種々の伝染病対策，保健衛生統計，保健・医療に関する基準づくり，研究開発等を扱っている。

2 ライフサイクルからみた小児期の区分

（出生 ～ 思春期：乳汁依存期 ～ 学齢期）

栄養：人間が，生命・健康の維持のために，成長のために，臓器・組織・細胞の正常な機能を営むために，そして，エネルギー産生のために，食べ物を摂取し，これを利用し，排泄する過程。

食生活：食料を確保してそれを口に入れるまでの過程。食物と人間の身体的，文化的，精神的，社会的領域をすべて包含したものである。

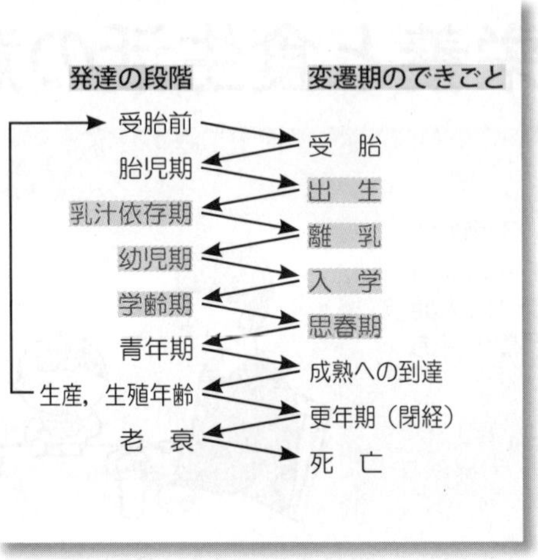

図１－１
人間のライフサイクル
（WHO，1972）

（高石昌弘他『からだの発達－身体発達学へのアプローチ－』大修館書店　2002）

ライフサイクルは，人の一生を発達段階の視点からとらえた考え方である。ライフサイクルをどのように表すかにはいろいろな考え方があるが，ここではWHO の出版物に示されている模式図（図１－１）を示した。

小児期を，図１－１の左側「発達の段階」では乳汁依存期～学齢期まで，そして右側「変遷期のできごと」では出生～思春期までとすることが多い。

さらに，この期間を図１－２のように分け，各時期によって栄養の方法，内容，栄養素の配分，望ましい食生活などを考えていくことになる。

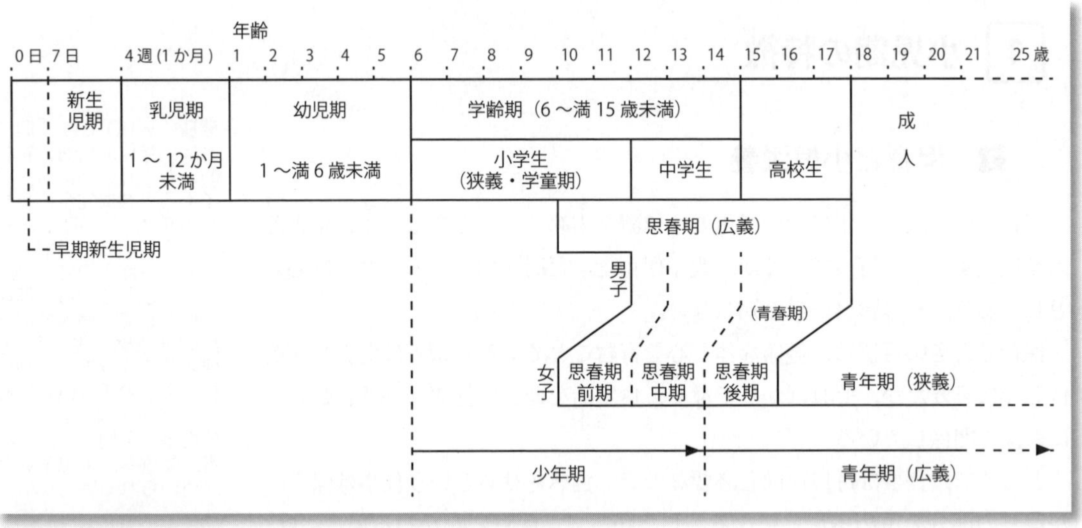

図１－２
小児期の区分（例）

3 小児の特徴

発育：狭義には成長（身体発育）とされるが広義には精神発達も含めて考えられる。

子どもの最も大きな特徴は，発育・発達することである。発育・発達するということは変化していくことである。この変化は未熟から成熟への過程である。

小さかった体が大きくなり，寝てばかりいた子どもが，座り，立ち，歩け

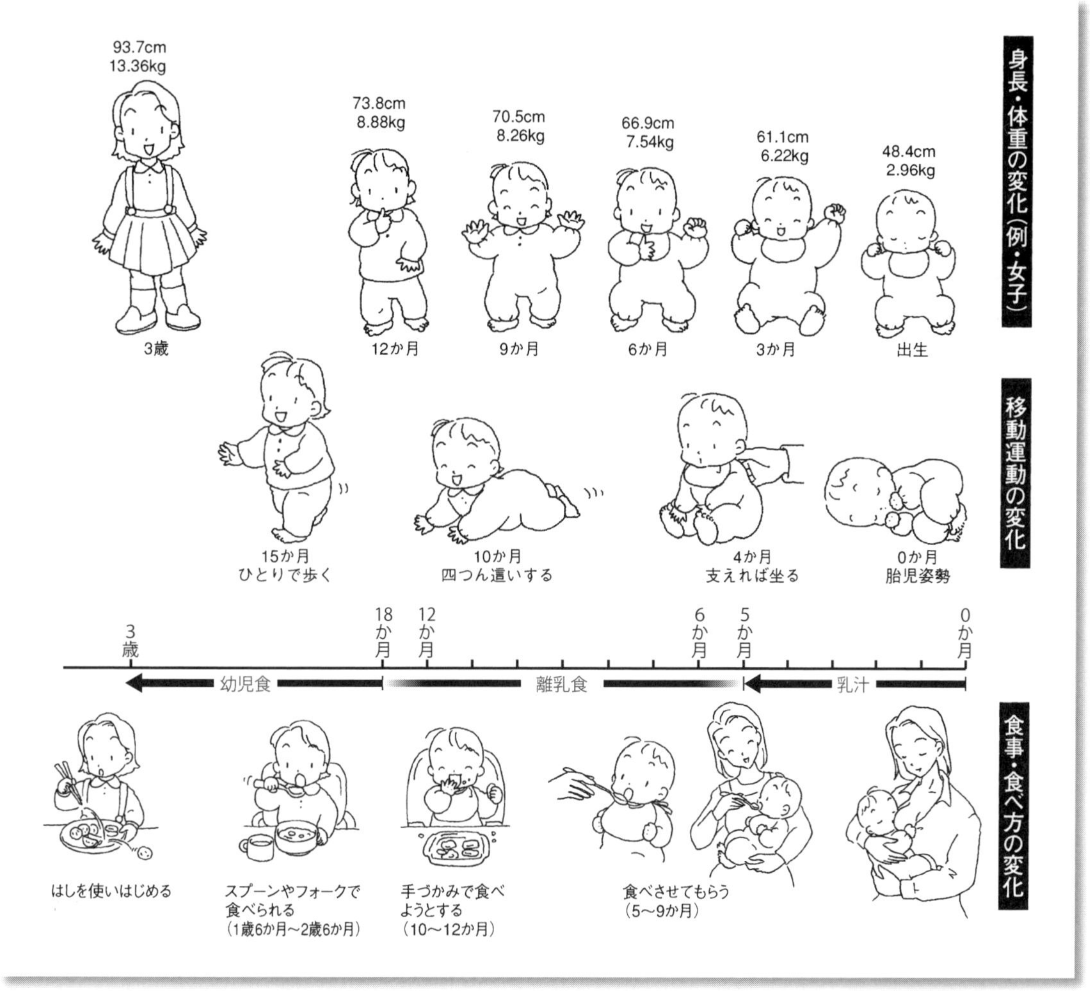

図1－3
発育・発達の変化

るようになり，食べさせてもらっていた子どもが自分の手で食べられるようになる（図1－3)。これは自立へ向かっての変化である。子どもは生まれながらにしてその方向性を持っている。しかし，周囲の適切（てきせつ）な援助（えんじょ）なしにはその力は十分に発揮（はっき）できない。

子どもは，乳児，幼児，少年，青年と変化しながら成人になる。そしてその変化は幼（おさな）いほど早い。幼児では1歳と3歳で差ははっきりしているが，乳児ではさらに早く，生まれた時と，1か月後で明らかな違いがある。このことは，生まれた時と1か月後では栄養の考え方，方法，内容などに変化があることを示している。生まれた時，1週間後，1か月後，5～6か月，7～8か月，9～11か月，1～2歳頃，3～5歳頃といった各々（おのおの）の過程において，それぞれ特徴（とくちょう）をもっている。そしてその変化には個人差がある。このような小児の変化と個人差をよく理解して，栄養方法や食事内容，食生活のあり方を考えていく必要がある。

2 小児期の栄養と食生活

1 小児期の栄養の特徴

1 食事摂取基準

食事摂取基準：健康な個人及び集団を対象として，国民の健康の保持・増進，生活習慣病の予防のために参照するエネルギー及び栄養素の摂取量の基準を示すものである。

食事摂取基準：
第３章／②「日本人の食事摂取基準」の意義とその活用（p.50）

子どもは成人に比べて体が小さいが，小さい割にはエネルギー，たんぱく質，カルシウムなどの栄養素を多く必要とする（図１－4）。特に乳幼児期が著しい。なぜそれほど多くの栄養素が必要なのであろうか。

❶ 発育に必要

乳幼児期は特に発育が盛んな時期である。体重でみると，おおよそ満１歳で出生時の３倍，４歳で５倍にもなる。このように発育が盛んな時期は，たんぱく質をはじめ，さまざまな栄養素が必要となる。

❷ 活動に必要

乳児期も後半になると運動量が増え，幼児期には活発に動き回り，片時もじっとしていないようになる。このように，日常の活動量が他の年代に比べ大きいため，消費されるエネルギーを十分に補う必要が出てくる。

2 調理形態

乳児期の前半は母乳や人工乳（育児用ミルク）などの液体（乳汁）が与え

図１－４ 体重１kgあたりの食事摂取基準の比較（身体活動レベルⅡ，男／日）

（厚生労働省「日本人の食事摂取基準」2020年版）

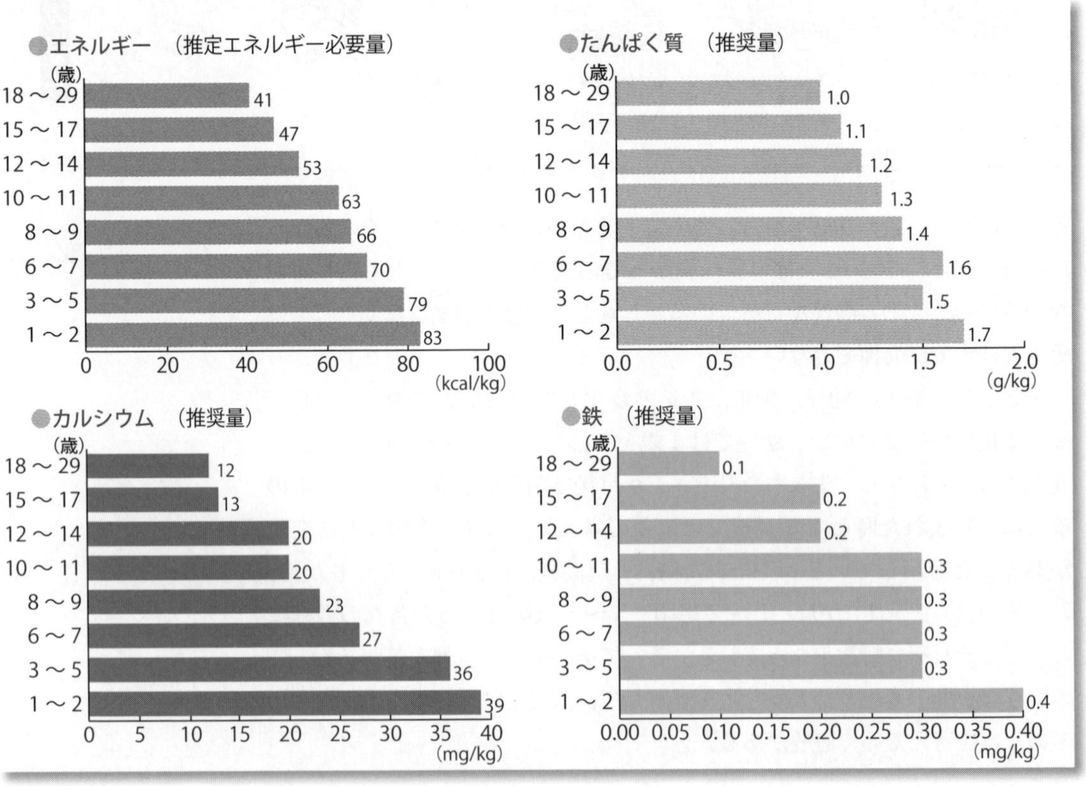

られ，後半には離乳食が与えられるようになる。離乳食もはじめは液体に近いトロトロ状だが，次第に，ベタベタ状，粒々状，プリン状，バナナ状へと形態が変化していく。離乳食が完了してもいきなり成人と同じ調理形態では無理が生じるため，幼児食をへて徐々に成人食へと近づけていく。このため，どのように調理したらよいかを子どもの発育・発達の経過を追って考えていくことになる。

乳汁：母乳および乳児用調製粉乳・乳児用調整液状乳（育児用ミルク）。栄養法には母乳栄養，混合栄養，人工栄養の３つがある。

摂取可能な食品：実践編／事例6（p.223）

3　食 物 の 選 択

生まれたばかりの乳児は乳汁のみであるが，次第に摂取可能な食品が増え

図１－５
与えるのに好ましい食物の時期

		エネルギー源	ビタミン・ミネラル源	たんぱく質源
生後5～6か月頃		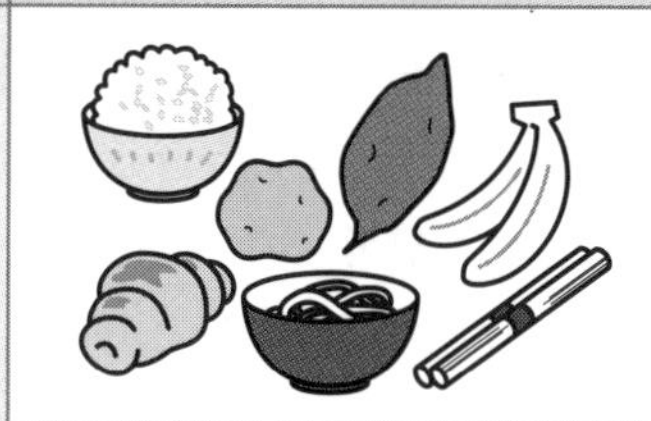	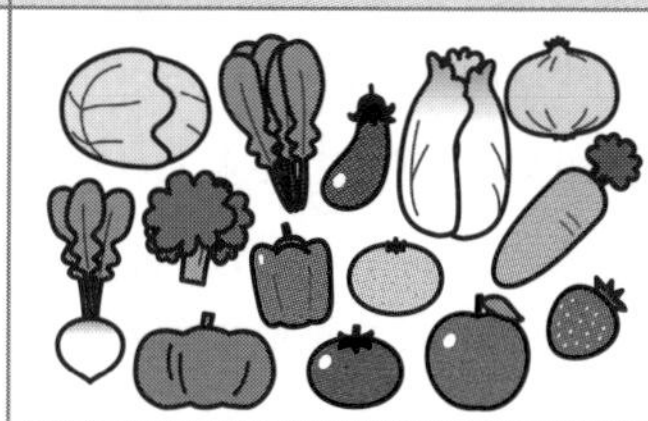	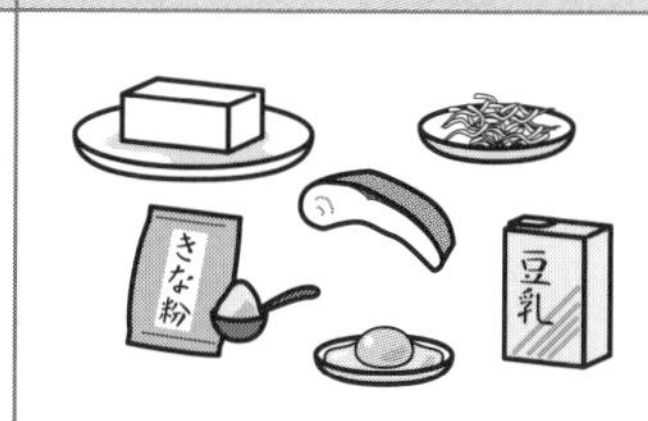
		米／じゃがいも／さつまいも／バナナ／パン／うどん／そうめん	キャベツ／ブロッコリー／ほうれんそう／はくさい／たまねぎ／にんじん／かぶ／かぼちゃ／なす／トマト／パプリカ／みかん／りんご／いちご	豆腐／白身魚（まだい）／しらす干し／きな粉／豆乳／卵黄
生後7～8か月頃	生後5～6か月の食材に＋	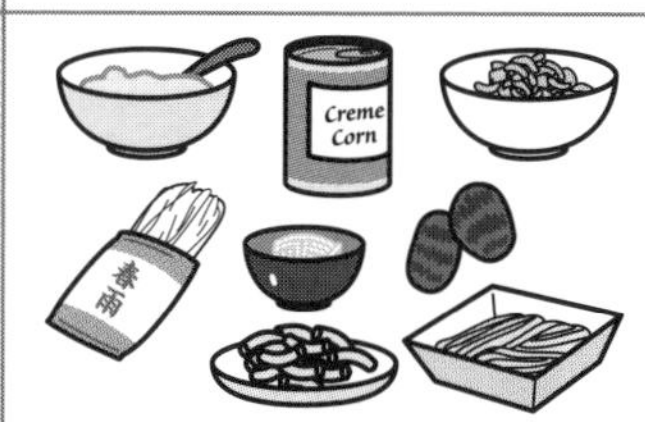	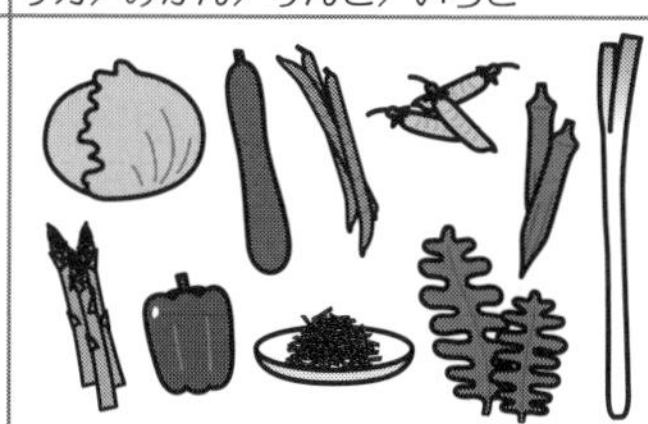	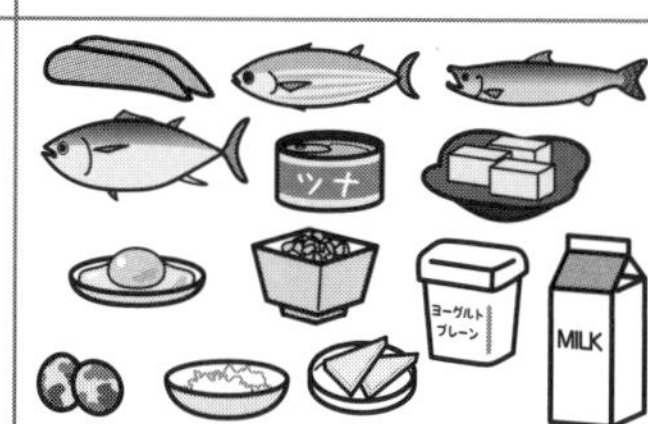
		オートミール／クリームコーン／コーンフレークス／はるさめ／くず切り／さといも／マカロニ／細めのスパゲティ	レタス／きゅうり／グリーンアスパラガス／さやいんげん／さやえんどう（絹さや）／ピーマン／オクラ／ねぎ／もみのり／わかめ	鶏ささ身／ツナ水煮缶／かつお／さけ／まぐろ／卵黄（７か月）～全卵（８か月から）／うずら卵（８か月から）／納豆／高野豆腐／牛乳／カテージチーズ／プロセスチーズ／プレーンヨーグルト
生後9～11か月頃	生後5～6か月の食材に＋	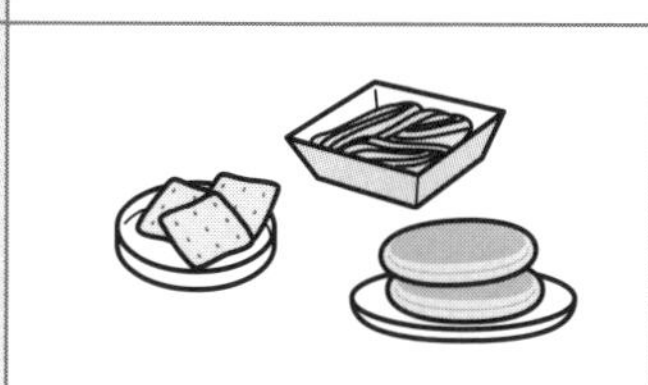	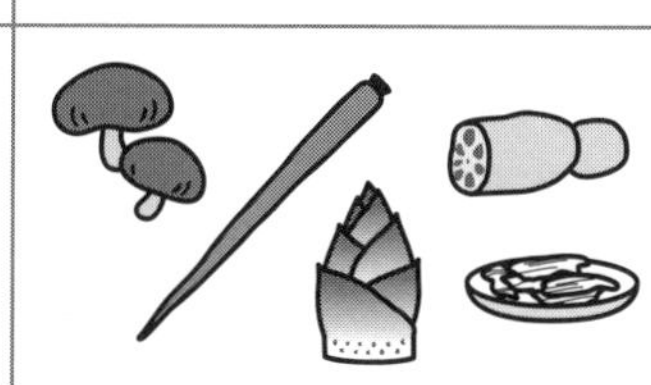	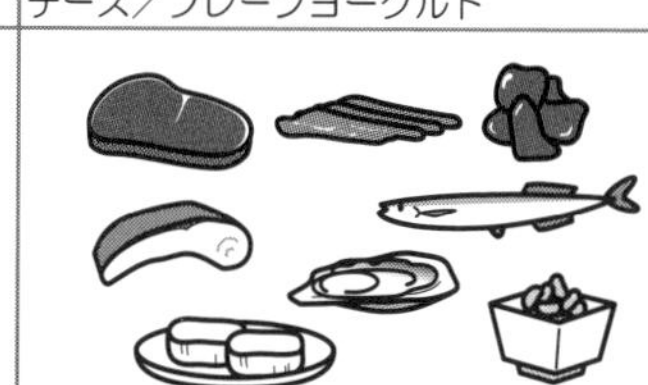
		クラッカー／スパゲッティ／ホットケーキ	きのこ類／ごぼう／たけのこ／れんこん／とろろこぶ	牛赤身肉／豚赤身肉／レバー／青皮魚（あじ・さんま・いわし）／たら／かき／ほたて貝柱／水煮大豆
生後12～15か月頃	生後9～11か月の食材に＋	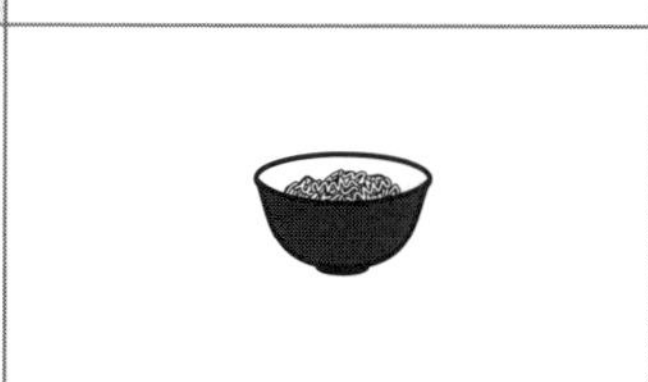	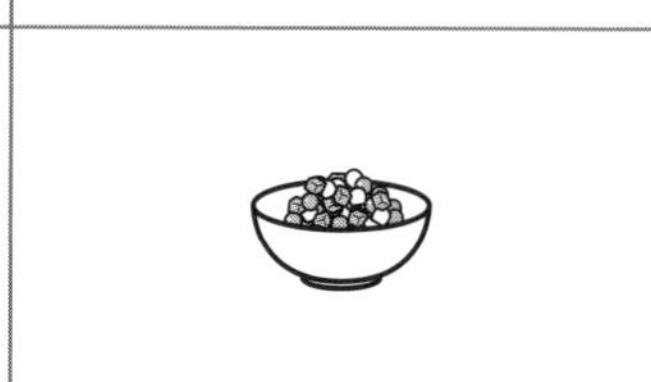	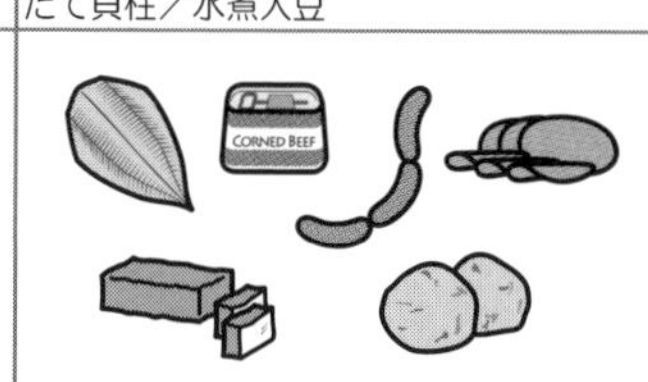
		中華めん	ミックスベジタブル	干し魚／コンビーフ／ウインナー／ハム／生揚げ／がんもどき

ていく。しかし，最初からどんな食物でも与えてよいわけでなく，与えてよい食物には順序がある。さらに，乳児は自分で食物のところへ行って選んだりすることができない。幼児になると自分の好みを示せるが，その範囲はまだ狭い。このように子どもの食物の選択は子ども自身ではなく大人に任されているので，大人が小児の栄養について基本的な知識と理解をもつことが求められる。

❹ 栄養生理

母乳：
第４章／❶母乳栄養（p.75）

離乳食：
第４章／❶離乳とは（p.89）

乳幼児期の摂食能力，消化吸収機能，代謝能力は未熟である。特に乳児の消化機能は不十分であるため，母乳が乳児の消化機能に最も適している。牛乳は適していない。それゆえ，乳児のためには調製粉乳や液状乳（育児用ミルク）が作られ利用されている。一方，離乳食はまず素材を選び，摂食機能，消化吸収機能，代謝能力を考え乳児に適した調理をしていかなければならない。幼児になると摂食，消化吸収機能は発達し，いろいろなものが食べられるようになるが，まだ不消化のものを食べたり，食べ過ぎると消化不良をおこしやすい。このため乳幼児には，月齢，年齢に応じた摂食機能を考慮したうえで消化吸収しやすい食べものを適量与えるようにしていく。さらに，病原微生物感染や毒物に対しても抵抗力が弱いため全身症状を引き起こしやすいので，食品衛生にも十分配慮する必要がある。

❷ 小児の食生活

❶ 生活リズムの基盤

幼児期：
第５章／幼児期の食生活（p.105）

学齢期：
第６章／学齢期・思春期の食生活（p.119）

望ましい食生活：
資料編／❸食生活指針（p.252）

集団の食生活：
第９章／家庭や児童福祉施設における食生活（p.167）

集団生活：❶保育所・知的障害児通園施設（保健食一食給食），❷乳児院・児童養護施設・知的障害児施設・盲ろうあ児施設・児童自立支援施設（保健食三食給食），❸肢体不自由児施設・重症心身障害児施設（治療食三食給食）

乳児期は食事回数が多い。授乳または離乳食を含め生後１～２か月でおよそ１日７～８回，３～４か月以降で５～６回である。幼児期や学齢期になっても間食を含めると４～５回の食事回数となる（図１－６）。このため，食事が１日の生活リズムを形成するようになる。離乳食以降，特に幼児期には，食事時間を定めておくと，望ましい生活習慣が確立されやすい。幼児期は基本的な生活習慣が確立する時期である。したがって，食事を栄養だけでなく生活の中で考えていくことが大切である。

❷ 家庭の食生活

小児の食生活は，生活を共にする大人の考え方，育て方の影響を強く受ける。各家庭の食生活は違い，献立もさまざまである。すべての小児が同じ食生活を送る必要はないが，子どもが，心身の健康にとって望ましい食生活を送るにはどのようにしたらよいかを常に考え，理解したうえでの各家庭における食生活の実践が求められる。

❸ 集団の食生活

小児の食事は生活の中で考えていくことが大切であるが，生活の場が家庭以外のこともある。この場合，集団生活の場であることが多く，同世代の他

月齢 / 時間		1-2か月ごろ	3-4か月ごろ	5-6か月ごろ（1回食）	7か月ごろ（2回食）	9か月ごろ（3回食）	12-18か月ごろ	幼児期	学齢期
AM	0:00	（授乳）							
	1:00								
	2:00		（授乳）						
	3:00	授乳							
	4:00								
	5:00								
	6:00	授乳	授乳	授乳	授乳	授乳			
	7:00						離乳食	朝食	朝食
	8:00								
	9:00	授乳							
	10:00		授乳	離乳食＋授乳	離乳食＋授乳	離乳食＋授乳	（間食）果物またはミルクか牛乳（コップ）	（間食）	
	11:00								
PM	0:00	授乳				果物または乳児用ビスケット1枚	離乳食	昼食	昼食
	1:00								
	2:00		授乳	授乳	授乳	離乳食＋授乳			
	3:00	授乳					ミルクか牛乳（コップ）乳児用ビスケット	間食	間食
	4:00								
	5:00								
	6:00	授乳	授乳	授乳	離乳食＋授乳	離乳食＋授乳	離乳食		
	7:00							夕食	夕食
	8:00								
	9:00	授乳							
	10:00		授乳	授乳	授乳	授乳			
	11:00								
	0:00								

図1－6
一日の食事のスケジュール（例）

の仲間や保育者との関係，集団としての生活リズムとの関係で食生活を考えていく必要が生じる。

また，家庭と集団の両方に生活の場がある場合には，家庭生活と集団生活の連携が重要となってくる。

4 社会的背景と小児の食生活

近年の食生活は，外食産業・食品産業の発展，食品加工技術および冷凍・冷蔵技術のめざましい進歩，流通改革など食生活を取り巻く環境の変化により市場や地域環境の影響を強く受けるようになった。これらの影響は必ずしも悪いわけではなく，かつての各家庭だけに限られた単調な献立からさまざまな食の世界が広がり，各家庭での献立も多様化した。そして食材の幅も広がり，単一食材に制限されることもなくなった。しかし一方で，見た目のよさや美味しいというだけで，健康には好ましくないものも出回っている。このような背景のなかで，健康に望ましい食生活を営んでいくためには，選択能力を養うと共に，市販品や外食の有効な取り入れ方などの応用力を身に付ける必要が生じている。

3 日本における小児の食生活の実態と問題

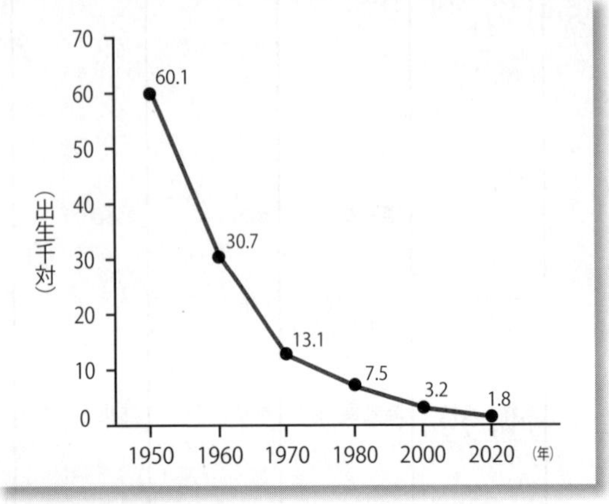

図1－7
乳児死亡率の年次推移

日本でのここ半世紀を振り返ると，乳幼児の健康改善には著しいものがある。例えば，乳児死亡率をみると，1951 年には，出生千対 57.5 であったものが年度ごとに低下し，2020 年には 1.8 と驚くべき低率を示すようになった。

この理由としては，日本の文化的水準が高くなったことがあげられるが，とりわけ衛生状態の改善とならんで栄養の改善が大きな役割を果たしてきた。このため，かつてみられた飢餓による低栄養は現在においてはほとんどみられない。しかし今日では，少数ではあるが小児虐待における低栄養が出現するようになってきている。したがって，小児虐待を阻止するための対策や，その潜在的予備軍といわれる少なからぬ養育者（保育者）に対する防止策が早急に望まれる。

核家族：(newclear family) 夫婦あるいは，夫婦とその未婚の子からなる家族。

ところで，日本において子どものいる核家族と複合家族の割合は，おおよそ 4：1 で核家族が多く，自営業者よりサラリーマン家庭が多い。その代表的な都市雇用者核家族の生活は労働時間を含めた勤務体制や通勤時間等の影響を受けて，夜型もしくは不規則型になりやすい。一方，自営業者の家庭では職種によりさまざまな生活リズムとなるが，仕事優先となる傾向にあり，家庭生活に大きな影響を与えている。このような状況の中で，子育てを行う場合，子どもの生活リズムと大人の生活リズムにギャップが生じるため保育者はストレスを受けやすい。核家族内における保育者（多くは母親）は，一人であることが多く，子どもの生活リズムに合わせながら，大人の生活リズムも維持しなければならない立場にたたされる。

子どもの生活リズムと大人の生活リズム：実践編／事例11（p.238）

例えば，新生児は自律授乳が基本だが，これは乳汁を欲しがるたびに頻回に与えていくことを意味する。見かたをかえれば，大人の都合（食事，睡眠，排便といった基本的な生活リズムも含む）には一切お構いなく行われる。夜間授乳においては，保育者（母親）の睡眠時間はたびたび遮断される。子ども以外に睡眠障がいを引き起こすような行為を受けた場合には，拒否することが許されるが，乳汁を求めるなどの子どもの夜泣きによる睡眠障がいは受容せざるを得ないのである。離乳食がはじまってもそれは大人の食事時間ではなく，乳児の授乳時間に合わせて与えることとなる。幼児期以降は大人の食事時間と同じにすることは可能になるが，夕食は 6 ～ 7 時頃までには与えた方がよいとなると，家族全員そろっての食卓を囲むことは難しいことが多い。首都圏の調査によれば雇用者家庭で家族全員がそろって夕食をとる回数は，週に平均２回にすぎない。この現象は家庭で保育に携わる者のみの責任ではないことは明らかである。子どもと大人の生活サイクルが違い，その接点が求めにくいことによる。近年，家族全員がそろって食卓を囲む共食の重要性が言われているが，上記のような社会的制約のなかで単に共食の大切さをのみを強調し押しつけることは，家庭生活を営む保育者（母親）を追い込むことにほかならない。これは望ましい食生活を送るために必要とされる，早寝早起き，規則的な食事や間食などに関しても同様である。一般論として正しいとされることも，各家庭のさまざまな生活を配慮せず，画一的に押しつけることは，保育者（母親）を追い込み，ストレスを与える結果となり得るので注意する。

また，複合家族ではその複雑な人間関係など，そして集団生活では，集団生活の維持や保育者同士，あるいは保護者との関係などの諸問題がストレスの要因となり子どもがつらい立場にたたされることがある。子どもは大人に依存してしか生きられない弱い立場にある。子どもが適切な食生活を送ることができるためには，保育するものが余裕をもって子どもに接することができるように母親，父親，保育士などの保育者への配慮が必要である。

ところで今日，飢餓などの低栄養による栄養状態は改善したものの，過剰に基づく障がい，例えば，肥満症，脂質異常症，糖尿病などの生活習慣病が小児期から注目されている。これは，胎児期の低栄養，出生後の慢性的な運動不足や脂質，エネルギー摂取の増加などの影響とされており（国民健康・栄養調査 HP 参照），その予防には乳幼児期からの食を基本とした適切な生活習慣の形成が無理なく自然な形でなされることが大切である。

（上田）

共食：２人以上の人と共に食事をすること。また，子どもだけでなく養育者も共に食事をすることを指すこともある。

脂質異常症：血漿（清）脂質のコレステロール，中性脂肪（トリグリセリド），リン脂質の単独または複数が異常に増加した状態。動脈硬化のリスクファクターとして重要で発症原因は遺伝的素因を伴う一次性脂質異常症と糖尿病，ネフローゼ症候群，甲状腺機能低下などに伴う二次性脂質異常症がある。WHO の分類ではⅠ～Ⅴ型があり，治療法が異なる。現在日本では日本動脈硬化学会の動脈硬化性疾患診療ガイドラインを診断基準として採用している。

糖尿病：１型糖尿病は，インスリンを合成・分解する膵ランゲルハンス島 β 細胞の破壊・消失がインスリン作用不足の主要な原因である。２型糖尿病は，インスリン分泌低下やインスリン抵抗性をきたす素因を含む複数の遺伝因子に，過食（特に高脂肪食），運動不足，肥満，ストレスなどの環境因子および加齢が加わり発症する。糖尿病治療の目的は，健康な人と変わらない日常生活の（ＱＯＬ）の維持と寿命の保持である。

生活習慣病：食生活，運動習慣，休養，喫煙，飲酒などの生活習慣が，その発症・進行に関与する疾患群。インスリン非依存性糖尿病，肥満，脂質異常症，高尿酸血症，循環器症，大腸がん，歯周病，高血圧症，アルコール性肝疾患など。

第2章

小児の発育・発達と栄養

ここでは，小児期の子どもの身体発育や食べる機能の発達について理解する。また，その発育・発達に沿った栄養状態の把握のし方について学ぶ。

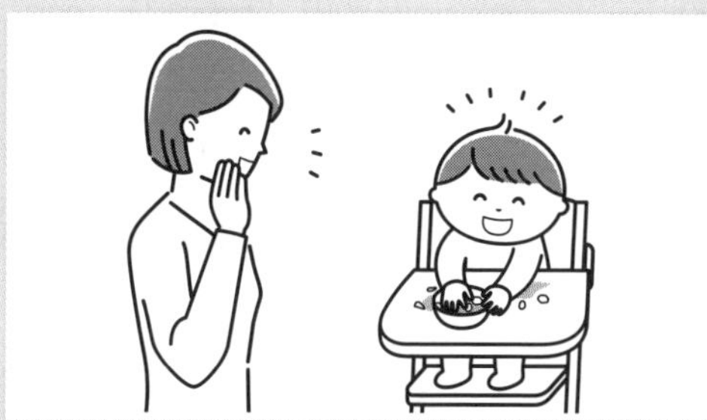

1 身体発育と栄養状態の把握

❶ 身体発育の原則

図2－1
臓器別発育曲線
(Scammon　1930)

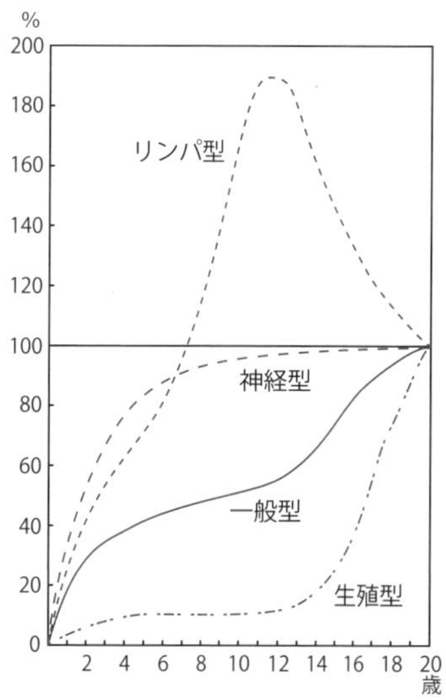

発育には生物学的にみて次のような原則がみられる。

❶ 発育は，遺伝子が基本的な発育順序を決めている。このため発育は一定の秩序と順序で進行する。しかし，そこには環境因子が影響を与える。

❷ 発育は連続的であるが，発育速度は時期によって差がある。そして，体全体に均一に起こるわけではなく，器官によって発育に特徴がある（図２－１）。
例えば，神経型─中枢神経系の発育は乳幼児期に最も急速であるが，生殖器型─生殖器の発育はこの時期には最も遅く，思春期になってから急速に進む。

❸ 発育にとって決定的に大切な時期（臨界期）があり，環境条件の影響を強く受ける。

❹ 発育には方向性がみられる。
発育は頭部から始まり下の方へ，中心部⇨末端，大き

な（粗い）運動⇨細かな（微細）運動へといった方向性がある。

2 発育に影響する因子

1 内的因子

内的因子としては，遺伝的因子，内分泌的因子，代謝因子などがある。性差は性染色体の差として現れるが，その後内分泌の働きの影響を強く受ける。また，内分泌の働きは代謝の働きとも関連して発育に影響を及ぼす。

2 外的因子

外的因子としては，栄養状態，社会的経済的因子，疾患の有無，精神的因子，地域差（都市と郡部の差），年齢の推移による差，季節，気候などの自然環境的因子などがある。

3 身体発育の目安

図2－2 身体発育の目安

（数値は3歳までは「平成22年乳幼児発育調査結果」の平均値，6歳からは「平成30年度学校保健統計調査報告書」の平均値を示している。）

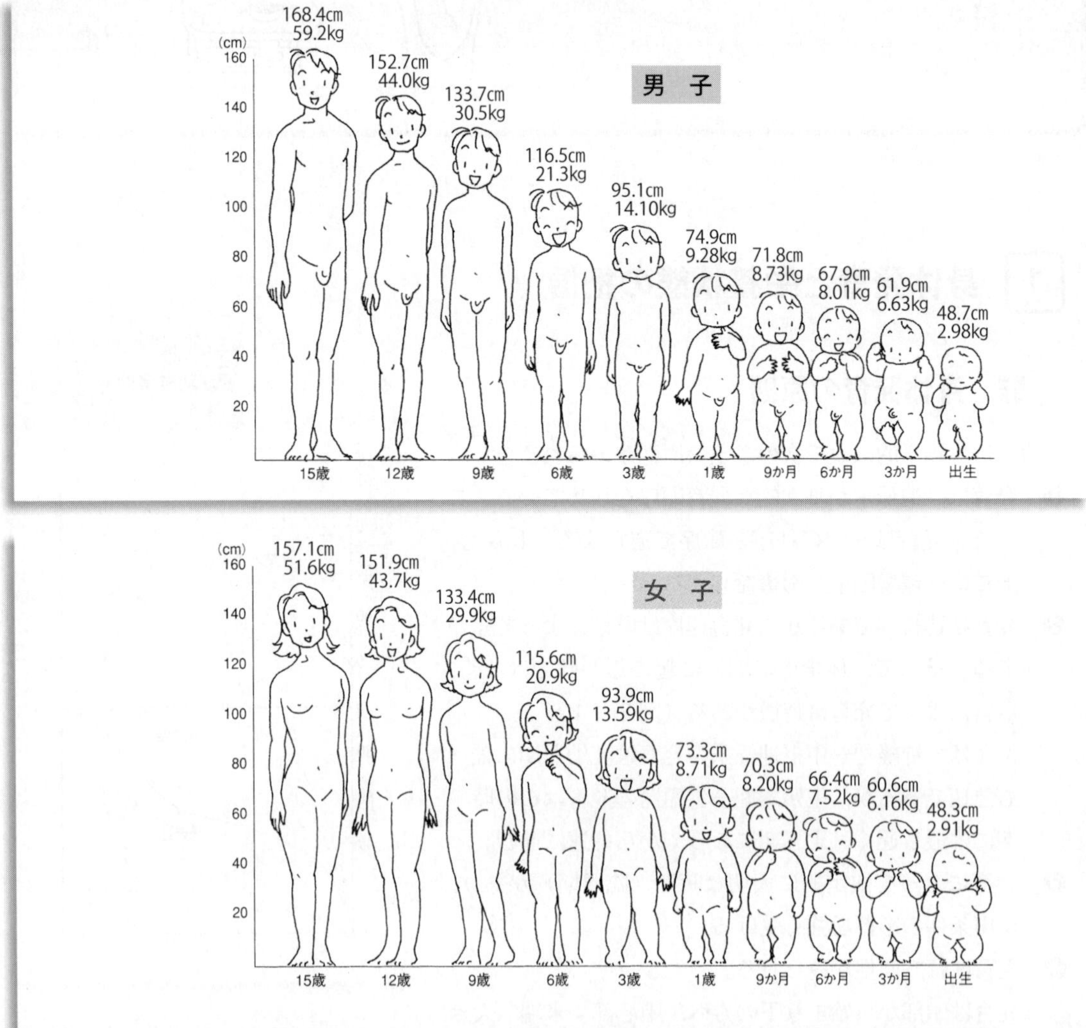

子どもが順調に発育しているかどうかの目安には，乳幼児では母子健康手帳に掲載されている「乳児身体発育曲線」「幼児身体発育曲線」（図２－３）が一般には利用される。この曲線内の帯中に，各月・年齢で子どもの 94％の発育値が入るようになっている。このためこの範囲内で，ほぼこの発育曲線に沿って体重，身長，頭囲が増加していればまずは順調であるとの目安となる。

この発育値は厚生労働省が 10 年ごとに全国的な調査成績をもとに作成しているものである。

一方，児童，生徒では「年齢別身長・体重・座高の平均値及び標準偏差」が利用される。この目安は文部科学省が毎年４月１日現在，調査実施校に在籍する満５歳～ 17 歳の者を対象にして作成しているものである。

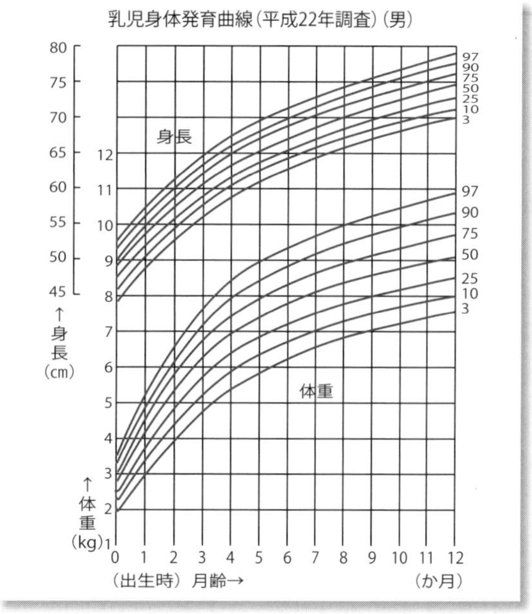

図２－３
乳児身体発育曲線

乳幼児身体発育曲線：上が 97 パーセンタイル，下が３パーセンタイルで示され，上下二本の曲線の間に 94％の子どもが含まれるようになっている。つまり同じ月齢・年齢の日本の子どもの代表 100 人を集めて小さい順に並べた時，３番目の子の大きさが下の線（３パーセンタイル），97 番目の子の大きさが上の線（97 パーセンタイル）ということになる。

❹ 発育と栄養状態の把握

❶ 体　重

発育状態，成長速度を示す目安となり，身体の全体量を示す。このため総合的な発育の目標となる。時期的には乳児期の体重増加が最も盛んであるが，小さい時ほど，健康状態や食欲の有無により変化を受けやすい。定期的に小児の体重を測定し，知っておくことが大切である。

❷ 身　長

個人差があり，遺伝的条件，栄養状態や疾病の影響を受ける。しかし，身長は体重と異なり短期間ではなく，長期間にわたって影響を受ける。発育の目安として体重とともに測定していく。

また，身長が３パーセンタイル未満（「乳幼児身体発育曲線」（図２－３）の下線より下の場合）や標準身長に比べ標準偏差の２倍以上低い場合には，低身長としての疾患が見い出されることがある。

❸ 頭囲・胸囲

頭囲は体重や身長ほど個人差がないため，脳の発育を知ることができ，精神運動発達との関係で評価される。

胸囲は栄養状態を反映するとともに，心臓，肺など胸郭内臓器の発育や疾病を知ることができる。

出生時には頭囲が大きく，頭囲 ＞ 胸囲だが，生後１年でほぼ頭囲 ＝ 胸囲となり，その後，頭囲 ＜ 胸囲となって胸囲の方が大きくなる。

頭囲が「乳幼児身体発育曲線」の曲線を外れて大きかったり，小さかった

乳幼児身体発育曲線：資料編／資料❶乳幼児身体発育曲線（p.250）

りした場合や，頭囲と胸囲のバランスを崩している場合には疾患が疑われるので注意する。

❹ 各種器官

発育による身長，体重など体形の変化に応じて，内臓の各種器官の比率が異なってくる。大人の値を100%とした臓器別発育曲線(図2－1)によると，神経型－神経組織は乳児期に増大し，学童期にかけて最高位だが，リンパ型－リンパ組織は幼児期から学童期にかけて急激に増大し，その後萎縮する。

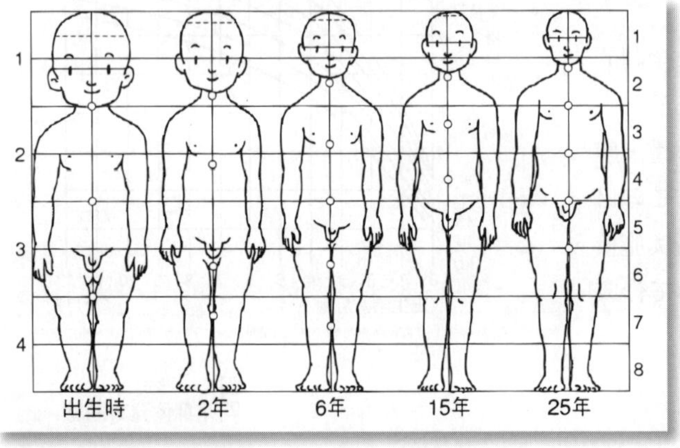

図2－4
身体各部の比率

❺ 身体各部の比率

乳児は4頭身だが，成長するに伴い，頭部の占める割合が低下し，成人では8頭身になる（図2－4)。身体各部の発育は均一でなく，頭部が他に比べて早く，四肢は遅れて発達する。このため，身体各部の比率は年代により違ってくる。

5 栄養状態の把握

❶ 一般状態

❶ 顔色がよいか。皮膚の光沢や血色はよいか。
❷ 皮膚を手で触れた時（触診)，適度に湿り気があるか。
❸ 皮下脂肪が発達していて，皮膚が緊張しているか。
❹ 筋肉をつまむと弾力があるか。
❺ 腹部を押すと弾力があるか。
❻ 機嫌がよく，よく眠るか。
❼ 食欲があるか。

❷ 指数による判定

発育状態，栄養状態などを体重と身長のバランスの関係を，数値で判定する方法である。

❶ カウプ指数【 体重（g）／（身長（cm））^{2} × 10 】

• 乳幼児の栄養状態の判定に用いる。(図2－5)
• 年齢により判定基準が異なる。

図2－5
カウプ指数による発育状況の判定

（今村栄一『新・育児栄養学 乳幼児育児の実際』日本小児医事出版社 2002）

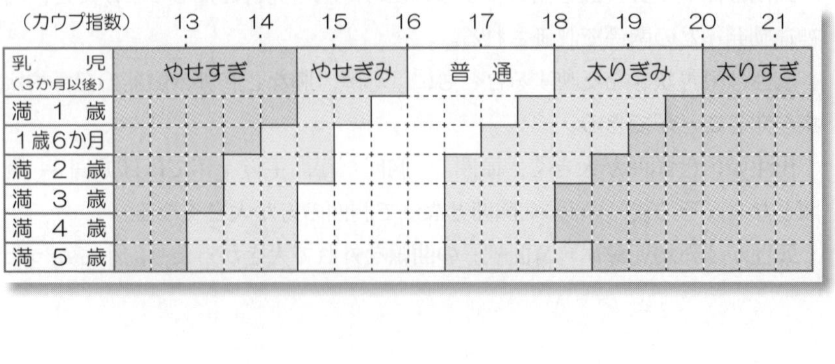

❷ ローレル指数【 体重（g）／（身長（cm））^{3} × 10^4 】

• 学童期の栄養状態の判定に用いる。（表２－１）

身長区分	肥満と判定されるローレル指数
110～129 cm	180 以上
130～149 cm	170 以上
150 cm 以上	160 以上

表２－１
ローレル指数による肥満の判定

肥満度の判定：乳児ではカウプ指数，学童期ではローレル指数で表すことが多いが，年齢や身長に左右されるため，正確には身長からの標準体重を利用して以下の方法で肥満度を見る方法が良いといわれている。
{実測体重－標準体重(身長相当)}÷{標準体重(身長相当)}×100
乳児では 15％以上，学童期では 20％以上が肥満

❸ ＢＭＩ（body mass index）【 体重（kg）／（身長（m））^{2} 】

• 学童期以後の栄養状態の判定に用いる。（表２－２）

• 体脂肪との相関が高く，身長との相関が低いため特に成人以降の肥満判定に信頼性が高い。BMI が 22 の人が生活習慣病などになりにくく，死亡率も低い。

ＢＭＩ	判　定
～18.5	やせ
18.5～25	正常
25　～30	肥満（１度）
30　～35	肥満（２度）
35　～40	肥満（３度）
40 以上	肥満（４度）

表２－２
BMI による肥満の判定

❸ 比較による判定

「身体発育値」と比較して発育状況や栄養状態を判定する。（図２－３，図８－４（p.148），図８－５（p.149）および資料編参照）幼児の場合には，母子健康手帳にも記載されている「身長体重曲線」を用いることも多い。（図２－６）

図２－６
幼児の身長体重曲線

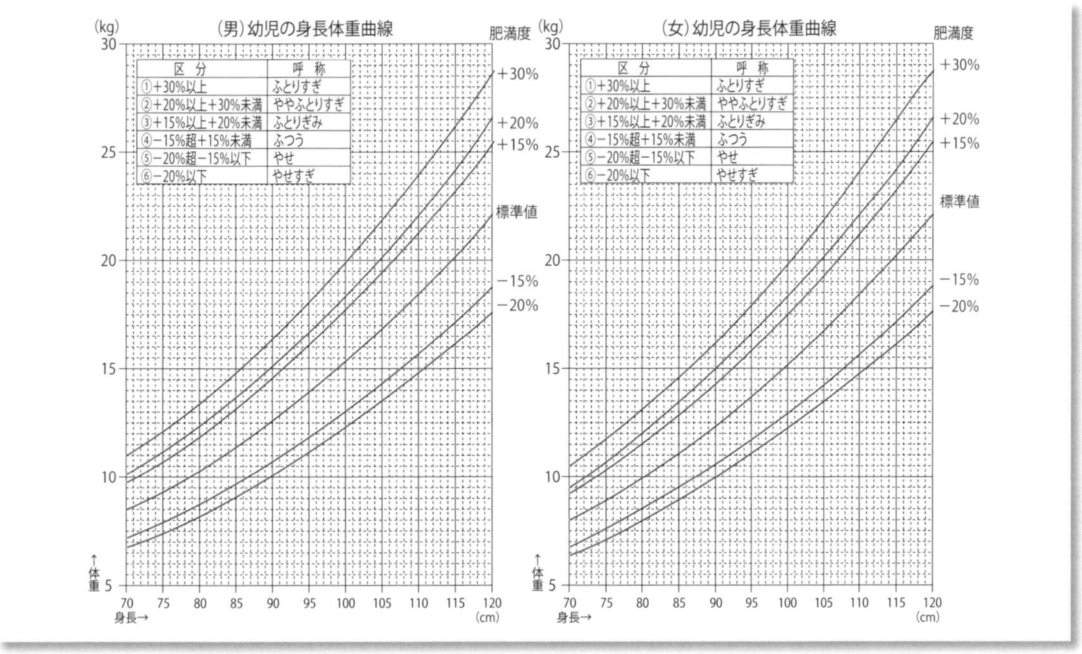

区　分	呼　称
+30%以上	ふとりすぎ
+20%以上 +30%未満	ややふとりすぎ
+15%以上 +20%未満	ふとりぎみ
-15%超　+15%未満	ふつう
-20%超　-15%以下	やせ
-20%以下	やせすぎ

❹ 皮下脂肪厚による判定

皮下脂肪厚は主に小児期の肥満の判定に用いられる。測定部位は幼児期では腹部（へその高さで，その2cm上），学童期以降は背部肩甲骨下部と上腕伸展側中間部で行う。体重とカウプ指数が大きいほど皮下脂肪厚は大きくなる。

❺ 生化学的検査

血液，尿についての生化学的検査も栄養状態の評価に使われる。しかし，小児期では疾病の疑いがある場合を除いて，血液検査を実施することは難しい。一方，尿検査は比較的検査しやすく，学童期以降は学校検尿が実施されている。検尿により腎臓病や糖尿病などの健康状態の評価が行われている。

2 食べる機能・消化吸収機能発達と栄養

1 食べ方の発達

❶ 胎　児　期

乳首を強く吸う（吸啜）能力，口にたまった食物を飲み込む（嚥下）能力は子宮中の胎児期から発達しはじめている。出生間近の正常な胎児は，一日約500 mℓの羊水を飲んでいる。

❷ 新 生 児 期

乳汁の吸飲は，生後12時間以内ではぎこちないが，24～48時間以内には，乳首を強く吸う運動と飲んだ乳汁を飲み込む運動が，上手に連動するようになる。

原始反射：大脳皮質の成熟が十分でないために起こる。上位中枢の支配によらない反射行動をいう。探索反射，吸啜反射，モロー反射，把握反射，緊張性頸反射などが知られている。一般にはほぼ3～6か月で消失する。

新生児が乳汁を吸飲するのは反射運動（原始反射）によるが，これは，生命を維持し，発育するために必要な栄養素を取り入れるために生まれながらに持っている能力である。この反射運動には次の4つがある。

① 索乳反射……唇が乳首に触れると，その方向に首を回してこれを咥えようとする。

② 引き出し反射……乳首が口に入るとそれを咥える。捕捉反射ともいう。

③ 吸啜反射……口に入った乳首を強く吸う。

④　嚥下反射……口腔内にたまった乳汁を飲み込む。

3 乳児期

生後２か月頃までは，形ある物を口に入れると反射的に舌で押し出してしまう（哺乳反射）。この反射運動は生後５～７か月頃消失する。したがって離乳食を与えられるようになるのは，この反射運動が減少する生後５か月頃からとなる。しかし，上下の唇をまだ完全に閉じることができないので，口からこぼれる量が多い。生後６か月頃になると唇を閉じられるようになるので，口からこぼさず上手に飲み込めるようになる。

哺乳反射：原始反射であり，探索反射，口唇反射，吸啜反射等がある。生まれた時から備えもつ乳首を取り込むための不随運動で大脳の発達とともに減少し生後５～７か月頃消失する。（「授乳・離乳の支援ガイド」改定2019年３月）

生後７～８か月頃には，舌も上下に動くようになり食べものの大きさ，固さ，厚みなどを口の前方部で察知して，それに見合った運動を上顎（口蓋）全部に押しつけて行うようになる。

月　齢	哺乳期（0～4か月）	離乳期（5，6か月）	離乳期（7，8か月）	離乳期（9～11か月）
そしゃくの様子	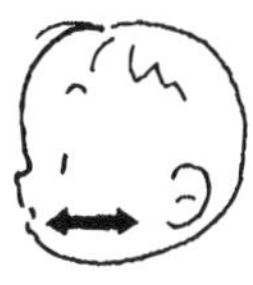 舌は前後にだけ動きます。乳汁をしっかり吸引します。	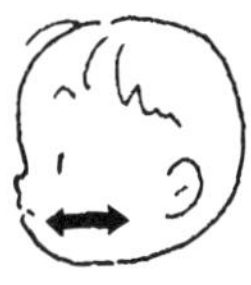 舌は前後にだけ動きます。6か月になると離乳食が口に入ると唇を閉じてゴックンと飲み込みます。	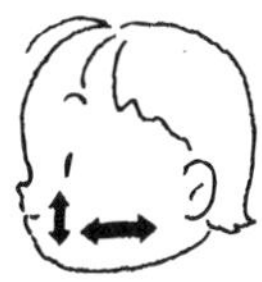 舌は前後に加えて上下にも動くようになります。やわらかなかたまりの離乳食は，舌で上あごに押しつけ，つぶして食べます。	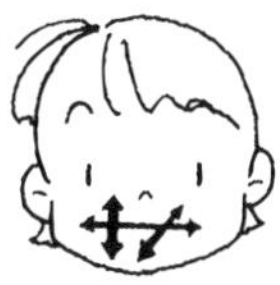 舌は前後，上下に加えて左右にも動くようになります。舌でつぶせない離乳食は，舌で左右に寄せて歯ぐきでつぶして食べます。
くちびると舌の動きの特徴	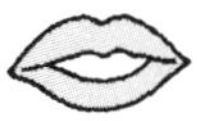 半開き，舌突出 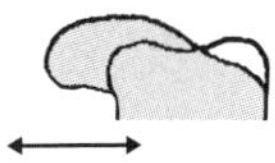 舌の前後運動	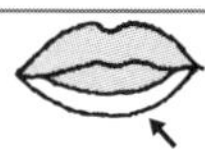 口唇閉じて飲む 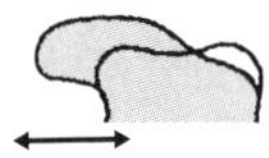 舌の前後運動	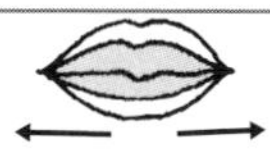 左右同時に伸縮（しんしゅく） 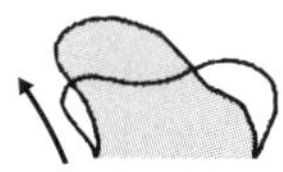 舌の上下運動	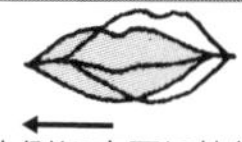 片側に交互に伸縮 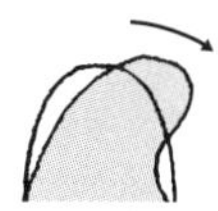 舌の左右運動

月　齢	離乳完了（12～18か月）	幼児食前期（1歳4か月～2歳）	幼児食後期（3～5歳）
そしゃくの様子	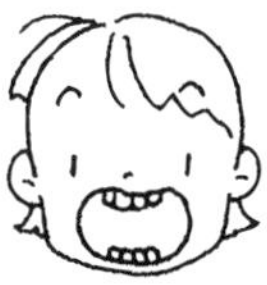 舌は自由自在に動かせるようになり，歯ぐきでじょうずにかめるようになります。歯ぐきもだいぶ固くなってきました。	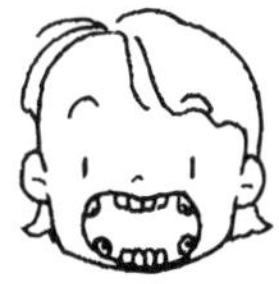 第一乳臼歯が生え，本格的そしゃく運動がスタートします。	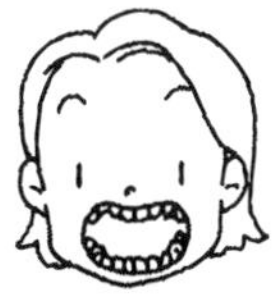 第二乳臼歯も生え，そしゃく力はさらにアップ。
歯の生える様子	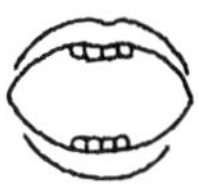 満１歳ごろ	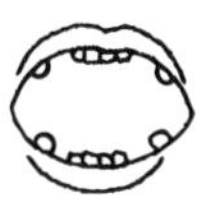 １歳4-7か月ごろ 第一乳臼歯（にゅうきゅうし）	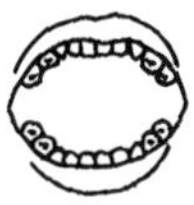 満２歳半-3歳ごろ 第二乳臼歯

図２－７
そしゃく能力の発達

（二木武他編著『小児の発達栄養行動』医歯薬出版 1995　一部引用）

生後９か月を過ぎると，舌は左右にも動かせるようになり，口の中にひろがっている食べものを歯ぐきに運び，上下の歯ぐきでつぶして食べられるようになる。また，この頃になると，自分の手を使って食べようとする。

このような過程において，捕食，咀嚼，嚥下といった「食べる機能」を次第に獲得していく。この食べる機能の獲得には，ゆっくりと時間をかけての練習が必要となる。保育にあたっては，発達に沿った形態の食事の提供とともに適切なスプーンでの与え方が求められる。

適切なスプーンでの与え方：
第４章／④乳児期の栄養・食生活上の問題と保育者としての対応／❽食卓環境について（p.102）

❹ 幼　児　期

第一乳臼歯が生えてくる１歳４～７か月頃から本格的なそしゃく運動がスタートする（図２－７）。そして２歳半頃から３歳にかけて第二乳臼歯が生えてくるとある程度の固さや弾性のあるものも食べられるようになる。幼児期後半には下記のことができるようになる。

幼児期：
第４章／③離乳の意義とその実践（p.89）

- 捕食は口唇や前歯を使ってできる。
- 咀嚼は乳臼歯で食物を細かくすりつぶせる。
- 嚥下は食べ物を舌の中央に集め，それを上顎（口蓋）と舌を使って後方に送り飲み込める。

捕食：食物を口に取り込む
咀嚼：食物をつぶして唾液と混ぜる
嚥下：食物を飲み込む

しかし，学童期に比べまだ未熟で，さまざまな形状の食事をくり返し体験することにより，食べる機能は発達していく。

❷ 消化器官の発達

❶ 口　腔

❶ 舌

舌の働きによって乳児は乳房から母乳を吸い出したり，食べものをつぶす。また，舌は味を感じると共に食べものを咽頭に送る働きがある。

❷ 歯

歯には乳歯と永久歯の２種類がある。乳歯は生後６～７か月頃から生え始める。生える順序はほぼ決まっている（図２－８）。

しかし，乳歯の生える時期や順序は個人差が大きい。咀嚼に必要な乳臼歯のうち第一乳臼歯は１歳７か月頃までにほとんどの子どもに生える。そして３歳頃までには第二乳臼歯を含め20本すべての乳臼歯が生えそろう。咀嚼に必要な乳臼歯の上下が嚙み合うようになるのは２歳以降である。歯で嚙みつぶす必要のある食べものは乳臼歯が

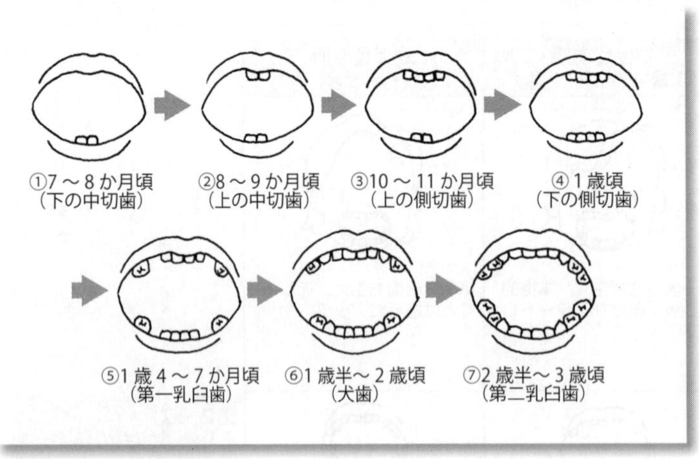

図２－８
乳歯の生える順序

噛み合うようになってからとなるが，噛みつぶすのが安定してくるのは３歳以降である。

学童期の前頃になると，６歳臼歯といわれる永久歯の第一大臼歯がまず生える。その後次第に乳歯が脱落し，永久歯に生えかわる（図２－９）。歯は食べものを噛み砕いて消化液と触れあう表面積を大きくしたり，食べものと唾液を混ぜ合わせたりする。

- 消　化……そしゃくと唾液により消化が行われる。唾液にはでんぷん分解酵素のプチアリンが含まれる。プチアリンは新生児に少なく，３か月頃まではでんぷんの消化力は弱い。唾液量が成人並になるのは学童期である。

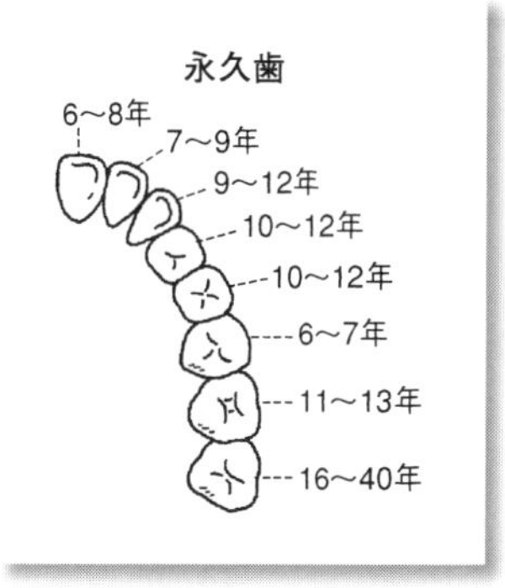

図２－９
永久歯の生える時期

❷ 食　　道

口腔から咽頭を経て食道になる。食べものは食道を通って胃に運ばれる。食べものを運ぶのは蠕動（筋肉の収縮波がだんだん移行する運動）による。生後２～３日は不規則な収縮を見るだけだが，次第に正常な収縮による蠕動が起こるようになる。食道に消化機能はない。

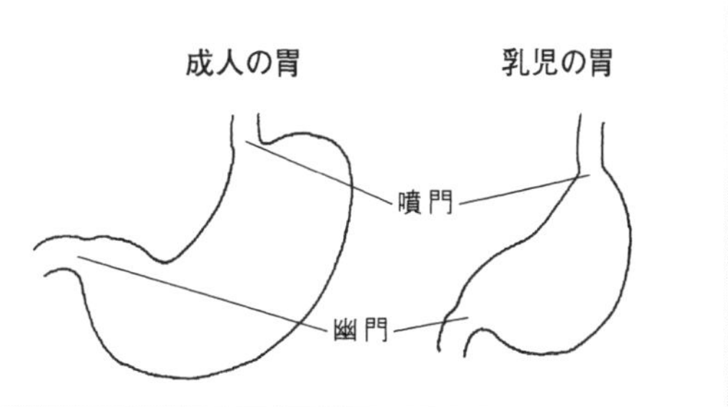

図２－10
乳児と成人の胃

❸ 胃

乳児の胃の形態はとっくり状に近く，成人のような湾曲が少ない。また噴門や幽門が未発達である（図２－10）。このため乳汁をもどしやすい。噴門の未発達によって乳汁をもどすことを溢乳という。

- 消　化……胃ではたんぱく質の消化が行われる。脂質の消化はほとんどされず，炭水化物（糖質）の消化は胃液では行われない。胃液で乳汁が凝固となったものをカード（curd）という。カードは母乳では柔らかく細かいが，牛乳では固くて大きい。
  胃は，消化の他に食べものを一時預かり，少しずつ小腸に送ったり，食べものの温度を適温にして消化しやすくする働きがある。また胃酸による殺菌作用もある。

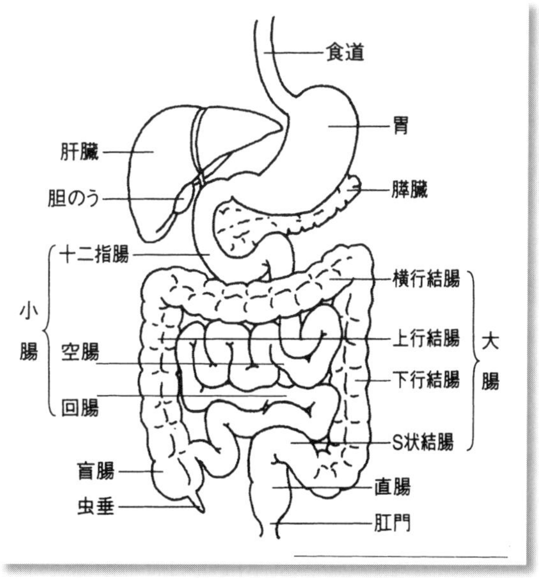

図２－11
人体の消化器

❹ 腸

腸は小腸と大腸にわかれる。（図２－11）

❶ 小　　腸

消化管の中で一番長く乳児でも２～３ｍはある。これはほとんどの栄養素が小腸で消化・吸収されるからである。小腸は十二指腸，空腸，回腸に分かれ，十二指腸には，膵液と胆汁が分泌される管口が開いている。小腸の腸管内には絨毛が無数に出て，栄養素などを吸収しやすくしている。

- 消　化……炭水化物は単糖類に，たんぱく質はアミノ酸に，脂肪はグリセリンと脂肪酸に消化されてから小腸で吸収される。ビタミン，ミネラルも吸収される。
- 腸の運動……胎生 36 週頃になると胎児にはすでに秩序ある運動が出始める。乳児になると蠕動のパターンは成人とほぼ同じだが，その活動の強さはまだ成人の半分以下に過ぎない。

❷ 大　腸

大腸は，盲腸と虫垂，上行結腸，横行結腸，下行結腸，S 字結腸，直腸からなる。消化は行われず，水分が吸収され便が形成される。小腸で未吸収だったものが大腸に送られてくると，大腸内の細菌によって分解される。便の形成や，細菌の繁殖に必要である。大腸内では細菌によって分解が行われてガスを発生するが，乳児では乳汁といっしょに飲み込んだ空気がガスとして出ることの方が多い。

- 腸の運動……乳児の大腸の蠕動パターンは，成人に似ている。生後 1 か月余りは哺乳直後に排便する。したがって，授乳回数と排便回数が同じである。これは胃－直腸反射による。生後 2 か月過ぎには反射だけでは排便しなくなり排便回数は減る。1 歳半頃になると少しずつ排便のコントロールができるようになる。2 歳代には腹圧を加えていきむことを覚える。
- 腸内細菌叢……胃と十二指腸はほとんど無菌で，小腸にも細菌は定着しにくい。しかし大腸には大変多く，便 1 g 当たりで 10^{11} ～ 10^{12} 個にも達する。母乳栄養児の大腸にはビフィズス菌が多く 1 g 当たり 10^{11} 個以上である。ビフィズス菌はビタミン B_1，B_2，B_6，葉酸，ナイアシンなどを作って乳児に供給する。しかしビタミン K は作らない。ビタミン K は大腸菌によって作られる。またビフィズス菌は炭水化物を分解し乳酸や酪酸を作ることによって腸管内の感染を防ぐ。

5 肝臓及び膵臓

❶ 肝　臓

肝臓は出生時で 150g にも満たないが，1 歳で 2 倍，2～3 歳で 3 倍になる。肝臓では胆汁が作られ，それを一度，胆のうに蓄えたのち十二指腸に分泌し，脂肪の消化を助ける。また，解毒作用，造血作用など重要な生理機能を行う他，さまざまな代謝産物の処理を行う。しかし，年齢が低いほど肝臓内でのこれらの働きは未熟で，8 歳頃になりようやく成熟する。

❷ 膵　臓

膵臓は膵液を十二指腸に分泌し，脂肪やたんぱく質の消化にかかわっている。しかし乳児期はまだ十分でない。たんぱく質分解酵素の活性は１歳頃，脂肪の消化にかかわる膵リパーゼの活性は２～３歳頃になってから成人並になる。

3 排　　泄

1 排　便

摂取された食物中の不消化物や吸収されなかったものは，剥離した腸壁細胞，分泌された消化液，細菌などと混ざりあって便として排出される。

❶ 新生児の便

生後 12 時間以内に多くの新生児は排出しはじめる。これが２日間ほど続く。黒緑色でネバネバした軟らかい便である。これを胎便という。胎児が子宮内で飲み込んだ羊水に含まれた胎児の皮膚の脱落物，体毛，剥離した腸壁細胞，胆汁色素などが含まれている。その後２～３日で黄色の便になる。

❷ 乳児の便

乳児の便は母乳栄養と人工栄養では違う。そして離乳食を与え始めるとまた変化する。

- 母乳栄養児……卵黄色でねっとりしている。生後１か月ころまでは水様のこともある。黄色はビリルビン（胆汁色素）による。腸内が酸性になるとビリルビンがビリベルジンになるため緑色になる（緑便）。おむつの中の便がしばらくすると緑色に変わるのは空気で酸化されるためである。臭いは強くなく，プレーンヨーグルトのような弱酸性臭である。
- 人工栄養児……やや白みがかった黄色で軟らかい。母乳栄養児よりやや水分が少ない。緑便が混ざることもある。

❸ 離乳期の便

離乳食を食べるようになると色や臭いが大人の便に近づいてくる。与えられた離乳食によってさまざまな便が出る。にんじん，ほうれんそう，トマトなどがそのまま便に出てくることがある。便性に変化がなければ心配ない。

❹ 幼児の便

ほぼ大人と同じ便になる。黄褐色で，たんぱく質の腐敗により便は特有な臭いとなる。

2 排　尿

❶ 腎臓の機能

体内に摂取された栄養素が代謝，分解されてできた最終的な物質や過剰物質は腎臓から尿として排出される。また，血液成分のうち過剰な物質も腎臓を通して尿中に排出され，血液や体液の成分が調節されている。たんぱく質の分解産物は尿素や窒素化合物として尿中に入る。ナトリウム，カリウム，塩素，リンなどのミネラルも含まれる。これらの物質を排出するためには，一定量の水が必要である。尿の 90％以上は水である。腎臓における水やミネラルの排出や再吸収には限界があり，新生児の腎臓の濃縮機能は，大人の1／3，乳児期前半で2／3程度とされている。このため水分量が不足すると，排出すべき尿素やミネラルが体内に貯留されてしまうので注意する。

❷ 排　尿

1日の尿量は条件により異なるが，生後1～2日ごろは1日 30 ～ 60mℓ，乳児で 300 ～ 600mℓ，幼児で 600 ～ 800mℓ，児童で 800 ～ 1200mℓ程度である。また1日の排尿回数は大人より多く，乳児期前半で1日 20 回以上，後半で 15 回程度，2～3歳児で 10 回前後，児童では5～6回程度となる。昼間は，1歳半～2歳頃になると排尿を教えるようになる。しかし3歳頃までは，睡眠中には無意識に排尿する。4歳頃になると夜尿がみられなくなってくる。

4　心の発達と栄養・食生活

1　味覚の発達

味覚：舌を中心とした口腔粘膜で感じる接触化学感覚。

味蕾：味覚の受容器。ヒトの味蕾総数は約一万個ある。加齢により萎縮して味覚は鈍くなる。

味覚は食べものの味を楽しみ感覚的な満足を感じさせるだけでなく，栄養素が口に入ったことを生理的に知らせる役目も担っている。

味は舌の味蕾で感じる。味の基本として甘味，旨味，酸味，塩味，苦味の5味があげられるが，この他に辛味（痛味）もよく知られている。新生児は甘味を非常に喜ぶ。それは甘味がエネルギー源になる食べものの味につながるからである。旨味はグルタミン酸やイノシン酸などのたんぱく質の存在を知らせる味として好まれ，反対に酸味は食べものが腐敗した時の，苦味や辛味は有毒なものが含まれている時の味として嫌われる。また，塩味は体内の塩類バランスを整える味として受け入れられる。このような背景から，乳児は一般に「甘味，旨味，塩味」を好み「酸味，苦味，辛味」を本能的に嫌う。

生まれたばかりの新生児でもこの違いを見分ける能力があり，体にとって安全で必要なものを受け入れるようにできている。そしてこの能力は成人より優れているが，原始反射と同様な反応であるため，生後3～5か月頃には減弱し，その後あらためて味覚が発達していく。その時期が離乳期にあたり，その後学童期中ごろの 10 歳前後まで発達を続け，青年期にかけて安定してくる。したがって離乳期から幼児期，学童期中頃にかけて，さまざまな味を体験し，経験を積むことが味覚の発達を促す。

2　嗜好の発達

嗜好とは食べものの好み，つまり好き嫌いである。食べものの好き嫌いには年齢差や個人差がある。このとき味覚が重要な要素となるが嗜好を決定するのはそれだけではない。口腔感覚（口当たり，歯ざわりなど），匂い，食べた時の音，彩りや盛り付けなどの外観，臭覚，視覚，聴覚などの感覚が影響する。これに脳の働きが大きくかかわり嗜好が形成されていく。

ところで，乳児期から幼児期前半は，まだ咀嚼や飲み込むのが未熟なために食べにくいものを嫌う。このためこの時期は，味よりも食べやすいか否かで好き嫌いが出やすい。したがって，まず食べやすくしたうえで，さまざまな食品の味を体験させることが味覚の幅を広げることにつながる。

一方，３歳を過ぎ幼児期後半になると食べる機能が安定してくるので嗜好の幅が広がりやすくなる。嗜好の幅を広げるためには，さまざまな食品をさまざまな献立の中で体験し，学習を重ねること（食体験）が求められる。

食体験にはまず「いろいろな食品に出会う機会に恵まれたか」という食環境が大切である。次に食環境に恵まれてもそれを口に運び食べられるか否か，つまり「受け入れ態勢が十分か」という問題がある。受け入れ態勢には脳の発達と性格が大きく影響する。つまり新しいもの（新奇性恐怖）や苦手なものを受け入れるためには，味覚の発達と共に，好奇心，知識，向上心，競争心などが必要であり，また，心理的な問題とも密接なかかわりがあるからである。安心感のもてないものは拒否し，初めての食品や味，印象の悪い情報のある食品には拒否反応が出やすい。さらに食品に対する印象や連想にも影響を受ける。たとえば，過去にその食品を食べた時に，たまたま体調が悪くてもどしてしまった経験（嫌悪学習）があれば，心理的な拒否反応で苦手意識をもちやすい。このように，子どもの嗜好は記憶力を含めた脳の発達過程により左右されるため，年齢と共に変化していく。またこの他，発育に伴う身体の栄養代謝の変化，運動，空腹などの生理的条件の影響も受ける。

食べられる食品を多くするためには，まずはいろいろな食品に出合い，その食品の安全性を「共食」により確認できる食環境づくりが大切だが，嫌いなものが食べられるようになる年齢は一般に4～18歳と幅がある。現在食べられないからといって「これが嫌いだ」と決めつけるのでなく，「まだ食べられる時期になっていないのだ」と捉え，すぐに食べさせようと強制しないことである。なぜなら，強制により一時的に食べたとしても心理的嫌悪感を残し，かえって悪影響を及ぼしかねないからである。好奇心や競争心，栄養の知識，健康や美容への関心，共食時の友人や大人のまね（モデリング）といった要因により嗜好の幅も広がるので，各々の子どもの発達過程に適した動機づけが大切である。それとともに生理的条件を視野に入れ，適度な運動と空腹を感じるような食生活を心がけることが望まれる。

３　食べることと心の発達

今までに述べてきたように，いろいろな食べものの味を体験することによって味覚が発達し，それとともにその時の心理的，環境的，生理的影響を受けて食べものに対する嗜好が形成される。味覚や嗜好の発達は，食生活を営むうえで重要である。しかし，見落としてならないのは食べることに伴う

食べることに伴う心の発達：
実践編／事例９／(p.230)

心の発達への影響である。

食べることの原動力は空腹である。乳児は空腹のたびに食べようという強い意欲を起こし，それを激しく泣いて表現する。これは生きようとする意欲の表れである。この強い意欲は生きる意欲ばかりでなく，その他のさまざまな意欲の発達へのベースとなってくる。

子どもは成長の過程でいろいろな食品を食べることになるが，これは新しいものを受け入れ試してみようとする好奇心や冒険心，フロンティア精神などの発達へのきっかけとなり，遊びの世界を広げていくなどの心の発達と関連してくる。このように乳幼児が食べるということは，強くたくましく生きていくために大切な心の発達の原動力となっているのである。つまり食べることは，身体の発育はもちろん，心の発達にも欠かすことのできないものということである。

この意味で食事の強制，食品の強制といった食べることに関する強制は，子どもから食べることの意欲を失わせるばかりでなく，それがひいてはさまざまな意欲までも抑制していく可能性がある。このため食べることを子どもに強制するのではなく，食べる意欲を育むような楽しい食生活を築くことが望まれる。（上田）

図2－12
食べもののおいしさ

（川端晶子・畑明美『調理学』建帛社　2002　p.22）

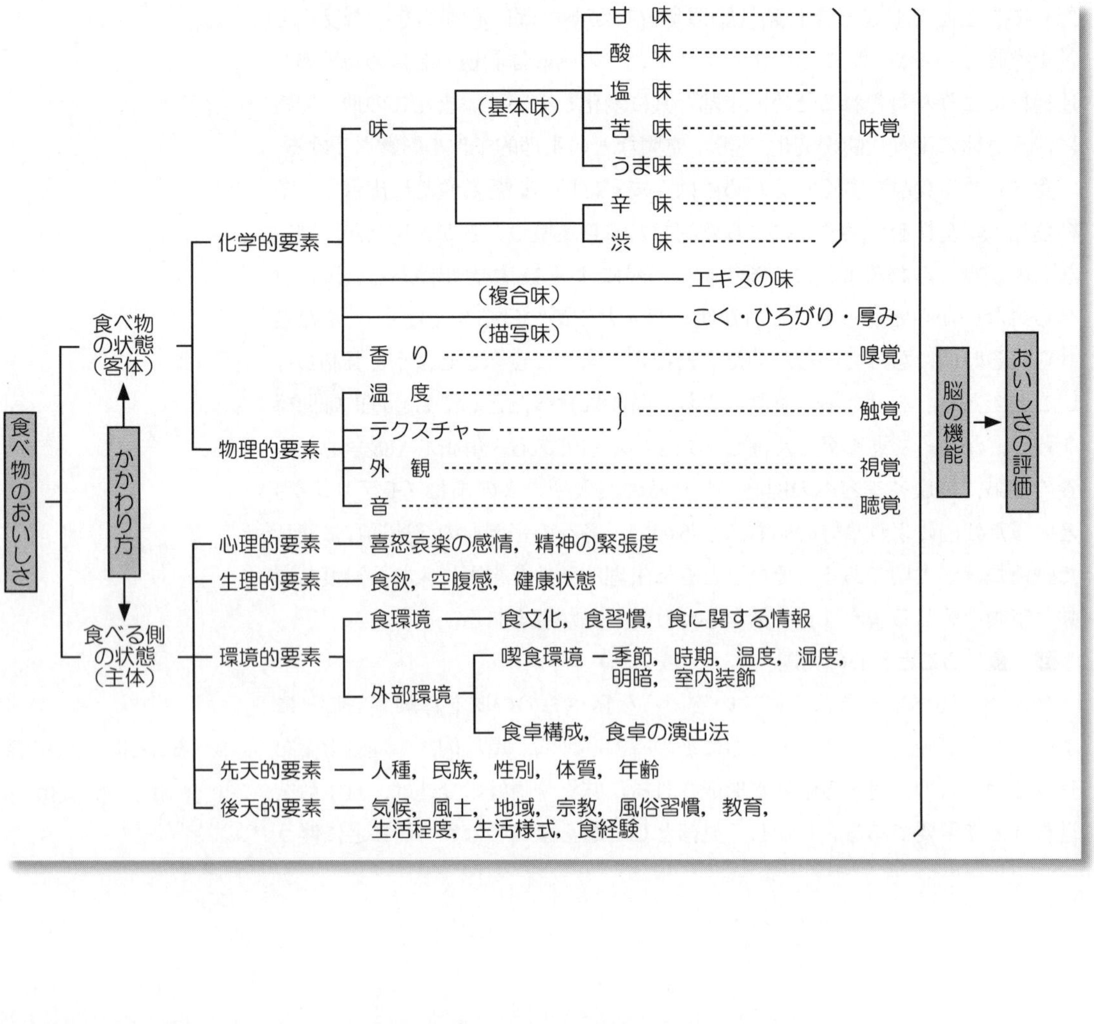

第3章 栄養に関する基礎知識

栄養学の基本的理論を学び，健全な成長や健康の維持・増進のためには，どのような食品をどれだけ摂取するとよいかを理解する。さらに献立における食事バランスの評価力を養う。

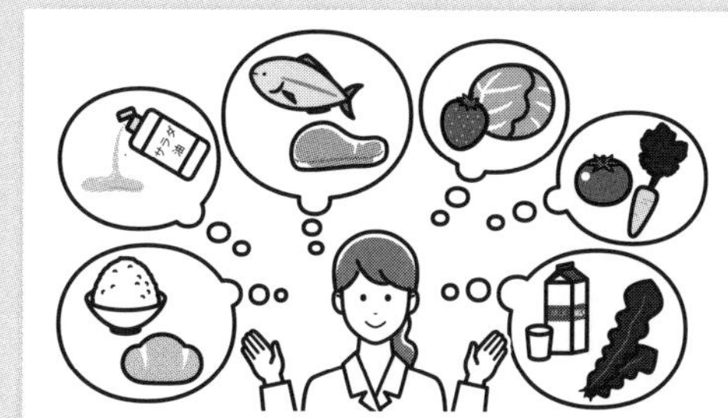

1 栄養の基本的概念と栄養素の種類と機能

1 栄養と栄養素

私たち人間は，生まれて成長し，生きて活動し，子孫をつくって繁栄していく。そしてそのために体外からなんらかの物質をとり入れ，エネルギーを産生し，体をつくり，代謝によって生じた不要な成分を体外に排泄している。この一連の活動・現象を一般には栄養（狭義）という。そして体内にとり入れて栄養となる物質を栄養素という。（図3－1）

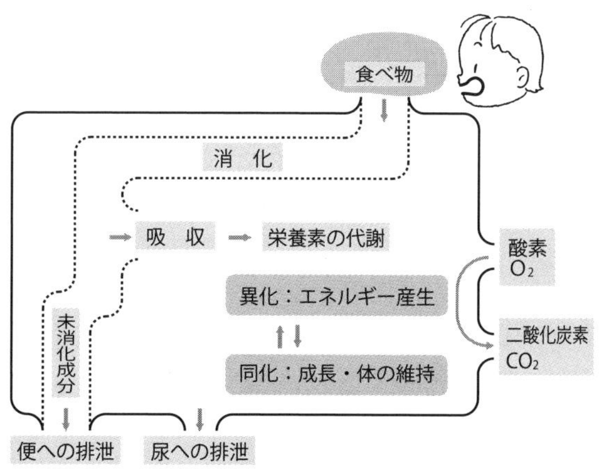

異化・同化：摂取した栄養素を身体成分に転換することを同化，分解することを異化という。両方を合わせて代謝という。

図3－1 栄養と栄養素

狭義の栄養：人間に限らずあらゆる生物に適用される言葉。生物のうち植物は外界から水と二酸化炭素，窒素成分，無機質をとり入れて栄養を営んでいる。微生物はこのほかに他の微生物をえさとしてとり入れている。動物は，水分の他に植物，微生物，他種の動物を食して食物連鎖を形成し，それによって栄養を営む。

広義の栄養：人間の体の栄養だけでなく，社会をつくる人間が生物間の食物連鎖の頂点にあって獲得した食べ物を，量的にも質的にも人々が満足できるように供給し続けること全般にわたる問題－食物の生産や供給，食物材料とその加工や調理，地球上の生態学的な配慮等－を内容とするものである。

2 食欲，消化，吸収，排泄のしくみ

ここではまず栄養を学ぶ上で必要な食欲，消化，吸収，排泄の基本的なしくみについて理解する。

1 食欲のおこるしくみ

食欲は脳の視床下部にある摂食中枢と満腹中枢によってコントロールされる。人間には他の動物と同じように，まず基本的な生理的食欲がある（図3－2）。

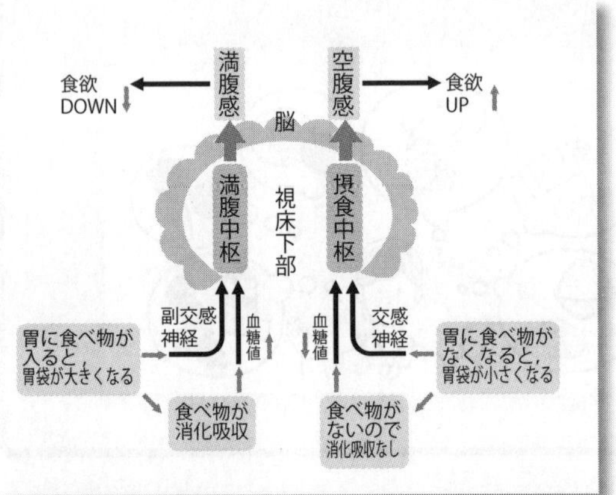

図3－2
生理的食欲

これに加えて感覚的食欲もある。つまり口や目，鼻，などの感覚器からの食べ物の情報が大脳皮質に送られ味，色，香りなどの情報が統合されるのである。しかしただ統合されただけでは食欲につながらない。この情報がさらに今までの学習（食体験の記憶や食に関する知識など）と扁桃体において統合されることにより「おいしそう，安心等の肯定的評価」あるいは「まずそう，危険等の否定的評価」がなされる。肯定的評価がなされた場合にはその情報が視床下部の「摂食中枢」に送られるので食欲がわく。否定的評価がなされた場合にはその情報が視床下部の「満腹中枢」に送られるので食欲がわかない。（図3－3）

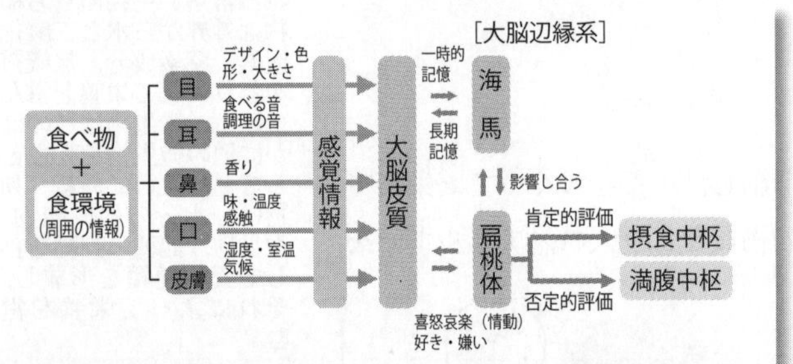

図3－3
感覚的食欲

よって生理的欲求と感覚・学習的欲求が一致したときに空腹で食欲旺盛あるいは満腹で食欲なしになる。しかし生理的欲求と感覚・学習的欲求が不一致の場合には，満腹なのに食べたい，あるいは空腹のはずなのに食べたくないという現象が生じる。

2 消化のしくみ

私たちは，食欲を感じて，例えば鶏の丸焼きを食べても，そのまま体内に取り込むことはできない。そこで体内に取り入れられるように食べ物を細かく分解する。この過程を消化という。

消化には，物理的消化（機械的細分化），化学的消化（消化酵素による消化），生物的消化（腸内細菌による分解）がある。

❶ 口腔内の消化

食べものが口に入ると，歯で細かくかみ砕いたりすりつぶしたりして消化の準備を始める。また味蕾への刺激等により唾液が増加する。舌は，そ

味蕾：舌や軟口蓋にある食べ物の味を感じる小さな器官である。人間の舌には約 10,000 個の味蕾がある。

の唾液に食べものを混ぜ合わせ，食道へ送る。唾液はPH 6〜7で耳下腺，顎下腺，舌下腺から分泌され，1日の分泌量は1〜1.5ℓにもなる。唾液には，α－アミラーゼ（プチアリン）という消化酵素が含まれ，穀類のでんぷんや魚肉のグリコーゲンを分解する。ただし，食べものが口の中に留まる時間が短いので，口腔内での消化はわずかである。

❷ 胃内での消化

食べ物は食道の蠕動運動により胃に送られる。食べ物が胃にたまり始めると胃液が分泌される。胃液の分泌前までは唾液アミラーゼが働いており，でんぷんが分解される。

胃液の主成分は塩酸，ペプシノーゲン，粘液である。胃液は塩酸により強い酸性（PH 1〜2）である。このため食べ物に混在する細菌は死滅し，腐敗や発酵を防ぐ。ペプシノーゲンは塩酸の働きでペプシン（消化酵素）になり，たんぱく質の分解をはじめる（図３－４）。粘液は塩酸から胃壁を守っている。

図３－４
胃内のたんぱく質消化

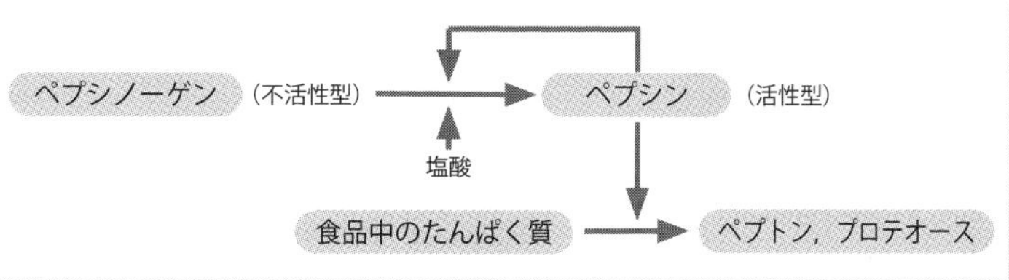

胃内では，胃の蠕動運動と胃液により食べ物を粥状にし，これを少量ずつ十二指腸に送り出す。摂取した栄養素によって胃内の停留時間は異なり，糖質が最も短く，ついでたんぱく質であり，脂質が最も長い。

❸ 小腸内での消化　－主に十二指腸，空腸－

胃の内容物が十二指腸に送られるとき，強酸性の胃液は粘膜で中和されるが，内容物がやや酸性に傾いているため，その刺激で十二指腸からホルモン（セクレチンやコレシストキニン）が分泌される。そのホルモンは膵臓に働きかけて膵液を十二指腸に出させ，胆嚢からは胆汁を出させる。消化酵素をたくさん含んでいる膵液と界面活性作用をもつ胆汁が混ざり合うので活発な消化が始まる。

膵液に含まれる消化酵素：

糖質の消化：アミラーゼ（アミロプシン）
脂質の消化：リパーゼ（ステアプシン），
　　　　　　ホスホリパーゼ
　　　　　　コレステロールエステラーゼ
たんぱく質：トリプシン
　　　　　　キモトリプシン
　　　　　　カルボキシペプチダーゼ
核酸の消化：ヌクレアーゼ

① 管腔内消化

膵液による小腸の消化は管腔内で行われる。膵液には糖質，たんぱく質，脂質を消化する酵素の他，核酸を分解する酵素も含み，消化の主役である。

●糖質の消化

糖質の一部は唾液に含まれるα-アミラーゼによって口腔内及び胃液分泌前の胃内によって消化される。残りは膵液のα-アミラーゼにより小腸で消化される。

●たんぱく質の消化

小腸では膵液のトリプシン，キモトリプシン，カルボキペプシターゼにより胃内でプロテオース，ペプトンに分解されたたんぱく質をさらにペプチド（オリゴペプチド，トリペプチド，ジペプチド）まで消化する。

図3－5
十二指腸内の脂質の消化

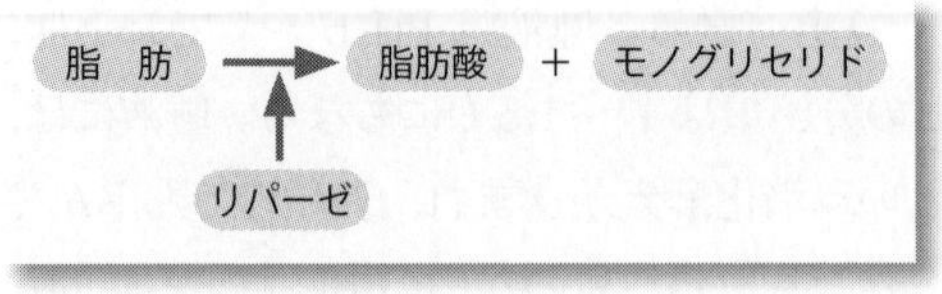

胆汁酸：胆汁の主成分（ビリルビン，コレステロール，胆汁酸）のひとつ。界面活性剤として食物中の脂肪を乳化して細かい粒とし，リパーゼと反応しやすくすることで脂肪の消化吸収に重要な役割を果たす。

モノグリセリド：グリセロールに1分子の脂肪酸が結合したもの

●脂質の消化

脂肪は水に溶けないため，消化液の作用を受けられない。しかし界面活性剤の役割を胆汁酸が担うことによりリパーゼの作用が可能となる。胆汁酸は肝臓でコレステロールからつくられ，十二指腸に送られる。胆汁酸によってつくられた脂肪のエマルジョンにリパーゼが作用して，脂肪を脂肪酸とモノグリセリドに消化する（図３－５）。

③　膜消化

膜消化：消化と吸収が同時に行われること。

図3－6
膜消化

（「吸収のしくみ」『栄養の基本がわかる図解辞典』一部改変）

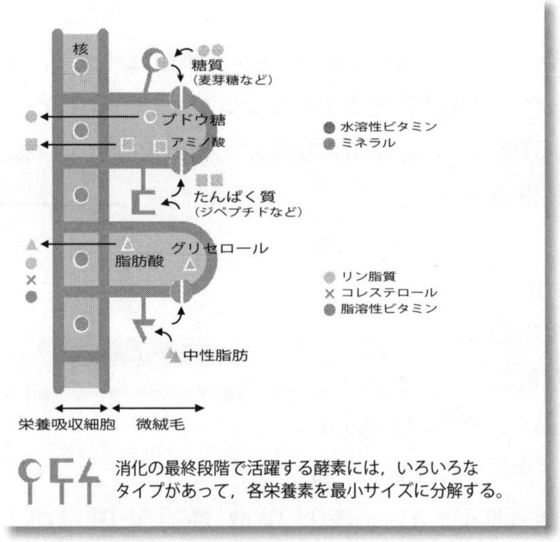

管腔内消化において糖質やたんぱく質はより小さい分子なったもの（二糖類，ジペプチド）が小腸粘膜の上皮細胞膜の一部である微絨毛膜に達する。ここが消化の最終段階になる。微絨毛膜では消化を行いつつ栄養素を吸収する。つまり消化と吸収を同時に行う（図３－６）。

❹　大腸内での消化

大腸（盲腸，結腸，直腸）では消化はほとんど行われない。大腸では水の吸収，腸内細菌による発酵・腐敗，および糞便の形成などが行われる。

図3－7
消化酵素の種類と栄養素の消化ルート

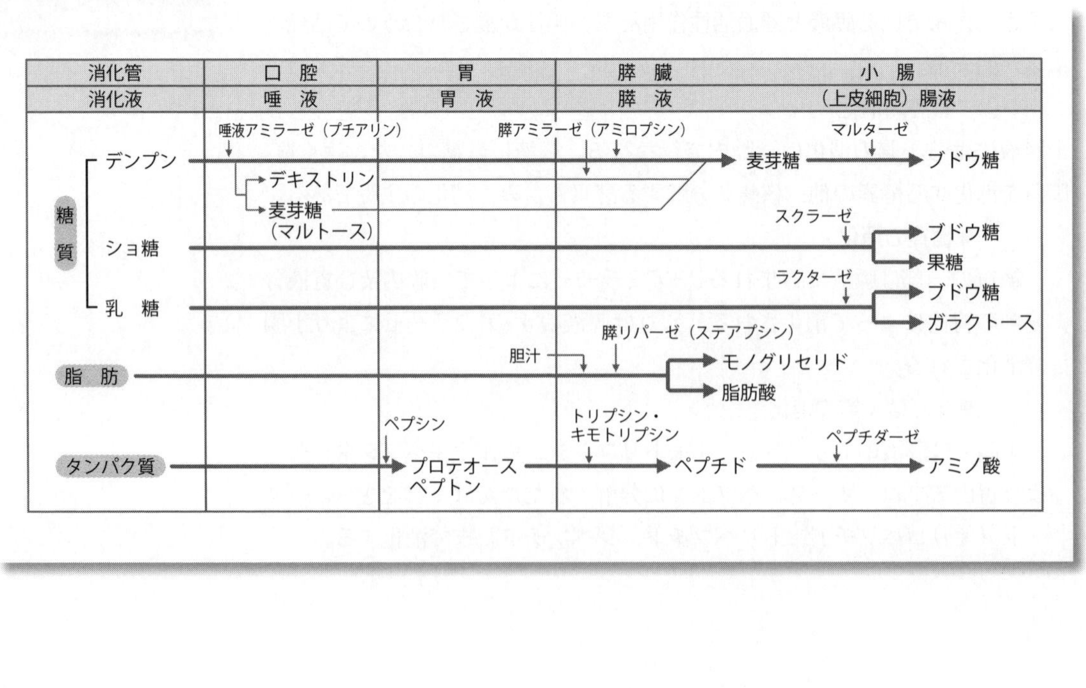

❸ 吸収のしくみ

消化された物質は消化管壁の粘膜を通り，血液やリンパ液にとり込まれる。このように体内にとり込まれる過程を吸収という。

吸収される場所は，胃では，アルコールや薬剤，小腸では三大栄養素，無機質，ビタミン，大腸では水分の吸収が主に行われる。

消化の大部分は小腸で行われる。小腸は，十二指腸・空腸・回腸の３つで構成されている。空腸と回腸で栄養素と水分の吸収が行われるが，特に空腸上部で盛んな吸収が行われる。これは絨毛と微絨毛の二重構造により吸収する面積を拡大しているためであり，空腸の上部で特に発達している。

微絨毛：微絨毛の表面積の合計は人間の体表面積の約５倍といわれる。

肝臓：吸収された栄養素はすべて肝臓に運ばれる。その理由は，肝臓において吸収されたそれぞれの栄養素が人の体に役立つように処理されるからである。

絨毛の内部には血管とリンパ管が通っている。

単糖類（ブドウ糖など），アミノ酸やペプチド，水溶性ビタミン，ミネラル，乳脂肪等は静脈血に溶けて，毛細血管から門脈を経て肝臓に送られる。一方，脂肪（長鎖脂肪酸）や脂溶性ビタミン等はリンパ管から静脈に入り，心臓，動脈を経て全身に運ばれる。（図３－８）

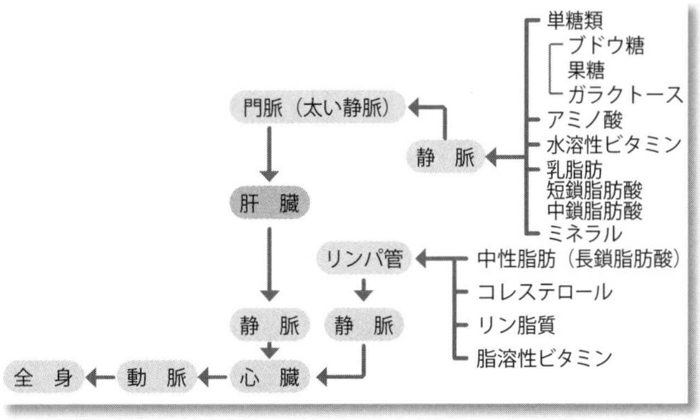

図３－８
吸収された栄養素のゆくえ

❹ 排泄のしくみ

栄養素の大部分は小腸で吸収されるが，残りは大腸に送られる。

便を構成する成分は，食物繊維など摂取した食物のうち消化しきれなかったもの，新陳代謝によってはがれた腸内細胞，大腸菌などの腸内細菌，胆汁などの体内分泌液，水分などで，未消化物の組成は摂取した食物により左右される。食べ物の残滓はおよそ 5% に過ぎない。大半は水分（60%）が占め，次に多いのが剥離した腸壁細胞（15% ～ 20%）である。また，細菌類（10% ～ 15%）も食べ物の残滓より多く含まれる。これらのうち水分は大腸で少しずつ吸収され，未消化物はだんだん固形状になって直腸に入り，便として排出される。

腸内細菌：出生直後の新生児の腸管内には，腸内細菌は存在しない。しかし数日後で増え始める。成人の腸内細菌の種類は 100 ～ 700 種，総数は約 100 兆個になるといわれる。大腸内容物の 20 ～ 30% を占める。

一方，各種の栄養素は体内で利用された後，余分な栄養素や老廃物が血液によって腎臓に運ばれる。腎臓にある糸球体で血液中の物質と水を濾過し，その 99％は尿細管で再吸収される。残りの１％が尿として排泄されるが，その固形分の主成分は尿素である。これはたんぱく質の構成成分である。この他，過剰摂取の水溶性ビタミンや不要になったミネラルも尿とともに排出される。

生命活動：心臓，肝臓，膵臓，腎臓など内臓の機能の維持，呼吸，血液循環など生理現象にはエネルギーが必要である。体温を一定に保つ，神経伝達を正常に行うなどにもエネルギーが使われている。

エネルギーサイクル：動物が利用するエネルギーの源は太陽の光エネルギーである。緑色植物が光エネルギーと無機物（二酸化炭素，窒素源，水）から，有機物（糖質，脂質，たんぱく質）を作り出している。ヒト（動物）は植物が作り出した有機物と酸素を体内にとり入れ，エネルギーを生み出す。

3 エネルギー

エネルギーには運動エネルギー，電気エネルギー，熱エネルギー，光エネルギー，位置エネルギーなどがあり，物理学では，エネルギーを定義して「なしうる仕事の量」としている。

エネルギーは自然界にいろいろな形で存在し，この世で営まれるすべての生命現象も，また生活活動もエネルギーを必要としている。そして「生命現象のエネルギー源は食物に由来する」という事実は栄養学の根源的真理である。つまり食べなければ生きていけない。

このようにエネルギーはあらゆる生命活動に不可欠である。このエネルギーを私たち人間は食物から得ているが，栄養素でいうと糖質，脂質，たんぱく質の３つの栄養素（三大栄養素）がエネルギー源となる（図３－９：エネルギーサイクル）。これらが呼吸により肺からとり込まれた酸素と反応して分解され，エネルギーを生み出す。このように生体内でおこる物質の化学反応全体を代謝といい，代謝によるエネルギーの流れをエネルギー代謝という。（図３－10）

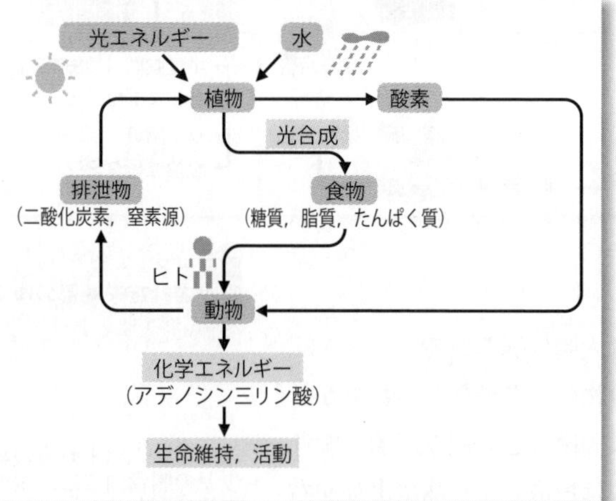

図３－９
エネルギーサイクル

なお，人間が生きていくのに最低限必要な機能を維持するための，最小のエネルギー代謝を基礎代謝という。基礎代謝量は個人差があり，さらに環境，年齢，筋肉量によっても変動する。これに加え，運動，家事，仕事などのすべての生活活動にエネルギーは必要である。

● 不　足

消費量より摂取量が少ないエネルギーの不足状態が続くと，体脂肪をエネルギー源として利用するので体重は減少する。さらに不足状態が続くと体たんぱく質をエネルギー源として利用することになり，筋肉や内臓が消耗して最終的には死に至る。

● 過　剰

消費量より摂取量が多いエネルギーの過剰状態が続くと，体脂肪になる。過剰状態がさらに続くと，肥満を招きこれに伴い生活習慣病になることもある。

4 栄養素の種類とはたらき

栄養素は炭水化物，脂質，たんぱく質，ビタミン，ミネラルに大別され五大栄養素という。このうち炭水化物，脂質，たんぱく質を三大栄養素といい，摂取量が多く，身体の主要な構成物質で，エネルギー源になるという特徴がある。

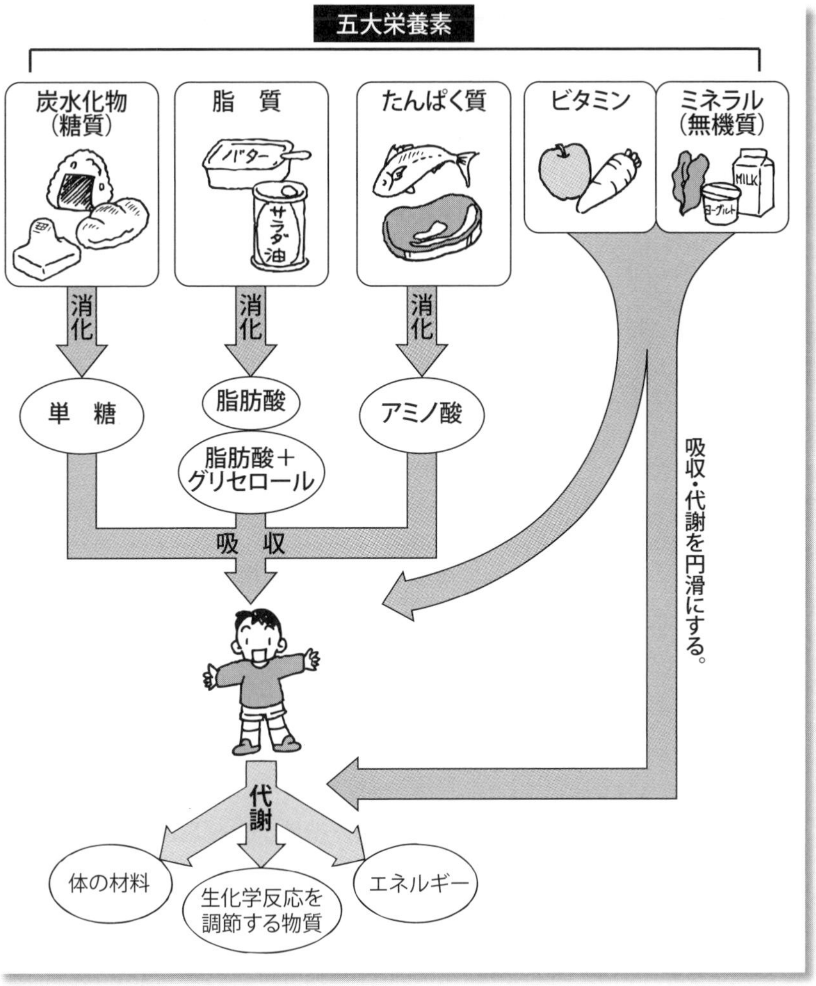

図３－10
栄養素の消化・吸収・代謝

表３－１
炭水化物

（厚生労働省「日本人の食事摂取基準」2020 年版）

分　類（重合度）	下位分類	構成物質	消化性	食事摂取基準で用いた分類	
糖　類（1～2）	単糖類 二糖類 糖アルコール	グルコース ガラクトース フルクトース スクロース ラクトース マルトース ソルビトール マンニトール	易消化性炭水化物	炭水化物	糖質
オリゴ糖（3～9）	マルトオリゴなど 他のオリゴなど	マルトデキストリン			
多糖類（10 以上）	デンプン 非デンプン性多糖類	アミロース アミロペクチン他 セルロース ヘミセルロース ペクチン他	難消化性炭水化物		食物繊維

❶　炭水化物（糖質＋食物繊維）

炭水化物は消化吸収される糖質と消化されない食物繊維（しょくもつせんい）に大別される（表３－１）。

❶　糖　質

炭素・水素・酸素で構成される有機化合物である。化学構造の特徴から単糖類（たんとうるい），少糖類（しょうとうるい），多糖類（たとうるい）に分類される。単糖はそれ以上分解されない最小の単位の糖質であり，単糖が２～数個結合したものを少糖類，多数結合したものが多糖類である。（表３－２）

表3－2
糖質の種類

分類		種類	構造	所在	性質
単糖類		ブドウ糖 G	G	動植物に広く含まれ，自然界に最も多い糖質。 穀物や果物や根菜類に多い。	甘味あり 水溶性
		果糖 F	F	果物や花のみつに多い。 糖類の中で最も甘味が強い。	
		ガラクトース Ga	Ga $C_6H_{12}O_6$	ぶどう糖と結合して乳糖に含まれる。 G ＋ Ga	
少糖類	二糖類	ショ糖	$C_{12}H_{22}O_{11}$　G ＋ F	砂糖のこと。 さとうきびの茎やてんさいの根に含まれる。	甘味あり 水溶性
		麦芽糖	$C_{12}H_{22}O_{11}$　G ＋ G	でんぷんの分解物。 麦芽から作られる水あめに多く含まれる。	
		乳糖	$C_{12}H_{22}O_{11}$　G ＋ Ga	母乳や牛乳（乳汁）に含まれる。	
	オリゴ糖	ラフィノース など	$C_{18}H_{32}O_{16}$ Ga ＋ G ＋ F	ビート（砂糖大根），キャベツ，アスパラガス， ブロッコリーなどの植物	甘味あり 難消化性
多糖類		でんぷん	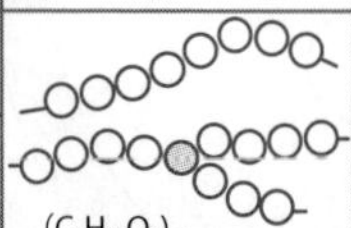	穀類（米，麦など），いも類，豆類など。	甘味なし 不溶性
		グリコーゲン		動物性食品（肝臓や筋肉）に含まれる。	
		デキストリン	$(C_6H_{10}O_5)_n$ G ＋ G ＋ G ＋ G… 多糖の結合体	でんぷんが加水分解されたときに生じる。	

1g で 4kcal のエネルギー源になるが，ヒト（動物）の体内にはわずかしか含まれていないため，緑色植物が光合成で作ったでんぷんなどの糖質をエネルギー源として利用している。

ヒトの体内：糖質は，DNA など微量ながら重要な体構成成分の合成に利用されている。（DNA：細胞核に存在し，遺伝子として機能する）

食物からとった糖質の多くは体内で消化・吸収された後，最終的にぶどう糖に分解され，血液を通して各細胞に運ばれエネルギーとして利用される。エネルギー源となる脂質に比べて分解・吸収が早く，即効性があるのが特徴である。脳や神経組織，赤血球，腎尿細管，精巣，酸素不足の骨格筋などは通常ぶどう糖しかエネルギー源として利用できないため，糖質はそれらの組織にぶどう糖を供給する大きな役割がある。血液中のぶどう糖の濃度（血糖値）はホルモンで調節され，約 0.1% を維持している。

脳：重さは体重の 2％程度だが，基礎代謝の約 20％のエネルギーを消費する。

● 不　足

通常は欠乏症が出ることはない。不足すると，人体を構成するたんぱく質や脂肪が分解されてエネルギー源として充当されるからである。（糖新生）

糖新生：糖質からのぶどう糖供給が不足すると，数時間は肝臓のグリコーゲンが分解されて血中にぶどう糖が供給される。また体を構成する体たんぱく質や体脂肪が分解され，アミノ酸などの糖以外の栄養素からぶどう糖を合成するシステムが備わっている。このシステムを糖新生という。

不足が長期化すると体たんぱく質の過度の分解により筋肉が減少する。また，体脂肪の過度の分解により血液中のケトン体が増加しケトン血症になり，嘔吐等が起こることがある。

● 過　剰

すぐには症状が出ることはないが，摂取過剰が続くと肥満を招く。過剰なぶどう糖は，グリコーゲンとして蓄えられ，必要に応じて消費される。それでも過剰であると脂肪に合成され脂肪組織に運ばれ体脂肪として蓄積される。

❷ 食物繊維

食物繊維の定義は様々だが「日本人の食事摂取基準 2020 年版」では，「ヒトの消化酵素で消化できない難消化性炭水化物」とされている。腸内細菌により 0 ～ 2㎉のエネルギーを生み出す。食物繊維は水に溶けない不溶性食物繊維と水にとける水溶性食物繊維に大別できる。

不溶性食物繊維は，腸を刺激して腸の蠕動運動を盛んにし，腸内に発生した有害物質の排泄を促す。便量を増加させ，排便を促すため，腸内環境を改善し，便秘の改善，腸に関する病気を予防する。

水溶性食物繊維は，水分の吸収により膨張し，胃の停留時間を長くすることにより満腹感を導く。さらに小腸内でコレステロールや糖の吸収を妨げるため脂質異常症や糖尿病の予防・症状改善に役立つ。

なお，水溶性と不溶性食物繊維の特性を併せ持つレジスタトスターチ（難消化性でんぷん）も近年注目されている。

● 不　足

便秘や腸内環境が悪化する。

● 過　剰

通常の食事では摂りすぎはないが，難消化性のオリゴ糖を添加した食品の摂取により下痢を起こすことがある。またサプリメントなどで単一の食物繊維を多量に摂取すると下痢を起こすことや，鉄，カルシウム，亜鉛などの吸収を妨げ体に必要な栄養素の吸収が妨げられる可能性がある。

❷ 脂　質

脂質とは水に溶けず，エーテルやクロロホルムのような有機溶媒にとける物質の総称である。1 g 当たり 9㎉と炭水化物（糖質）やたんぱく質の２倍以上のエネルギーを有するので効率のよいエネルギー源である。また細胞膜や核酸，神経組織などの構成成分として重要であり，脂溶性ビタミンの吸収も助ける。糖質代謝とは異なり脂質代謝ではビタミン B_1 を必要としないので，ビタミン B_1 節約となる。

化学構造の特徴により，単純脂質，複合脂質，誘導脂質の３つに分類される。（表３－３）

表３－３　脂質の分類と主な種類

分　類	種　類	構　造	性質と存在
単純脂質	中性脂肪 ろう（ワックス）	脂肪酸＋グリセリン 脂肪酸＋高級アルコール	中性脂肪は一般に「脂肪」と呼ばれる。生体の脂肪組織中に存在。必要に応じてエネルギー源として利用される。熱伝導性が低いので体温保持に役立つ。臓器を保護するクッション役の働きもある。食品中の脂肪の大部分を占める。
複合脂質	リン脂質 糖脂質	単純脂質の一部にリン酸，糖質，塩基などを含む	たんぱく質と結合して細胞膜を構成し，物質の透過を調製する。脳，神経組織に広く分布。エネルギー源にはならない
誘導脂質	ステロール など	コレステロール，胆汁酸，性ホルモンなど	ステロール類があり，動物の体内に存在するステロール類の多くはコレステロールである。細胞膜の構成成分などとして体内に広く分布。

● 不　足

脂質が不足するとエネルギー不足に陥る。血管や細胞膜がもろくなり脳出血の可能性が高まる。

脂質異常症：第１章／❸日本における小児の食生活の実態と問題（p.19）側注参照

糖尿病：第１章／❸日本における小児の食生活の実態と問題（p.19）側注参照

糖質の主な働き：
- 主要なエネルギー源
- 血糖の調節
- 体構成成分
- 甘み成分

脂肪と脂質の違い：肉の脂身や植物油などの食べ物に含まれる中性脂肪を「脂肪」といい，コレステロールなども含めたものを「脂質」ということが多い。明確な決まりや違いはないが，脂質に脂肪が含まれる（脂質＞脂肪）と考えてよい。

有機溶媒：有機溶剤ともいう．有機化合物であって他の物質を溶解するもの．固体も液体もある．なお有機化合物とは，炭素原子を構造の基本骨格に持つ化合物の総称である。対立する概念は無機化合物である。

ろう：ろうとは高級アルコールと高級脂肪酸の化合物。高級とは炭素鎖が長いことを意味し長鎖と同義語になる。長鎖アルコールと長鎖脂肪酸の化合物がろうである。ろうは疎水性（水をはじく）が高いのが特徴

● 過　剰

過剰摂取により肥満を引き起こす。

❶ 脂肪酸

図３－11
ⓐ脂肪酸の基本構造
ⓑ脂肪酸の種類と構造

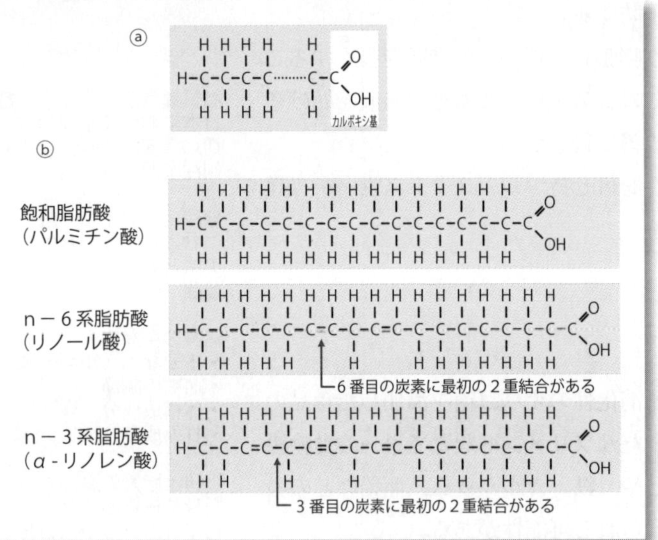

私たちは脂質の大半を脂肪として摂取する。脂肪とは中性脂肪のことである。中性脂肪の構成成分である脂肪酸には種類がいろいろある。脂肪酸の種類によって中性脂肪の性質が異なる。

脂肪酸は炭素と水素が１本の鎖状に連なった方端にカルボキシル基が結合した構造を基本としている。（図３－11 ⓐⓑ）

脂肪酸は炭素の数，二重結合の位置と数によりいくつかの種類がある。

炭素数は偶数で，天然の油脂では炭素数 14 以上のものが多く，二重結合を含まない脂肪酸を飽和脂肪酸，二重結合を含む脂肪酸を不飽和脂肪酸という。不飽和脂肪酸は，一価不飽和脂肪酸，多価不飽和脂肪酸（n－３系脂肪酸，n－６系脂肪酸）に分類される。（図３－12）

図３－12
主な脂肪酸の分類

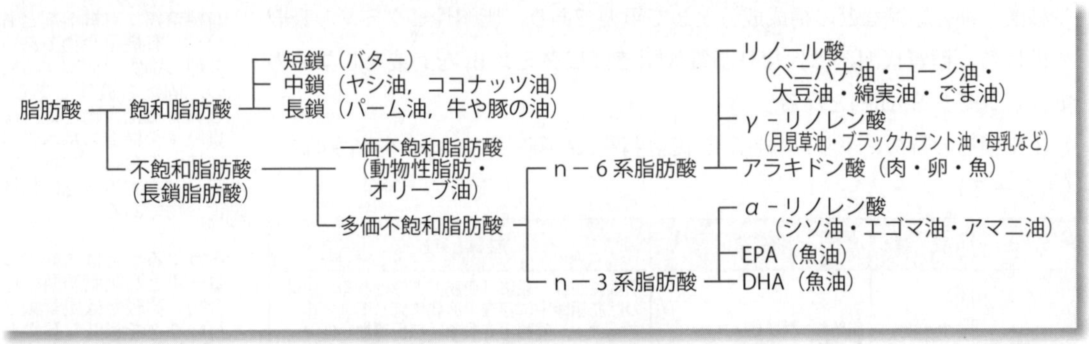

EPA, DHA, DPA：EPA（エイコサペンタエン酸），DHA（ドコサヘキサエン酸），DPA（ドコサペンタエン酸）の摂取量は DHA，EPA，DPA の順番で DHA は EPA の 1.8 倍，DPA は EPA の 30% 程度である。

必須脂肪酸：リノール酸，アラキドン酸，α-リノレン酸は必須脂肪酸と呼ばれていた。しかしγ-リノレン酸，アラキドン酸はリノール酸の代

多価不飽和脂肪酸のn－６系脂肪酸にはリノール酸，γ-リノレン酸，アラキドン酸などがあり日本人で摂取されるn－６系脂肪酸の 98% はリノール酸である。リノール酸は植物に多く存在し，大豆油，コーン油，サフラワー油などの食用油に多く含まれる。

n－３系脂肪酸には食用調理油由来のα-リノレン酸と，魚介類由来の EPA，DHA，DPA などがある。α-リノレン酸の摂取量はn－３系脂肪酸の 59% を占める。n－６系脂肪酸はリノール酸，n－３系脂肪酸はα-リノレン酸を原料として同じ系列の脂肪酸を体内でも合成できるため，狭義ではリノール酸とα-リノレン酸のみを必須脂肪酸に分類することがある。

❷ 飽和脂肪酸

肉類，乳・乳製品の脂肪に多く含まれ，体内での主な働きは，エネルギー源になることと，中性脂肪やコレステロールの原料になることである。常温では固体であることが多い。飽和脂肪酸の摂取量が少ないと脳出血の発症率が増加する。過剰摂取により血中の LDL コレステロールが増え心筋梗塞の死亡率を増加させる。

❸ 一価不飽和脂肪酸

主にオレイン酸として食品から摂取される。オリーブ油やサフラワー油に多く含まれ，酸化しにくく過酸化脂質になりにくい。血中の LDL コレステロールを下げる作用がある。

❹ 多価不飽和脂肪酸

n－６系脂肪酸，n－３系脂肪酸に大別される。

n－６系脂肪酸（リノール酸，γ－リノレン酸，アラキドン酸）は植物油，肉類，種実類，大豆などに多く含まれ，血中のコレステロール量を減少させる。過剰摂取により HDL コレステロールを低下させる。

n－３系脂肪酸（α－リノレン酸，EPA，DHA）は，魚油，えごま油などに多く含まれ，血中の LDL コレステロールや中性脂肪を低下させ，HDL コレステロールを上昇させる作用がある。

❺ コレステロール

脂質の一種であるコレルテロールは，脳，神経，肝臓などに広く存在している。すべての細胞膜の構成成分であり，胆汁酸やステロイドホルモン（性ホルモンや副腎皮質ホルモンなど）の原料，ビタミン D 前駆体の原料にもなる。必要なコレステロールの８割程度は体内で合成される。食事からの摂取量が多いと体内での合成が減るよう調節されている。血中コレステロール値が高くなると虚血性心疾患のリスクが高まる。

❸ たんぱく質

たんぱく質とは，アミノ酸が多数結合した高分子化合物のことである。炭素・水素・酸素の他に窒素や硫黄を含むのが特徴である。ヒトの体たんぱく質を構成するアミノ酸は 20 種類（表３－４）に過ぎない。しかしその種類，量，組み合わせによって働きの異なる約 10 万種類のたんぱく質を合成しヒトの体を作っている。

表３－４
アミノ酸の分類

必須アミノ酸	非必須アミノ酸
イソロイシン・ロイシン・リジン・メチオニン・フェニルアラニン・スレオニン・トリプトファン・バリン・**ヒスチジン**	**アルギニン**・アラニン・アスパラギン・アスパラギン酸・システイン・グルタミン・グルタミン酸・グリシン・プロリン・セリン・チロシン

- ヒスチジンは発育期に必要だが乳幼児の体内で合成できない。また成人は体内で合成されるが不足しているので必須アミノ酸に加えられた。
- アルギニンは乳幼児体内で十分合成できないので必須アミノ酸に入る。成人では，体内で十分合成できるので非必須アミノ酸となる。したがって必須アミノ酸は，成人で９種類，乳幼児で 10 種類である。

また，たんぱく質１g あたり 4㎉のエネルギーを生み出す。

たんぱく質は体の骨格や筋肉，毛髪，爪，皮膚，内臓など体を構成する重要な成分で，合成と分解を繰り返しながら一定量を保持している（図３－

謝産物である。また α－リノレン酸の一部は体内に入って，EPA，DHA に変換される。したがって必須脂肪酸の定義を「体内で合成できないので食物から摂取する必要があるもの」とした場合には，リノール酸と α－リノレン酸の２つのみが必須脂肪酸となる。しかし上記だけでは γ－リノレン酸，アラキドン酸，EPA，DHA 合成量が少なく必要量を満たすことができない。そこで「体内で合成できないか，合成量が少なくて必要量を満たすことができないので食物から摂取する必要があるもの」を必須脂肪酸と定義した場合には，リノール酸，γ－リノレン酸，アラキドン酸（n－６系脂肪酸）や α－リノレン酸，EPA，DHA（n－３系脂肪酸）も食物から摂取する必要があるため，n－６系脂肪酸と n－３系脂肪酸は必須脂肪酸となる。

HDL コレステロール：高比重（高密度）リポたんぱく質の英語の略である。俗に善玉コレステロールと言われる。LDL コレステロールは肝臓で

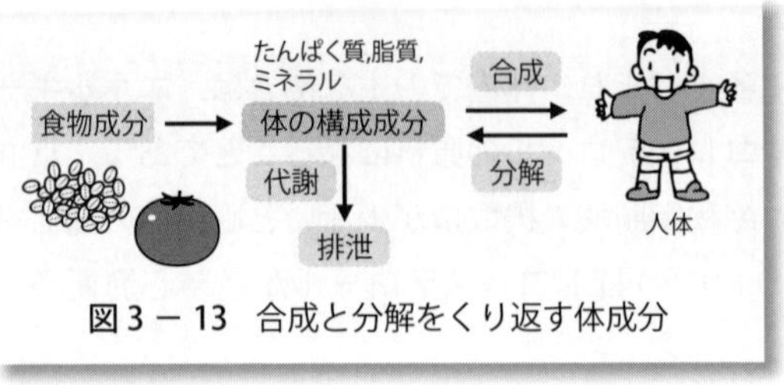

図３－13　合成と分解をくり返す体成分

13)。分解された体たんぱく質のアミノ酸は，食事からのたんぱく質由来のアミノ酸と共にアミノ酸プールに入り，新しいたんぱく質の合成に利用される（たんぱく質の代謝回転，図３－14)。

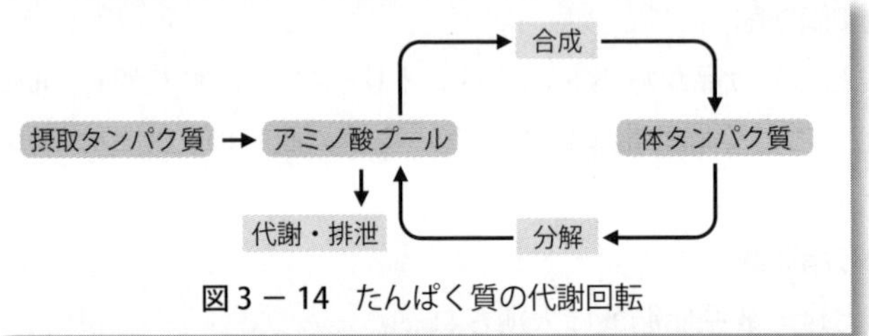

図３－14　たんぱく質の代謝回転

この他に，体内の機能の調節や代謝を担うホルモンや酵素，神経伝達物質などもたんぱく質でできている。また炭水化物や脂質が不足した場合には，分解されてエネルギー源として利用される。

● 不　足

不足により体たんぱく質が分解されるため体力，免疫力，思考力が低下し体全体の機能低下を生じる。成長期の子どもでは成長障がいにつながる。

● 過　剰

過剰摂取分は，尿中へ排泄されるため腎臓に負担がかかる。尿中カルシウム排泄量が増加し骨粗鬆症につながる可能性がある。

❶ アミノ酸

ヒトの体は20種類のアミノ酸で構成されているが，そのうち９種類は体内で合成できないか，合成量が少なくて必要量を満たすことができないために，食品から摂取しなければならない。これらは必須アミノ酸とよばれ，残り11種類は非必須アミノ酸と呼ばれる（表３－４)。

❷ たんぱく質の栄養評価

たんぱく質の栄養を評価する指標のうち現在よく利用されているのは「アミノ酸スコア」と呼ばれるものである。食品に含まれるたんぱく質の各必須アミノ酸量を，基準値（アミノ酸評点パターン：図３－15，表３－５）と比較して評価する。基準値より含有量が少ないアミノ酸を制限アミノ酸といい，最も少ないアミノ酸を第一制限アミノ酸と呼ぶ。第一制限アミノ酸の割合がアミノ酸スコアになり，100に近いほど質がよいとされる。一般には動物性たんぱく質は植物性たんぱく質に比べてアミノ酸スコアは高い。主食となる精白米や小麦粉はアミノ酸スコアの低いたんぱく

図３－15
アミノ酸評点パターン

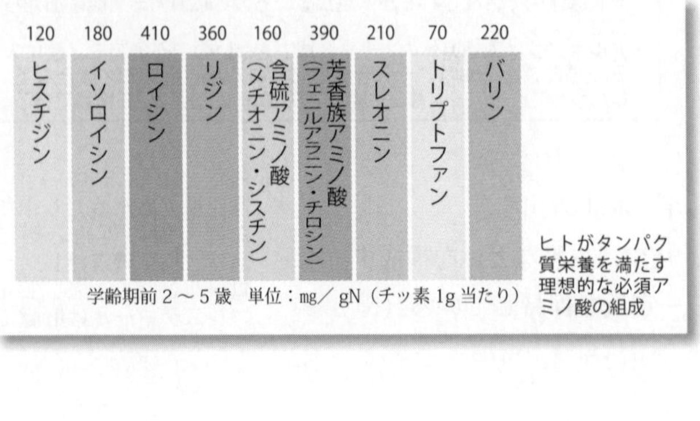

つくられたコレルテロールを体内の細胞に運ぶ役割，HDLコレステロールは各細胞の余分なコレステロールを回収する役割を担っている。はこばれたコレステロールが回収されないとたまって動脈硬化などの原因となることがあるのでHDLコレステロールを善玉と呼んでいる。

（前頁）虚血性心疾患：冠動脈の閉塞や狭窄などにより心筋への血流が阻害され，心臓に障害が起こる疾患の総称である。

脂質の主なはたらき：
- 効率のよいエネルギー源
- 脳や神経細胞や細胞膜を構成する材料
- 脂溶性ビタミンの吸収を助ける
- ビタミンB_1の節約
- 貯蔵脂肪となる

アミノ酸プール：血液や骨格筋等の組織中に存在する。たんぱく質の合成に必要なアミノ酸を供給する。

神経伝達物質：シナプス（神経細胞間あるいは筋繊維（筋線維），ないし神経細胞と他種細胞間に形成される，シグナル伝達などの神経活動に関わる接合部位とその構造である）で情報を伝達する物質

質を含むが，主菜となる肉，魚，卵などアミノ酸スコアの高い食品と組み合わせることにより，全体の栄養価を改善することができる。これをたんぱく質の補足効果という。

表３－５
各種食品のアミノ酸価

	食品名	アミノ酸スコア	第一制限アミノ酸
主に主食になる（植物性食品）	精白米	61	リジン
	小麦粉（強力粉）	36	リジン
	とうもろこし	31	リジン
	そば（全層粉）	100	
	大豆（全粒・乾）	100	
主に主菜になる（動物性食品）	鶏卵	100	
	牛肉	100	
	鶏肉	100	
	牛乳	100	

（1985年ＦＡＯ / ＷＨＯ /UNUアミノ酸パターン）

たんぱく質の主な働き：
- 筋肉や臓器など体を構成する成分である。
- 酵素・ホルモン・免疫抗体などの体の機能を調整する成分になる。
- エネルギー源になる。

❹　ビタミン

ビタミンは微量で体内の様々な機能を調節する生命活動に不可欠な有機物である。体内では作れないか，作れても必要な量を満たさないので食品から摂取する必要がある。ビタミンは溶解性の違いから水溶性ビタミンと脂溶性ビタミンに大別される。水溶性ビタミンは水に溶けやすく，過剰摂取した場合は尿中に排泄されやすいため過剰症は比較的少ない。しかしまったく過剰症がみられないわけではないので注意する。脂溶性ビタミンは水に溶けにくく油にとけやすい。過剰に摂取すると体内に蓄積され過剰症がみられる場合がある。

作れても必要な量を満たさない：ビタミンＤは紫外線に当たり，体温の作用をうけることによってつくられる。またビタミンＫやパントテン酸などのビタミンＢ群は腸内細菌によってもつくられる。しかし体に必要な量を満たすほどではない。

表３－６
ビタミンの種類と主な働き

ビタミンの種類		主な働き	欠乏（過剰）症状	含まれる食品
脂溶性ビタミン	ビタミンA	視覚，粘膜，上皮組織の正常化 成長促進作用，免疫機能の維持に関与	夜盲症，角膜乾燥症，皮膚乾燥症，免疫機能低下 （過剰：頭痛，脱毛，筋肉痛，妊娠初期は胎児奇形）	緑黄色野菜，バター，うなぎ，卵黄，肝臓
	ビタミンE	細胞膜の過酸化防止作用	長期の不足により溶血性貧血，動脈硬化，女性では不妊 （過剰：筋力低下，疲労，吐き気，下痢）	植物油，豆類，緑黄色野菜，種実類
	ビタミンD	カルシウムの吸収を促進する カルシウムの骨への沈着を促進する	くる病，骨軟化症，骨粗しょう症 （過剰：全身倦怠，食欲不振，嘔吐，腎疾患）	きのこ類，肝油，バター，魚介類，卵黄
	ビタミンK	血液凝固作用	新生児頭蓋内出血症，新生児メレナ（消化管出血） （過剰：皮膚の病変，吐き気，呼吸困難，溶血性貧血）	納豆，緑黄色野菜
水溶性ビタミン	ビタミンB_1	エネルギー代謝に必要（糖質→エネルギー），疲労予防効果	脚気症状，疲労感，食欲不振	豚肉，豆類，胚芽，肝臓，卵黄，魚卵，酵母，緑黄色野菜
	ビタミンB_2	エネルギー，脂質代謝に必要	発育障害，口角炎，口唇炎，皮膚炎	赤身肉，肝臓，卵，魚介類，牛乳，緑黄色野菜
	ナイアシン	糖質・脂質・たんぱく質代謝の補酵素として作用し，エネルギー代謝に関与する	ペラグラ症状 （過剰：下痢，便秘，肝臓障害）	肉類，魚類，肝臓，酵母
	ビタミンB_6	たんぱく質・脂質代謝に必要	健常者では欠乏しにくい （過剰：感覚神経障害）	肉類，魚類，肝臓，酵母
	ビタミンB_{12}	赤血球の生成に必要	悪性貧血，神経障害	貝類，肝臓，チーズ，卵黄
	葉酸	ヘモグロビンの合成に関与する アミノ酸代謝の補酵素として作用する	巨赤芽球性貧血，口内炎，受胎前後の不足により胎児の神経管閉鎖障害 （過剰：発疹，じんましん）	緑黄色野菜，卵黄，肝臓
	パントテン酸	糖質・脂質・たんぱく質代謝に関与する	健常者では欠乏しにくい	酵母，肝臓，卵黄，肉類，魚類，牛乳
	ビオチン	脂肪酸の合成に関与する 糖質・アミノ酸代謝に関与する	健常者では欠乏しにくい	肝臓，肉類，魚介類，牛乳，豆類
	ビタミンC	体内の酸化・還元反応に関与する コラーゲンの生成と維持に関与する	壊血病，貧血，倦怠感	野菜類，果実類，いも類

人体を構成する成分：約95%は有機物(炭素(C)，酸素(O)，窒素(N))から成り立っている。

5 ミネラル

人体を構成する成分の約 5% に過ぎない無機物(むきぶつ)（ミネラル）であるが，体の構成成分であると同時に体の働きを助ける機能性物質(きのうせいぶっしつ)である。しかし体内で合成できない。したがって外部から摂取する必要がある。特に成長期にはなくてはならない栄養素であり，これらが不足すると発育・発達に影響を及(およ)ぼすことになる。特に日本人が不足する傾向があるのがカルシウムであるが，乳幼児期には鉄の欠乏(けつぼう)も問題視(もんだいし)されている。また過剰摂取では日本人特有(とくゆう)なものとしてヨウ素があげられる。特に授乳中は注意する。

表3－7 ミネラルの種類と主な働き

	種類	主な働き	欠乏（過剰）症状	含まれる食品
多量ミネラル	カルシウム	骨や歯の構成成分 神経や筋肉の興奮の調節 血液凝固の促進	骨粗鬆症，高血圧，動脈硬化 （過剰：高カルシウム血症，尿路結石）	乳，乳製品，大豆製品，小魚，海藻
	リン	骨や歯の構成成分	（過剰：カルシウム吸収の抑制）	肉類，インスタント食品，加工食品
	カリウム	酸・アルカリの平衡維持 体液の浸透圧保持，心筋の活動	血圧上昇	野菜類，果実類，いも類
	マグネシウム	骨の構成成分，糖代謝に関与	骨や歯の形成障がい，心疾患，循環器障害 （過剰：下痢）	魚介類，獣鳥鯨肉類，ほうれん草，バナナ，香辛料
	ナトリウム	酸・アルカリの平衡維持 浸透圧の保持，心筋の活動 神経・筋肉の活動	食欲低下 （過剰：高血圧，胃がん）	食塩，みそ，しょうゆ
微量ミネラル	鉄	赤血球中のヘモグロビンの成分 筋肉中のミオグロビンの成分	鉄欠乏性貧血，発育・発達の遅延，つかれやすい （過剰：嘔吐，下痢，鉄沈着症）	魚介類，肉類，豆，豆製品，海藻類
	亜鉛	タンパク質合成に関与	成長障がい，味覚障がい，皮膚炎，免疫力低下 （過剰：貧血，めまい，吐き気）	魚介類，獣鳥鯨肉類，穀類
	銅	ヘモグロビンを作るときに触媒的働き	貧血，骨が弱くなる，毛髪の脱色，コレステロールや糖の代謝異常	魚介類，肉類，大豆
	マンガン	酵素作用	（過剰：肺炎中枢神経系の障害）	肉類，豆類，玄米，胚芽米
	ヨウ素	甲状腺ホルモンの構成成分	甲状腺肥大，成長不良 （過剰：甲状腺腫）	海藻類，海産類
	セレン	酵素作用，ビタミンEの作用補助	心筋症，下肢の筋肉痛，皮膚の乾燥（過剰;脱毛，つめの脱落，胃腸障害，神経症状	魚介類
	クロム	糖質代謝	耐糖能低下，インスリン機能低下	ひじき，和牛肉，マイワシ

6 水　分

水は，体を構成する物質のうちで最も量が多く，新生児で約80%，乳児で70～75%，成人約60%，高齢約50%を占めている。これを体液という。体液は細胞内液や細胞外液として存在している。栄養素は細胞外液に溶けて細胞内に入り，様々な代謝を営んでいる。生命現象を営むためのすべての現象は体液で行われ，また栄養素や老廃物の運搬，体温調節もしている。水は飲料水だけでなく，食品に含まれる水分や，代謝水からも得ている一方で，尿や糞，汗や不感蒸泄で水分が失われる。体内の水分調節は腎臓で行われている乳幼児期は腎臓の機能が未熟で薄い尿を多量に作るため水分が失われやすい。発熱，下痢，嘔吐などを起こした場合には特に水分補給を心がける。

水分：
第8章／1 脱水症
(p.141)

細胞外液：血液やリンパ液，血管の外の細胞間を満たす組織液，および体腔内の体腔液

代謝水：糖質，脂質，たんぱく質がエネルギーに代謝されるとき出来る水。

不感蒸泄：発汗以外の皮膚および呼気からの水分喪失をいう。

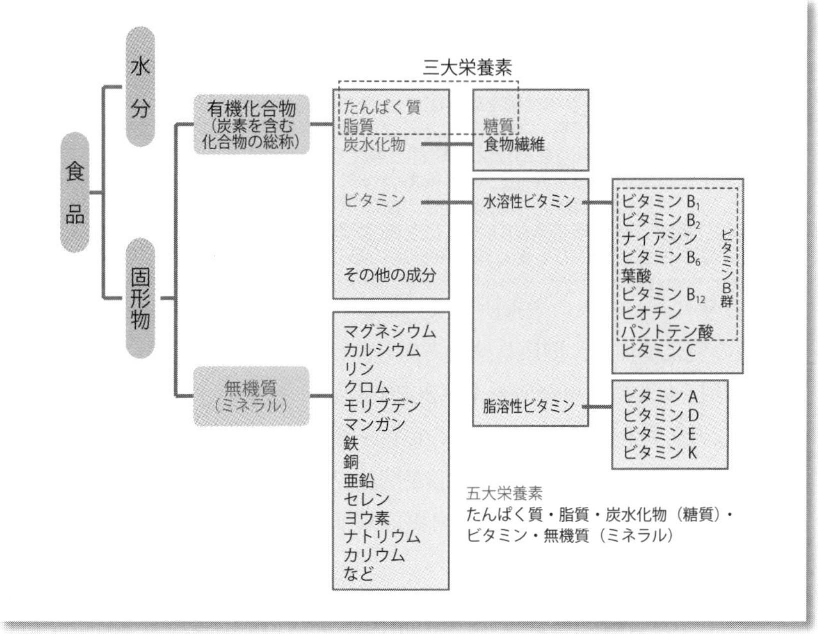

図3－16
食品成分（栄養素）

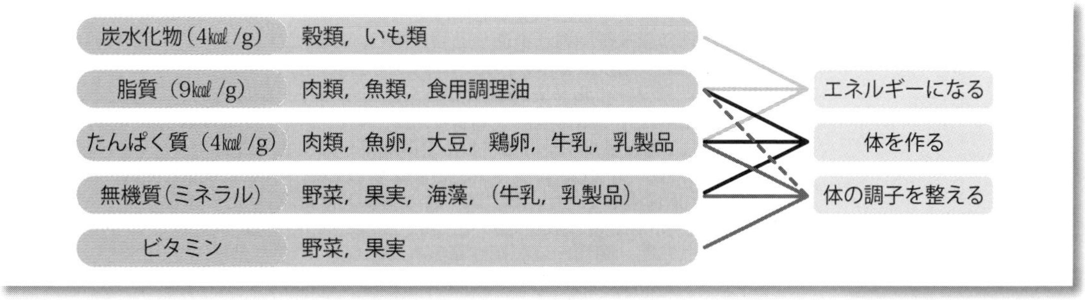

図3－17
五大栄養素のはたらき

2 「日本人の食事摂取基準」の意義とその活用

1 日本人の食事摂取基準とその概要

日本人の食事摂取基準：
（厚生労働省）

「日本人の食事摂取基準」とは，健康な個人並びに集団を「対象」として，国民の健康の保持・増進，生活習慣病の予防のために参照するエネルギーおよび栄養素の摂取量の「基準」を示すものである。

対象とする個人及び集団の範囲

- 食事摂取基準の対象は，健康な個人及び健康な者を中心として構成されている集団とし，生活習慣病等に関する危険因子を有していたり，また，高齢者においてはフレイルに関する危険因子を有していたりしても，おおむね自立した日常生活を営んでいる者及びこのような者を中心として構成されている集団を含む。具体的には，歩行や家事などの身体活動を行っている者であり，体格（body mass index：BMI）が標準より著しく外れていない者とする。なお，フレイルについては，現在のところ世界的に統一された概念は存在せず，フレイルを健常状態と要介護状態の中間的な段階に位置づける考え方と，ハイリスク状態から重度障害状態までをも含める考え方があるが，食事摂取基準においては，食事摂取基準の対象範囲を踏まえ，前者の考え方を採用する 。
- 疾患を有していたり，疾患に関する高いリスクを有していたりする個人及び集団に対して治療を目的とする場合は，食事摂取基準におけるエネルギー及び栄養素の摂取に関する基本的な考え方を必ず理解した上で，その疾患に関連する治療ガイドライン等の栄養管理指針を用いることになる。

1969年に「日本人の栄養所要量」として策定され，それ以後，国民の生活環境の変化や体位，健康状態を考慮し，ほぼ5年ごとに改定されている。現在の「日本人の食事摂取基準（2020年版）」は2015年版で用いられた基本的な考え方を踏襲して，健康の保持・増進，生活習慣病の発症予防及び重症化予防に加え，高齢者の低栄養予防やフレイル予防も視野に入れて以下の改定が行われた。「日本人の食事摂取基準（2020年版）」は，2020年度から2024年度まで使用する。

主な改定のポイント

- 活力ある健康長寿社会の実現に向けて
  - きめ細かな栄養施策を推進する観点から，50歳以上について，より細かな年齢区分による摂取基準を設定。
  - 高齢者のフレイル予防の観点から，総エネルギー量に占めるべきたんぱく質由来エネルギー量の割合（%エネルギー）について，65歳以上の目標量の下限を13%エネルギーから15%エネルギーに引き上げ。
  - 若いうちからの生活習慣病予防を推進するため，以下の対応を実施。
    - ・飽和脂肪酸，カリウムについて，小児の目標量を新たに設定。
    - ・ナトリウム（食塩相当量）について，成人の目標量を0.5 g/日引き下げるとともに，高血圧及び慢性腎臓病（CKD）の重症化予防を目的とした量として，新たに6g/日未満と設定。
    - ・コレステロールについて，脂質異常症の重症化予防を目的とした量として，新たに200 mg/日未満に留めることが望ましいことを記載。
- EBPM（Evidence Based Policy Making：根拠に基づく政策立案）の更なる推進に向けて
  - 食事摂取基準を利用する専門職等の理解の一助となるよう，目標量のエビデンスレベルを対象栄養素ごとに新たに設定。

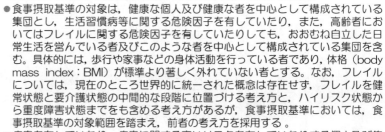

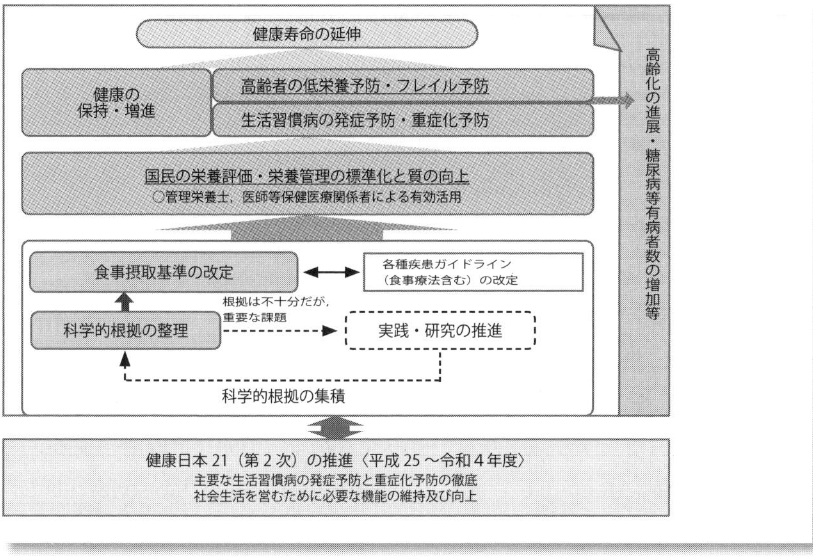

図３－18
策定の方向性

（厚生労働省「日本人の食事摂取基準」2020 年版）

❷ 設 定 指 標

食事摂取基準で示されるエネルギー及び栄養素の基準は，次の６つの指標から構成されている。すなわち，エネルギーの指標は BMI，栄養素の指標は「推定平均必要量」，「推奨量」，「目安量」，「目標量」及び「耐容上限量」である。なお，生活習慣病の重症化予防を目的として摂取量の基準を設定する必要のある栄養素については，発症予防及びフレイル予防を目的とした量（目標量）とは区別して示した。

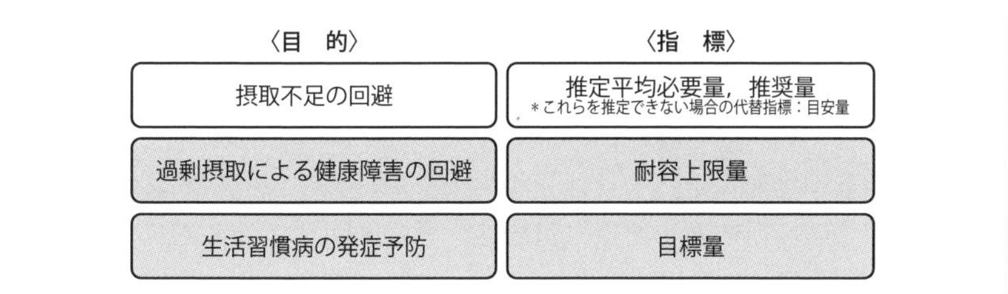

図３－19
栄養素の指標の目的と種類

❶ エネルギー

- エネルギーの摂取量及び消費量のバランス（エネルギー収支バランス）の維持を示す指標として BMI を用い，目標とする BMI の範囲を指示。（18 歳以上）
- エネルギー必要量については，無視できない個人間差が要因として多数存在するため，性・年齢区分・身体活動レベル別に単一の値として示すのは困難であるが，参考資料としてエネルギー必要量の基本的事項や測定方法，推定方法を記述するとともに，併せて推定エネルギー必要量を参考表として提示。
- 乳児・小児では，成長曲線に照らして成長の程度を確認する。

❷ 栄養素：「推定平均必要量」「推奨量」「日安量」「耐容上限量」「目標量」

❶ 推定平均必要量：(estimated average requirement：EAR)

ある母集団における平均必要量の推定値。ある母集団に属する50%の人が必要量を満(み)たすと推定される1日の摂取量。

❷ 推奨量：(recommended dietary allowance：RDA)

ある対象集団において測定された必要量の分布にもとづき，母集団に属(ぞく)するほとんどの者（97～98%）が充足している量。

❸ 目安量：(adequate intake：AI)

特定の集団における，ある一定の栄養状態を維持するのに十分な量。

❹ 耐容上限量：(tolerable upper intake level：UL)

健康障害をもたらすリスクがないとみなされる習慣的な摂取量の上限。

❺ 目標量：(tentative dietary goal for preventing life-style related diseases：DG)

生活習慣病の発症予防を目的として，特定の集団において，その疾患のリスクや，その代理指標となる生体指標の値が低くなると考えられる栄養状態が達成できる量として算定し，現在の日本人が当面の目標とすべき摂取量として「目標量」を設定。

目標量の算定方法の基本原則※に該当しない場合でも，栄養政策上，目標とすべき摂取量の設定の重要性を認める場合は基準を策定。

※目標量の算定方法の基本原則

- 望ましいと考えられる摂取量よりも現在の日本人の摂取量が少ない場合，範囲の下の値だけを算定（例：食物繊維，カリウム）
- 望ましいと考えられる摂取量よりも現在の日本人の摂取量が多い場合，範囲の上の値だけを算定（例：飽和脂肪酸，ナトリウム（食塩相当量））

生活習慣病の重症化予防及びフレイル予防を目的とした量を設定できる場合は，発症予防を目的とした量（目標量）とは区別して示す。

❸ エネルギーや栄養素

エネルギーと35種類の栄養素について以下のように策定(さくてい)が行われている。

表3－8 健康増進法に基づき定める食事摂取基準

1　国民がその健康の保持増進を図る上で摂取することが望ましい熱量に関する事項

2　国民がその健康の保持増進を図る上で摂取することが望ましい次に掲げる栄養素の量に関する事項

イ　国民の栄養摂取の状況からみてその欠乏が国民の健康の保持増進に影響を与えているものとして厚生労働省令で定める栄養素
- たんぱく質　• n-6系脂肪酸，n-3系脂肪酸　• 炭水化物，食物繊維
- ビタミンA，ビタミンD，ビタミンE，ビタミンK，ビタミンB1，ビタミンB2，ナイアシン，ビタミンB6，ビタミンB12，葉酸，パントテン酸，ビオチン，ビタミンC
- カリウム，カルシウム，マグネシウム，リン，鉄，亜鉛，銅，マンガン，ヨウ素，セレン，クロム，モリブデン

ロ　国民の栄養摂取の状況からみてその過剰な摂取が国民の健康の保持増進に影響を与えているものとして厚生労働省令で定める栄養素
- 脂質，飽和脂肪酸，コレステロール
- 糖類（単糖類又は二糖類であって，糖アルコールでないものに限る。）
- ナトリウム

年齢区分				※エネルギー及びたんぱく質については，「0～5か月」「6～8か月」「9～11か月」の三区分
0～5（月） 6～11（月） 1～2（歳） 3～5（歳）	6～7（歳） 8～9（歳） 10～11（歳） 12～14（歳）	15～17（歳） 18～29（歳） 30～49（歳） 50～64（歳）	65～74（歳） 75以上（歳）	

表３－９
年齢区分

❹　乳幼児・小児期の食事摂取基準

2020年版の変更点は，

❶　ナトリウム（食塩相当量）目標量の引き下げ

2015年版と比較すると全体的に食塩の目標量が低下しており，１～２歳の女児は0.5g，３～５歳の男児は0.5g，３～５歳の女児は1.0gそれぞれ目標量が低下している。

ナトリウム（mg／日，（　）は食塩相当量［g／日］）※						
性　別	男　性			女　性		
年　齢　等	推定平均必要量	目安量	目標量	推定平均必要量	目安量	目標量
0～5（月）	-	100(0.3)	-	-	100(0.3)	-
6～11（月）	-	600(1.5)	-	-	600(1.5)	-
1～2（歳）	-	-	(3.0未満)	-	-	(3.0未満)
3～5（歳）	-	-	(3.5未満)	-	-	(3.5未満)

※ナトリウムから食塩相当量への換算として下記の計算式を用いる。
食塩相当量(g)＝ナトリウム(mg)×2.54÷1000

❷　カリウム目標量の追加

2020年版では，新たに３歳以上の目標量が設定された。目標量も年代により変更がある。

❸　食物繊維目標量の追加

2020年版では，新たに３歳以上の目標量が設定された。目標量も年代により変更がある。

❹　飽和脂肪酸目標量の追加

2020年版では，新たに３歳以上の目標量が設定された。

カリウム（mg／日）				
性　別	男　性		女　性	
年齢等	目安量	目標量	目安量	目標量
0～5（月）	400	-	400	-
6～11（月）	700	-	700	-
1～2（歳）	900	-	900	-
3～5（歳）	1,000	1,400以上	1,000	1,400以上

食物繊維（g／日）		
性　別	男　性	女　性
年齢等	目標量	目標量
0～5（月）	-	-
6～11（月）	-	-
1～2（歳）	-	-
3～5（歳）	8以上	8以上

飽和脂肪酸（％エネルギー）		
性　別	男　性	女　性
年齢等	目標量	目標量
0～5（月）	-	-
6～11（月）	-	-
1～2（歳）	-	-
3～5（歳）	10以下	10以下

の４点である。

幼少期からの食事の嗜好や食習慣は，成人期の生活習慣病の予防に大きく関わってくることから，今回の変更点❶～❹を考慮し，幼少期から薄味に慣れ，野菜，果物，きのこ類を十分に食べて，食物繊維・カリウムの摂取量を増やし，肉の脂身やバターなどに多い飽和脂肪酸の過剰摂取を防ぐことが大切である。

エネルギー・栄養素				月齢	0～5（月）		6～8（月）		9～11（月）	
				策定項目	男児	女児	男児	女児	男児	女児
エネルギー			（kcal/日）	推定エネルギー必要量	550	500	650	600	700	650
たんぱく質			（g/日）	目安量	10		15		25	
脂質		脂質	（%エネルギー）	目安量	50		40			
		飽和脂肪酸	（%エネルギー）	—	—		—			
		n－6系脂肪酸	（g/日）	目安量	4		4			
		n－3系脂肪酸	（g/日）	目安量	0.9		0.8			
炭水化物		炭水化物	（%エネルギー）	—	—		—			
		食物繊維	（g/日）	—	—		—			
ビタミン	脂溶性	ビタミンA	（μg RAE/日）[1]	目安量	300		400			
				耐容上限量	600		600			
		ビタミンD	（μg/日）	目安量	5.0		5.0			
				耐容上限量	25		25			
		ビタミンE	（mg/日）	目安量	3.0		4.0			
		ビタミンK	（μg/日）	目安量	4		7			
	水溶性	ビタミンB_1	（mg/日）	目安量	0.1		0.2			
		ビタミンB_2	（mg/日）	目安量	0.3		0.4			
		ナイアシン	（mg NE/日）[2]	目安量	2		3			
		ビタミンB_6	（mg/日）	目安量	0.2		0.3			
		ビタミンB_{12}	（μg/日）	目安量	0.4		0.5			
		葉酸	（μg/日）	目安量	40		60			
		パントテン酸	（mg/日）	目安量	4		5			
		ビオチン	（μg/日）	目安量	4		5			
		ビタミンC	（mg/日）	目安量	40		40			
ミネラル	多量	ナトリウム	（mg/日）	目安量	100		600			
		（食塩相当量）	（g/日）	目安量	0.3		1.5			
		カリウム	（mg/日）	目安量	400		700			
		カルシウム	（mg/日）	目安量	200		250			
		マグネシウム	（mg/日）	目安量	20		60			
		リン	（mg/日）	目安量	120		260			
	微量	鉄	（mg/日）[3]	目安量	0.5		—			
				推定平均必要量	—		3.5	3.5	3.5	3.5
				推奨量	—		5.0	4.5	5.0	4.5
		亜鉛	（mg/日）	目安量	2		3			
		銅	（mg/日）	目安量	0.3		0.3			
		マンガン	（mg/日）	目安量	0.01		0.5			
		ヨウ素	（μg/日）	目安量	100		130			
				耐容上限量	250		250			
		セレン	（μg/日）	目安量	15		15			
		クロム	（μg/日）	目安量	0.8		1.0			
		モリブデン	（μg/日）	目安量	2		3			

1　プロビタミンAカロテノイドを含まない。
2　0～5か月児の目安量の単位はmg/日。
3　6～11か月は一つの月齢区分として男女別に算定した。

表3－10
乳児の食事摂取基準

栄養素				男児					女児				
				推定平均必要量	推奨量	目安量	耐容上限量	目標量	推定平均必要量	推奨量	目安量	耐容上限量	目標量
たんぱく質			(g/日)	15	20	—	—	—	15	20	—	—	—
			(%エネルギー)	—	—	—	—	13～20[1]	—	—	—	—	13～20[1]
脂質		脂質	(%エネルギー)	—	—	—	—	20～30[1]	—	—	—	—	20～30[1]
		飽和脂肪酸	(%エネルギー)	—	—	—	—	—	—	—	—	—	—
		n－６系脂肪酸	(g/日)	—	—	4	—	—	—	—	4	—	—
		n－３系脂肪酸	(g/日)	—	—	0.7	—	—	—	—	0.8	—	—
炭水化物		炭水化物	(%エネルギー)	—	—	—	—	50～65[1]	—	—	—	—	50～65[1]
		食物繊維	(g/日)	—	—	—	—	—	—	—	—	—	—
ビタミン	脂溶性	ビタミンA	(μg RAE/日)[2]	300	400	—	600	—	250	350	—	600	—
		ビタミンD	(μg/日)	—	—	3.0	20	—	—	—	3.5	20	—
		ビタミンE	(mg/日)[3]	—	—	3.0	150	—	—	—	3.0	150	—
		ビタミンK	(μg/日)	—	—	50	—	—	—	—	60	—	—
	水溶性	ビタミンB_1	(mg/日)	0.4	0.5	—	—	—	0.4	0.5	—	—	—
		ビタミンB_2	(mg/日)	0.5	0.6	—	—	—	0.5	0.5	—	—	—
		ナイアシン	(mg NE/日)[4]	5	6	—	60(15)	—	4	5	—	60(15)	—
		ビタミンB_6	(mg/日)	0.4	0.5	—	10	—	0.4	0.5	—	10	—
		ビタミンB_{12}	(μg/日)	0.8	0.9	—	—	—	0.8	0.9	—	—	—
		葉酸	(μg/日)	80	90	—	200	—	90	90	—	200	—
		パントテン酸	(mg/日)	—	—	3	—	—	—	—	4	—	—
		ビオチン	(μg/日)	—	—	20	—	—	—	—	20	—	—
		ビタミンC	(mg/日)	35	40	—	—	—	35	40	—	—	—
ミネラル	多量	ナトリウム	(mg/日)	—	—	—	—	—	—	—	—	—	—
		(食塩相当量)	(g/日)	—	—	—	—	3.0未満	—	—	—	—	3.0未満
		カリウム	(mg/日)	—	—	900	—	—	—	—	900	—	—
		カルシウム	(mg/日)	350	450	—	—	—	350	400	—	—	—
		マグネシウム	(mg/日)[5]	60	70	—	—	—	60	70	—	—	—
		リン	(mg/日)	—	—	500	—	—	—	—	500	—	—
	微量	鉄	(mg/日)	3.0	4.5	—	25	—	3.0	4.5	—	20	—
		亜鉛	(mg/日)	3	3	—	—	—	2	3	—	—	—
		銅	(mg/日)	0.3	0.3	—	—	—	0.2	0.3	—	—	—
		マンガン	(mg/日)	—	—	1.5	—	—	—	—	1.5	—	—
		ヨウ素	(μg/日)	35	50	—	300	—	35	50	—	300	—
		セレン	(μg/日)	10	10	—	100	—	10	10	—	100	—
		クロム	(μg/日)	—	—	—	—	—	—	—	—	—	—
		モリブデン	(μg/日)	10	10	—	—	—	10	10	—	—	—

1 範囲に関しては，おおむねの値を示したものであり，弾力的に運用すること。
2 推定平均必要量，推奨量はプロビタミンAカロテノイドを含む。耐容上限量は，プロビタミンAカロテノイドを含まない。
3 α―トコフェロールについて算定した。α―トコフェロール以外のビタミンEは含んでいない。
4 耐容上限量は，ニコチンアミドの重量（mg/日），（）内はニコチン酸の重量（mg/日）。
5 通常の食品以外からの摂取量の耐容上限量は，小児では5 mg/kg体重/日とした。通常の食品からの摂取の場合，耐容上限量は設定しない。

表３－11
小児（1～2歳）の食事摂取基準

	男児			女児		
身体活動レベル	Ⅰ	Ⅱ	Ⅲ	Ⅰ	Ⅱ	Ⅲ
エネルギー（kcal/日）	—	950	—	—	900	—

表３－12
小児（1～2歳）の推定エネルギー必要量

身体活動レベルは，低い，ふつう，高いの三つのレベルとしてそれぞれⅠ，Ⅱ，Ⅲで示した。

表3－13 小児（3～5歳）の食事摂取基準

栄養素				男児 推定平均必要量	男児 推奨量	男児 目安量	男児 耐容上限量	男児 目標量	女児 推定平均必要量	女児 推奨量	女児 目安量	女児 耐容上限量	女児 目標量
たんぱく質			(g/日)	20	25	—	—	—	20	25	—	—	—
			(%エネルギー)	—	—	—	—	13～20[1]	—	—	—	—	13～20[1]
脂質		脂質	(%エネルギー)	—	—	—	—	20～30[1]	—	—	—	—	20～30[1]
		飽和脂肪酸	(%エネルギー)	—	—	—	—	10以下[1]	—	—	—	—	10以下[1]
		n－6系脂肪酸	(g/日)	—	—	6	—	—	—	—	6	—	—
		n－3系脂肪酸	(g/日)	—	—	1.1	—	—	—	—	1.0	—	—
炭水化物		炭水化物	(%エネルギー)	—	—	—	—	50～65[1]	—	—	—	—	50～65[1]
		食物繊維	(g/日)	—	—	—	—	8以上	—	—	—	—	8以上
ビタミン	脂溶性	ビタミンA	(μg RAE/日)[2]	350	450	—	700	—	350	500	—	850	—
		ビタミンD	(μg/日)	—	—	3.5	30	—	—	—	4.0	30	—
		ビタミンE	(mg/日)[3]	—	—	4.0	200	—	—	—	4.0	200	—
		ビタミンK	(μg/日)	—	—	60	—	—	—	—	70	—	—
	水溶性	ビタミンB_1	(mg/日)	0.6	0.7	—	—	—	0.6	0.7	—	—	—
		ビタミンB_2	(mg/日)	0.7	0.8	—	—	—	0.6	0.8	—	—	—
		ナイアシン	(mg NE/日)[4]	6	8	—	80(20)	—	6	7	—	80(20)	—
		ビタミンB_6	(mg/日)	0.5	0.6	—	15	—	0.5	0.6	—	15	—
		ビタミンB_{12}	(μg/日)	0.9	1.1	—	—	—	0.9	1.1	—	—	—
		葉酸	(μg/日)	90	110	—	300	—	90	110	—	300	—
		パントテン酸	(mg/日)	—	—	4	—	—	—	—	4	—	—
		ビオチン	(μg/日)	—	—	20	—	—	—	—	20	—	—
		ビタミンC	(mg/日)	40	50	—	—	—	40	50	—	—	—
ミネラル	多量	ナトリウム	(mg/日)	—	—	—	—	—	—	—	—	—	—
		（食塩相当量）	(g/日)	—	—	—	—	3.5未満	—	—	—	—	3.5未満
		カリウム	(mg/日)	—	—	1,000	—	1,400以上	—	—	1,000	—	1,400以上
		カルシウム	(mg/日)	500	600	—	—	—	450	550	—	—	—
		マグネシウム	(mg/日)[5]	80	100	—	—	—	80	100	—	—	—
		リン	(mg/日)	—	—	700	—	—	—	—	700	—	—
	微量	鉄	(mg/日)	4.0	5.5	—	25	—	4.0	5.5	—	25	—
		亜鉛	(mg/日)	3	4	—	—	—	3	3	—	—	—
		銅	(mg/日)	0.3	0.4	—	—	—	0.3	0.3	—	—	—
		マンガン	(mg/日)	—	—	1.5	—	—	—	—	1.5	—	—
		ヨウ素	(μg/日)	45	60	—	400	—	45	60	—	400	—
		セレン	(μg/日)	10	15	—	100	—	10	10	—	100	—
		クロム	(μg/日)	—	—	—	—	—	—	—	—	—	—
		モリブデン	(μg/日)	10	10	—	—	—	10	10	—	—	—

1 範囲に関しては，おおむねの値を示したものであり，弾力的に運用すること。
2 推定平均必要量，推奨量はプロビタミンAカロテノイドを含む。耐容上限量は，プロビタミンAカロテノイドを含まない。
3 α―トコフェロールについて算定した。α―トコフェロール以外のビタミンEは含んでいない。
4 耐容上限量は，ニコチンアミドの重量（mg/日），( ) 内はニコチン酸の重量（mg/日）。
5 通常の食品以外からの摂取量の耐容上限量は，小児では5mg/kg体重/日とした。通常の食品からの摂取の場合，耐容上限量は設定しない。

表3－14 小児（3～5歳）の推定エネルギー必要量

	男児			女児		
身体活動レベル	Ⅰ	Ⅱ	Ⅲ	Ⅰ	Ⅱ	Ⅲ
エネルギー（kcal/日）	—	1,300	—	—	1,250	—

栄養素				男児					女児				
				推定平均必要量	推奨量	目安量	耐容上限量	目標量	推定平均必要量	推奨量	目安量	耐容上限量	目標量
たんぱく質			(g/日)	25	30	—	—	—	25	30	—	—	—
			(%エネルギー)	—	—	—	—	13～20[1]	—	—	—	—	13～20[1]
脂質		脂質	(%エネルギー)	—	—	—	—	20～30[1]	—	—	—	—	20～30[1]
		飽和脂肪酸	(%エネルギー)	—	—	—	—	10以下[1]	—	—	—	—	10以下[1]
		n－6系脂肪酸	(g/日)	—	—	8	—	—	—	—	7	—	—
		n－3系脂肪酸	(g/日)	—	—	1.5	—	—	—	—	1.3	—	—
炭水化物		炭水化物	(%エネルギー)	—	—	—	—	50～65[1]	—	—	—	—	50～65[1]
		食物繊維	(g/日)	—	—	—	—	10以上	—	—	—	—	10以上
ビタミン	脂溶性	ビタミンA	(μg RAE/日)[2]	300	400	—	950	—	300	400	—	1,200	—
		ビタミンD	(μg/日)	—	—	4.5	30	—	—	—	5.0	30	—
		ビタミンE	(mg/日)[3]	—	—	5.0	300	—	—	—	5.0	300	—
		ビタミンK	(μg/日)	—	—	80	—	—	—	—	90	—	—
	水溶性	ビタミンB_1	(mg/日)	0.7	0.8	—	—	—	0.7	0.8	—	—	—
		ビタミンB_2	(mg/日)	0.8	0.9	—	—	—	0.7	0.9	—	—	—
		ナイアシン	(mg NE/日)[4]	7	9	—	100 (30)	—	7	8	—	100 (30)	—
		ビタミンB_6	(mg/日)	0.7	0.8	—	20	—	0.6	0.7	—	20	—
		ビタミンB_{12}	(μg/日)	1.1	1.3	—	—	—	1.1	1.3	—	—	—
		葉酸	(μg/日)	110	140	—	400	—	110	140	—	400	—
		パントテン酸	(mg/日)	—	—	5	—	—	—	—	5	—	—
		ビオチン	(μg/日)	—	—	30	—	—	—	—	30	—	—
		ビタミンC	(mg/日)	50	60	—	—	—	50	60	—	—	—
ミネラル	多量	ナトリウム	(mg/日)	—	—	—	—	—	—	—	—	—	—
		(食塩相当量)	(g/日)	—	—	—	—	4.5未満	—	—	—	—	4.5未満
		カリウム	(mg/日)	—	—	1,300	—	1,800以上	—	—	1,200	—	1,800以上
		カルシウム	(mg/日)	500	600	—	—	—	450	550	—	—	—
		マグネシウム	(mg/日)[5]	110	130	—	—	—	110	130	—	—	—
		リン	(mg/日)	—	—	900	—	—	—	—	800	—	—
	微量	鉄	(mg/日)	5.0	5.5	—	30	—	4.5	5.5	—	30	—
		亜鉛	(mg/日)	4	5	—	—	—	3	4	—	—	—
		銅	(mg/日)	0.4	0.4	—	—	—	0.4	0.4	—	—	—
		マンガン	(mg/日)	—	—	2.0	—	—	—	—	2.0	—	—
		ヨウ素	(μg/日)	55	75	—	550	—	55	75	—	550	—
		セレン	(μg/日)	15	15	—	150	—	15	15	—	150	—
		クロム	(μg/日)	—	—	—	—	—	—	—	—	—	—
		モリブデン	(μg/日)	10	15	—	—	—	10	15	—	—	—

1 範囲に関しては，おおむねの値を示したものであり，弾力的に運用すること。
2 推定平均必要量，推奨量はプロビタミンAカロテノイドを含む。耐容上限量は，プロビタミンAカロテノイドを含まない。
3 α—トコフェロールについて算定した。α—トコフェロール以外のビタミンEは含んでいない。
4 耐容上限量は，ニコチンアミドの重量（mg/日），( ) 内はニコチン酸の重量（mg/日）。
5 通常の食品以外からの摂取量の耐容上限量は，小児では5 mg/kg体重/日とした。通常の食品からの摂取の場合，耐容上限量は設定しない。

表3－15
小児（6～7歳）の食事摂取基準

	男児			女児		
身体活動レベル	I	II	III	I	II	III
エネルギー（kcal/日）	1,350	1,550	1,750	1,250	1,450	1,650

表3－16
小児（6～7歳）の推定エネルギー必要量

栄養素				男児 推定平均必要量	男児 推奨量	男児 目安量	男児 耐容上限量	男児 目標量	女児 推定平均必要量	女児 推奨量	女児 目安量	女児 耐容上限量	女児 目標量
たんぱく質			(g/日)	30	40	—	—	—	30	40	—	—	—
			(%エネルギー)	—	—	—	—	13～20[1]	—	—	—	—	13～20[1]
脂質		脂質	(%エネルギー)	—	—	—	—	20～30[1]	—	—	—	—	20～30[1]
		飽和脂肪酸	(%エネルギー)	—	—	—	—	10以下[1]	—	—	—	—	10以下[1]
		n－6系脂肪酸	(g/日)	—	—	8	—	—	—	—	7	—	—
		n－3系脂肪酸	(g/日)	—	—	1.5	—	—	—	—	1.3	—	—
炭水化物		炭水化物	(%エネルギー)	—	—	—	—	50～65[1]	—	—	—	—	50～65[1]
		食物繊維	(g/日)	—	—	—	—	11以上	—	—	—	—	11以上
ビタミン	脂溶性	ビタミンA	(μg RAE/日)[2]	350	500	—	1,200	—	350	500	—	1,500	—
		ビタミンD	(μg/日)	—	—	5.0	40	—	—	—	6.0	40	—
		ビタミンE	(mg/日)[3]	—	—	5.0	350	—	—	—	5.0	350	—
		ビタミンK	(μg/日)	—	—	90	—	—	—	—	110	—	—
	水溶性	ビタミンB_1	(mg/日)	0.8	1.0	—	—	—	0.8	0.9	—	—	—
		ビタミンB_2	(mg/日)	0.9	1.1	—	—	—	0.9	1.0	—	—	—
		ナイアシン	(mg NE/日)[4]	9	11	—	150 (35)	—	8	10	—	150 (35)	—
		ビタミンB_6	(mg/日)	0.8	0.9	—	25	—	0.8	0.9	—	25	—
		ビタミンB_{12}	(μg/日)	1.3	1.6	—	—	—	1.3	1.6	—	—	—
		葉酸	(μg/日)	130	160	—	500	—	130	160	—	500	—
		パントテン酸	(mg/日)	—	—	6	—	—	—	—	5	—	—
		ビオチン	(μg/日)	—	—	30	—	—	—	—	30	—	—
		ビタミンC	(mg/日)	60	70	—	—	—	60	70	—	—	—
ミネラル	多量	ナトリウム	(mg/日)	—	—	—	—	—	—	—	—	—	—
		(食塩相当量)	(g/日)	—	—	—	—	5.0未満	—	—	—	—	5.0未満
		カリウム	(mg/日)	—	—	1,500	—	2,000以上	—	—	1,500	—	2,000以上
		カルシウム	(mg/日)	550	650	—	—	—	600	750	—	—	—
		マグネシウム	(mg/日)[5]	140	170	—	—	—	140	160	—	—	—
		リン	(mg/日)	—	—	1,000	—	—	—	—	1,000	—	—
	微量	鉄	(mg/日)	6.0	7.0	—	35	—	6.0	7.5	—	35	—
		亜鉛	(mg/日)	5	6	—	—	—	4	5	—	—	—
		銅	(mg/日)	0.4	0.5	—	—	—	0.4	0.5	—	—	—
		マンガン	(mg/日)	—	—	2.5	—	—	—	—	2.5	—	—
		ヨウ素	(μg/日)	65	90	—	700	—	65	90	—	700	—
		セレン	(μg/日)	15	20	—	200	—	15	20	—	200	—
		クロム	(μg/日)	—	—	—	—	—	—	—	—	—	—
		モリブデン	(μg/日)	15	20	—	—	—	15	15	—	—	—

1 範囲に関しては，おおむねの値を示したものであり，弾力的に運用すること。
2 推定平均必要量，推奨量はプロビタミンAカロテノイドを含む。耐容上限量は，プロビタミンAカロテノイドを含まない。
3 α—トコフェロールについて算定した。α—トコフェロール以外のビタミンEは含んでいない。
4 耐容上限量は，ニコチンアミドの重量（mg/日），( ) 内はニコチン酸の重量（mg/日）。
5 通常の食品以外からの摂取量の耐容上限量は，小児では5mg/kg体重/日とした。通常の食品からの摂取の場合，耐容上限量は設定しない。

表3－17
小児（8～9歳）の食事摂取基準

表3－18
小児（8～9歳）の推定エネルギー必要量

	男児			女児		
身体活動レベル	I	II	III	I	II	III
エネルギー（kcal/日）	1,600	1,850	2,100	1,500	1,700	1,900

表3－19
小児（10～11 歳）の食事摂取基準

栄養素				男児					女児				
				推定平均必要量	推奨量	目安量	耐容上限量	目標量	推定平均必要量	推奨量	目安量	耐容上限量	目標量
たんぱく質			(g/ 日)	40	45	—	—	—	40	50	—	—	—
			(% エネルギー)	—	—	—	—	13 ～ 20[1]	—	—	—	—	13 ～ 20[1]
脂質		脂質	(% エネルギー)	—	—	—	—	20 ～ 30[1]	—	—	—	—	20 ～ 30[1]
		飽和脂肪酸	(% エネルギー)	—	—	—	—	10 以下[1]	—	—	—	—	10 以下[1]
		n － 6 系脂肪酸	(g/ 日)	—	—	10	—	—	—	—	8	—	—
		n － 3 系脂肪酸	(g/ 日)	—	—	1.6	—	—	—	—	1.6	—	—
炭水化物		炭水化物	(% エネルギー)	—	—	—	—	50 ～ 65[1]	—	—	—	—	50 ～ 65[1]
		食物繊維	(g/ 日)	—	—	—	—	13 以上	—	—	—	—	13 以上
ビタミン	脂溶性	ビタミン A	(μg RAE/ 日)[2]	450	600	—	1,500	—	400	600	—	1,900	—
		ビタミン D	(μg / 日)	—	—	6.5	60	—	—	—	8.0	60	—
		ビタミン E	(mg / 日)[3]	—	—	5.5	450	—	—	—	5.5	450	—
		ビタミン K	(μg / 日)	—	—	110	—	—	—	—	140	—	—
	水溶性	ビタミン B_1	(mg / 日)	1.0	1.2	—	—	—	0.9	1.1	—	—	—
		ビタミン B_2	(mg / 日)	1.1	1.4	—	—	—	1.0	1.3	—	—	—
		ナイアシン	(mg NE/ 日)[4]	11	13	—	200 (45)	—	10	10	—	150 (45)	—
		ビタミン B_6	(mg / 日)	1.0	1.1	—	30	—	1.0	1.1	—	30	—
		ビタミン B_{12}	(μg / 日)	1.6	1.9	—	—	—	1.6	1.9	—	—	—
		葉酸	(μg / 日)	160	190	—	700	—	160	190	—	700	—
		パントテン酸	(mg / 日)	—	—	6	—	—	—	—	6	—	—
		ビオチン	(μg / 日)	—	—	40	—	—	—	—	40	—	—
		ビタミン C	(mg / 日)	70	85	—	—	—	70	85	—	—	—
ミネラル	多量	ナトリウム	(mg / 日)	—	—	—	—	—	—	—	—	—	—
		（食塩相当量）	(g/ 日)	—	—	—	—	6.0 未満		—	—	—	6.0 未満
		カリウム	(mg / 日)	—	—	1,800	—	2,200 以上	—	—	1,800	—	2,000 以上
		カルシウム	(mg / 日)	600	700	—	—	—	600	750	—	—	—
		マグネシウム	(mg / 日)[5]	180	210	—	—	—	180	220	—	—	—
		リン	(mg / 日)	—	—	1,100	—	—	—	—	1,000	—	—
	微量	鉄	(mg / 日)	7.0	8.5	—	35	—	7.0 (10.0)	8.5 (12.0)	—	35	—
		亜鉛	(mg / 日)	6	7	—	—	—	5	6	—	—	—
		銅	(mg / 日)	0.5	0.6	—	—	—	0.5	0.6	—	—	—
		マンガン	(mg / 日)	—	—	3.0	—	—	—	—	3.0	—	—
		ヨウ素	(μg / 日)	80	110	—	900	—	80	110	—	900	—
		セレン	(μg / 日)	20	25	—	250	—	20	25	—	250	—
		クロム	(μg / 日)	—	—	—	—	—	—	—	—	—	—
		モリブデン	(μg / 日)	15	20	—	—	—	15	20	—	—	—

1 範囲に関しては，おおむねの値を示したものであり，弾力的に運用すること。
2 推定平均必要量，推奨量はプロビタミン A カロテノイドを含む。耐容上限量は，プロビタミン A カロテノイドを含まない。
3 α―トコフェロールについて算定した。α―トコフェロール以外のビタミン E は含んでいない。
4 耐容上限量は，ニコチンアミドの重量（mg / 日），( ) 内はニコチン酸の重量（mg / 日）。
5 通常の食品以外からの摂取量の耐容上限量は，小児では 5 mg /kg体重 / 日とした。通常の食品からの摂取の場合，耐容上限量は設定しない。

表3－20
小児（10～11 歳）の推定エネルギー必要量

	男児			女児		
身体活動レベル	I	II	III	I	II	III
エネルギー（kcal/ 日）	1,950	2,250	2,500	1,850	2,100	2,350

栄養素				男児					女児				
				推定平均必要量	推奨量	目安量	耐容上限量	目標量	推定平均必要量	推奨量	目安量	耐容上限量	目標量
たんぱく質			(g/日)	50	60	—	—	—	45	55	—	—	—
			(%エネルギー)	—	—	—	—	13～20[1]	—	—	—	—	13～20[1]
脂質		脂質	(%エネルギー)	—	—	—	—	20～30[1]	—	—	—	—	20～30[1]
		飽和脂肪酸	(%エネルギー)	—	—	—	—	10以下[1]	—	—	—	—	10以下[1]
		n－6系脂肪酸	(g/日)	—	—	11	—	—	—	—	9	—	—
		n－3系脂肪酸	(g/日)	—	—	1.9	—	—	—	—	1.6	—	—
炭水化物		炭水化物	(%エネルギー)	—	—	—	—	50～65[1]	—	—	—	—	50～65[1]
		食物繊維	(g/日)	—	—	—	—	17以上	—	—	—	—	17以上
ビタミン	脂溶性	ビタミンA	(μg RAE/日)[2]	550	800	—	2,100	—	500	700	—	2,500	—
		ビタミンD	(μg/日)	—	—	8.0	80	—	—	—	9.5	80	—
		ビタミンE	(mg/日)[3]	—	—	6.5	650	—	—	—	6.0	600	—
		ビタミンK	(μg/日)	—	—	140	—	—	—	—	170	—	—
	水溶性	ビタミンB_1	(mg/日)	1.2	1.4	—	—	—	1.1	1.3	—	—	—
		ビタミンB_2	(mg/日)	1.3	1.6	—	—	—	1.2	1.4	—	—	—
		ナイアシン	(mg NE/日)[4]	12	15	—	250 (60)	—	12	14	—	250 (60)	—
		ビタミンB_6	(mg/日)	1.2	1.4	—	40	—	1.0	1.3	—	40	—
		ビタミンB_{12}	(μg/日)	2.0	2.4	—	—	—	2.0	2.4	—	—	—
		葉酸	(μg/日)	200	240	—	900	—	200	240	—	900	—
		パントテン酸	(mg/日)	—	—	7	—	—	—	—	6	—	—
		ビオチン	(μg/日)	—	—	50	—	—	—	—	50	—	—
		ビタミンC	(mg/日)	85	100	—	—	—	85	100	—	—	—
ミネラル	多量	ナトリウム	(mg/日)	—	—	—	—	—	—	—	—	—	—
		(食塩相当量)	(g/日)	—	—	—	—	7.0未満	—	—	—	—	6.5未満
		カリウム	(mg/日)	—	—	2,300	—	2,400以上	—	—	1,900	—	2,400以上
		カルシウム	(mg/日)	850	1,000	—	—	—	700	800	—	—	—
		マグネシウム	(mg/日)[5]	250	290	—	—	—	240	290	—	—	—
		リン	(mg/日)	—	—	1,200	—	—	—	—	1,000	—	—
	微量	鉄	(mg/日)	8.0	10.0	—	40	—	7.0 (10.0)	8.5 (12.0)	—	40	—
		亜鉛	(mg/日)	9	10	—	—	—	7	8	—	—	—
		銅	(mg/日)	0.7	0.8	—	—	—	0.6	0.8	—	—	—
		マンガン	(mg/日)	—	—	4.0	—	—	—	—	4.0	—	—
		ヨウ素	(μg/日)	95	140	—	2,000	—	95	140	—	2,000	—
		セレン	(μg/日)	25	30	—	350	—	25	30	—	300	—
		クロム	(μg/日)	—	—	—	—	—	—	—	—	—	—
		モリブデン	(μg/日)	20	25	—	—	—	20	25	—	—	—

1 範囲に関しては，おおむねの値を示したものであり，弾力的に運用すること。
2 推定平均必要量，推奨量はプロビタミンAカロテノイドを含む。耐容上限量は，プロビタミンAカロテノイドを含まない。
3 α－トコフェロールについて算定した。α－トコフェロール以外のビタミンEは含んでいない。
4 耐容上限量は，ニコチンアミドの重量（mg/日），( )内はニコチン酸の重量（mg/日）。
5 通常の食品以外からの摂取量の耐容上限量は，小児では5mg/kg体重/日とした。通常の食品からの摂取の場合，耐容上限量は設定しない。

表3－21 小児（12～14歳）の食事摂取基準

表3－22 小児（12～14歳）の推定エネルギー必要量

	男児			女児		
身体活動レベル	Ⅰ	Ⅱ	Ⅲ	Ⅰ	Ⅱ	Ⅲ
エネルギー（kcal/日）	2,300	2,600	2,900	2,150	2,400	2,700

表３－23
小児（15～17歳）の食事摂取基準

栄養素				男児					女児				
				推定平均必要量	推奨量	目安量	耐容上限量	目標量	推定平均必要量	推奨量	目安量	耐容上限量	目標量
たんぱく質			(g/日)	50	65	—	—	—	45	55	—	—	—
			(%エネルギー)	—	—	—	—	13～20[1]	—	—	—	—	13～20[1]
脂質		脂質	(%エネルギー)	—	—	—	—	20～30[1]	—	—	—	—	20～30[1]
		飽和脂肪酸	(%エネルギー)	—	—	—	—	8以下[1]	—	—	—	—	8以下[1]
		n－6系脂肪酸	(g/日)	—	—	13	—	—	—	—	9	—	—
		n－3系脂肪酸	(g/日)	—	—	2.1	—	—	—	—	1.6	—	—
炭水化物		炭水化物	(%エネルギー)	—	—	—	—	50～65[1]	—	—	—	—	50～65[1]
		食物繊維	(g/日)	—	—	—	—	19以上	—	—	—	—	18以上
ビタミン	脂溶性	ビタミンA	(μg RAE/日)[2]	650	900	—	2,500	—	500	650	—	2,800	—
		ビタミンD	(μg/日)	—	—	9.0	90	—	—	—	8.5	90	—
		ビタミンE	(mg/日)[3]	—	—	7.0	750	—	—	—	5.5	650	—
		ビタミンK	(μg/日)	—	—	160	—	—	—	—	150	—	—
	水溶性	ビタミンB_1	(mg/日)	1.3	1.5	—	—	—	1.0	1.2	—	—	—
		ビタミンB_2	(mg/日)	1.4	1.7	—	—	—	1.2	1.4	—	—	—
		ナイアシン	(mg NE/日)[4]	14	17	—	300 (70)	—	11	13	—	250 (65)	—
		ビタミンB_6	(mg/日)	1.2	1.5	—	50	—	1.0	1.3	—	45	—
		ビタミンB_{12}	(μg/日)	2.0	2.4	—	—	—	2.0	2.4	—	—	—
		葉酸	(μg/日)	220	240	—	900	—	200	240	—	900	—
		パントテン酸	(mg/日)	—	—	7	—	—	—	—	6	—	—
		ビオチン	(μg/日)	—	—	50	—	—	—	—	50	—	—
		ビタミンC	(mg/日)	85	100	—	—	—	85	100	—	—	—
ミネラル	多量	ナトリウム	(mg/日)	—	—	—	—	—	—	—	—	—	—
		（食塩相当量）	(g/日)	—	—	—	—	7.5未満	—	—	—	—	6.5未満
		カリウム	(mg/日)	—	—	2,700	—	3,000以上	—	—	2,000	—	2,600以上
		カルシウム	(mg/日)	650	800	—	—	—	550	650	—	—	—
		マグネシウム	(mg/日)[5]	300	360	—	—	—	260	310	—	—	—
		リン	(mg/日)	—	—	1,200	—	—	—	—	900	—	—
	微量	鉄	(mg/日)	8.0	10.0	—	50	—	5.5 (8.5)	7.0 (10.5)	—	40	—
		亜鉛	(mg/日)	10	12	—	—	—	7	8	—	—	—
		銅	(mg/日)	0.8	0.9	—	—	—	0.6	0.7	—	—	—
		マンガン	(mg/日)	—	—	4.5	—	—	—	—	3.5	—	—
		ヨウ素	(μg/日)	100	140	—	3,000	—	100	140	—	3,000	—
		セレン	(μg/日)	30	35	—	400	—	20	25	—	350	—
		クロム	(μg/日)	—	—	—	—	—	—	—	—	—	—
		モリブデン	(μg/日)	25	30	—	—	—	20	25	—	—	—

1 範囲に関しては，おおむねの値を示したものであり，弾力的に運用すること。
2 推定平均必要量，推奨量はプロビタミンＡカロテノイドを含む。耐容上限量は，プロビタミンＡカロテノイドを含まない。
3 α―トコフェロールについて算定した。α―トコフェロール以外のビタミンＥは含んでいない。
4 耐容上限量は，ニコチンアミドの重量（mg／日），（）内はニコチン酸の重量（mg／日）。
5 通常の食品以外からの摂取量の耐容上限量は，小児では５mg／kg体重／日とした。通常の食品からの摂取の場合，耐容上限量は設定しない。

表３－24
小児（15～17歳）の推定エネルギー必要量

	男児			女児		
身体活動レベル	Ⅰ	Ⅱ	Ⅲ	Ⅰ	Ⅱ	Ⅲ
エネルギー（kcal/日）	2,500	2,800	3,150	2,050	2,300	2,550

3 食事構成に関する基礎知識

栄養素は主として食物の形で体内に取り込まれる。人は健康生活を維持するためには，過不足なく栄養素を摂取する必要がある。食品に含まれる栄養素のほとんどは単独で存在することはないため，どのような栄養素が含まれているのかを理解し，食品成分表などを用いて調べる手段を習得することは適切な食生活を形成する上で不可欠である。

食品には１次機能＝栄養素を補給する栄養機能，２次機能＝おいしさを求める感覚を満足させる機能，３次機能＝生体調節機能の大きな３つの機能がある。人は生命を維持していくために食物を摂取しているが，「食事」として考えた場合,生命の維持だけが目的ではない。健康を維持・増進しながらも，美味しさを味わい，心を満たし，人と人をつなげるコミュニケーションの手段の一つとなる。これらすべてを満たすことを追求した食事計画，いわゆる「献立」を作成し，食生活を営んでいる。献立を作成するためにはその手順と食材について学ぶ必要がある。ここでは食品の基礎知識として，主食・主菜・副菜・副々菜・汁物・調味料別に使用頻度の高い食材にわけて解説する。献立を作成する際に参考にされたい。

1 食品の基礎知識

1 主　食

日本人の主食の代表は米であるが，近年，食生活が洋風化すると共に小麦粉の需要が増加している。主食となる穀類やいも類に多く含まれるでんぷんは熱を加えることにより変化する性質を持つ。例えば精白米（βでんぷん）に水を加えて加熱することで，食べられる状態になる。これがでんぷんの糊化（α化）である。ベビーフードのかゆ製品（ライスフレーク）もα化された物であり，消化も良く，お湯や熱いスープを注ぐと食べられる状態になる。またご飯を放置しておくと固く変化する。これがでんぷんの老化である。

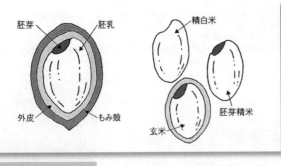

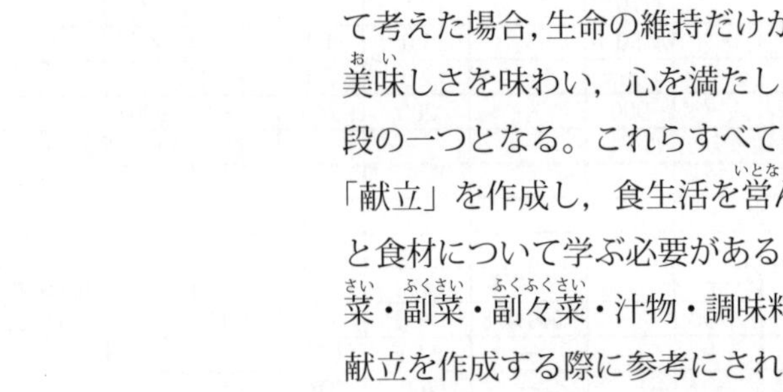

図３－20
米の構造

❶ 主　穀

穀類には主穀と雑穀がある。

- 米　：米は日本人の主食である。米には通常食べられている粳米と，赤飯やもちに使用するもち米がある。粳米は搗精度の違いによりぬかをほとんど除いた精白米，胚芽米，もみ米からもみ殻だけを抜いた玄米などに分類される。

酒，味噌，醤油などの原料にもなる。

- 大麦：味噌や醤油の原料となる。押麦に加工される。
- 小麦：小麦粉はパン，めん，ケーキ，などの原料となる。グルテンの量の少ない順に薄力粉，中力粉，強力粉に分類される。

種　類	グルテン量（乾燥麸素量）	用　途
薄力粉	8％以下	ケーキ　クッキー　天ぷらの衣
中力粉	9～12％	めん類
強力粉	13％以上	パン　マカロニ　スパゲティ

表3－25 小麦粉の種類と用途

グルテン：小麦粉特有のたんぱく質，麺ののびやパンの膨みはグルテンによるもの。

❷ 雑　　穀

米，大麦，小麦以外の穀類（ひえ，あわ，きび，とうもろこし，そば）が雑穀である。雑穀は精白米と異なりビタミンB_1を多く含む。玄米や胚芽米は胚芽を残し精米されているのでビタミンB_1の供給源となるが，消化の悪さや美味しさの点では劣る。とうもろこしはコーンフレークやコーンスターチの原料となる。

❸ い も 類

いも類にはじゃがいも，さつまいも，さといも，やまいもなどがあり，でんぷん質を多く含み，エネルギー源となる。いも類のビタミンCは安定しているので調理による損失が少ない。じゃがいもは煮物や炒め物にはメークイン，粉ふきいもやマッシュポテトには男爵いもが適している。じゃがいもは発芽箇所に有毒配糖体ソラニンを多量に含み，調理の際に皮や芽は必ず除いて調理する。さつまいもの糖化酵素は緩慢な温度上昇により作用し，甘味が増す。

2 主　　菜

主菜は肉類，魚介類，乳・乳製品，卵，豆・豆製品などたんぱく質を多く含む食品が主材料。

肉類には牛，豚，鶏がよく用いられ，たんぱく質と脂肪が主成分である。豚肉の特徴は他の獣肉には比較的少ないビタミンB_1を多量に含んでいるが，寄生虫の心配があるために充分加熱する。鶏肉は獣鳥肉の中でも，肉質も柔らかく，脂肪分も少ない部位であれば生後7，8か月から用いることができるが，カンピロバクター菌などの食中毒に注意が必要である。レバー類は組織が柔らかく，生後9か月からペースト状にして用いることができる。鉄やビタミンの供給源となる。また馬，羊，うさぎ，鴨なども食用・加工食品として用いられる。

カンピロバクター：人間の周囲にいる動物のほとんどが保菌しているが鶏肉の汚染頻度が高い潜伏期（2～7日）と長く，少量でも食中毒になることから1件あたりの患者数が多いのが特徴。この菌は熱と乾燥に弱いので十分加熱することで予防できる。

魚介類には海水魚，淡水魚，軟体魚，甲殻類，貝類，加工食品がある。魚肉は獣鳥肉と比較し，全体として水分含有量が多く筋線維が柔らかく消化されやすいので，白身であれば生後5，6か月頃から用いることができる。魚油には必須脂肪酸であるエイコサペンタエン酸（EPA），ドコサヘキサエ生物価：たんぱく質の栄養価を示す指標。体内に吸収された窒素量のうち体内に蓄えられた窒素量の比を百分率で示したもの。

完全たんぱく質：たんぱく質には完全たんぱく質と不完全たんぱく質があり，完全たんぱく質は必須アミノ酸を過不足なく含むもので，肉・魚介類・卵などの動物性食品である。不完全たんぱく質は必須アミノ酸のうち，どれかが不足しているもので，穀類，豆類などの植物性食品である。

アレルゲン：アレルギーを引き起こす原因(抗原)となる物質や食品。

ン酸（DHA）が含まれ，血栓予防に有効である。魚油水産練り製品を乳幼児に使用する場合は添加物と塩分に注意が必要である。

卵類には鶏卵，うずら，あひるなどがある。最も多く食用されるのは鶏卵である。優れたアミノ酸組成を持ち，生物価 100 の完全たんぱく質である。卵白は 58℃で凝固を開始し，卵黄は 65 ～ 70℃凝固する。卵白は卵黄と比較してアレルギー性が高く，加熱後もアレルギー誘発性は完全に消失しない。生後６か月以降にアレルゲン性の低い卵黄の固ゆでからスタートする。

豆類はたんぱく質，脂質の供給源となり，植物性食品の中ではもっともたんぱく質の含有量が多い。大豆，小豆，そら豆，えんどう豆などがあげられ，カルシウム，鉄，ビタミン，食物繊維を豊富に含む。大豆の加工食品に豆腐，豆乳，納豆，きな粉などがある。納豆は種々の酵素を含み栄養価が高く，消化もよいことから生後７か月から使用できる。

❸ 副菜・副々菜・汁物

副菜は野菜類，海藻類，きのこ類，果実類などビタミン，ミネラルを多く含む食品が主材料。

カロテン：かぼちゃやにんじんなどに含まれるカロテノイド色素。カロテンと呼ばれるのは，αカロテン，β - カロテン，γ - カロテン(西洋にんじん)，リコピン(トマト・スイカ)である。体内で取り込まれたのちに変換されビタミンAとしての生理作用を有する。

緑黄色野菜：資料編／資料⑩緑黄色野菜（p.255）

野菜類は全体として水分，ビタミン，ミネラルを多く含み，緑黄色野菜と淡色野菜に分類される。カロテンの含有量が 100g 当たり 600μg以上の野菜，またカロテンの含有量が 100g 当たり 600μg以下であるがカロテンやビタミン，ミネラルを比較的多く含んでいるトマト，ピーマン，さやいんげんなどを含めて緑黄色野菜という。また緑黄色野菜はβ - カロテンの含有量が多く，がん抑制作用が期待される。緑黄色野菜の中でもほうれんそう，こまつな，サラダ菜などの葉菜類，アスパラガスや葉ねぎなどの茎菜類，かぼちゃ，ピーマンなど果菜類，ブロッコリーなどの花菜類などに分類される。淡色野菜はキャベツ，はくさいなどの葉菜類，たけのこ，もやしなどの茎菜類，なす，きゅうりなど果菜類，カリフラワーなどの花菜類などに分類される。

きのこ類は数百種類存在するが，しいたけ，しめじ，まいたけ，マッシュルーム，えのきだけ，まつたけ，きくらげなどが常食されている。糖質，食物繊維，カリウム，ビタミンＢ群・Ｄの供給源となる。含まれているビタミンＤは紫外線により体内でビタミンＤに変換されるビタミンD_2(エルゴステロール）であり，特にきくらげ，干しいたけ（日干し）に多い。

ヨウ素：日本人は過剰摂取のリスクが懸念されている。特に授乳期はこんぶを摂り過ぎないよう注意する。

海藻類は色により緑藻類，褐藻類，紅藻類，藍藻類に大別される。主に糖質のアルギン酸，ビタミン，ミネラルとしてヨウ素，カルシウム，ナトリウム，鉄などを含む。また，食物繊維も豊富で整腸作用が期待できる。こんぶは旨み成分のグルタミン酸やアスパラギン酸を含み，和風だしとして用いられる。アルギン酸は沸騰させると，溶け出し，粘りが出るためにだしとして用いる場合は沸騰直前に取り出す。

❹ デザート（果物）

果実類は特有の芳香があり，クエン酸，リンゴ酸，酒石酸などの酸味，ブドウ糖，果糖，ショ糖などの甘味がある。果肉，果皮には食物繊維のペクチンが含まれ，砂糖を加えることでジャムやママレードができる。ビタミン，カリウムの供給源となる。ぶどう，いちじくなどの漿果糖，桃，梅，杏などの核果糖，栗，くるみ，ぎんなんなどの堅果糖，りんご，梨などの仁果糖，みかん，夏みかん，オレンジなどの準仁果など，パイナップル，バナナなどの熱帯果実，いちご，メロンなどの果菜類に分類される。みかん，オレンジなどの柑橘類に含まれるクエン酸は吸収の悪い非ヘム鉄の吸収を良くする。

❺ 代表的な調味料

油脂類は大豆油，ごま油，オリーブ油，菜種油，紅花油，バター，ラード，ヘット（牛脂）などの天然油脂と，マーガリン，ショートニングオイルなどの加工油脂に大別される。常温で液状のものを油といい，固体のものを脂という。油脂は必須脂肪酸であるリノール酸，α-リノレン酸，アラキドン酸の供給源となる。脂溶性ビタミンの吸収を促進する働きがあり，にんじんなどの脂溶性ビタミンを含む野菜は，油で調理するとよい。ショートニングオイルはドーナツやケーキの材料として用いる。

砂糖はショ糖が主成分の天然甘味料である。精製の度合いや加工方法により分類され，一般的に使用されるものとして，上白糖，中白糖，三温糖などの粒が細かいものや，グラニュー糖などの結晶が大きいものがある。砂糖は甘味というだけでなく，保水性と脱水性がある。保存食の砂糖漬けなどはこの脱水性を利用したものである。上白糖は一般によく用いられるが腸内発酵しやすいため，下痢症の乳児には与える際には注意が必要である。消化吸収が早く，エネルギー源として効果的であるが，過剰摂取は体内で脂肪として貯蓄されやすいために摂り方に注意が必要である。

食酢は穀類を原料とした穀物酢，果実を原料とした果実酢がある。デンプン質原料をアルコール発酵させ，酢酸菌を働かせて酢酸発酵により酢酸とする。酢酸濃度は４～７%。脱水作用，酵素作用の抑制（pH 低下），たんぱく質の変性，促進，防腐殺菌作用，魚臭の除去などの作用がある。

しょうゆは濃口しょうゆ，薄口しょうゆ，溜しょうゆ，再仕込みしょうゆ，白しょうゆの５種類に区分されている。大豆または脱脂大豆を蒸し煮し，炒った小麦粉を混ぜ，これに麹菌を作用させて食塩水に仕込んで熟成させる。食塩濃度は濃口しょうゆが 14 ～ 15% に対し，薄口しょうゆは 16% で色は薄いが濃口しょうゆより塩分濃度は高い。

非ヘム鉄：肉・魚類，レバーなどの動物性食品に含まれる鉄を「ヘム鉄」，大豆，野菜，海藻類などの植物性食品に含まれる鉄を「非ヘム鉄」という。「非ヘム鉄」は「ヘム鉄」より吸収率が低い。（p.147 参照）

油脂類：
第３章／❹栄養素の種類とはたらき（p.40）

加工油脂：（トランス脂肪酸）不飽和脂肪酸のうち，二重結合の立体配位がトランス型になっているものの通称で人工的に加工された脂肪酸である。トランス脂肪酸の摂取により，LDL コレステロール，中性脂肪，リポプロテインの増加ならびに HDL コレステロールの減少が報告されていることから，動脈硬化への影響が懸念されている。マーガリン，植物ショートニング油に多く含まれる。菓子パン，クッキー等の焼き菓子やフライドポテト，ドーナッツ等の外食産業の揚げ物，調理済み食品等から日常的に摂取されやすいので摂りすぎないよう気をつける。

❷ 食品表示に関連する制度

「健康」に対する関心と健康増進の促進を目的とする食品に対するニーズが高まっていることに伴い，食品や加工食品の製造・販売も増加している。これらの食品を利用して，健康的な食生活を形成するためには，表示された内容を正確に把握し，分類されている食品の目的を理解し，各人に適した食品を選択する能力が求められる。またこれらを理解すると共に，食品表示の確認を習慣付けることも重要である。

食品表示：

また，2015 年 4 月 1 日から，従来の食品表示に関する規定をまとめて「食品表示法」が定められ，新たな食品表示の制度がスタートした。この，食品表示法では，① 栄養成分表示の義務化，② アレルギー表示の改善，③ 機能性表示食品が新設された。

❶ 栄養成分表示

栄養成分表示は，事業者による任意表示であったが，原則として，すべての加工食品と添加物に，「熱量（エネルギー）」「たんぱく質」「脂質」「炭水化物」「ナトリウム」の５つの表示が義務付けられた。また，ナトリウムに関しては，原則として食塩相当量「食塩相当量　何 g（グラム）」に換算して表示される。なお，栄養成分の表示を省略できるものとして，① 商品が小さいために包装などに表示できる面積が小さいもの，② 酒類，③ 栄養の供給源として寄与の程度が低いもの（茶葉やその抽出物，スパイス等），極めて短い期間で原材料が変更されるものがある。

❷ アレルギー表示の改善

アレルギー表示は，2001 年から食品衛生法によって，特に重い症状を起こす可能性がある７品目（卵，乳，小麦，落花生，えび，そば，かに）についてはすでに義務づけられているが，今回の制度から，アレルゲンとなる原材料一つ一つについて表示する「個別表示」へと改善された。これにより，複数の食品が詰め合わされているお弁当のような商品においても，正確なアレルギー情報を消費者に示すことができるようになり，例えば卵アレルギーを持つ人が，お弁当の中の複数のおかずのうち，卵を使ったものだけを避けて食べるという選択が可能となる。

７品目：
第８章／表８－８アレルギー表示対象品目（p.155）

❸ 機能性表示食品の新設

保健機能食品制度：平成 17 年７月１日付で保健機能食品の表示に係る見直し及び特定保健用食品（規格基準型）の規格基準の設定などが行われた。

これまでの「特定保健用食品（トクホ）」，「栄養機能食品」の制度に加えて「機能性表示食品」が設けられた。機能性表示食品は，健康の維持および増進に役立つことが期待できるという「機能性」を表示できる食品を指す。機能性表示食品は，消費者庁長官に届け出た安全性や機能性に関する一定の科学的根拠に基づいて，事業者の責任において表示を行うものであり，特定保健用食品（トクホ）のように消費者庁の審査・許可を受けたものでない。なお，機能性表示食品について，事業者から届け出られた安全性や機能性の根拠などの情報は，消費者庁のウェブサイトで公表される。

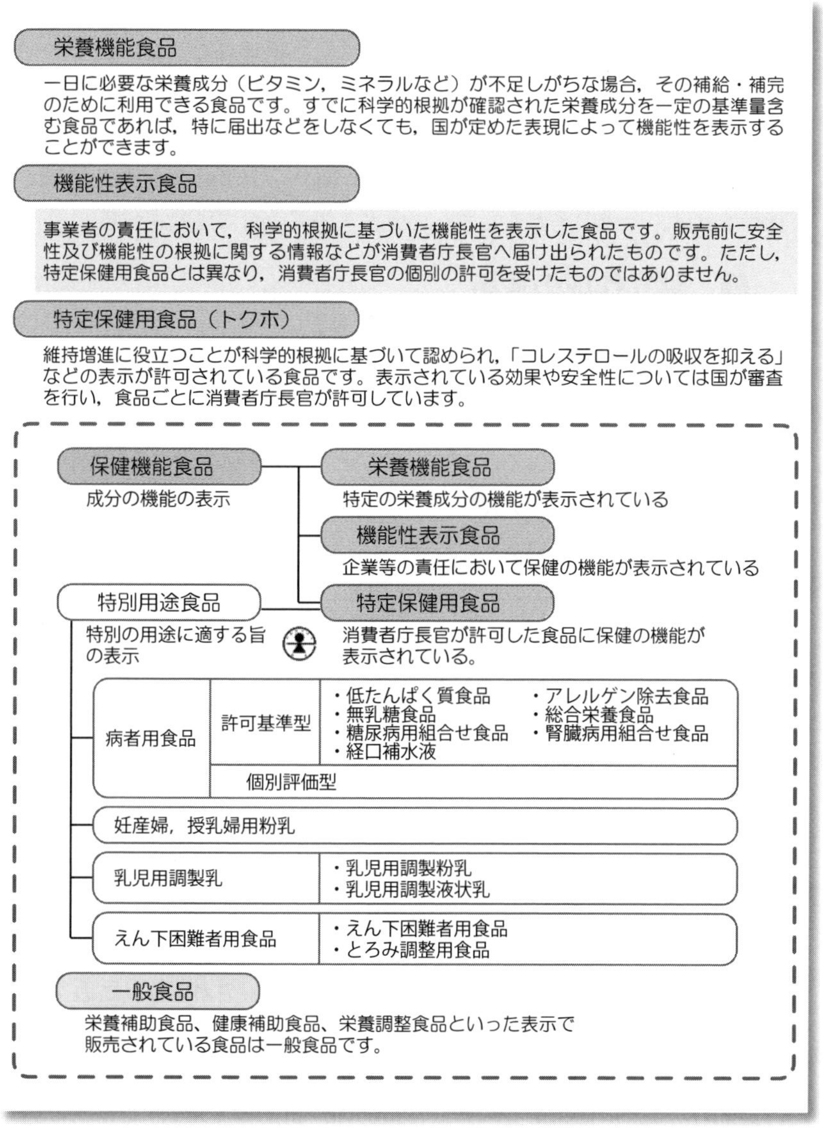

栄養機能食品
一日に必要な栄養成分（ビタミン，ミネラルなど）が不足しがちな場合，その補給・補完のために利用できる食品です。すでに科学的根拠が確認された栄養成分を一定の基準量含む食品であれば，特に届出などをしなくても，国が定めた表現によって機能性を表示することができます。
機能性表示食品
事業者の責任において，科学的根拠に基づいた機能性を表示した食品です。販売前に安全性及び機能性の根拠に関する情報などが消費者庁長官へ届け出られたものです。ただし，特定保健用食品とは異なり，消費者庁長官の個別の許可を受けたものではありません。
特定保健用食品（トクホ）
維持増進に役立つことが科学的根拠に基づいて認められ，「コレステロールの吸収を抑える」などの表示が許可されている食品です。表示されている効果や安全性については国が審査を行い，食品ごとに消費者庁長官が許可しています。
保健機能食品
成分の機能の表示
栄養機能食品
特定の栄養成分の機能が表示されている
機能性表示食品
企業等の責任において保健の機能が表示されている
特別用途食品
特別の用途に適する旨の表示
特定保健用食品
消費者庁長官が許可した食品に保健の機能が表示されている。
病者用食品
許可基準型
・低たんぱく質食品
・無乳糖食品
・糖尿病用組合せ食品
・経口補水液
・アレルゲン除去食品
・総合栄養食品
・腎臓病用組合せ食品
個別評価型
妊産婦，授乳婦用粉乳
乳児用調製乳
・乳児用調製粉乳
・乳児用調製液状乳
えん下困難者用食品
・えん下困難者用食品
・とろみ調整用食品
一般食品
栄養補助食品、健康補助食品、栄養調整食品といった表示で販売されている食品は一般食品です。

図３－21 機能性が表示されている食品

（消費者庁）

4 献立作成・調理の基本

子どもたちを取り巻く環境の変化は食生活・食習慣に影響を与え，生活習慣病発症の若年化や心身の発育に及ぼす影響が危惧されている。小児期（特に幼児期）は生活習慣の基盤が確立する時期であり，生活習慣病予防の出発点である。望ましい食生活の原点となるのは食品・栄養の基礎知識と共に，食事計画（献立作成）である。保育士自身が適切な食事計画を理解し実践力を養うことは，今後の子どもたちへの食育・栄養教育に反映される。

1 献立作成の意義

「献立とは料理の種類や組み合わせ，順序の予定を立てること。また，その種類や順序のこと」と定義されている。献立を作成することにより，健康な食生活を営む食品の組み立てを計画することができる。

2 献立作成の手順

1 対象者の食事摂取基準の把握

日本人の食事摂取基準：第３章／②「日本人の食事摂取基準」の意義とその活用（p.50）

「日本人の食事摂取基準」により，対象者の年齢・性別による摂取範囲を把握し，目安とする。その際には対象者の体格・運動量・妊婦・授乳婦など個人の状態を考慮する。

2 栄養比率を求める

献立作成上，各栄養素をバランスよく摂取できるように栄養比率を考慮する必要がある。総脂質の総エネルギーに占める割合（脂肪エネルギー比率）は20％以上30％未満を目標とする。

3 基礎食品群と食品構成の作成

対象者の１日に必要な摂取量の目安が②により把握されるが，これを満たすためにどのような食品をどのくらい使用すればよいのかを知るために食品構成を使用する。食品構成は栄養成分の類似した食品を３群・４群・６群・18群などに分けた基礎食品群を，食品群別に摂取量を求めたものである。また，この食品構成に基づいて，食事の配分をするが，子どもは消化・吸収機能が発達段階であるが，体重１kg当たりの栄養素必要量が多いため，３回の食事プラス１～２回の間食を入れて配分する。各食品群から多種類の食品を過不足なく組み合わせることによって摂取範囲内の献立が作成できる。

基礎食品群：資料編／資料8３色食品群，資料9４つの食品群（p.254）

間食：カラー実習編／幼児の間食

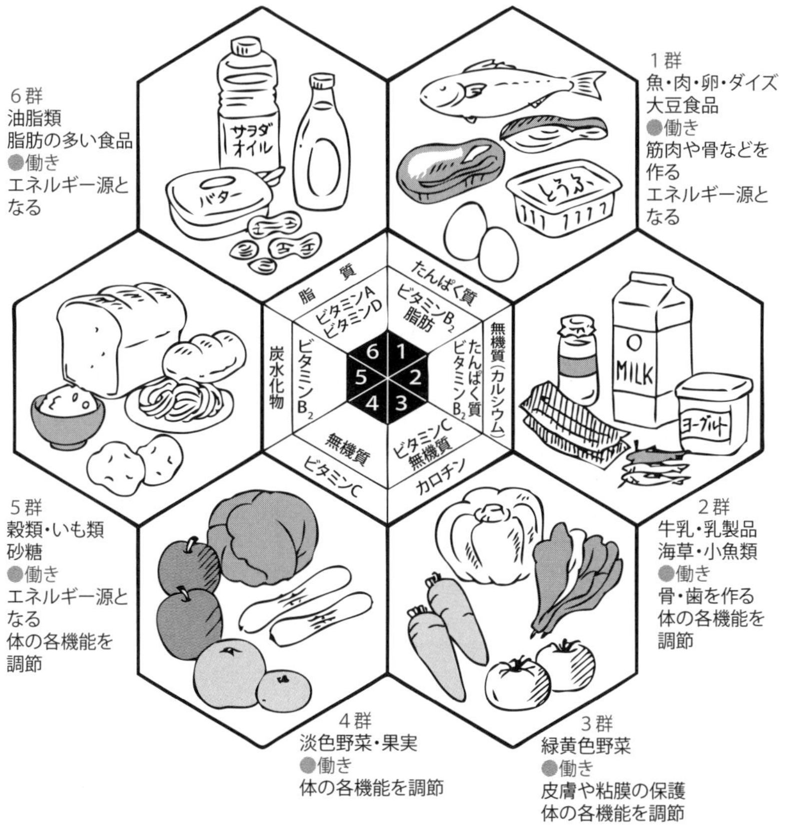

図3－22
6つの基礎食品群

❹ 献立作成の実際 1 ―主食・主菜・副菜の考え方と手順（一例）―

手順：❷主菜の決定⇨❶主食の決定，となる場合も多い。

❶ 主食の決定

米類，小麦類（パン，うどん，スパゲティーなど），雑穀類（そば，アマランス，あわ，ひえなど），その他（大麦，ライ麦，えん麦［オートミール］など）の中から選択。（ちらし寿司や五目ソバなど，主菜が同時に摂取できる献立もある）

⬇

❷ 主菜の決定

肉類，魚介類，卵類，豆・豆製品類，乳・乳製品など，たんぱく質を多く含む食品から主材料を決定し，調味方法（和風，中華風，洋風など）と調理方法（煮る，蒸す，茹でる，焼く，炒める，揚げる，生食など）を検討する。

⬇

❸ 副菜の決定

野菜類・海藻類・果実類などから主菜に合わせた副菜を決定する。❷でたんぱく質が不足の場合は補足する。調理方法（煮る，蒸す，茹でる，焼く，炒める，揚げる，生食など）を検討する。

⬇

❹ 副々菜・汁物の決定

主菜・副菜で使用しなかった食品を用いた副々菜，または汁物を決定する。作成した献立の各食品の使用量を食品構成から決定し，摂取基準範囲内であるか確かめるために栄養価を算出する。

5 献立作成の実際 2 ―日常生活での応用―

これまで献立作成の実際について述べてきたが，実生活の中で，すべての食事を栄養計算に基づいて管理することは難しい。そのため，日常生活においての応用力が求められ，日常的に用いる食品のおおよその重量を把握しておくことが有効である。図3－23に示すように卵・Mサイズ1個（50g）を元に，他の食品の50gも把握することで，図3－24を基本にして，1回に食べる量を大まかにつかむことができる。

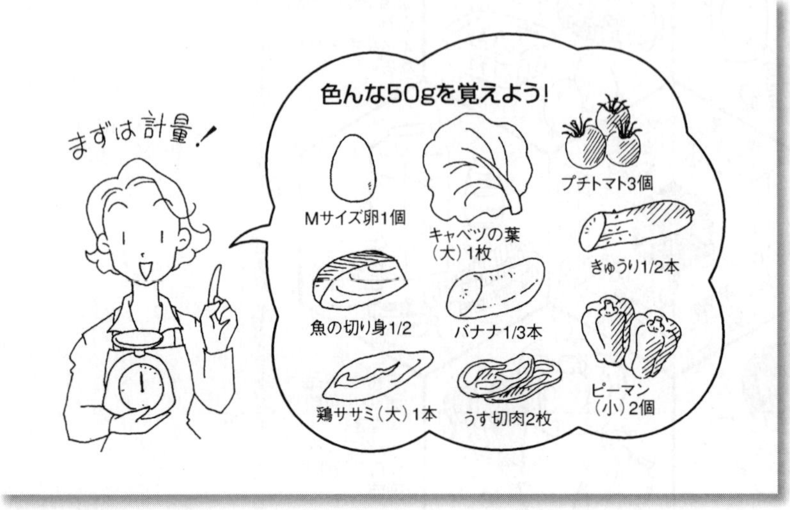
まずは計量！
色んな50gを覚えよう！
Mサイズ卵1個
キャベツの葉（大）1枚
プチトマト3個
きゅうり1/2本
魚の切り身1/2
バナナ1/3本
鶏ササミ（大）1本
うす切肉2枚
ピーマン（小）2個

図3－23
食品量の目安

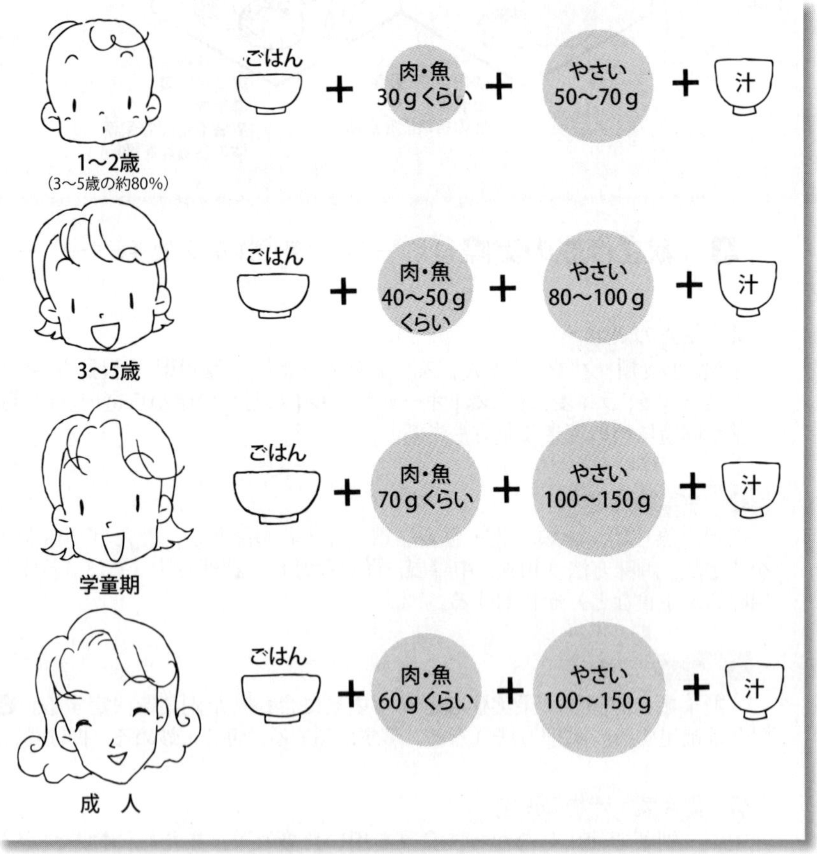

図3－24
一回に食べる量の例

❻ 作成献立の評価　－栄養価の算定－

❶ 食品成分表を用いて

作成した献立が，食事摂取基準の摂取範囲内かを評価するために食品成分表を用いる方法がある。食品成分表とはその食品にどのような成分がどのくらい含まれているのかを示したものである。常用される2,478食品を18群に分類し，可食部100g当たりの各栄養素の重量が収載されている。近年は５年ごとに改訂が加えられてきたが，最新は2020年に発表された「日本食品標準成分表2020年版（八訂）」である。

❷ 食生活のための食生活指針を用いた献立作成の考え方

食生活の乱れに起因するさまざまな問題に対処し，生活習慣病の一次予防目的に，文部科学，厚生労働，農林水産の３省合議によって2000（平12）年に新しい「食生活指針」が決定され，2016年に改正された。よりよい食生活のありかたについて，子どもたち，養育者に指導する際の活用に適している。

食生活指針：
資料編／資料❸食生活指針（p.252）

❸ 調理の基本

❶ 調理の意義

調理とは，食品を安全に消化しやすく，おいしく食べるために，洗う，切る，加熱，調味することなどである。調理者の技術により，食材を多様に変化させる事が可能であり，喫食者の栄養・味覚面だけではなく，心理的・精神的面も満足させることができる。そのため，調理者は食品，調理法の理解と共に調理技術も向上させると良い。また適温で喫することはおいしさを左右する。

❷ 調理方法

調理方法は生食調理と加熱調理，調味に大別される。

- 生食調理：主に魚介類，野菜，果物などを生で食するときに用いる。生食調理の場合は，まな板，包丁，ボールなどに付着した細菌による食中毒に注意しなければならない。
- 加熱調理：ゆでる，蒸す，煮る，炊く，焼く，炒める，揚げる，ガス・電気・電磁調理器加熱，マイクロ波加熱（電子レンジ）などを用いて調理する。

❸ 調理の基本

調理の基本として，身支度，調理用具の知識，計量方法，食品の知識，だしのとり方，野菜の切り方，盛り付けなどが求められる。

（上田）（林）

第4章

乳児期の食生活

乳児期は食機能の発達が著しい時期であり，幼児期に向けて自分で食べる能力を獲得していく時期でもある。ここではその特徴について学ぶ。

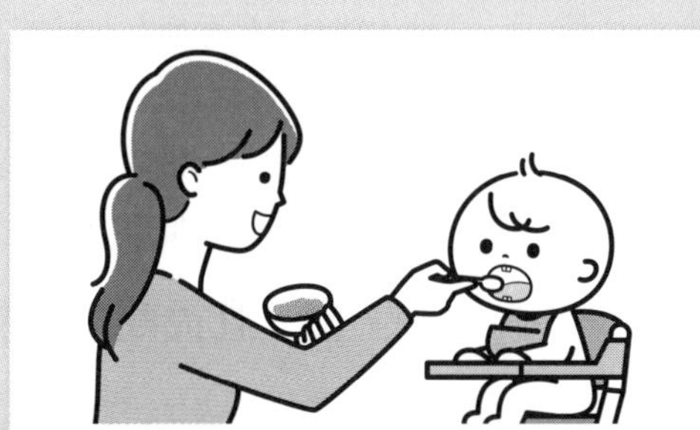

子どもが現在を生き生きと，かつ生涯にわたって健康で質の高い生活をおくるための基礎は食事である。そのためには，まず食生活を営む力を養うことができる環境を整えることが重要となる。

乳児期に，子どもは安心と安らぎの中で母親の母乳（ミルク）を飲み，離乳食を食べるという体験によって，食欲や食べる意欲の基礎を培っていく。乳児は最初，乳汁のみで必要な栄養を獲得するが，その時母親から目と目を合わせ優しい声かけと温もりの中でゆったりと母乳（ミルク）を飲むことで，心の安定がもたらされ，食欲が育まれる。離乳期には，少しずつ食べ物に親しみながら，咀嚼と嚥下を体験し，美味しく食べた満足感を共感することで，食べる意欲が育まれていく。離乳も後半になると，自分の手でつかんで食べたいという意欲が沸き，手づかみで食べ始める。「手づかみ食べ」は，食べ物を目で確かめて，物をつかみ，口まで運び，口に入れるという行動の発達である。それをくり返すうちに，やがてスプーンや食器にも関心をもちはじめる。そうしていろいろな食べ物を見る，触る，味わうという体験を通して，自分で進んで食べようとする力が徐々に養われていく。

授乳期・離乳期／安心と安らぎの中で食べる意欲の基礎づくり

安心と安らぎの中で母乳（ミルク）を飲む心地よさを味わう
いろいろな食べ物を見て、触って、味わって、自分で進んで食べようとする

厚生労働省「楽しく食べる子どもに～食からはじまる健やかガイド～」2004

1 乳児期の食機能の発達と成長

❶ 身体発育と栄養・食生活

発育のためのエネルギーや栄養素を必要とする点で，小児は成人と大きく異なる。成人は，活動のために必要な栄養素を食事によって摂取するが，小児，特に生まれてから 1 歳までの子どもは，健康の維持・増進だけではなく身体発育の最も盛んな時期（第一次成長期）に必要な多くの栄養素を食事から摂取しなければならない。

また，消化・吸収機能が未熟なために，消化・吸収機能の発達段階に応じた栄養法，食事形態で与えることが重要である。

❷ 乳児期の食機能の発達

乳児期は食機能の発達が著しい時期である。乳汁を吸う（哺乳）能力から固形食の摂取を通して食べ物を咀嚼し，嚥下する能力を習得していく。また，幼児期に向けて自分で食事をするために，手づかみで食べる意欲を育む時期でもある。食機能の発達を十分に理解して，その発達に応じた食事を整え，援助することが必要である。

❸ 精神発達と栄養・食生活

乳児は生後しばらくは親との間に情緒的絆を形成し，やがてその絆を形成する相手が兄弟や祖父母等の家族，そして保育者や友達へと拡大していく。ボウルヴィは，人が特定の人物との間に形成する情緒的絆を「アタッチメント（愛着）」と呼び，哺乳行動は生来的に組み込まれた愛着行動であるとしている。情緒的絆は不安をなくす重要な役割を果たすだけでなく，感情や自我の発達，および社会化を援助し，子どもの自立を助ける機能をもっている。乳児期の哺乳行動は信頼関係の基礎を築き，食事を楽しむ行動のスタートとなる。

ボウルヴィ , J.：黒田実郎『母子関係の理論』岩崎学術出版　1976

さらに離乳期には，それまでの乳汁という単一の味覚経験から，味，形，色，口当たりの違うさまざまな食べ物を体験することになる。味覚，視覚，触覚がより刺激され，これらの発達を促すと共に，子どもの好奇心を育てることができる。子どもは食欲が満たされ，保護者や保育者から「おいしいね」と言ってもらうことで，食の満足感と，人との共感を体験していく。

2 乳　汁　栄　養

1 母 乳 栄 養

1 母乳栄養の意義

1 母乳組成の特徴

母乳は「ヒトの子」を育てるために体の中で作られる乳汁であり，母乳で乳児を育てることは最も自然な授乳法である。母親は乳児の生命を保証し，新しい生命の生涯にわたる健康づくりの第一歩を担っている。母乳は乳児と母親にとって最も理想的な栄養法である。

❶ 乳児に最適な成分組成で少ない代謝負担

母乳の成分は乳児の消化吸収・代謝に適しており，「5～6か月」または「5か月」位までの成長・発達に必要な成分が整っている。成分は分娩後の日数によって変化し，分娩後1～5日頃までの乳を「初乳」と呼び，黄白色で粘稠性がある。さらに，分娩後10日以上経過した乳を「成乳」と呼び，次の特徴をもっている。

> **成乳の特徴**
>
> ●たんぱく質
> 乳清たんぱく質が高く，カゼインの比率が低い。胃酸やたんぱく質分解酵素の作用で粗いカードを生成するカゼインの割合が低いため，母乳のカードは微細で消化されやすい。アミノ酸組成は乳児の発育に最適で，新生児に必須であるシステイン，タウリン，アルギニンも含有している。
>
> ●脂　質
> 大部分は中性脂肪。不飽和脂肪酸（リノール酸，リノレン酸等）は牛乳より4～5倍で，消化のよい長鎖脂肪酸が多い。母乳の脂肪酸は母親の食事の影響を受けやすい。
>
> ●糖　質
> 大部分は乳糖。乳糖はカルシウムその他の無機質の吸収を促進。エネルギー代謝，脳や神経組織の構成成分。オリゴ糖はビフィズス菌などの増殖などに役立つ。
>
> ●ミネラル
> 牛乳に比べると約3分の1。乳児の未熟な腎臓機能への負担が少ないが，ミネラルの吸収を促進する栄養素（乳糖やビタミンC等）が多く含まれているため，吸収率が高くなる。分娩経過日数による変化が大きく，鉄は46%，銅は71%，亜鉛は87%に減少する。
>
> ●ビタミン
> ほとんどのビタミンが含まれ，ビタミンA（カロテノイド）など一部のビタミンを除いて初乳より成乳中に多く含まれる。

タウリン：新生児に必須のタウリンはたんぱく質の構成アミノ酸ではないが，脳の発達などに不可欠である。

❷ 感染症の発症及び重症度の低下

母乳，特に初乳には，ラクトフェリン，免疫グロブリン（IgA），リゾチームやビフィズス菌成長因子などが多く含まれ，感染症の発症を予防し重症

図4－1
母乳成分の変化

（井戸田正他「最近の日本人人乳組成に関する全国調査」（第一報）日本小児栄養消化器病学会雑誌 1991；5(1)）

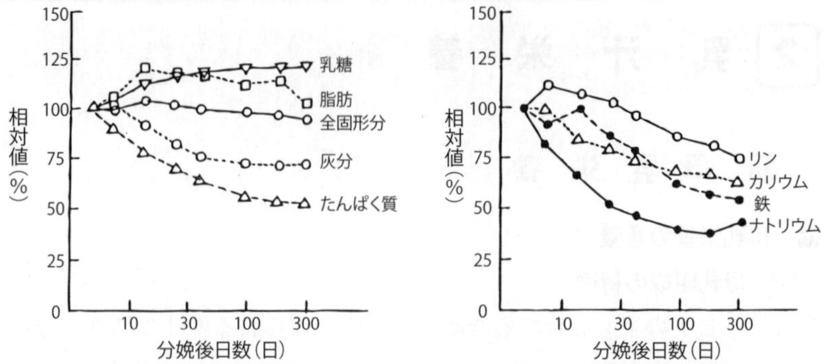

a. 乳中一般成分の経時変化
b. 乳中ミネラル成分の経時変化
分娩後3～5日の含量を100%とし，相対値で示した

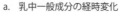

表4－1
人乳・牛乳・乳児用調製粉乳の成分比較

	人乳①	牛乳②	乳児用調製粉乳③				
			アイクレオ バランスミルク	雪印 ビーンスターク すこやかM	明治 ほほえみ	森永 はぐくみ	和光堂 レーベンスミルク はいはい
	100gあたり	100gあたり	調乳濃度12.7% 100mℓあたり	調乳濃度13% 100mℓあたり	調乳濃度14% 100mℓあたり	調乳濃度13% 100mℓあたり	調乳濃度13% 100mℓあたり
エネルギー kcal	65	67	66.4	67	70	67	67
たんぱく質 g	1.1	3.3	1.5	1.5	1.6	1.4	1.5
脂質 g	3.5	3.8	3.6	3.6	3.7	3.5	3.6
炭水化物 g	7.2	4.8	7.1	7.3	8.1	7.4	7.2
カルシウム mg	27	110	44.5	46	53	49	49
鉄 mg	Tr=0.04mg	Tr=0.02mg	0.89	0.80	0.84	0.78	0.78
亜鉛 mg	0.3	0.4	0.4	0.4	0.4	0.4	0.4
銅 mg	0.03	0.01	0.05	0.04	0.04	0.04	0.04
レチノール当量 μg	46	38	71	59	72	70	66
ビタミンB_1 mg	0.01	0.04	0.08	0.05	0.06	0.05	0.05
ビタミンB_2 mg	0.03	0.15	0.1	0.10	0.08	0.09	0.08
ビタミンC mg	5	1	7	8	10	8	8

※調製粉乳の成分や名前はよく変わり，これは各メーカーのHPで確認できる（資料編）
※人乳と牛乳は七訂食品成分表より①成熟乳（100 g：98.3mℓ）② 100 g：96.9mℓ ③ 2020年1月現在の成分値，
粉乳のレチノール当量は1μgあたり3.33IUで換算

度も低下させる。ラクトフェリンは初乳中に多く含まれ，鉄イオンと結合すると赤色になるたんぱく質である。大腸菌などの悪玉菌の増殖を抑え，善玉菌といわれるビフィズス菌を増殖させる。免疫グロブリンとしてIgA，IgG，IgMなどが含まれる。特にIgAは初乳に多く含まれ，消化管の粘膜を覆い，病原性のある細菌やウイルスの侵入を防ぐ。母乳中の乳糖はカルシウムの吸収を促進したり，ビフィズス菌の栄養源になる。オリゴ糖によってビフィズス菌を増殖させ，腸管内を酸性に保ち，大腸菌などの有害菌の増殖を抑制する。

❸ 小児期の肥満予防やのちの２型糖尿病の発症リスクの低下

胎児期から２歳まで（1000日）の栄養状態の過不足は成人してからの肥満や２型糖尿病に影響を与えることが明らかになっている。乳児期に母乳（完全母乳ならびに混合乳）を与えることは栄養状態を良好に保ち肥満や２型糖尿病発症予防効果がある。

② 母乳育児の利点

❶ 産後の母体の回復の促進

乳児の吸啜によって分泌されるホルモン（オキシトシン）は子宮を収縮させ，子宮の回復に役立っている。

> オキシトシン：第7章／❸母乳分泌と栄養（p.138）

この他にも母乳の味や匂い，温度も適しており，経済的で手間がかからず，授乳時の細菌汚染の機会が少ないなど，母乳の優れた点がある。

❷ 母子関係の良好な形成

授乳行動を通して，子どもの泣き声や行動に対して敏感に応答することができるようになり，母子間に安定感，満足感などを与え，母子の絆の確立を容易にするといわれる。また，母親が育児に対して大きな自信を持つことのできることが，その後の育児にとって最大のメリットである。

> 母子関係：母子のきずなを確立するために母子の間でいろんな感覚を通して展開される行動的・心理的メカニズムであり，母から子へのアタッチメント（attachment; 愛着）と，子から母へのエントレインメント（entrainment; 母親の語りかけに対し，身振り，手ぶりなどで同調すること）等の働きかけ及び応答による相互作用によって成り立っている。

❷ 授　乳　法

❶ 授乳の開始時期

授乳の開始は，母子ともに出産の疲労から回復し，安定したときから始める。一般的には出産後6～12時間位に開始する場合が多いが，分娩施設による違いも大きく，母乳の前に糖水や人工乳を与える施設もみられる。

❷ 授乳間隔と回数

出産後1週間の母乳の分泌量は極めて少量である。特に最初の1か月は授乳間隔にこだわらず乳児が欲しがる時，頻繁に授乳する。授乳間隔に関係なく，乳児が欲しがる時に欲しがるままに与える「自律授乳」が望ましい。母乳のみで育てる場合，1日に8～12回の授乳になる。2～3か月頃になると母乳の分泌も良くなり，1回の授乳量も増えてくる。授乳の分泌を促進するためには，授乳間隔を3時間以上あけ過ぎないようにする。自律授乳を進めることによって，睡眠／覚醒，授乳のリズムが確立してくる。

> 授乳間隔と回数：第1章／❷小児の食生活（p.16）

❸ 授乳方法

次のような点を注意して授乳する。乳児は胃の噴門の括約筋の働きが未熟なため，飲み込んだ空気と共に乳を口からもどすことがあり，これを「溢乳」という。溢乳を防ぐために，授乳ごとに排気（げっぷ）をさせる。

> 乳児の胃：第2章／図2－10（p.29）

授乳の注意

①親が授乳時にリラックスした姿勢がとれるように，枕やクッションを使うなどして体位を工夫する
②乳頭・乳輪を清拭する
③乳児の頬を刺激して，口を開けたときに乳輪の外縁まで深く含ませる
④鼻をふさがないように授乳する
⑤乳頭からはずす時は，乳児の口角と乳房の間に指を入れて陰圧をぬいてから引き離す
⑥乳児の胃が垂直になるように立てて抱き，排気（げっぷ）をさせる

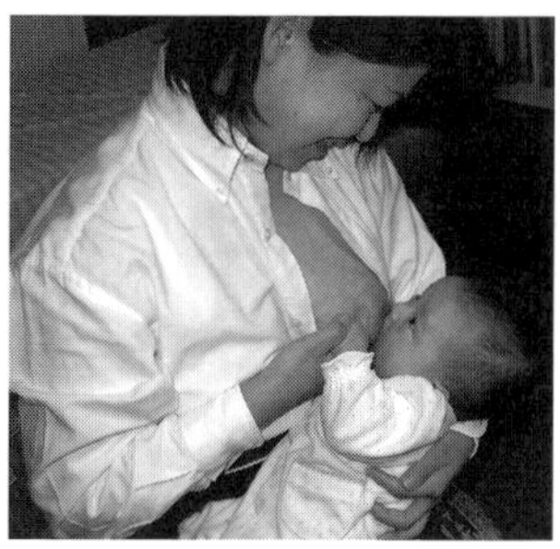

❹ 母乳の保存

母親が就労して授乳ができない場合，母乳を搾乳し，冷凍保存することができる。冷凍した母乳を解凍しても，栄養成分や免疫物質にほとんど

変化はみられない。加熱すると母乳の免疫物質が破壊されるため，解凍は熱湯や電子レンジは使用せず，水またはぬるま湯で行う。細菌の汚染を防ぐために，搾乳・保存・解凍法などについて衛生・温度・時間に注意を払う必要がある。

❸ 母乳栄養の問題点

❶ 黄　疸

新生児には出生後２～３日で黄疸が現れ，２週間ぐらいまでに消える。これは新生児黄疸と呼ばれ，病的でない生理的黄疸である。母乳にはビリルビンの排泄を阻害する因子が含まれるために，黄疸が１～２か月頃まで長引く。黄疸が軽く発育が良好であれば，母乳を続けることも可能である。

❷ ビタミンＫの欠乏

ビタミン：
第３章／❹ビタミン
(p.47)

母乳栄養児はビタミンＫが不足する傾向にある。発生頻度は少ないものの，頭蓋内出血を主症状とするビタミンＫ欠乏性出血症がみられ，重症な脳障がいを起こすことがある。病院などでは，出生日，７日目，１か月健康診査（以下健診）にビタミンＫのシロップを経口投与することで発症を予防している。

❸ ビタミンＤの欠乏

ビタミンＤの不足は，ビタミンＤ欠乏性くる病発症の要因となる。体内で活性化されるので，適度な日光に当たることにより予防になる。

❹ 鉄の欠乏

乳児の体内には鉄が蓄えられている（貯蔵鉄）ので５か月ごろまでは心配はないが，それ以降は不足してくるので，離乳食や育児用ミルクで補う必要がある。低出生体重児や早産児は貧血の重症度のリスクが高く，鉄剤投与を必要とすることがある。

❺ 母親の喫煙と飲酒

母親が喫煙するタバコによるニコチンが母乳に分泌される。また，母親以外の喫煙によっても間接喫煙の害を受ける。乳児に及ぼす影響は摂取量によって異なるが，授乳中の喫煙や飲酒は控えることが望ましい。

❻ 母親の服薬

母親が薬剤を服用した場合，薬剤が母乳中に分泌される。授乳中であることを医師などに告げ，指示を受ける必要がある。

❼ 母乳と環境汚染

PCB，ダイオキシンなどの化学物質は，排泄されずに脂肪中に蓄えられるという特性があり，母乳を介して分泌される可能性がある。

平成９年度の調査開始以来令和３年度（2021 年度）の平均値ではこれまでの測定の中で最も低い 5.596pg-TEQ/g fat であった。現在のレベルの濃度での母乳中ダイオキシン類では，生後の児の発育発達への明らかな影響は認められていない。

❽　ウイルス感染症

ATL（成人T細胞白血病），AIDS（エイズ：HIVヒト免疫不全ウイルス感染症）は，母乳を介して母親から乳児に感染する可能性がある。母乳栄養の是非（ぜひ）について医師の指示を受ける必要がある。

4　母乳不足の判断と混合栄養

母乳栄養を続ける上で，乳児の発育を満たすだけの母乳が分泌しているかどうかの判断が必要である。右下のような時に母乳不足の可能性がある。

> **母乳不足の判断のポイント**
>
> ●乳　児
> - 体重の増加量があまりに少ない
> - 尿・便の量が少ない
> - 活気がない
>
> ●母　親
> - 飲ませても「差し（ツーンとする）」がこない
> - 授乳時刻になっても張ってこない

実際には母乳は足（た）りているにもかかわらず，母乳不足感をもっている母親も多い。「飲ませてもすぐに泣く」「おっぱいをくわえるとすぐに眠るのに，ベットに寝かせると泣く」「搾（しぼ）っても30～40mℓぐらいしか出ない」などから，母親は母乳が不足しているのではないかという不安をもつのである。最初の1か月は母乳の分泌も不十分であるが，2～3か月後には徐々に分泌量も増加し，乳児の吸啜力も次第に力強いものになってくる。1か月健診で「体重が1日に30g以上（1か月で1kg）増えていないから，ミルクを足しなさい」と指導されることがある。しかし，WHOの基準では1か月に少なくとも1ポンド（約450g）増えていれば，母乳不足とは判断しなくてもよいとされている（ラ・レーチェ・リーグ・インターナショナル　2000）。体重の増加は最初の1か月で判断せず，少し長い目で見守っていく必要がある。

しかし，母乳が十分に分泌されない場合には，不足する量を粉乳（ふんにゅう）によって補（おぎな）わなければならない。母乳と乳児用調製乳（にゅうじようちょうせいにゅう）（人工栄養）の両方を用いて栄養摂取をする場合を混合栄養（こんごうえいよう）という。単に混合栄養といっても，母乳栄養と人工栄養の比率によってかなりの違いがある。母乳を少しでも長く続けるためには，なるべく母乳を吸わせる機会を多くする必要がある。

5　母乳育児推進と周囲のサポート

出産した母親の多くは「できれば母乳で育てたい」と願っているが，「母乳育児は時間が長く大変だ」「人工栄養児に比べて体重が増加しにくい」「寝てくれない」という想（おも）いの中で，母乳育児を続けるにはしっかりとした意志と，周囲のサポートが必要である。

母乳育児を推進（すいしん）している分娩（ぶんべん）施設を選ぶこと，相談できる助産師（じょさんし）などの専門家がいることも重要である。2018年に改訂された「母乳育児成功のための10のステップ」は，WHOとUNICEFが「自分なりの母乳育児ができる」をまとめたものである。

母乳育児成功のための10のステップ：（p.81）

施設側のサポート体制については，分娩後（ぶんべんご）糖水や人工乳を与えず，1時間以内に母乳の初回吸啜を行うことができるか否（いな）かが重要な鍵（かぎ）となること，さ

コラム　赤ちゃんは乳首好き！

「乳首をくわえているだけで，離すと泣く」「母乳では寝てしまうが，ミルクを補充するとゴクゴク飲む」「すぐに泣く」⇨母乳が不足しているのではないかと考えがちですが，赤ちゃんは乳首をくわえて抱かれているだけで安心なのです。「泣く」のも眠気や排便，抱いて欲しいなどのさまざまな理由で泣きます。母乳不足だけを気にせず，総合的な判断をしましょう。

混合栄養の方法

- 母乳不足の場合
  - 毎回母乳を飲ませた直後に足りない量だけ粉乳を飲ませる　⇨
    毎回吸啜刺激を受けるため，比較的長い間混合栄養を続けることができる
  - 母乳だけ粉乳だけを交互に飲ませる　⇨
    疲労などのために授乳を休み，母乳を貯めることができる
- 母親の就業などの場合
  - 朝と夜だけ母乳を与え，日中母親が授乳できない時だけ粉乳を与える
  - 条件が許せば勤務中でも搾乳すると良い。貯まったままにすると，母乳の分泌が悪くなる
  - 保育所等に母乳バッグを持参し，授乳してもらうのが望ましい

コラム　母親と哺乳瓶の乳首は大きく違う！

哺乳瓶（びん）の人工乳首は穴が一つしかなく，乳児のかむ動きとそれによる口の中の陰圧によって，ホースのように勢い良く乳汁を出します。それに対して，母親の乳首は小さな穴（乳口）が20個近くもあり，舌を乳首に巻きつけ，舌の蠕動（ぜんどう）運動によって，数箇所の穴からシャワーのように乳汁を出しています。できるだけ母乳を続けたいのであれば，人工乳首をやめて母乳の回数を増やしましょう。

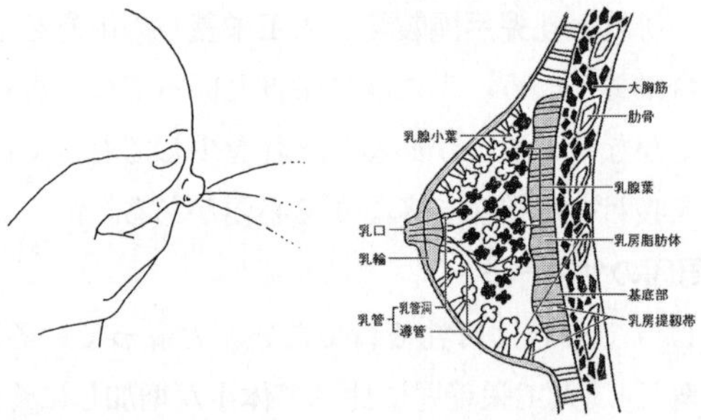

図４－２
乳房の構造

授乳の支援を進める５つのポイント

- 妊娠中から，適切な授乳方法を選択でき，実践できるように，支援しましょう。
- 母親の状態をしっかり受け止め，赤ちゃんの状態をよく観察して，支援しましょう。
- 授乳のときには，できるだけ静かな環境で，しっかり抱いて，優しく声をかけるように，支援しましょう。
- 授乳への理解と支援が深まるように，父親や家族，身近な人への情報提供を進めましょう。
- 授乳で困ったときに気軽に相談できる場所づくりや，授乳期間中でも，外出しやすく，働きやすい環境づくりを進めましょう。

母乳育児のための 10 のステップ（2018 年改訂）

「赤ちゃんに優しい病院運動」を実施しようとする産科施設等のための実践ガイダンスより

【重要な管理方法】

❶a　母乳代替品のマーケティングに関する国際規約及び関連する世界保健総会の決議を確実に遵守する。

❶b　定期的にスタッフや両親に伝達するため，乳児の授乳に関する方針を文書にする。

❶c　継続的なモニタリングとデータマネジメントのためのシステムを構築する。

❷　スタッフが母乳育児を支援するための十分な知識，能力と技術を持っていることを担保する。

【臨床における主要な実践】

❸　妊婦やその家族と母乳育児の重要性や実践方法について話し合う。

❹　出産後できるだけすぐに，直接かつ妨げられない肌と肌の触れ合いができるようにし，母乳育児を始められるよう母親を支援する。

❺　母乳育児の開始と継続，そしてよくある困難に対処できるように母親を支援する。

❻　新生児に対して，医療目的の場合を除いて，母乳以外には食べ物や液体を与えてはいけない。

❼　母親と乳児が一緒にいられ，24 時間同室で過ごすことができるようにする。

❽　母親が乳児の授乳に関する合図を認識し，応答出来るよう母親を支援する。

❾　母親に哺乳瓶やその乳首，おしゃぶりの利用やリスクについて助言すること。

❿　両親と乳児が，継続的な支援やケアをタイムリーに受けることができるよう，退院時に調整すること。

（厚生労働省「授乳・離乳の支援ガイド」2019 年改定版　参考資料 10 より）

らにそのための体制作りと専門家への啓蒙の必要性が指摘されている。退院 1 か月間の母親の心配事をみると，初産婦では「母乳不足」42.6％，「哺乳・補充量不明」21.3％と経産婦より高くなっている（図 4 − 3）。対応策として健診や地方自治体で実施している新生児訪問は 1 か月より以前，生後 2 週間の時期に実施することが有効だともいわれる（松尾泰孝　2002）。

最も重要なのは家族のサポートである。家族から「そんなに泣くのだから，母乳が足りないのよ」「ミルクを足しなさい」と言われると，母親は大変ストレスを感じる。父親や家族は安易に育児用調製粉乳を与えるのではなく，家事を手伝う，また，乳児を抱いてあやす，オムツを交換するなど，母乳以外の時間は母親から乳児を離し，母親がリラックスできるような配慮が必要である。

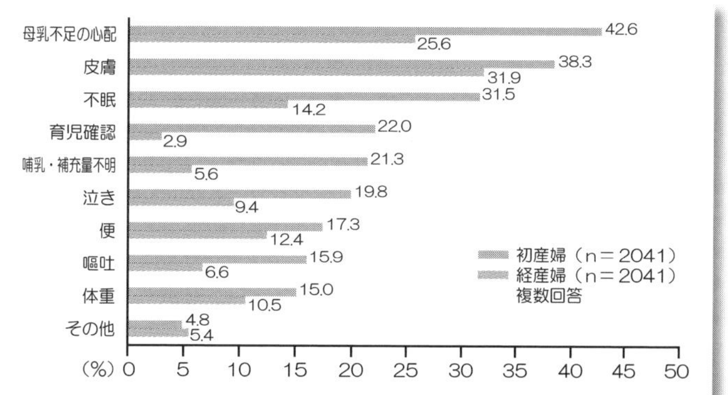

図 4 − 3
退院 1 か月の母親の心配事

（島田他『小児保健研究』60(5)　2001 から作図）

母乳育児のポイント

- 母乳の意義を理解する
- 分娩後，できるだけ早く授乳を始める
- 母子同室で頻回に授乳する
- 出産後1か月ぐらいまでは特に頻回授乳を行う
  （特に，3時間おきにという人工栄養の基準にこだわらなくてもよい）
- 混合栄養にする場合にも，前後に母乳を吸わせ，飲ませて3時間以内に母乳を欲しがる程度の量を足す
- 母親がバランスのとれた栄養と水分の摂取を心がける
- 母親はストレスを軽減し，精神的に安定させる
- 母乳の分泌が悪いときには乳房マッサージも試みる

6 母乳をやめる時期

近年，母子のスキンシップなどの観点から，1歳以降も無理に母乳をやめさせる必要はなく，「自然卒業」を示す卒乳という考え方が提唱されている。そのため，2002（平14）年度の母子健康手帳からは「1歳健康診査」「1歳6か月健康診査」の「断乳」という表現から，「母乳を飲んでいるか否かを確認すること」に改正されている。

健康診査：
実践編／事例1 Q & A
(p.209)

2 人 工 栄 養

さまざまな条件によって母乳栄養を行うことができないために，母乳以外の母乳代替品で乳児の栄養補給を行う場合を，人工栄養という。ほとんどの調製粉乳・液状乳は牛乳を原料として調整されている。母乳に近づけるために，調製粉乳を調整する段階で改良が重ねられており，最近の調製粉乳は非常に良くなっている。

1 人工栄養の変遷

母乳が足りなかった場合，江戸時代ぐらいまでは穀物を水で薄めたものを用いたり，乳母による「もらい乳」が行われてきた。明治時代には，牛乳が消化・吸収機能の未熟な乳児にとってたんぱく質やカルシウムなどが人乳より多すぎるために牛乳を希釈して用いていた。一方で，乳糖やビタミンCのように人乳より少なすぎる成分は補給しなければならないために調製粉乳が必要とされ，母乳成分に近づくように改良が積み重ねられてきた。

2 調製粉乳の定義

1979（昭54）年，厚生省乳等省令では，調製粉乳とは「生乳，牛乳若しくは特別牛乳またはこれらを原料として製造した食品を加工し，また主要原料とし，これに乳幼児に必要な栄養素を加え粉末状にしたものをいう」と規定され，「乳固形分 50.0%，水分 5.0%以下，細菌数 50,000 以下，大腸菌群陰性」とされている。1983（昭58）年には食品衛生法施行規則の改正で，母乳代替食品に限って，亜鉛，銅の添加が許可され，その後も，タウリ

ン，ラクトフェリン，オリゴ糖，DHAなどの脂肪酸などが調整され，改良が重ねられてきている。

❸ 調製乳の種類と特徴

① 育児用ミルク

❶ 乳児用調製粉乳

乳児用調製粉乳は，母乳の代替品として，牛乳を原料としできる限り母乳の成分に近くなるように改良されている。現在市販されている乳児用調製粉乳は製造元により強調点が異なるものの大きな違いはない。感染を防御するために，ビフィズス菌，ラクトフェリンを添加(てんか)している。主な成分の特徴は以下のとおりである。

乳児用調製粉乳の成分比較：
第4章／表4－1 (p.76)

主な成分の特徴

- エネルギー：母乳とほぼ等しい。
- たんぱく質：カゼインの一部をラクトアルブミンに置換（牛乳はカゼインが多く，消化吸収が劣るため，カゼインをアルブミンに置換して，母乳のアミノ酸バランスに近づけている）。シスチン（乳児には必須アミノ酸で，牛乳の含有量が少ないため），タウリン（神経伝達物質，網膜の発達のため）を添加。
- 脂　肪：牛乳の脂肪を植物性脂肪に置換して多価不飽和脂肪酸を増加。DHA強化（ドコサヘキサエン酸）（脳や網膜の発達に重要）。
- 炭水化物：乳糖，オリゴ糖添加（ビフィズス菌を増やす→便性を良好にし，大腸菌の生育を抑える）。
- ミネラル：牛乳は人乳の3倍。カルシウム，リン，ナトリウム，カリウムを減少させ，比率を調整。鉄，亜鉛，銅を添加。
- ビタミン：各種ビタミンを配合。ビタミンK（大豆油），β－カロテン（抗酸化作用），ビタミンEを添加。

❷ 乳児用調製液状乳

日本においては，育児用ミルクと言えば，今まで誰もが粉ミルクを思い浮かべていたが，北欧をはじめ欧米諸国において，液状乳は育児の負担軽減の他，災害時の停電・水道供給停止時の備えとして有用とされてきていた。

しかし，2018年8月8日，厚生労働省において「乳及び乳製品の成分規格等に関する省令」及び「食品，添加物等の規格基準」を，消費者庁において「健康増進法施行令」及び「特別用途食品の表示許可等について」を改正・施行したことで，事業者がこれらの基準に適合していれば乳児用調整液状乳を国内で製造・販売することが可能となった。今回の法整備を受けて，内閣府男女共同参画局は「乳児用液体ミルクの普及に向けた取り組み」として，乳児用液状乳は，常温で長期間の保存が可能な製品であり，授乳時の調乳の手間を省くことができることから，乳児用粉ミルクに比べ，授乳者の負担軽減や安全面で利点があることや，災害時の備えとしても活用できるとしている。ただし，価格面ではやはり粉乳の方が安価である。

今回，生乳，牛乳等を原料として製造された食品を主要原料とし，これに乳幼児に必要な栄養素を加え液状にしたものを「調製液状乳」と定義し，その安全性を確保するため乳等省令が改正された。調製液状乳に関わる規定として，成分規格，製造基準及び保存基準が定められている。

従って，保育所等での乳汁に係わる保護者に対する支援として，いくら衛生的に製造された液状乳であっても，開封すれば微生物の混入・繁殖の恐れがあるため，調乳後の調製粉乳と同様に，「開封後はできる限り早く消費すること等」のその適切な取扱いについて啓発を図ることが重要である。

② 特殊ミルク

特殊ミルク：資料編／資料⑫特殊ミルク（p.256）

❶ 低出生体重児用粉乳

基本的には低出生体重児にも母乳が栄養，免疫，感染予防の観点から適している。NICU（新生児集中治療室）に入っているなどで人工栄養を与える場合，低出生体重児用粉乳が用いられる。乳児用調製粉乳に比べ，たんぱく質，糖質，灰分が多く，脂肪が少ないことが特徴である。

❷ アレルギー疾患用粉乳

- 大豆調整乳

牛乳たんぱく質に対するアレルギーのある乳児のために，大豆を主材料とした「ボンラクトｉ（和光堂）」が市販されている。

- 加水分解乳

  - 中等度加水分解乳（ペプチドミルク）

牛乳たんぱく質濃度を低減したアレルゲン性の低いミルクである。家族歴があり，牛乳・たんぱく質の摂取を控えることを目的としたアレルギー予防用ミルクとして「Ｅ赤ちゃん（森永乳業）」,「明治ミルフィーHP（明治乳業）」が開発されており，アレルギー治療のために用いられるアミノ酸乳に比べて安価で風味も良いことが特徴である。

  - 高度加水分解乳

牛乳と大豆の両方にアレルギーがある乳児のために，「ニューMA-1（森永乳業）」,「ペプディエット（ビーンスターク）」が市販されている。

上記のような加水分解乳が販売されているが，日本小児アレルギー学会食物アレルギー委員会作成の「食物アレルギー診療ガイドライン（2016）」には，食物アレルギーの発症予防には十分なエビデンスがないとの報告もある。

- アミノ酸乳

アレルギー症状が重症な乳児のために，牛乳たんぱく質を全く含まず，各種アミノ酸を混合して調製したもので，牛乳アレルギー対策として最も高度なミルクである「エレメンタルフォーミュラ（明治乳業）」が市販されている。

❸ 無乳糖粉乳

乳糖を分解する酵素（ラクターゼ）が欠損しており，乳糖（ラクトース）を摂取すると，下痢をする乳糖不耐症の乳児のために開発され，商品としては「ノンラクト（森永乳業）」がある。

❹ 特殊治療乳

フェニルケトン尿症，メープルシロップ尿症などの先天性代謝異常症や心・腎・肝疾患，脂肪吸収不全などの治療ためのミルクである。先天性代謝異常は先天的に体内の物質代謝に関与する酵素が欠損しているか，あるいは働きが不十分な場合に発症する。医師の処方箋が必要な「医薬品」として扱われ，市販されずに厚生労働省の助成事業である特殊ミルク共同安全開発事業により提供されている。

先天性代謝異常症：第8章／13先天性代謝異常症（p.150）

③ 離乳期幼児期用粉乳（フォローアップミルク）

フォローアップミルクとは生後9か月以降3歳の栄養補給用ミルクである。母乳代替品ではないため，銅と亜鉛は添加されていない。実際には乳児用調製粉乳と比べて価格が安いこともあり，フォローアップミルクの利用率はかなり高い。高たんぱく質で腎臓への負荷が大きいこと，銅や亜鉛の添加がないことから，早い時期での使用には問題があるため，9か月以降の使用が推奨されている。満9か月以降を対象とした「つよいこ（ビーンスターク）」，「ぐんぐん（和光堂）」，満1歳以降を対象とした「ステップ（明治乳業）」，「チルミル（森永乳業）」，「アイクレオフォローアップミルク（アイクレオ）」などが市販されている。1990年日本小児栄養消化器病学会栄養委員会では「離乳が支障なく行われているのであれば，フォローアップミルクを必要とする理由はない」ことが提唱されている。

フォローアップミルク：実践編／事例1（p.209）

4 調乳・授乳法

❶ 授乳回数と哺乳量と授乳方法

1か月頃までは2～2時間半おきに80～120mℓを7・8回，2～3か月頃に3時間おきに160～180mℓを6回，4～5か月頃には4時間おきに200～220mℓを5回が目安であるが，個人差が大きいので発育との関連で配慮が必要である。人工栄養の授乳方法は右の手順ですすめる。

人工栄養の授乳方法

① 哺乳瓶と乳首を殺菌し，沸かした後70℃以上に保った湯で粉乳を溶かし，体温程度に冷ます
② 乳児を抱き，空気を飲ませないように哺乳瓶を傾斜させて授乳する
③ 授乳後，背を軽く叩いて排気をさせる
④ 残乳があった場合にはその量を確かめて廃棄する
⑤ 空になった哺乳瓶は，すぐに水を満たして洗浄しやすいようにする

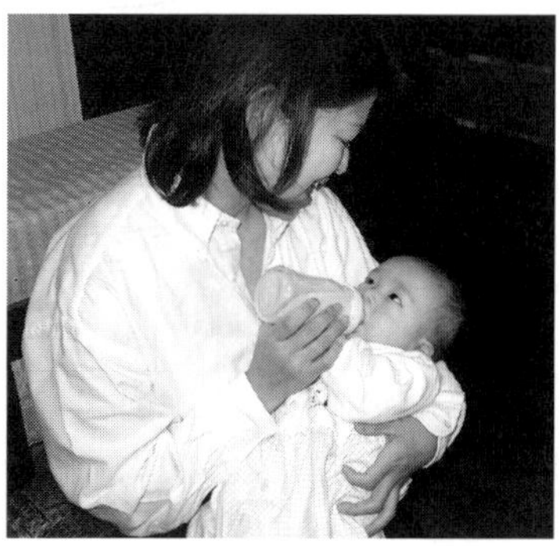

❷ 乳首の種類と選択

哺乳には，舌の蠕動運動による圧出力と吸引力が重要である。母乳栄養と併用する場合，乳房に近い人工乳首が望ましい。材質はシリコーンゴム製とイソプレンゴム製，カットの大きさはＳ，Ｍ，Ｌのサイズ，型も丸穴（１～６穴），スリーカット，クロスカットなどがあるので，乳児の月齢や吸啜力に応じて乳首を選ぶ必要がある。

穴の形状 サイズ	S　丸穴／Sサイズ（0か月〜）	M　丸穴／Mサイズ（2・3か月〜）	Y　スリーカット（2・3か月〜）	L　丸穴／Lサイズ	＋　クロスカット
	⊙	○	Ⓨ	◎	⊗
	生後３か月位まで	Ｓサイズでは疲れて時間がかかったり，スリーカットではうまく飲めない時	ミルクの流量コントロールができ，遊び飲みが始まった頃から	M・Yでは飲む時間がかかりすぎ，ミルクを残してしまう時	乳首果汁用／果汁などの濃い飲み物でも楽に飲める

素材			
	イソプレンゴム製	母乳実感が味わえる	長所：弾力性があり，乳房に近い人工乳首。 短所：かすかなゴム臭がある。比較的老化しやすい。消毒方法：煮沸・電子レンジ・薬液すべて可能。取替え目安：３～４週間
	シリコーンゴム製	丈夫で臭いがない	長所：ゴム臭がなく，飲みやすい。老化しにくい。熱や薬品に強い。 短所：引き裂きに弱い。臭いや色を吸着しやすい。消毒方法：煮沸・電子レンジ・薬液すべて可能。取替え目安：２か月位

表４－２
人工乳首の穴の形と選択例

❸ 哺　乳　瓶

耐熱ガラス製，プラスチック製，使い捨て哺乳瓶があるが，傷がつきにくく，汚れが落ちやすいこと，清潔で耐久性に富むことから日本では耐熱ガラス製が多く用いられている。容量は 120mℓ，160mℓ，200mℓ，240mℓなどがあり，１回の哺乳量を考えると，３か月頃までは 120mℓ，それ以降は 240mℓの哺乳瓶が適当である。

❹ 調　乳　法

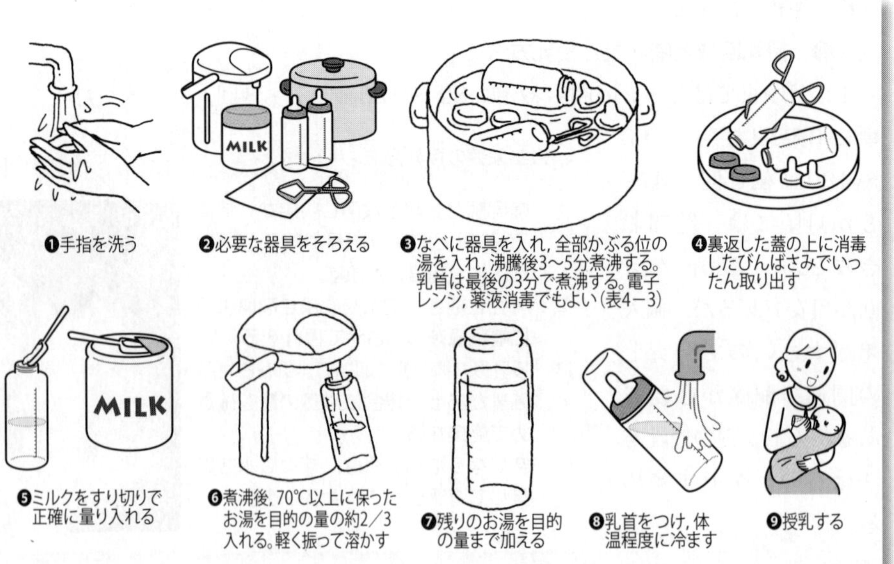

MILK
❶手指を洗う
❷必要な器具をそろえる
❸なべに器具を入れ，全部かぶる位の湯を入れ，沸騰後3～5分煮沸する。乳首は最後の3分で煮沸する。電子レンジ，薬液消毒でもよい（表4－3）
❹裏返した蓋の上に消毒したびんばさみでいったん取り出す
MILK
❺ミルクをすり切りで正確に量り入れる
❻煮沸後，70℃以上に保ったお湯を目的の量の約2／3入れる。軽く振って溶かす
❼残りのお湯を目的の量まで加える
❽乳首をつけ，体温程度に冷ます
❾授乳する

図４－４
無菌操作法

調乳とは，粉乳を栄養や消化，衛生上から乳児に適するように配合調整することである。調乳法には一般家庭や少人数の乳児に対して一回分ずつ調乳する無菌操作法（図４－４）と，乳児院や病院などで多人数を対象として数回分のミルクをまとめて調乳する終末殺菌法（図４－５）がある。

調乳後２時間以内に使用しなかったミルクは捨てる。

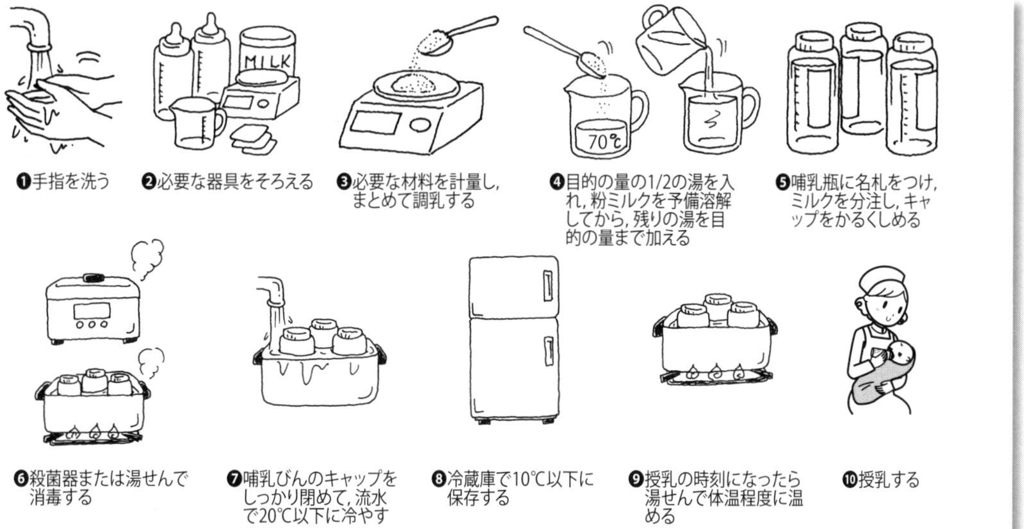

MILK
70℃
❶手指を洗う
❷必要な器具をそろえる
❸必要な材料を計量し，まとめて調乳する
❹目的の量の1/2の湯を入れ，粉ミルクを予備溶解してから，残りの湯を目的の量まで加える
❺哺乳瓶に名札をつけ，ミルクを分注し，キャップをかるくしめる
❻殺菌器または湯せんで消毒する
❼哺乳びんのキャップをしっかり閉めて，流水で20℃以下に冷やす
❽冷蔵庫で10℃以下に保存する
❾授乳の時刻になったら湯せんで体温程度に温める
❿授乳する

図４－５
終末殺菌法

	長　所	短　所	注　意　点
煮沸消毒	経済的。一度にたくさん消毒できる。	お湯を沸かす手間がかかる。なべ，消毒はさみ等，必要な用具の数が多い。	なべ肌は100℃以上になっているので，プラスチック製品等がくっついてしまうと，変形してしまうことがある。煮沸消毒中は，絶対になべのそばから離れない。
薬液消毒	消毒方法が簡単。液につけたまま保管できるので再汚染を防止できる。	ステンレス，金属製品は錆びてしまう。	溶液の作り方や時間は，必ず指示通りにする。 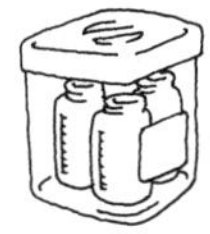
電子レンジを利用しての消毒	電子レンジでできるので手軽。	専用の消毒容器が必要。電子レンジでは使えない材質のものはできない。	電子レンジの大きさを確認してから，サイズに合った消毒容器を選ぶ。 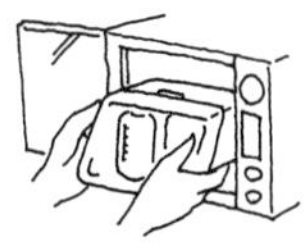

表４－３
消毒方法

❸ 栄養法の実態と保育者のかかわり方

日本における乳汁栄養の変遷をみると，それぞれの時代の社会背景がうかがえる。１か月時の母乳栄養の割合は，昭和35年では約70.5％であったが，昭和45年には31.7％に低下している。このころ日本では育児用粉乳の質が向上したうえに，乳業会社の宣伝が盛んであったためである。母乳栄養の減少は世界的傾向で，これを危惧したWHOとUNICEFは母乳推進活動を展開し，日本でも母乳栄養が推進されてきた。その後，人工栄養の割合は減少し，平成27（2015）年度には，１か月時で51.3％，３か月時でも54.7％と増加してきている。母乳栄養の意識向上とともに，育児休暇を多くの母親が取得するようになったり，母乳育児を支援する産科施設が増えてきていることも影響している可能性が高い。

保育士としては，母親の意識を十分に理解し，母親の育児不安を軽減し，自信をもって母乳栄養を続けられるよう指導・援助することが望ましい。入所時に母乳栄養を実施している母親は，就労などで昼間の授乳が困難なことに不安を持ちやすい。このためすべて母乳をやめず，冷凍母乳を実施したり，帰宅後母乳を続けることができることを指導することが必要である。また，母乳育児を行うことができない母親も少なからず存在するので，母乳育児の意義を強調しすぎて母親の不安を増幅させることは避けなければならない。

図４－６
月齢別乳汁栄養法の推移

（厚生労働省　雇用均等・児童家庭局母子保健課）

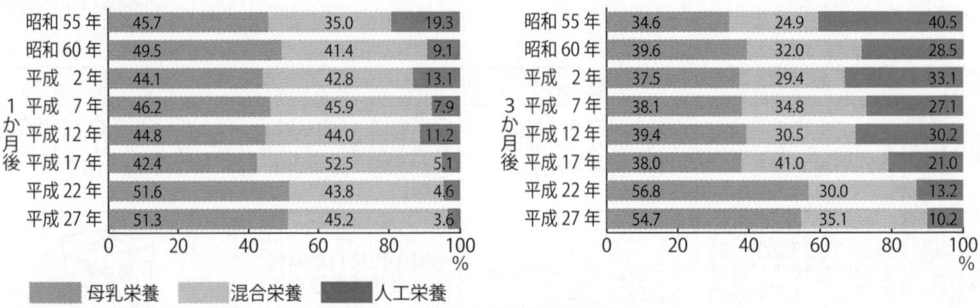

（昭和60年，平成7，17，27年は「乳幼児栄養調査」，その他は「乳幼児身体発育調査」）

3 離乳の意義とその実践

1 離　乳　と　は

「授乳・離乳の支援ガイド 2019（平成 31）」では「離乳とは，成長に伴い，母乳又は育児用ミルク等の乳汁だけでは不足してくるエネルギーや栄養素を補完するために乳汁から幼児食に移行する過程をいい，その時与えられる食事を離乳食という」と定義されている。母乳または育児用ミルクの乳汁を吸うことから，食物を噛みつぶして飲み込むことへと発達していく。摂取する食品の量や種類を増やし，献立や調理の形態も変化させていく。離乳はその子その子の食の自立へのスタートとなる。

2 離乳の必要性と役割

1 栄養補給

生後5，6か月頃になると母乳の成分もたんぱく質やミネラルなどが減少し（図4－1），乳児用調製乳の代替だけではカルシウムなどのミネラルが不足するため，栄養補給のためにも離乳食が必要となる。

2 咀嚼機能や消化機能の発達を促す

5，6か月頃には，乳汁以外の食べ物を飲み込んで消化できるように発達しており，離乳食を与えることにより，さらに咀嚼機能や消化機能の発達を促すことができる。

3 食習慣の基礎をつくる

離乳食を食べるためには，食べ物を口から取り込む（捕食），口の中に取り込んだ食べ物をつぶして唾液と混ぜる（咀嚼），食べ物の塊を飲み込む（嚥下）という一連の行動を獲得していく。同時に，さまざまな食べ物を摂取することにより味覚の発達も促される。また，離乳食を通して生活リズムを整え，望ましい食習慣の基礎をつくっていくことができる。

4 精神発達を促す

さまざまな食べ物に関心を示すことにより，好奇心をもつことができたり，食べる喜びを親と共有することができ，精神発達を促すきっかけになる。

5 家族全体の食を見直す機会となる

離乳期は，乳児にとって食べ物の世界を広げていく第一歩である。少量の離乳食であっても，乳児が家族と同じ食事を食卓でとることで，食材の安全性を点検し，食事構成を考えるなど家族全体の食を見直す機会にもなっていく。

❸ 咀嚼機能の発達を促す与え方

口唇や舌の動き：
第２章／図２－７
(p.27)

４つの時期：
第４章／❹離乳の実際
(p.91)

　乳児の口唇や舌の動きは，変化していくため，離乳食期を大きく４つの時期に分けて対応していく。

　離乳食の最も大切なポイントは，食べる機能の発達に応じて，固さや大きさなどの形態を変えていくことである。食べ物の形態に応じて噛んだり，つぶしたりするという動作は自然に身につくわけではない。そうした動作は必要がなければ育たないため，発達に合った形態の離乳食を与えることが大切である。そして量や食品の種類も増やしていく。

５，６か月頃の食べ方と与え方

　この時期の乳児の舌は前後にしか動かない。なめらかな離乳食ならゴックンと飲み込むが，少しでもかたまりがあると，飲み込めないので口から出す。最初の１さじはなめらかで，水分の多いトロトロ状に。

❶　スプーンで軽く下唇に触れる
　スプーンで下唇を軽くトントンとノックするようにサインを送る。

❷　スプーンを水平におく
　口を開けるので，水平にスプーンを下唇におく。

❸　上唇でとり込むのを確認する。
　上唇が自然におりてきて離乳食をとり込もうとする。

❹　スプーンをゆっくりひき抜く。
　口の端からダラリとこぼれたら，何度でもすくい入れる。
　スプーンを上唇にこすりつけたり，口の中に入れないよう気をつける。

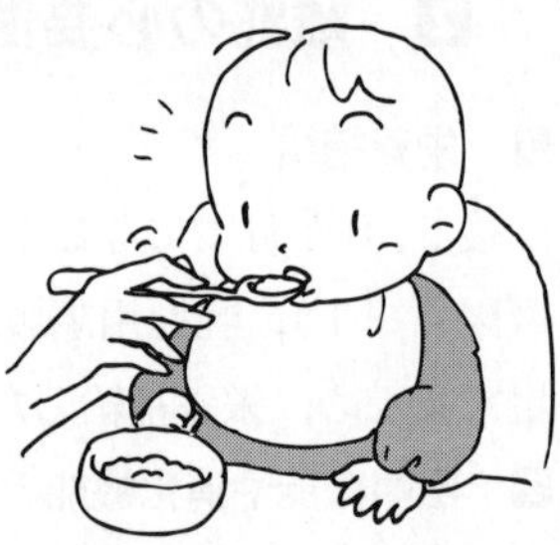

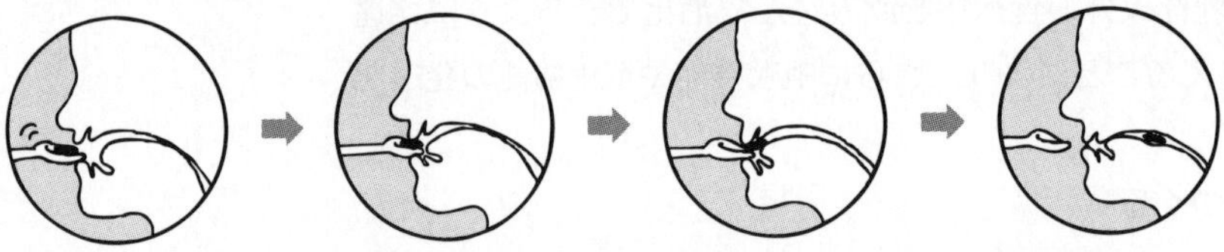

❶下唇をスプーンで軽くノックしてサインを送る。　❷下唇に食べもの（スプーン）がふれると口にとり込む準備をする。　❸上唇でスプーンの上のペーストを口の中にとり込む。　❹口にとり込んだペーストを舌の奥に送る。ゴックン。

７，８か月頃の食べ方と与え方

　このころの乳児の舌は前後に加えて上下にも動くようになる。したがって，離乳食の形態は，舌で簡単につぶせる豆腐くらいの固さで，小さなツブツブが基本となる。舌と上あごでつぶして飲み込むのを確かめる。

❶　下唇にスプーンをのせる
　離乳食を見て口を開けたところで，初期と同じように下唇にスプーンをのせる。

❷　口を閉じたらスプーンを引き抜く
　上唇が反射的におりてきて口を閉じたらスプーンを水平に引き抜く。保育者が離乳食を口の中に入れるのではない。乳児自身が取り込むのである。

❸　口を動かすのを確認
　数秒モグモグッと口を動かしてゴクンと飲み込む。あっという間の動きなので，よく観察する。

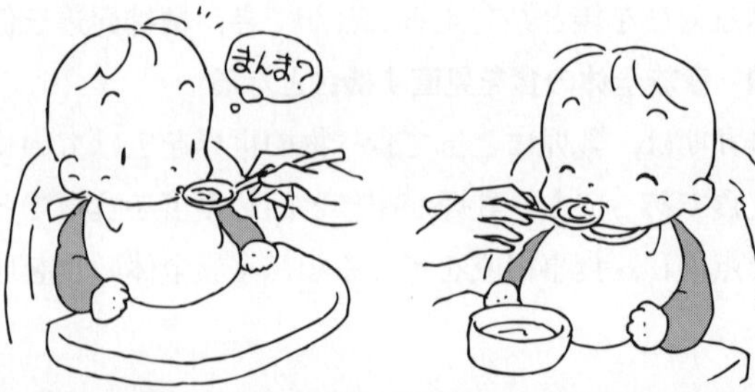

9か月～11か月頃の食べ方と与え方

乳児の舌は前後，上下に加えて左右にも動くようになる。舌でつぶせない食べ物は舌で左右に寄せて，歯ぐきでつぶして食べることができる。この時期の離乳食の固さは前歯でかみとり，歯ぐきでつぶせるモンキーバナナの形状が目安となる。

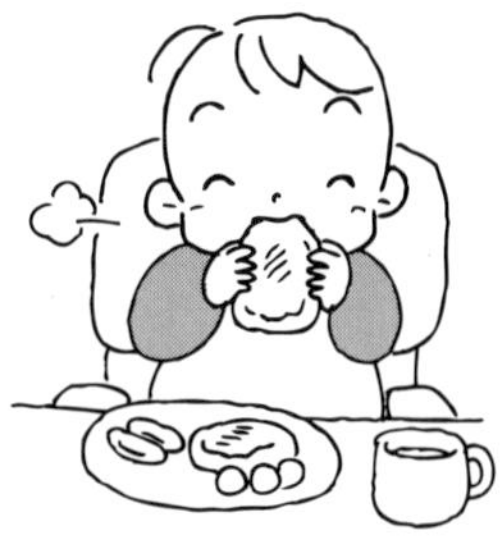

❶　自分で持って，前歯でかじりとる
手づかみ食べがじょうずに。前歯でかじりとりながら一口量をおぼえていく。

❷　口唇が左右に動いたらかんでいる証拠。
乳児の口唇の様子をよく観察する。離乳食はかみやすい固さ大きさに。

12か月～18か月頃の食べ方と与え方

表情がしっかりするとともに，かむ力も強くなる。舌は大人と同じに自由自在に動かせるので，食べ物に合わせて上手にかみ方を変え，調整力を育てる。

歯ぐきでかめる，固めのにんじんグラッセなどが固さのお手本。

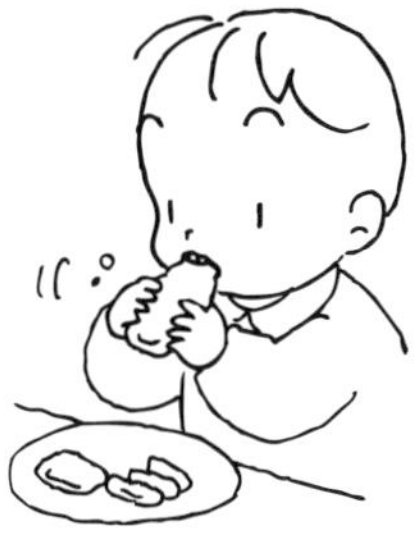

スプーンやコップの練習

❶　スプーンの練習を十分にさせる
1歳からは牛乳を乳汁として与えてもよい。しかし，哺乳瓶で与えると量を多く飲みすぎたり，虫歯（う歯）になりやすいので，コップで与えるようにする。牛乳や育児用ミルクは栄養的に必要だが，多すぎると食事量にも影響を与えるため，1日300～400ml程度にとどめる。スプーンやフォークは自分で持つが，まだじょうずに使えない。この時期は手づかみ食べとスプーンの練習を十分にさせる。フォークは一口量を覚える練習にはならないので，スプーンで上手に食べられるようになってから扱わせるようにした方がよい。

❷　コップの練習
コップの縁を上下の唇ではさませ，コップを傾けて飲ませる。口の奥までくわえさせると，飲みにくいので注意する。飲み物は，最初はほんの少しだけ入れる。また顔は上でなく，下を向かせるようにする。

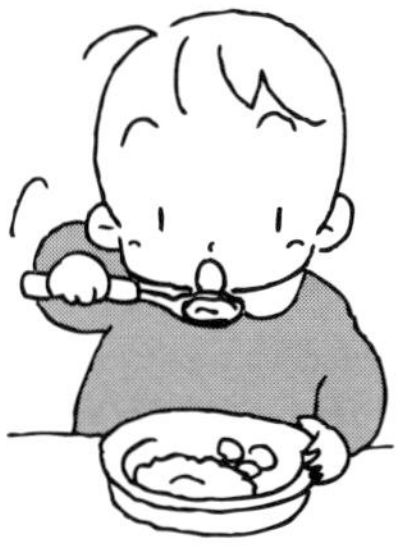

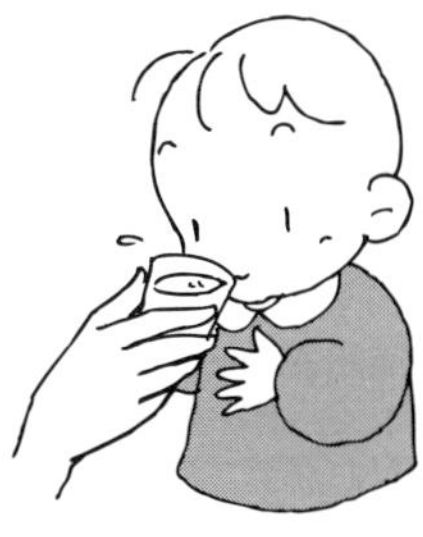

4　離乳の実際

「授乳・離乳の支援ガイド」（2019（平31）年3月改定）は，厚生労働省から離乳を進める上で「目安」として示されたもので，母子健康手帳にも掲載（けいさい）されている。保育所，市町村の保健センターや病院での離乳食指導の際に，指針として活用されている。

コップの練習：ストロー型トレーニングカップを幼児期以降も多用すると舌の発達に悪影響を及ぼし発音に問題を生じる事例が最近見られるようになった。幼児期以降は，できるだけコップで飲ませるようにする。

離乳の支援の方法

❶ 離乳の開始

離乳の開始とは，なめらかにすりつぶした状態の食物を初めて与えた時をいう。開始時期の子どもの発達状況の目安としては，首のすわりがしっかりして寝返りができ，５秒以上座れる，スプーンなどを口に入れても舌で押し出すことが少なくなる（哺乳 反射の減弱），食べ物に興味を示すなどがあげられる。その時期は生後５～６か月頃が適当である。ただし，子どもの発育及び発達には個人差があるので，月齢はあくまでも目安であり，子どもの様子をよく観察しながら，親が子どもの「食べたがっているサイン」に気がつくように進められる支援が重要である。なお，離乳の開始前の子どもにとって，最適な栄養源は乳汁（母乳又は育児用ミルク）であり，離乳の開始前に果汁やイオン飲料を与えることの栄養学的な意義は認められていない。また，蜂蜜は，乳児ボツリヌス症を引き起こすリスクがあるため，１歳を過ぎるまでは与えない。

❷ 離乳の進行

離乳の進行は，子どもの発育及び発達の状況に応じて食品の量や種類及び形態を調整しながら，食べる経験を通じて摂食機能を獲得し，成長していく過程である。食事を規則的に摂ることで生活リズムを整え，食べる意欲を育み，食べる楽しさを体験していくことを目標とする。食べる楽しみの経験としては，いろいろな食品の味や舌ざわりを楽しむ，手づかみにより自分で食べることを楽しむといったことだけでなく，家族等が食卓を囲み，共食を通じて食の楽しさやコミュニケーションを図る，思いやりの心を育むといった食育の観点も含めて進めていくことが重要である。

《離乳初期（生後５か月～６か月頃）》

離乳食を飲み込むこと，その舌ざわりや味に慣れることが主目的である。離乳食は１日１回与える。母乳又は育児用ミルクは，授乳のリズムに沿って子どもの欲するままに与える。食べ方は，口唇を閉じて，捕食や嚥下ができるようになり，口に入ったものを舌で前から後ろへ送り込むことができる。

《離乳中期（生後７か月～８か月頃）》

生後７～８か月頃からは舌でつぶせる固さのものを与える。離乳食は１日２回にして生活リズムを確立していく。母乳又は育児用ミルクは離乳食の後に与え，このほかに授乳のリズムに沿って母乳は子どもの欲するままに，ミルクは１日に３回程度与える。食べ方は，舌，顎の動きは前後から上下運動へ移行し，それに伴って口唇は左右対称に引かれるようになる。食べさせ方は，平らな離乳食用のスプーンを下唇にのせ，上唇が閉じるのを待つ。

《離乳後期（生後９か月～ 11 か月頃）》

歯ぐきでつぶせる固さのものを与える。離乳食は１日３回にし，食欲に応じて，離乳食の量を増やす。離乳食の後に母乳又は育児用ミルクを与える。このほかに，授乳のリズムに沿って母乳は子どもの欲するままに，育児用ミルクは１日２回程度与える。

食べ方は，舌で食べ物を歯ぐきの上に乗せられるようになるため，歯や歯ぐきで潰すことが出来るようになる。口唇は左右非対称の動きとなり，噛んでいる方向に依っていく動きがみられる。食べさせ方は，丸み（くぼみ）のある離乳食用のスプーンを下唇にのせ，上唇が閉じるのを待つ。手づかみ食べは，生後９か月頃から始まり，１歳過ぎの子どもの発育及び発達にとって，積極的にさせたい行動である。食べ物を触ったり，握ったりすることで，その固さや触感を体験し，食べ物への関心につながり，自らの意志で食べようとする行動につながる。子どもが手づかみ食べをすると，周りが汚れて片付けが大変，食事に時間がかかる等の理由から，手づかみ食べをさせたくないと考える親もいる。そのような場合，手づかみ食べが子どもの発育及び発達に必要である理由について情報提供することで，親が納得して子どもに手づかみ食べを働きかけることが大切である。

❸ 離乳の完了

離乳の完了とは，形のある食物をかみつぶすことができるようになり，エネルギーや栄養素の大部分が母乳又は育児用ミルク以外の食物から摂取できるようになった状態をいう。その時期は生後 12 か月から 18 か月頃である。食事は１日３回となり，その他に１日１～２回の補食を必要に応じて与える。母乳又は育児用ミルクは，子どもの離乳の進行及び完了の状況に応じて与える。なお，離乳の完了は，母乳又は育児用ミルクを飲んでいない状態を意味するものではない。食べ方は，手づかみ食べで前歯で噛み取る練習をして，一口量を覚え，やがて食具を使うようになって，自分で食べる準備をしていく。

❹　食品の種類と調理

ア　食品の種類と組合せ

与える食品は，離乳の進行に応じて，食品の種類及び量を増やしていく。離乳の開始は，おかゆ（米）から始める。新しい食品を始める時には離乳食用のスプーンで１さじずつ与え，子どもの様子をみながら量を増やしていく。慣れてきたらじゃがいもや人参等の野菜，果物，さらに慣れたら豆腐や白身魚，固ゆでした卵黄など，種類を増やしていく。離乳が進むにつれ，魚は白身魚から赤身魚，青皮魚へ，卵は卵黄から全卵へと進めていく。食べやすく調理した脂肪の少ない肉類，豆類，各種野菜，海藻と種類を増やしていく。脂肪の多い肉類は少し遅らせる。野菜類には緑黄色野菜も用いる。ヨーグルト，塩分や脂肪の少ないチーズも用いてよい。牛乳を飲用として与える場合は，鉄欠乏性貧血の予防の観点から，１歳を過ぎてからが望ましい。離乳食に慣れ，１日２回食に進む頃には，穀類（主食），野菜（副菜）・果物，たんぱく質性食品（主菜）を組み合わせた食事とする。また，家族の食事から調味する前のものを取り分けたり，薄味のものを適宜取り入れたりして，食品の種類や調理方法が多様となるような食事内容とする。

母乳育児の場合，生後６か月の時点で，ヘモグロビン濃度が低く，鉄欠乏を生じやすいとの報告がある。また，ビタミンＤ欠乏の指摘もあることから，母乳育児を行っている場合は，適切な時期に離乳を開始し，鉄やビタミンＤの供給源となる食品を積極的に摂取するなど，進行を踏まえてそれらの食品を意識的に取り入れることが重要である。

フォローアップミルクは母乳代替食品ではなく，離乳が順調に進んでいる場合は，摂取する必要はない。離乳が順調に進まず鉄欠乏のリスクが高い場合や，適当な体重増加が見られない場合には，医師に相談した上で，必要に応じてフォローアップミルクを活用すること等を検討する。

イ　調理形態・調理方法

離乳の進行に応じて，食べやすく調理したものを与える。子どもは細菌への抵抗力が弱いので，調理を行う際には衛生面に十分に配慮する。食品は，子どもが口の中で押しつぶせるように十分な固さになるよう加熱調理をする。初めは「つぶしがゆ」とし，慣れてきたら粗つぶし，つぶさないままへと進め，軟飯へと移行する。野菜類やたんぱく質性食品などは，始めはなめらかに調理し，次第に粗くしていく。離乳中期頃になると，つぶした食べ物をひとまとめにする動きを覚え始めるので，飲み込み易いようにとろみをつける工夫も必要になる。調味について，離乳の開始時期は，調味料は必要ない。離乳の進行に応じて，食塩，砂糖など調味料を使用する場合は，それぞれの食品のもつ味を生かしながら，薄味でおいしく調理する。油脂類も少量の使用とする。離乳食の作り方の提案に当たっては，その家庭の状況や調理する者の調理技術等に応じて，手軽に美味しく安価でできる具体的な提案が必要である。

❺　食物アレルギーの予防について

ア　食物アレルギーとは

食物アレルギーとは，特定の食物を摂取した後にアレルギー反応を介して皮膚・呼吸器・消化器あるいは全身性に生じる症状のことをいう。有病者は乳児期が最も多く，加齢とともに漸減する。食物アレルギーの発症リスクに影響する因子として，遺伝的素因，皮膚バリア機能の低下，秋冬生まれ，特定の食物の摂取開始時期の遅れが指摘されている。乳児から幼児早期の主要原因食物は，鶏卵，牛乳，小麦の割合が高く，そのほとんどが小学校入学前までに治ることが多い。食物アレルギーによるアナフィラキシーが起こった場合，アレルギー反応により，じん麻疹などの皮膚症状，腹痛や嘔吐などの消化器症状，ゼーゼー，息苦しさなどの呼吸器症状が，複数同時にかつ急激に出現する。特にアナフィラキシーショックが起こった場合，血圧が低下し意識レベルの低下等がみられ，生命にかかわることがある。

イ　食物アレルギーへの対応

食物アレルギーの発症を心配して，離乳の開始や特定の食物の摂取開始を遅らせても，食物アレルギーの予防効果があるという科学的根拠はないことから，生後５～６か月頃から離乳を始めるように情報提供を行う。離乳を進めるに当たり，食物アレルギーが疑われる症状がみられた場合，自己判断で対応せずに，必ず医師の診断に基づいて進めることが必要である。なお，食物アレルギーの診断がされている子どもについては，必要な栄養素等を過不足なく摂取できるよう，具体的な離乳食の提案が必要である。子どもに湿疹がある場合や既に食物アレルギーの診断がされている場合，または離乳開始後に発症した場合は，基本的には原因食物以外の摂取を遅らせる必要はないが，自己判断で対応することで状態が悪化する可能性も想定されるため，必ず医師の指示に基づいて行うよう情報提供を行うこと。

離乳食の進め方の目安

		離乳初期	離乳中期	離乳後期	離乳完了期
		離乳の開始 →			離乳の完了
		以下に示す事項は，あくまでも目安であり，子どもの食欲や成長・発達の状況に応じて調整する。			
		生後5～6か月頃	生後7～8か月頃	生後9～11か月頃	生後12～18か月頃
食べ方の目安		●子どもの様子をみながら，1日1回1さじずつ始める。 ●母乳や育児用ミルクは飲みたいだけ与える。	●1日2回食で，食事のリズムをつけていく。 ●いろいろな味や舌ざわりを楽しめるように食品の種類を増やしていく。	●食事リズムを大切に，1日3回食に進めていく。 ●共食を通じて食の楽しい体験を積み重ねる。	●1日3回の食事リズムを大切に，生活リズムを整える。 ●手づかみ食べにより，自分で食べる楽しみを増やす。
調理形態		なめらかにすりつぶした状態	舌でつぶせる固さ	歯ぐきでつぶせる固さ	歯ぐきで噛める固さ
1回当たりの目安量					
Ⅰ	穀類（g）	つぶしがゆから始める。 すりつぶした野菜等も試してみる。 慣れてきたら，つぶした豆腐・白身魚・卵黄等を試してみる。	全がゆ 50～80	全がゆ90～ 軟飯80	軟飯90～ ご飯80
Ⅱ	野菜・果物（g）		20～30	30～40	40～50
Ⅲ	魚（g）		10～15	15	15～20
	又は肉（g）		10～15	15	15～20
	又は豆腐（g）		30～40	45	50～55
	又は卵（個）		卵黄1～全卵1/3	全卵1/2	全卵1/2～2/3
	又は乳製品（g）		50～70	80	100
歯の萌出の目安			乳歯が生え始める。	1歳前後で前歯が8本生えそろう。	離乳完了期の後半頃に奥歯（第一乳臼歯）が生え始める。
摂食機能の目安		口を閉じて取り込みや飲み込みが出来るようになる。	舌と上あごで潰していくことが出来るようになる。	歯ぐきで潰すことが出来るようになる。	歯を使うようになる。

※衛生面に十分に配慮して食べやすく調理したものを与える

（厚生労働省『授乳・離乳の支援ガイド』2019年）

授乳・離乳の支援ガイド：（厚生労働省）

離乳食を始めると教科書通りにいかないことが多い。「授乳・離乳の支援ガイド」はあくまでも目安である。無理強いせず乳児一人一人の進み方に応じてそれぞれのペースで進めていく。そのためには保育者は対象児をよく観察することが大切である。

❶ 生後5，6か月頃

❶ 離乳食スタートの目安

生後5，6か月になり，次のサインが見られれば，体調の良い時にスタートしてよい。

①首がしっかりして寝返りができる。

②5秒以上座れる。

③食物に興味を示す。

④スプーンなどを口に入れても舌で押し出すことが少なくなる（哺乳反射の減弱（げんじゃく））。

ただし，早くても4か月を過ぎてから，遅くても6か月中には開始する。

❷ おかゆ1さじから始め，離乳食に慣らす

最初の離乳食は穀類から始める。特に米がゆは消化されやすいので使用しやすい。次に野菜，最後にたんぱく質源食品と順番に増やしていく。

まず，なめらかなつぶしがゆ1さじからスタートする。1～2日目は1さじ，3～4日目は2さじ，5日目は3さじと少しずつ増やす。おかゆに慣（な）れたら，6日目にはおかゆ3さじに野菜の裏（うら）ごし1さじをプラス。野菜もおかゆ同様に増やしていく。野菜にも慣れた11日目にはたんぱく質源食品の豆腐（とうふ）などを1さじプラス。このころには，おかゆ5さじ＋野菜3さじ＋豆腐1さじくらいになる。豆腐も同様に増やしていく。

つぶしがゆ：
カラー実習編／離乳期の食事

離乳の開始：
実践編／事例2（p.213）

最初のころは慣れるのが主目的なので離乳食は1日1回にしてゆっくり進める。

栄養素別食品	1	2	3	4	5	6	7	8	9	10	11	12	13	14	15
エネルギー源食品グループ（例：つぶし粥）	○	○	○○	○○	○○○	○○○	○○○	→	→	→	5～6さじまでふやす				
ビタミン・ミネラル食品グループ（例：かぼちゃ）						●	●	●●	●●	●●●	●●●	→ ふやしていく			
たんぱく質源食品グループ（例：とうふ）											○	○	○○	○○	○○○

表4－4 離乳食・はじめの15日間の進め方（例）

❸ 肉はまだ与えない

乳児の未熟（みじゅく）な内臓（ないぞう）に負担（ふたん）をかけないように，たんぱく質源食品は与え始める順番と時期，量が決まっている。この時期は固ゆでの卵黄，豆腐，きな粉，真鯛（まだい）などの白身魚，しらす干し程度で，また，1回に食べさせられる量はわずかである。

2 生後7，8か月頃

❶ ステップアップの目安

離乳食を喜んで食べ，バランスのよい離乳食を1日2回，そして1回に合計子ども茶わん約1/2杯以上食べられ，ベタベタ状の離乳食を口をモゴモゴ動かして食べていれば舌でつぶせる形態に進めていく。

❷ 最初の形態はベタベタ＋フワフワ状を目安にする

この時期ではやわらかな小さなかたまりを舌と上あごでつぶして食べる練習をする。しかし，今までなめらかな離乳食を飲み込むだけだったのに，急

につぶす必要のある離乳食ばかりでは，疲れてしまう。最初は，ほとんどつぶして，ベタベタ状に少しかたまりが残るくらいにする。例えば細かく刻んでやわらかく煮たかぶなら，半分はすりつぶし，残りの半分をまぜてみる。

❸ 肉は鶏ささ身から開始する

最初は脂肪の少ない鶏ささ身にする。茹でてなめらかにすりつぶしてとろみをつけ，1さじから慎重に進める。ささ身に慣れたら，鶏むね肉，鶏もも肉（皮なし）も使用できる。卵は8か月頃から白身も使えるようになる。魚は白身魚のほか，まぐろやかつお，鮭なども利用可能となる。

❹ おじやの活用

この時期はおじやの時期と言われるほどおじやが好まれる。生後7，8か月頃には好ましい形態ではあるが，単一の味や固さにならないようあり合わせの材料でも刻み方に変化をつけたり，だしのほかにスープや育児用ミルク，トマトジュースなどを利用して工夫する。仕上げに粉チーズや，青のり，もみのり，きな粉などを振っても変化をつけられる。

❺ 丸飲みに注意

この時期から，そろそろ丸飲みの問題が出てくる。形態が不適切で柔らか過ぎると噛まずに飲み込むようになる。また，固すぎるとつぶせないので，空腹の場合にはつぶさずに飲み込んでしまう。

一方，潰して食べる習慣をつけるには食べさせ方も大切である。保育者の食べさせるペースが速いと丸飲みの習慣がつきやすい。乳児の口の中に食べ物が残っているうちに，次のスプーンを口元にもっていき食べさせようとしている場面は決して少なくない。乳児が口をモゴモゴ動かして後，飲み込むのを確かめてから，次のスプーンを下唇にのせるよう心がける。

❻ 中だるみの出る時期

今までよく食べていた乳児が，機嫌はいいのに急に食べなくなることがある。これは乳児が離乳食に慣れ，一方で精神的に発達して，食べること以外に興味が広がる時期でもあるためである。無理強いせずに，元気ならば大丈夫と余裕をもって待てば，食欲も回復する。気分を変える工夫も有効である。

❼ スプーン，コップになじませる

保育者のスプーンを取ろうとしたり，興味を示したら，乳児にもスプーンを用意する。また，1歳過ぎにはコップで飲めるように，そろそろ練習を始めてもよい。持ちやすいものに湯冷ましなどを少量入れて与える。こぼすことが多いが徐々に扱いが上手になる。

３　生後９か月から 11 か月頃

❶　ステップアップの目安

豆腐くらいの固さの離乳食を，口をモゴモゴ動かして上手に食べ，バランスのよい離乳食を１回に合計子ども茶わん約１杯程度食べているようなら進めていく。固さは，歯ぐきで楽につぶせるバナナが目安だが，一度に固くしないで，柔らかめと組み合わせて徐々に進める。

❷　離乳食が１回増えて３回食になる

これまでの２回にもう１回加えて３回食にする。11 か月頃になったら，大人と同じに朝，昼，夕食の時間帯に，生活のリズムをくずさないように徐々に変えていってもよい。

❸　ほとんどの食材が使用可能になる

たんぱく質源食品もほとんどが利用可能になる。牛赤身肉，豚赤身肉，レバーなどの脂肪の少ない肉，あじやさんま，いわしなど青背の魚，かき，ほたてなどの貝類も食べやすいように工夫すれば与えられる。ただし，十分に加熱し，丁寧に調理する。魚や肉など，パサパサして食べにくい素材は，すりつぶしたトマトやキーウィ，ヨーグルトなどをソースにして，とろみを補うのがポイントになる。

❹　栄養補給を心がける

離乳食から摂るエネルギーや栄養素の割合が増してくる。そこで，離乳食に使う野菜の 1/3 以上は，ビタミン・ミネラルの豊富な緑黄色野菜を取り入れたい。また，離乳後半からは鉄分が不足になりがちなので注意が必要である。鉄分豊富な食品を取り入れ，さらに鉄の小鍋やフライパンなど鉄製品で調理すると吸収のよい鉄分が摂取可能になる。また，育児用ミルクは鉄分が添加され，ベビーフードも鉄分強化の製品があるので適宜利用するとよい。

離乳食に取り入れやすい鉄分豊富な食品：カキ，レバー，赤身の肉や魚，ほうれんそう，小松菜，モロヘイヤ，ひじき，納豆，きな粉，いんげん豆など。

❺　歯ぐきを使う形態にする

離乳後半になり形態を急に固くすると，歯ぐきでつぶせないので丸飲みの習慣がつく。逆にやわらか過ぎると，舌でつぶせるので歯ぐきを使わず飲み込んでしまうので，この時期に合った固さと大きさにする。見本はモンキーバナナの形状だが，保育者は食べているときの乳児の口唇や頬の動きを観察する。

❻　とろみづけは状況に応じて行う

食べにくさ解消の切り札はとろみづけであるが，飲み込みやすくなるだけに，噛むことを促す調理法でないことに注意する。一般的に，食べにくい素材の青菜や肉，魚などはとろみをつけ，根菜類や豆腐などはつけなくてよい。食べにくくて吐き出してしまう場合にはとろみをつけるなど，乳児の食べる様子に応じた工夫をする。

❼ 遊び食べ，ムラ食いへの対応

遊び食べ：
実践編／事例3（p.216）

遊び食べは順調に育っている証拠である。実践編事例3のQ&Aを参考に対応していく。この他に食べたり食べなかったりの「むら食い」，ごはんだけあるいは納豆しか食べないなどの「ばっかり食べ」もよく見られるようになる。しかしこれは一時期のことで，乳児は変化し続ける。無理強いせず，周囲がおいしそうに食べてみせ，ゆったり待つのが一番である。

❽ 好き嫌いが出やすい時期である

乳児が口から出して食べないとその食品が「嫌い」と思いがちだが，実は食べにくいから食べないケースがほとんどである。離乳後半からは，食べにくい素材が多くなるため，調理に工夫が必要となる。例えば，ひき肉のそぼろは口から出してもミニ肉団子にすると喜んで食べたりする。

❾ 大人の料理のとり分け

食べられる食品が多くなり，大人の料理のとり分けがしやすい時期になる。とり分けで注意する3点は，① 薄味にし脂肪は少な目にする，② 歯ぐきでつぶせるように柔らかく小さくする，③ 水分量をふやすなど食べやすくする，である。

4 生後12か月から18か月頃

❶ ステップアップの目安

栄養バランスのよい3回の離乳食をしっかり食べられること。そして，バナナくらいの固さの離乳食を，口をリズミカルに動かして食べていれば進めていく。歯ぐきが固くなり，噛みつぶす力も強くなってくるので，肉団子状を目安に噛む練習を十分にさせる。にんじんなど野菜は茹でて大きい薄切り，ロールパンの輪切り，牛赤身肉はステーキ用を肉たたきで叩き，焼いて棒状に切って与えると，一口量を覚え噛む練習になる。

❷ 離乳食とおやつの関係

食事の間隔が長くあくときには間に軽いおやつ（補食）を与える。朝食が早ければ午前と午後の2回，朝食が遅ければ午後1回だけとする。乳児は，栄養面からはおやつは軽くてよい。時間と量を決め，食事にひびかないようにする。

❸ 薄味を守り，手づかみメニューを取り入れる

1歳を過ぎても，大人と同じ味つけは濃すぎるので2倍以上に薄める。濃い味を覚えると薄味を受けつけなくなるので気をつける。塩分はパンやめん類にもかなり含まれ，さらにバターやマヨネーズ，めんの汁にも含まれる。主食は塩分を含まない米飯中心にするとよい。また，手づかみしやすいメニューを心がけて，一口量を覚えさせると共に，自分で食べる満足感も味あわせたい。

❹　噛む力と調整力を育てる

口の動きは大人と同じになり，リズミカルにかんでいても，噛む力はまだまだ発達途上である。しかし，美味しく食べるには，単に固いものを噛みつぶせればよいのではない。いろいろな食品の形状に合わせて上手に噛んだり飲んだりできるよう調整力を育てていく必要がある。パリパリ，シコシコ，もっちり，しんなりなど，食品に応じて噛み方を変えて，上手に食べられるように，多くの食品を体験させていく。

❺　離乳完了を判断するポイント

まず，形ある食べ物を噛みつぶして食べられること。そして，必要な栄養素の大部分を，食事から摂れるようになること。歯ぐきで噛める固さの離乳食を，1日3食きちんと食べ，1～2回の間食と乳汁（育児用ミルク，牛乳等）を300～400mℓ程度飲んでいれば，離乳食は完了である。このころになると，手前の奥歯，第一乳臼歯が生えてくる乳児も多くなり，奥歯を使うことが徐々にできるようになる。しかし，離乳が完了しただけであり，すべての料理を摂食できるようになっているわけではない。3歳位までに，さまざまな固さ，味，大きさの料理が体験できるようにしていくことが重要である。

5　離乳食の調理

離乳食を調理する際には以下の点に配慮する。離乳食だけをまとめて作って冷凍しておくこともできるが，家族で一緒の食材を食べて家族全体の食を見直す観点から大人の食事の一部を応用することも重要である。野菜の煮物やシチュー，味噌汁などで具が柔らかくなったら取り出して，スプーンの裏ですりつぶすか，または刻み，スープや牛乳でのばして与えることができる。

離乳食開始から毎日のように食べる米がゆで，離乳食の進む流れをみると理解しやすい。水分と米の割合で固さが決まるので，よい目安になる。

離乳食：
カラー実習編／離乳期の食事

離乳食の調理のポイント

- 新鮮な食材を用意し，衛生的に清潔に調理する
- 少しずつ食品数と量を増やし，栄養のバランスに注意する
- 離乳の進行に応じた調理形態で，消化しやすく調理する
- 味つけは薄めにし，食材そのものの味を楽しむことができるようにする
- 油脂・砂糖は与えすぎないように注意する
- 離乳食は適温で与える

おかゆと軟飯の作り方

●おかゆ

❶ 米は洗いとぎ，水を２〜３回とりかえ，一度ざるにあげ，水気を切る。

❷ 厚手の鍋，または炊飯器に分量の水と米を入れ，30 分以上はつけておき，米に十分な吸水をさせる。

❸ 鍋で炊く場合の火加減は，沸騰するまで強火，沸騰したらふたを少しずらし，ふきこぼれないように注意し，弱火で約１時間半位煮，火を止めて約 15 分むらす。

●軟　飯

❶ 米は洗いとぎ，水を２〜３回とりかえ，一度ざるにあげ，水気を切る。

❷ 厚手の鍋，または炊飯器に分量の水と米を入れ，30 分〜１時間つけておき，米に十分な吸水をさせる。

❸ 鍋で炊く場合の火加減は，沸騰するまで強火，沸騰したら１分間強火のまま，次は中火よりやや弱火で，約８〜 10 分，さらに弱火にして，約 10 〜 12 分してから火を止めて，約 15 分むらす。

	10 倍がゆ	7 倍がゆ	5 倍がゆ（全がゆ）	4 倍がゆ（硬がゆ）	軟　飯	ご　飯
米	1	1	1	1	1	1
水	10	7	5	4	3	1.2
ご飯の硬さ	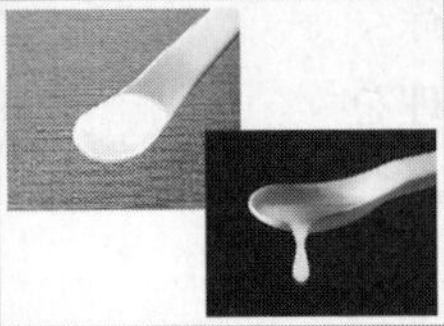	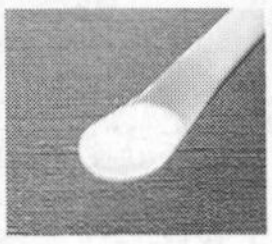	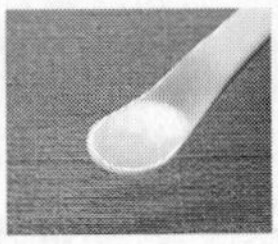	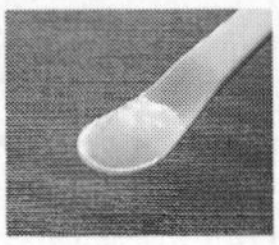	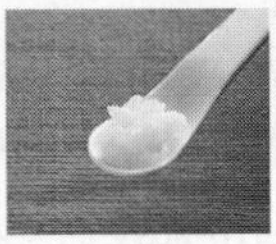	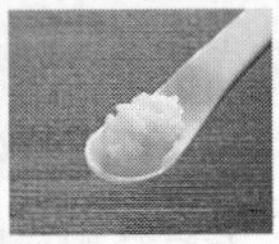

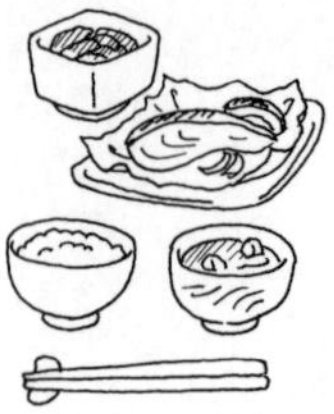

大人の食事		（離乳食への応用）➡		離　乳　食
ごはん	➡	水を加えて炊く	➡	おかゆ
味噌汁	➡	味噌を入れる前の汁かまたは，味噌汁を湯で倍以上に薄める	➡	味噌汁
	➡	具のじゃがいもをつぶす	➡	つぶしいも
白身魚のホイル焼き	➡	白身魚とかぼちゃ，たまねぎはホイルに酒だけを入れてオーブンで焼いて蒸し，魚の皮や骨をとってほぐす。かぼちゃとたまねぎは蒸し汁でつぶして硬さを調節する	➡	白身魚のホイル焼き
おひたし	➡	茹でたほうれんそうの葉先だけを細かく切り，水溶き片栗粉やヨーグルト等でとろみをつける	➡	おひたし

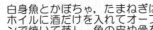

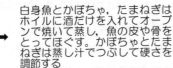

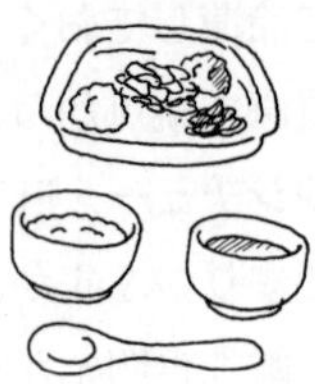

図４－７
大人の食事から離乳食への応用

ベビーフード：
実践編／事例7（p.226）

6　ベビーフードの種類と利用法

ベビーフードとは乳児の発育に伴い，離乳期の栄養補給を目的に開発された市販の離乳食である。1996（平８）年ベビーフードの品質や安全性を確保するために，栄養組成，物性，表示について「ベビーフード指針（厚生省生活衛生局）」がまとめられ，これを基準（ベビーフード自主規格）にベビーフードが製造され，離乳の進行に応じた調理形態の製品が市販されている。包装形態としては，びん詰め製品，レトルト製品，乾燥製品（粉末状，粒状，フレーク状），凍結乾燥品（フリーズドライ）がみられる。穀類，野菜，卵，レバー，肉，魚など多種類の商品が販売されている。それによりベビーフードの使用状況はよく利用されるようになってきている（図4－8）。離乳食を手作りする際，進め方の参考にしたり，外出時に利用するなどさまざまな場面で利用されている。近年では，離乳期以降に使用するために開発された「幼児食」という表現の製品も市販されるようになってきている。

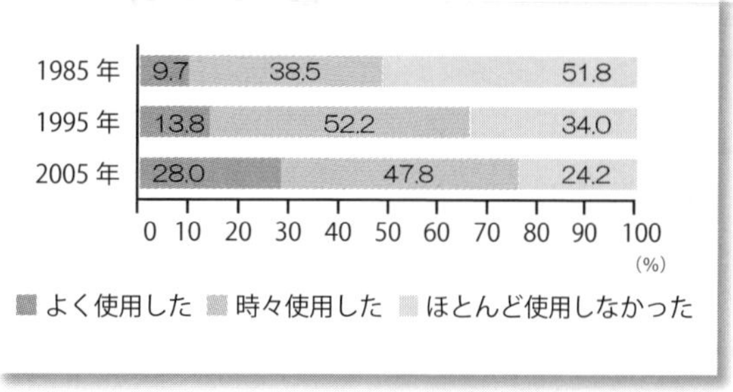

図4－8
ベビーフードの使用状況

（厚生労働省「乳幼児栄養調査」2005〈平 17〉）

（前頁）ベビーフード自主規格：
（日本ベビーフード協会）

7 離乳食の与え方と保育者のかかわり方

保育所に初めて入所する児が離乳食を進める場合，家庭での離乳食の進行状況をよく考慮して行う。生後5，6か月では1日1回の離乳食を保育所で摂取し，家庭では食べない状況もでてくる。しかし，家庭で与えられた食材でないと保育所では与えられないので，休日などに家庭で離乳食を作って与えたものは必ず連絡をしてもらうようにする。また，生後7，8か月以降に入所する児には食べた経験のある食品の種類や量を詳細に把握し，乳児の食行動の発達状況を確認し，保育所での離乳食の対応や家庭での離乳食の進め方について栄養士や調理担当者と共に面談することが必要である。保護者が参考にできるように，離乳食のサンプルの展示や，調理講習会，試食会の開催などを通して，保護者が離乳食を与えることに対して自信がもてるように支援をしていくことが重要である。

4 乳児期の栄養・食生活上の問題と保育者としての対応

乳児期には次のような栄養・食生活上の問題が出てくることがある。保育者は家庭での哺乳量や食事量，排便・健康状態を確認すると共に，保育所での様子を保護者に連絡し，保護者の育児不安を軽減できる支援が重要である。

1 ミルク嫌い

生後2～3か月頃に一時，ミルク嫌いを訴え，哺乳量が減ることがある。自分の意志で飲み始めたためにミルク嫌いが起こり，食欲にも変化が出始める。発育が良好で機嫌が良い場合には，無理強いはやめて様子をみる。

2 食欲不振

離乳後半頃に離乳食を食べなくなることがある。この時期には体重の増加が緩やかになり，食事量も減りやすい。食事中もいろいろなものに興味をもつようになり，集中しにくくなる。食卓の周りを片付けて気をそらさないようにしたり，離乳食に変化をもたせる，また，外遊びをするなどの配慮をする。

❸ 便　秘

母乳だけ飲んでいる2～3か月頃の乳児で，便の回数が極端に少なくなることがある。腸の消化力が良くなり，便がつくられなくなったこと，飲む量が減ってきたことが原因で起こる。機嫌が良く，まとまって排便がある場合は単純に便の回数が少なくなっているだけで便秘ではない。乳児がいきんでいる場合には綿棒で浣腸したり，柑橘系の果汁を少し飲ませると効果的である。

便秘：
第8章／❼便秘（p.146）

❹ 乳汁と離乳食のアンバランス

離乳食を開始すると，哺乳量が減少する場合がある。離乳開始時期には多くの種類を摂取することはできず，離乳食で栄養バランスをよく摂取することは困難である。したがって，開始時期には離乳食を少量与え，乳汁での栄養補給を主とし，離乳の進行に伴って離乳食の割合を増やしていく。

❺ 乳児用イオン飲料の多飲

乳児下痢症などでの脱水症の予防に使われる乳児用イオン飲料を，回復後も使用している場合がある。水代わりに与えるとNaの摂りすぎになる。また，果汁や乳児用イオン飲料の与え過ぎは糖分が含まれているため，乳汁や離乳食嫌い，虫歯の原因になりやすく，注意が必要である。

❻ 鉄 不 足

離乳食を開始する5か月頃までは，母乳の鉄吸収率が良いこと，育児用ミルクの鉄含量がやや多めに設定されているため，鉄欠乏症は起こりにくい。しかし，離乳の進行に伴って乳汁の摂取量が減少し，体内貯蔵鉄が減少の方向へ傾く。乳児期の鉄欠乏は脳細胞間の刺激伝達を行う神経伝達物質の減少を招き，乳児の精神運動発達遅滞の原因になることが近年明らかになった。この結果をうけて，鉄の重要性が強調され，離乳食には赤身の魚や肉等鉄を多く含む食品を使用することを推奨している。

❼ 咀嚼上の問題

離乳食は調理形態が乳児の咀嚼の発達に適応していることが重要なポイントである。7，8か月の月齢になっても，舌でつぶせる固さの離乳食に慣れず，口から出してしまう児もみられる。その場合には，一段階前，5，6か月のトロトロ状の形態に戻したり，一品だけ水分やとろみのある料理を加えて慣らしていく。

❽ 食卓環境について

乳児の食行動の発達を促すために，食卓の環境を整えることが大切である。

まず，食事のための椅子については，テーブルの位置が，乳児が座って胸よりやや下の位置にくるように設置する。背もたれとテーブルとの間が大きく開くようであれば，クッションを入れるなどの配慮をする。

スプーンについては，保育者が乳児に与えるためのスプーン（フィーディングスプーン）はボール部分のくぼみが少なく，できるだけ平らで，乳児の口の径に比べてあまり大きすぎないようなものを選ぶ。離乳が進むにつれて，少しずつボール部分のくぼみの大きなスプーンにしていき，乳児が自分自身でスプーンから唇でとりこむことができるようなものを選ぶことが重要である。さらに，12か月以降に，自分でスプーンを持ちたがる時期には，スプーンの柄の部分が太く，ボール部分が大きすぎないものを用意する。

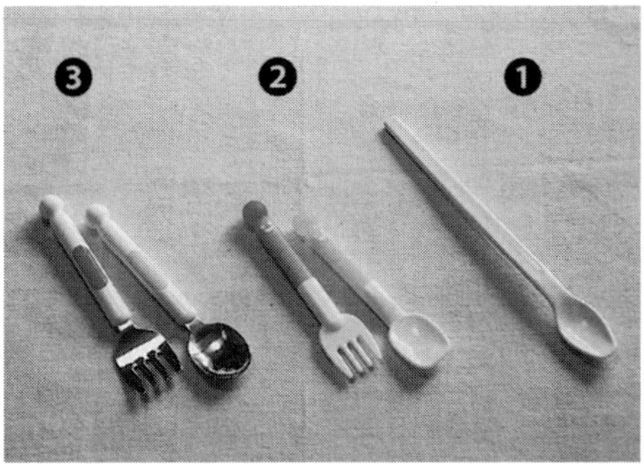

►子ども用スプーンとフィーディングスプーン

❶フィーディングスプーン：取り込みやすい平らなスプーン。幅は乳児の口角距離の2/3程度（約15～20㎜）深さは2㎜から⇨口唇での取り込みが上手になってから，乳幼児スプーン（ボウル部の深いもの）を試してみる。
❷子ども用スプーン：ボウル部はすくいやすくて乳児の口に入る大きさ，柄の長さは乳児の手の幅。持ちやすい重さ（ステンレスは重すぎて動作が困難なので始めのうちはプラスチック製が扱いやすい）。
子ども用フォーク：柄の長さは乳児の手の幅。持ちやすい重さのもの。
❸は離乳完了後，食事のほとんどを自分で食べられるようになった時用のスプーンとフォーク(例)。ステンレスでも上手に扱え，安定しているので使用しやすい。

食器については，一つの料理を一つの食器に盛り付け，縁の部分が垂直に立ち上がっている食器を選んだ方がスプーンですくいやすい。手づかみも多い時期であるため，子どもが手で食物をつかむことができる程度の直径があり，ある程度の重さがある食器の方が安定感がよい。いずれにしても子どもの食行動をよく観察し，それに対応した食器を選択することが重要である。

❾ 除去食の導入

乳児に湿疹ができた場合，保護者がアトピー性皮膚炎や食物アレルギーを疑い，除去食を実施することがある。除去食品としてはアレルギー性の高い卵，牛乳，小麦粉などがあるが，これらはいずれも乳児にとって良質のたんぱく質源でもある。離乳食からこれらの食品を極端に除去することにより，身体発育や精神発達に影響を及ぼす可能性がある。除去食は医師から除去食の指示があった場合にのみ実施し，その経過を報告しながら進める必要がある。

（酒井）

除去食：
第8章／❷診断（p.155）

第５章
幼児期の食生活

幼児期は生涯にわたる食生活の基礎が形成される。保育者としての支援のあり方を考えながら学んでいく。

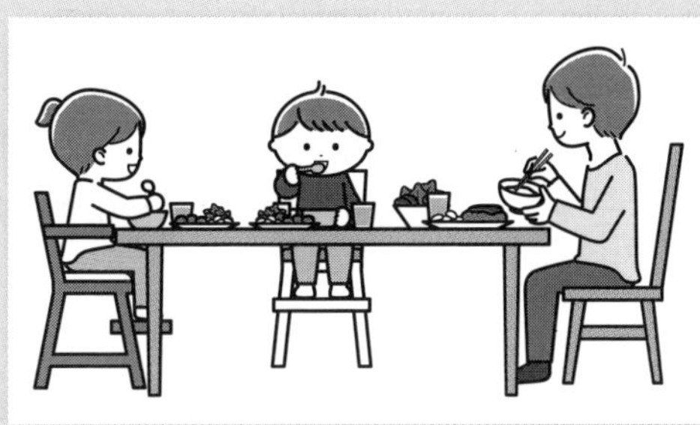

1　幼児期の食機能の発達と成長

❶ 身体発育と栄養

幼児期は乳児期より発育速度は徐々にゆるやかになるものの身体発育は引き続き盛んである。４歳になると，体重は出生時の約５倍，身長は約２倍となり，骨格をはじめ内臓諸器官，筋肉の著しい発育がみられる。また乳児期に比べ身長の伸びが著しいため細長い体型となり，立位，歩行，走る，跳ぶなど運動機能も発達するため動作も活発になり，運動量が増えエネルギー消費量が多くなる。したがって，このような発育および運動量に見合った栄養必要量を十分に満たす必要がある。その目安となる「日本人の食事摂取基準（2020 年版）」では，体重１kg 当たりのエネルギー，たんぱく質，鉄，カルシウムなどの摂取基準は成人に比べ幼児は２～３倍となっている。このように幼児は体が小さい割には，成人に比べ多くのエネルギーや栄養素を必要とする。

体重 1kg当たりのエネルギー，たんぱく質，鉄，カルシウム：
第１章／図１－４（p.14）

2 幼児の食機能の発達

1 消化機能

炭水化物の消化・吸収に必要な十二指腸内のアミラーゼ濃度は３歳頃，たんぱく質を分解する酵素の活性は１歳頃には成人と同じくらいに上昇する。そして脂肪の分解・吸収に必要な膵リパーゼ活性も２，３歳頃までには成人並に上昇し，腸管の免疫機能も成熟してくる。

また，乳歯は３歳頃までに上下 10 本ずつ計 20 本となり，乳臼歯で食べものをかみ砕くことができるようになる。しかし，まだ咀嚼力は弱いため調理形態には工夫が必要である。

また，食べ過ぎによる消化不良を起こすことも少なくないので与える量に配慮する。さらに微生物に対する抵抗力も成人より弱いため食中毒などにも気を付ける。

2 食べる機能

機能獲得：
第２章／1食べ方の発達
(p.26)

１歳から１歳６か月頃に離乳食は完了する。そしてその頃が “咀嚼してすりつぶす機能獲得” のスタートとなる。下あご（下顎）に奥歯（第一乳臼歯）が生えはじめるからである。その後しばらくして上あご（上顎）にも奥歯（第一乳臼歯）が生える。これでやっと奥歯の上下が揃うため食物を噛みつぶして食べることができるようになる。なぜなら上と下の歯が生えて噛み合ってこそ噛むことが可能になるからである。さらに，２歳６か月〜３歳ごろになると残りの奥歯（第二乳臼歯）も上下に生え揃い，子どもの歯並び（乳歯列）が完成する。これで成人とほぼ同じような固いものを食べる練習ができるようになる。

しかし，ただ固いものが食べられればいいということではない。大切なのは調節する力（調整力）である。つまり，大きなものは小さく噛み切り，固いもの，柔らかいもの，粘性のあるもの，弾性のあるものなど，さまざまな物性に対しては，噛む力を自由自在に調節できるようになることである。それが可能になるようなサポートを保育者はしていきたい。

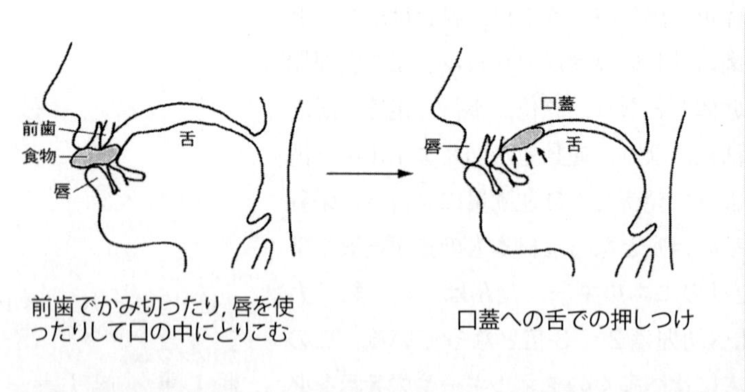

**図５－１
食べるときの口の動き**

（幼児食懇話会編『幼児食の基本』日本小児医事出版社 1998）

サポートのポイントとしては，まず食べものを前歯で噛み切ったり，唇を使ったりしてから口の中に取り込むことをさせる。次に唇を閉じて上顎前歯の裏側（口蓋のひだ）に舌で食べものを押しつけることを習慣化させていくようにするとよい（図５－１）。これにより食べものの大きさや物性の把握ができるようになり，調整力が養われる。一方，これをしないで食べものを口の奥へ入れて前歯や唇，口蓋を使わせないと，調整力がつかず食べ方がへたになるので注意する。保育者が食事中，こぼされて汚されることを避けようとすると，食べものを口の奥に入れがちになるので気をつける。子ども自身がこぼしながら学ぶことにより食べる機能は発達していく（図２－７，表５－４）。

❸ 手づかみから食具へ

離乳期のはじめのころ保育者から食べさせてもらっていた乳児も，次第に自分の手を使って食べようとし始める。幼児期になっても１歳６か月位までは十分に“手づかみ食べ”をさせる。これにより，自分自身の口にあった一口量がわかり，咀嚼への動きにつなげていけるようになるからである。こうして１歳６か月頃になると上手に“手づかみ食べ”ができるようになるので，次第に“スプーン食べ”へと移行させていく。“スプーン食べ”で自分自身の１回量を調節し，唇を閉じて上手に食べられるようになったらフォークを使うようにする。それ以前にフォークを頻繁に使用すると口を閉じて食べる練習が十分できない。

手づかみ食べ：
第１章／図１－3(p.13)

また手指機能の発達に伴い，スプーンやフォークなどの握り方も“手のひら握り→指握り→鉛筆握り”へと変化する。手指機能が発達し，指先に力が入れられるようになってから箸を使うようにしていく。一般には３歳頃から箸を使うようになるが，上手に扱えるようになるのは４～６歳と幅がある。無理強いせず長い目で見守る（表５－４）。

持ち方の変化：

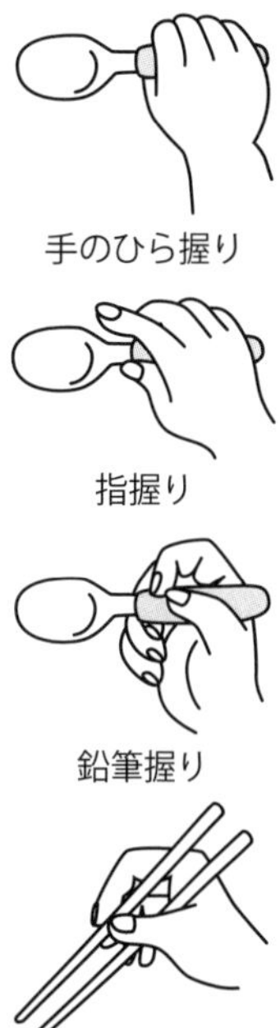

❸ 精神発達と栄養・食生活

精神発達の面からみると幼児期は言語，知能，情緒，社会性など，あらゆる領域においてめざましい発達がみられる。なかでも情緒の発達が著しい。乳児期に主にみられた興奮，快，不快が幼児期前半には快，喜び，愛情，興奮，不満，怒り，恐れなどに分化し，さらに幼児期後半になると快，望み，喜び，得意，愛情，興奮，不満足，嫌悪，嫉妬，怒り，うらやみ，失望，恐れ，心配などに細分化してくる。

一方，幼児は自分の思った通り行動するという自己中心性と衝動性が特徴であり，抽象的思考力は未熟である。

２～３歳になると自我が芽生え，自分の要求が満たされなければ泣きわめいたり，暴れたりといった反抗的な態度が見られることがある。

４～５歳になると知能が発達して感情が豊かになり，我慢することもできるようになる。友達とも上手に遊べるようになり，家族以外の人々とも食事を楽しむことができる。

このような発達過程において幼児期は食べものの好き嫌いが出やすい。情緒が不安定な時期には保育者は幼児の気持ちを理解するよう心がける。また食への興味も旺盛なので，調理の仕方や盛りつけ，食器などを工夫して楽しく食卓を囲めるような配慮が大切である。

2 幼児期の栄養・食生活の実態と保育者としての対応

1 生活リズム

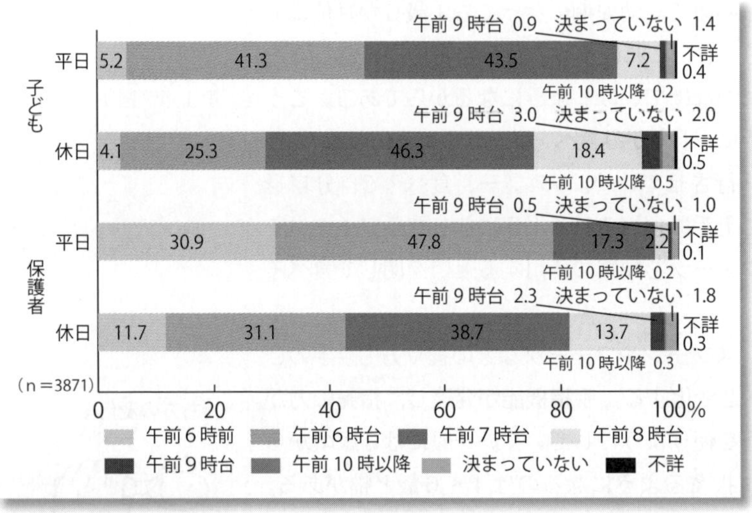

図5－2
子どもと保護者の起床時間

（厚生労働省「乳幼児栄養調査」2015〈平27〉）

幼児期は生活習慣の基礎が確立する時期である。食事は生活の中心となるから食事時間を定め，食事習慣をきちんとつけることが生活リズムを整えることにつながる。しかし，近年は成人の夜型生活化の影響を受け，幼児の就寝時刻が遅くなってきている。このため朝食時間が乱れ，１日の生活リズムの確立に悪影響を与える例が少なくない。

生活習慣の確立：
実践編／事例11（p.238）

午睡：昼寝のこと。

幼児の午睡を除いた夜の平均睡眠時間は９～10時間（表５－１）とされるが個人差も大きい。このため，まずそれぞれの子どもをよく観察し，一人で機嫌良く目覚めるのに必要な睡眠時間を把握する。そして各家庭や集団生活での兼ね合いから起床時刻を決め，そこから逆算して就寝時刻を設定していくようにすると具体的で実行しやすい。

例えば，10時間の睡眠が必要な子どもの場合に，起床６時30分，朝食７時であれば，就寝時刻は８時30分頃が適当ということになる。しかし子どもの多くはすぐ寝付くわけではなく，絵本の読み聞かせなどもあるので就寝時刻は余裕をもって早めにが原則となる。

なお，午睡の長さやタイミングにより，夕食や就寝の時刻が乱れることもあるので配慮する。

表５－１
小児の睡眠時間

（鈴木栄）

月齢・年齢 / 時間	0～1（か月）	1～2	2～3	4～6	7～12	13～36	3～6（歳）	6～12
計	16～18	15～17	14～15	13～14	11～13	11～12	10～11	8.5～10.5
昼	8～9	6～7	5	4	3	1～2	0～1	0
夜	8～9	9	9～10	9～10	9～10	9～10	9～10	8.5～10.5

（時間）

❷ 食事内容

❶ 食事量の目安

幼児期に基準となる１日のエネルギー量及び各栄養素量が「日本人の食事摂取基準（2020 年版）」に示されている。幼児では個人差が大きいが，一応の目安（めやす）となる。

１日のエネルギーの食事摂取基準は１～２歳で男子 950kcal，女子 900kcal，３～５歳では男子 1300kcal，女子 1250kcalであり，これを３回の食事と間食で配分して考えていく（表５－２，５－３）。

さらに各栄養素を食事摂取基準に基（もと）づいて１日にどれくらい，どのようなものから摂取したらよいかの目安を考える（表５－４）。これを３回の食事と間食に取り入れるようにすると，ほぼ１日量の栄養素摂取が可能となる。

表５－２　１日のエネルギー配分例

食事	１～２歳		３～５歳	
	男子	女子	男子	女子
朝　食	235	225	260	250
昼　食	285	270	390	375
夕　食	285	270	390	375
間　食	145	135	260	250

（kcal）

表５－３　１日のエネルギー配分例

食事	幼児全体	１～２歳	３～５歳
朝　食	20～25	25	20
昼　食	30	30	30
夕　食	30	30	30
間　食	15～20	15	20

（%）

表５－４　幼児の食品構成・調理形態・食べ方の一例

食　品		１～２歳		３～５歳	
		１日量（g）	目安量	１日量（g）	目安量
たんぱく質源グループ	乳類（牛乳）	300～400	牛乳１ $\frac{1}{2}$ ～２パック	300	牛乳１ $\frac{1}{2}$ パック
	卵　類	30	鶏卵Ｌサイズ $\frac{1}{2}$ 個	30	鶏卵Ｌサイズ $\frac{1}{2}$ 個
	魚介類	30	あじなら $\frac{1}{2}$ 切れ	40	かき（貝）なら大２個
	肉　類	30	薄切り１枚	40	ハムなら２枚
	種実類	5	ごまなら小さじ１	5	ピーナツなら５粒
	大豆・豆製品	30	納豆なら $\frac{3}{4}$ パック	40	納豆なら１パック
ビタミン・ミネラル源グループ	緑黄色野菜類	90	にんじん $\frac{1}{3}$ 本とほうれんそう大１株	90	かぼちゃ４cm角３切れ
	淡色野菜類	120	かぶ大１個と白菜１枚	150	カリフラワー１株とキャベツ中葉１枚ときゅうり $\frac{1}{2}$ 本
	きのこ類	5	適宜	5	適宜
	海藻類	2	のりなら１枚	5	のり１枚とみそ汁１杯分のわかめ
	果実類	100	いちごなら中６～７粒	150	みかんなら中２個
エネルギー源グループ	穀類（米飯）	80	子ども茶碗軽く１杯	120	女性用茶碗軽く１杯
	穀類（ゆでうどん）	120	市販 $\frac{1}{2}$ 玉強	180	市販１玉強
	穀類（パン）	50	８枚切り食パン１ $\frac{1}{4}$ 枚	70	６枚切り食パン１ $\frac{1}{6}$ 枚
	いも類	40	中 $\frac{1}{2}$ 個	60	中 $\frac{2}{3}$ 個
	砂糖類	5	大さじ $\frac{1}{2}$	5	大さじ $\frac{1}{2}$
	油脂類	10	小さじ２ $\frac{1}{2}$	15	大さじ１+小さじ $\frac{1}{2}$
	調味料	＊	適宜（薄味に）	＊	適宜（薄味に）
	菓子類	＊	間食の項目を参照	＊	
調理形態	硬　さ	前歯でかみ切り奥歯でつぶせるもの（煮物）		奥歯ですりつぶせるもの（野菜炒め）	
	大きさ	前歯でかみ切れる大きさ（円盤状：平らで丸ごと口に入らない）大小取り混ぜる			
	形	手づかみしやすい　→　スプーン　→　フォーク　→　はしで扱いやすいもの			
食べ方	手づかみ	中心			
	スプーン	中心			
	フォーク	併用			
	は　し	中心			
		１歳	２歳	３歳	４歳　５歳

料理の組み合わせ：
第３章／④献立作成・調理の基本（p.68）

主食・主菜・副菜：
カラー実習編／幼児期の食事

なお実生活では，これを次に示したような料理の組み合わせで考え，献立を作成すると簡便である。

主食・主菜・副菜の３つがそろったものを献立の基本として考える

- A 主食……ご飯，パン，うどん，いもなどが主材料……………（炭水化物）
- B 主菜……魚，肉，豆，卵，乳などが主材料…………（たんぱく質，脂質）
- C 副菜……野菜，海藻，小魚，果物などが主材料…（ビタミン，ミネラル）

このA，B，Cの３つを毎食，組み合わせると栄養のバランスが良好となる。さらに汁物がつけばより充実した献立となる（図５－３）。

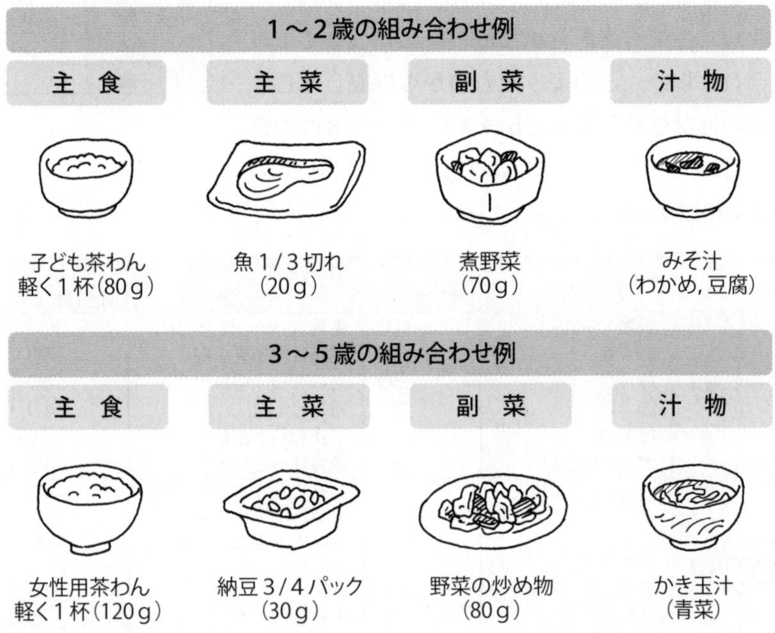

図５－３
献立例

2 栄養素摂取状況

三大栄養素：
第３章／4栄養素の種類とはたらき（p.40）

近年の国民健康・栄養調査の結果によれば，１～６歳の三大栄養素の摂取状況はほぼ良好である。しかし，ミネラルにおいてはナトリウム（食塩）の過剰摂取，および鉄，カルシウムの摂取不足が懸念されるものが少なくなかった。したがってこれらの対象者には食事内容の改善が望まれる。

脂肪エネルギー比率は１～６歳で30％をわずかに下回っている。平成27年度乳幼児栄養調査によれば，２～６歳児の食物の摂取頻度について，野菜，牛乳・乳製品は「毎日２回以上」，卵，肉は「週に４～６日」，魚，大豆・大豆製品は「週に１～３日」と回答したものが多かった。生活習慣病予防のためには幼児期から糖分や脂肪の過剰摂取に陥る食習慣を身につけないよう注意する必要がある。そのためには，間食は多くても１日２回までとした規則的な食生活と主食，主菜，副菜のそろった薄味の和食を中心とした献立を心がけたい。

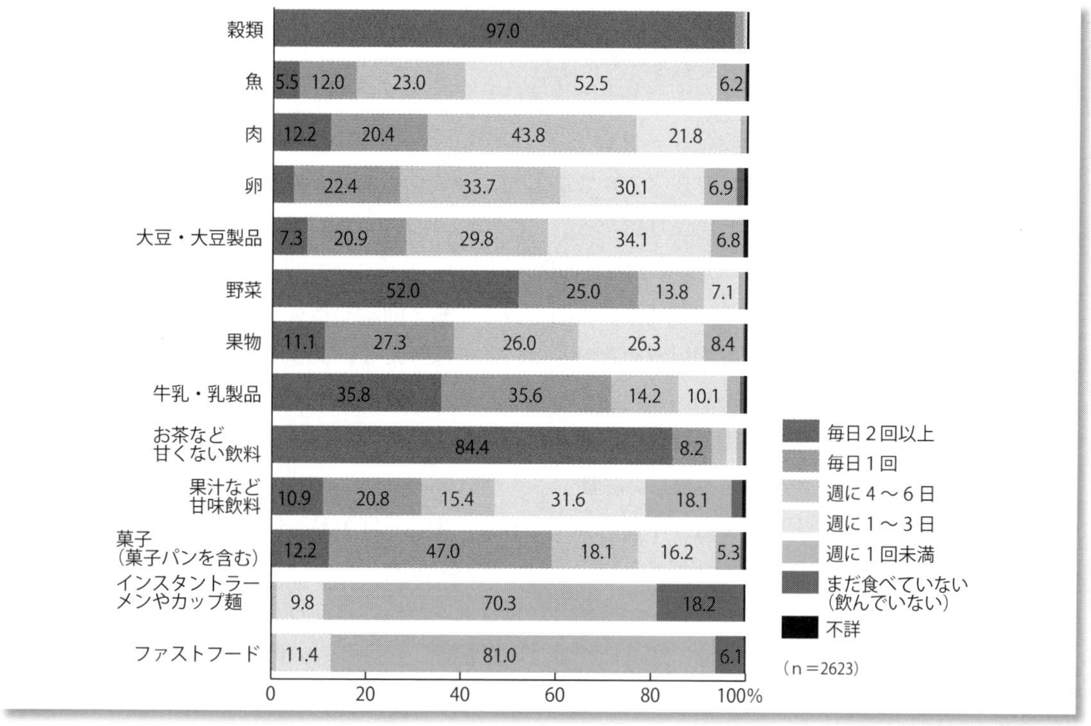

図5－4 子どもの主要食物の摂取頻度

（回答者２～６歳児の保護者）（厚生労働省「乳幼児栄養調査」2015〈平 27〉）

3 間食の意義とその実践

1 間食の必要性と意義

❶ 栄養的役割

幼児は体が小さい割に，エネルギーや栄養素の必要量が多い。しかし幼児の胃袋は小さく，消化機能も未熟なため，３回の食事だけでは摂取しきれないことが多い。そのため間食を食事の一部と考え，食事で不足する栄養素を補う必要がある。また水分を補給する機会にもなる。

間食：
実践編／事例13（p.243）

❷ 精神的役割

間食は子どもにとって楽しみである。食べることの楽しさや喜びを体験でき，その想いを共に食べる友達やきょうだい，保育者と分かち合える貴重なひとときである。

❸ 教育的役割

楽しみとする間食の時間には，手洗いや衛生的な食品の取り扱い，マナーなどが無理せずに身に付きやすい。また市販品に一手間かけたり，簡単な手作り品を子どもといっしょに作ることで食に関する興味や関心を高めることができる。

2　間食の与え方（量，回数，内容，市販品の選択）

❶　間食の適量

適量：
カラー実習編／幼児の間食

間食は，次の食事に支障を来さない程度の軽いものを原則とする。おおよその目安は１～２歳男子 145㎉，女子 135㎉，３～５歳男子 260㎉，女子 250㎉（表５－２）であるが，個人差もあり，食事量，食事間隔，運動量，年齢などにより異なる。

❷　間食の回数と時間

間食の回数は１日１回，多くても２回までとする。時間を決めて規則的に与える。朝目覚めた時や就寝前には与えないようにする。子どもの欲しがるままに不規則に何回も与えると虫歯（齲歯）や肥満の原因になったり，食事時に空腹にならないために食欲を失わせ，偏食を招いたりするので注意する。

虫歯：
カラー実習編／幼児の間食

❸　望ましい間食

間食には，季節の果物や野菜，牛乳・乳製品，穀類，いも類，豆類などを利用し，調理する場合には，自然の味を生かした薄味が望ましい。手作りでも生クリームやバター，砂糖などをたっぷり使った菓子類は好ましくないので注意する。

❹　市販品の選択

市販品を用いる場合には，甘味，塩味，香辛料を抑え，脂肪の多いもの，人工甘味料，着色料などの添加物を多用していないものを選ぶ。また牛乳・乳製品，果物など自然のものと組み合わせたい。市販品のみを多量に与えないように注意する（図５－５）。

**図５－５
間食（牛乳と市販品との組み合わせ例：１日２回の場合）**

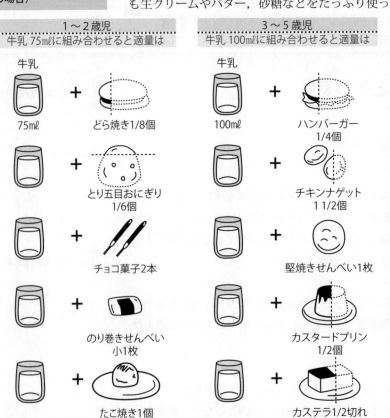

❸　保育者としての対応

間食は子どもにとって楽しみであるが，量，回数，時間を決めて与えないと健康的な食生活を営めなくなる。市販品を利用する場合には適量を皿や菓子鉢にとりわけ，袋や箱ごと与えない。また手作りでも砂糖，しょうゆ，バター，生クリームなどを過剰に使用する洋菓子や和菓子は控える。手作りのよさは，こうしたものを加減調節でき，自然の味を生かした間食を作ることができることである。必ずしも手作りのすべてがよいわけでないことに注意する。

ところで，間食は子どもが喜び受け入れるものだけに，しつけや食生活に対する考え方の違いをめぐり保育者と他の大人の間で意見が対立しやすい。さらに友達遊びが盛んになると，各家庭の方針の違いによるおやつのトラブルも深刻になりがちである。また，集団と家庭の両方を生活の場としている場合には，間食に関する考え方に違いが生じやすい。その結果，保育士などの専門家は助言を求められることも多くなる。子どもの健康を考え，大人同士が前向きに考えたり，話し合ったりできるような援助をされたい。

4　幼児期の栄養・食生活上の問題と保育者としての対応

❶　幼児の食事上の問題と対応

保育者（調査対象は母親）への調査で子どもの食事で困っている行動をまとめたものが図５－６である。２～３歳未満では「遊び食べをする」，３歳以上では「食べるのに時間がかかる」と回答した者の割合が最も多かった。

遊び食べ：
実践編／事例⑫（p.240）

食べるのに時間がかかる：
実践編／事例⑩（p.234）

遊び食いは２歳代をピークに３歳代になると減少していく。子どもが食器の中の食べものを手でこねたり，落としてみたり，口に入れたり出したりする行動は，大人からみれば遊びや散らかしに見える。しかし，子どもにとっては自分の手で食べものを確認し，それを受け入れるための学習をしているのである。

２歳前後になると人に食べさせようとしたり，スプーンで食器をたたくなどの行動も見られるようになる。自分で立ち上がって動き出すころには，歩き食べを好んだり，少し食べては席を離れることをくり返したりする。これは子どもの食行動が発達過程にあるために発生する現象で，いずれ卒業する。むら食い，食べるのに時間がかかる，も同様である。

しかし，対応を間違えると長引かせたりこじらせたりするので，子どもの気持ちをくみ取りながらも，けじめのある食生活を心がける。

望ましい対応としては，空腹感をもって食事に向き合えるように間食の与

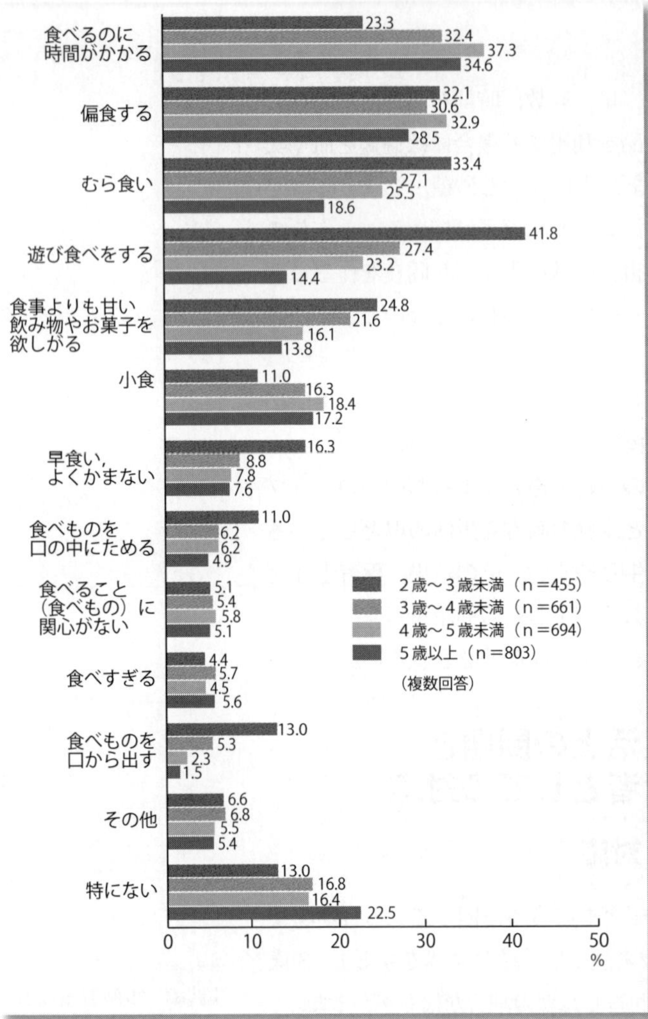

図5－6
食事で困っていること

（厚生労働省「乳幼児栄養調査」2015）

偏食：
実践編／事例9（p.230）

偏食は固定化しない：
第2章／1食べ方の発達（p.26）

え方に気をつけ，適度な運動を心がける。食事に集中できるよう，食卓の近くにおもちゃなど子どもの関心を引くようなものは置かないようにする。また，気を散らせないよう周囲の人間も一緒に食卓につき他のことをしないようにする。情緒が不安定なのでちょっとした事でも食欲が落ちることがあるため，食べたくない時には無理強いせず，食事も30分程度で切り上げる，などである。

偏食を困り事としてあげる保育者（母親）も多く見られる（図5－6）。保育者は，子どもに何でも好き嫌いなく食べて欲しいと願うが，子どもは野菜をはじめ肉，魚などを嫌うことが少なくない。栄養学的観点からは，ある特定の食品を嫌っても，栄養価の類似した食品（同じ食品群）が食べられれば問題はない。しかし，幼児期は次第に社会生活に適応させていく時期なので，さまざまな食品を体験させて，受け入れられるように環境を整えることは必要である。例えば，3歳頃までは咀嚼は発達過程にあり，未熟なので，繊維の多い野菜は加熱したり，肉には隠し包丁をいれたりして食べやすくして受け入れを促すように環境を整える。幼児期は食べにくいと食品そのものの味が嫌いでなくても嫌がることがあるので調理形態には配慮が必要である。

ところで幼児は，偏食があるように見えてもしばらくするとそれが消え，次には違った食べものを嫌がるというようにこの時期の偏食は固定化しない特徴がある。したがって，ある特定の食品を嫌っても偏食と決めつけないことが大切である。

小食と食欲がないを困り事としてあげる保育者（母親）は幼児の年齢が高い4歳～5歳に多い。専門家からみれば子どもの食欲不振の多くは，ほとんど問題ないものが多いのに対し，心配する保育者（母親）は多い。その場合には十分に相談にのり親の不安を取り除くことが大切である。

よく噛まないも困り事としてあがっている。よく噛む習慣づけにはスプーンからの食物は上唇でこすりとらせる。モンキーバナナ，にんじんグラッセ，パン，ミニハンバーグなどを利用して前歯で噛みとらせ自分にとっての一口量を覚えさせる。食事中には牛乳，果汁，麦茶などの水分の与え方に気をつける。また，食事中に水分を与えると口の中にある食べものを噛まずに流し込む習慣が付きやすので，口の中の食べものがなくなったのを確かめてから水分を与える。急がせたり，無理強いしたり，食べこぼしを注意しすぎたりしないなどの対応も考える。

孤食：１人で食事をすること。または，子どもだけで食事をすることを指すこともある。
個食：２人以上または家族あるいは養育者が一緒の食卓を囲んでも，別々の違ったものを食べること。

2 食環境上の問題とその対応

1 欠食および孤食

幼児の９割は朝食を毎日摂取していた。孤食については，朝食では子どもだけで，または１人で食べる子どももいる。つまり朝食のとり方が問題なのである（図５－７，５－８）。朝はどの家庭も忙しく，食卓を家族でゆっくり囲むのは難しいが，子どもだけの食事では料理数が少なく，食欲も劣り，栄養素のバランスも悪いことが指摘されている。幼児期では，食卓の雰囲気は食べる意欲や精神的発達に大きな影響を及ぼすので，できるだけ保育者とともに「いただきます」「ごちそうさま」の挨拶をかわして食卓を囲むように心がけたい。

図５－７
朝食習慣

（回答者２～６歳児の保護者）（厚生労働省「乳幼児栄養調査」2015〈平 27〉）

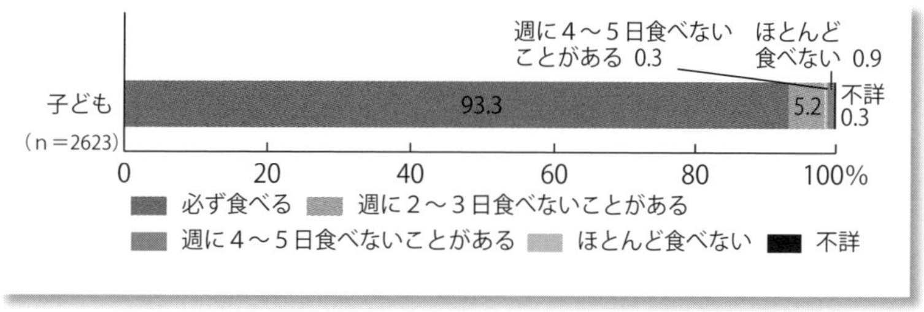

2 交互食べと三角食べ

交互食べは米飯が主なエネルギー源であったころの食べ方である。そのころの副食は主食のお米を食べるためのものであり，塩分が高濃度でたんぱく質源は少なかった。このため少量の副食を口に入れれば米飯をたくさん食べられるほど塩分が強かったのである。

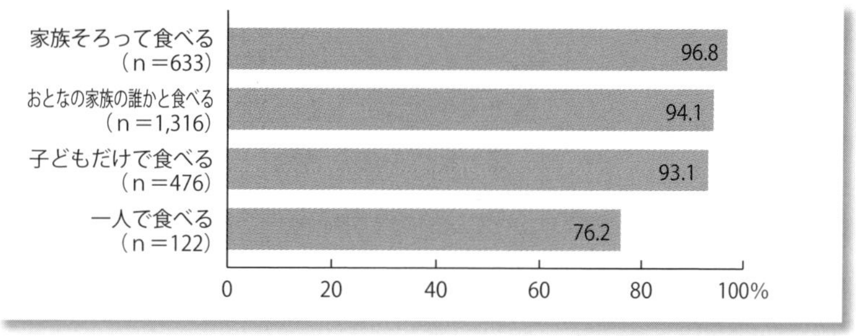

図５－８
朝食の共食状況別，朝食を必ず食べる子どもの割合

（回答者２～６歳児の保護者）（厚生労働省「乳幼児栄養調査」2015〈平 27〉）

一方，現在の副食は低塩分となり，たんぱく質源食品も多用されているためおいしく，主食がなくても十分食べられるようになった。このため交互食べの必要はなくなった。

三角食べも副食に副菜，副々菜など質，量とも違うものがある場合には実践しにくい。さらに汁物をたびたび口に入れることは，食物を流しこむ習慣をつけやすいので控えたい。したがって，現在では交互食べや三角食べにこだわらず，４～５歳になってからまんべんなく食べられるよう，食事時に助言する方法が多く採用されている。

3 環境と食べ方

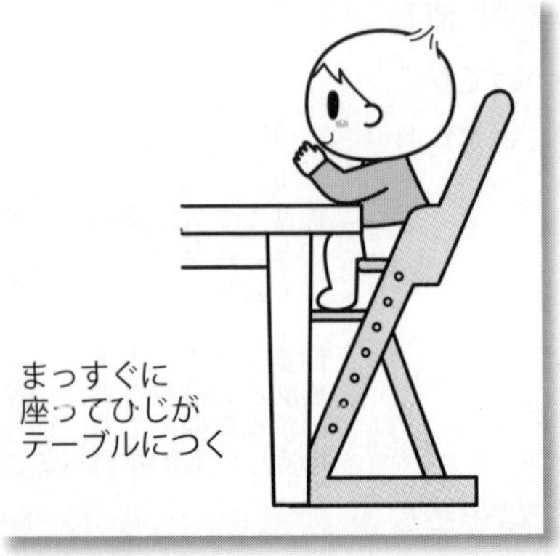

図５－９
座った姿勢

椅子に座り始めるころは，まだ自分で自由に座り方をコントロールできない時期である。このため，高さ，奥行きの調節が必要である。まずテーブルの高さに合わせて，ちょうど胸か胸よりやや下の位置にくるような椅子を用意する。また椅子は両足が床または補助台にしっかりつき，肘が椅子の 90 度（直角）のところにくるように調節する。このようにして子ども自身が両手を自由に使え，食事中に気持ちよく安定した姿勢で座れるような食事環境を整えたい。

１，２歳ではスプーンを持って食べるものの，まだまだ手づかみ食べの多い時期である。幼児が使うスプーンやフォークは，柄の部分が太く，長すぎず，ボール部分も大きすぎないものを用意する。箸の練習は鉛筆持ちができるようになる４～６歳が望ましいが箸を持ちたがる場合は，２歳ぐらいでは 13，14㎝ぐらいの一番小さなものを，３歳ぐらいには 16㎝，５歳ぐらいで 18㎝ぐらいのものを用意し，手の大きさに合わせて調節していく。木の材質で，丸くない角のある足を用いた方がすべりにくい。茶碗については，子どもが手を開いて，親指で茶碗の縁を，その他の指で糸底を持つことができるような大きさのものを選ぶとよい。食器は一つの料理が一つの食器に盛り付け，縁の部分が垂直に立ち上がっている食器を選んだ方がスプーンですくいやすい。箸を使って，食器を持って食べる場合には，ランチ皿のような大きな食器に複数の料理を盛るのではなく，小さな食器の方が持ちやすい。幼児の食行動の発達は著しいため，よく観察して，それに対応した食器を選ぶことが重要である。

4 食べものと事故

食べものの事故でもっとも重症なのは窒息である。食べものによる窒息は希ではない。窒息，気道異物の原因となる食べもので一番多いのがピーナッツである。ついで，枝豆，アーモンド・ナッツなどの豆類だが，この他，栗の実，りんご片，チーズ片，もち，ちくわ，こんにゃくゼリー，たくわん，氷，丸いキャンディー類，プチトマトなどさまざまである。事故年齢は乳幼児期全体にみられるが，特に０～１歳代までの歩き始めのころに多い。事故防止のためには，３歳を過ぎるまではピーナッツなどの豆類，またピーナッツを含んだせんべいやチョコレートは与えない。節分に撒く豆に気をつける。もちはたとえ小さく切っても２歳を過ぎるまでは与えない。歩きながら，遊びながらものを食べさせない。急停車する可能性のある乗り物の中で豆類は与えない。食事中は乳幼児のそばにいて観察するなどの指導を徹底することである。

5 弁　　当

1 弁当箱の大きさと栄養量

１～２歳児は 350mℓ サイズ，３～５歳児は 400 ～ 450mℓ サイズが適当である。弁当箱の容量と中身のエネルギー量はほぼ比例するため，350mℓ サイズで 350kcal 程度，400 ～ 450mℓ サイズでは 400 ～ 450kcal 程度の中身が入る。これは年齢別の１日の食事摂取基準から算出した昼食量がほぼとれる内容である。

大人の弁当箱が 600 ～ 800mℓ サイズなので，およそ半分の大きさと考えるとよい（図５－10)。

栄養のバランスは，ご飯，パンなどの主食を１/ ２，魚肉，卵などの主菜を１/6，野菜，果物，海藻などの副菜を１/3 の割合を目安にする（図５－10)。

しかし，目安量にこだわりすぎないで，小食や食べるのに時間がかかりすぎる子どもの場合には少なめに，たくさん食べる場合には多めになど加減する。

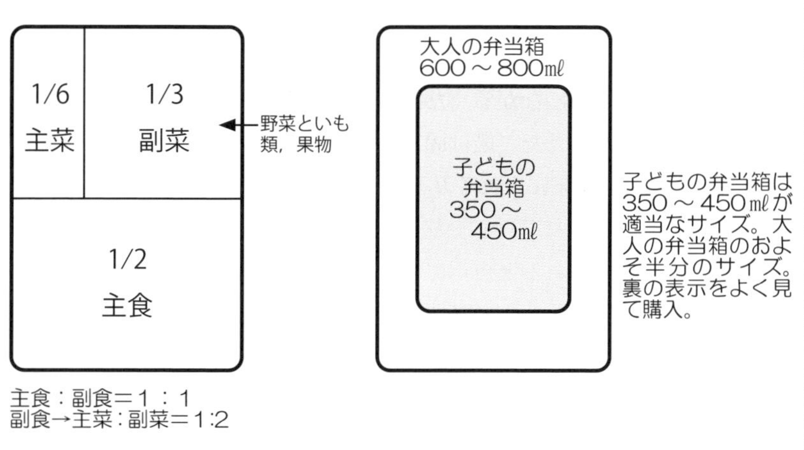

図５－10
弁当箱の大きさと栄養量

（村上祥子『園児のバランス弁当』女子栄養大出版部 1997　一部修正）

2 扱いやすい弁当箱と食具

弁当箱のふたは子どもが開け閉めしやすいものにする。購入するときに，実際に子どもに開閉させてみるとよい。弁当袋も見た目だけで選ばず，子どもが出しやすくしまいやすいものにする。最初のころは，マジックテープ付きの袋やゴムバンドで留められるようなものが扱いやすい。なお，箸，スプーン，フォークなどの食具も扱いやすく携帯しやすいものを選ぶようにする。

3 作るときの注意

1 食べ慣れたものを詰める

いつもと違う環境で食べる場合には緊張感をともなうので，いつも口にし，安心して食べられるものも入れるようにする。

2 食べやすい形態に調理する

そぼろ卵のようにポロポロしたものは，箸では食べにくく，スプーンでもこぼしやすい。持たせる食具にもよるが，ポロポロしたものや小さく切ったものより子どもの小指ぐらいの大きさにしたほうが食べやすい。

3 汁けや油けをきる

汁けが多いと腐敗の原因になると共に，ご飯や他のおかずにしみ出て味が落ちる。茶こしにあげたり，ペーパータオルでよくきる。揚げ物など油けのあるものもよくきらないと，風味ばかりでなく口触りも悪くなる。

4 さましてから詰める

おかずは冷ましてから詰める。熱いうちにおかずを詰めてふたをすると中で蒸れて腐敗や変質につながる。ただし，ご飯は熱いうちに弁当箱に詰めてから冷ますとよい。冷えたご飯は固まって詰めづらくなる。

5 嫌いなものをたまに入れてみる

嫌いなものも少し入れてみる。友達や先生と一緒だと知らぬ間に食べられることがある。食べられると自信につながり，好き嫌いも少しずつ減っていく。しかし，いつも苦手なものがたくさん入っていると子どもは苦痛になるので，欲張らず，たまに少量を心がける。

6 フリージング，電子レンジ，加工食品や乾物を上手に使いこなす

家庭用に作ったおかずを取り分けて冷凍保存しておくと便利である。電子レンジは，解凍はもちろん，調理も短時間にできるので活用したい。乾物や素材の缶詰や冷凍食品をストックしておき利用するとバラエティに富んだお弁当を短時間に作ることができる。（上田）

乾物：水分を取り除いた食品

第６章
学齢期・思春期の食生活

この時期特有の身体・形態的発育，精神発達構造を理解したうえで，生活習慣病予防を視野に入れた栄養・食生活について学ぶ。

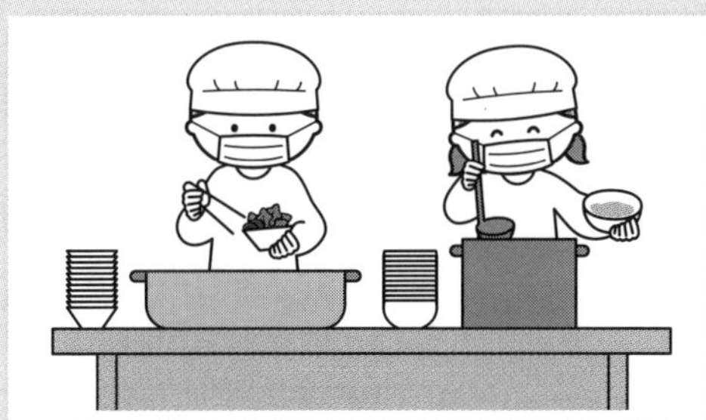

1 学齢期・思春期の心身の特徴

1 学齢期と思春期の定義

学齢期は，６歳から15歳までの義務教育対象年齢をいう。思春期は，医学的には「第二次性徴の始まりから成長の終わりまで」とされ，日本産科婦人科学会では，「性機能の発現開始に始まり，初経を経て，二次性徴の完成と月経がほぼ順調になるまでの期間」と定義されている。日本の現状では８～９歳頃から17～18歳頃までがこの時期にあたる。一方，WHOの定義では，身体的特徴のほかに精神的・社会的な要素も加わり，① 二次性徴の出現から性成熟までの段階，② 子どもからおとなに向かって発達する心理的なプロセス，③ 自己認識パターンの段階確立，④ 社会経済上の相対的な依存状態から完全自立までの過渡期，とされている。

2 身体的特徴

学齢期前半は緩やかな発育を示す。学齢期後半では乳児期に次ぐ発育を示し，第二発育急進期による身体の形態的な成長と第二次性徴の出現による生殖機能の発達がみられる。

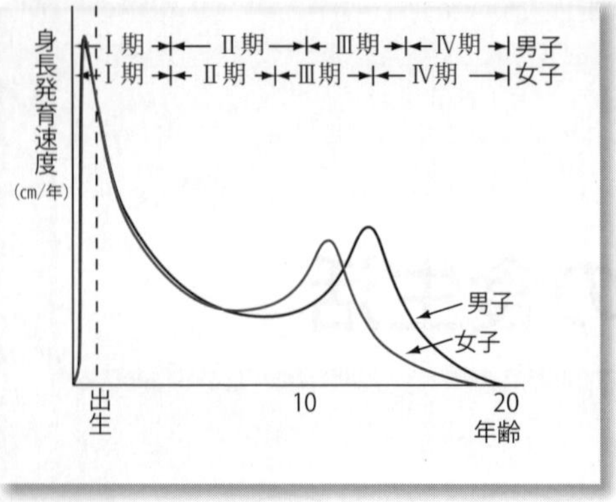

図6－1
身長の発育曲線（模式図）

（高石）

❶ 第二発育急進期

身体発育の経過は，模式的に4期に区分することができる（図6－1）。第Ⅰ期は第一発育急進期と呼ばれ，胎児期から幼児期前半の急激な発育を示す時期である。第Ⅱ期は，比較的緩やかな発育を示す8～10歳くらいまでの時期である。第Ⅲ期が第二発育急進期に相当し，学齢期後半から再び著しい発育を示す時期である。そして第Ⅳ期に入ると再び緩やかな発育になり発育が止まる。

❷ 第二次性徴

第一次性徴とは性染色体およびそれに由来する内・外生殖器の男女差をいう。それに対し，第二次性徴は思春期になり性ホルモンの作用によって生じる男女それぞれの特徴をいう。発育加速現象や第二次性徴は，体格や栄養状態など個々のおかれている条件によって個人差がみられる。

表6－1
二次性徴の内容

（日本産婦人科学会編『産科婦人科用語解説集　第2版』1997）

女　性	男　性
乳房の発育 逆三角形の陰毛発生 皮下脂肪沈着　　など	声変わり 喉頭隆起 ひげの発生 臍を頂点とした陰毛発生 胸毛発生 筋肉の発達　など

❸ 骨　　格

体の骨ぐみは，多数の骨と比較的少数の軟骨から成っている。骨は，発育とともに骨の量的・質的変化が生じ，発育とともに長さ，太さ，骨密度（硬さ）などが増加する。骨の発育は化骨現象により，軟骨にカルシウムが沈着することで化骨になる。手根部の化骨数や形態を診て骨年齢を判定する方法では，かぞえ年の暦年齢と化骨数がほぼ同数とされている。一方，骨格の発育速度は，各骨の間で差があり，身体各部の骨の発育経過は一様でない。例えば体肢の発育では，下肢の方が先に出現する傾向がみられ，その傾向は男子において顕著である。

❹ 歯

歯胚の形成については，乳歯と永久歯の一部は胎児期からすでに始まっており，石灰化についても，乳歯は胎生期から永久歯は出生時から始まっている。

一方，歯の萌出は，乳歯が萌出する第一生歯期と永久歯が萌出する第二生歯期に大別される。第一生歯期は生後6～8か月頃から20～24か月頃であり，第二生歯期は学齢期の初め頃であり，乳歯が脱落し永久歯の萌出が始まる。

乳歯・永久歯：第2章／❷消化器官の発達（p.28）

また，前歯が生え変わる時期は，前歯で食べものを噛み切れないため，一口量の調節が行いにくく，奥歯が生え変わる時期は，噛み合う臼歯が一時的に少なくなるため，噛み潰しにくくなる。虫歯予防に加え，咀嚼に要する時間と食物の硬さへの配慮が必要である。

5 体　力

体力水準は男女ともに6歳から加齢に伴い向上し，男子が女子を上回ったまま成長する。男子は高校生年代から成人にかけてピークレベルに達する一方，女子は中学生年代でピークレベルに達する。

体力：文部科学省「体力・運動能力調査報告書」2017

6 学校保健統計調査

学校保健統計は，学校における幼児，児童及び生徒の発育及び健康の状態を明らかにすることを目的として実施されている。また，学校保健安全法及び学校給食法の改正をはじめとした学校保健行政の施策の立案検討の際の基礎資料等学校保健に関する基礎資料として活用されている。

平成30年度の「学校保健統計調査」の結果によると，身長の発育量について，平成12年度生まれ（30年度17歳）では，男子は11歳時及び12歳時に著しくなり，12歳時に最大の発育量を示している。女子は，9歳時及び10歳時に発育量が著しくなり，9歳時に最大の発育量を示し，最大の発育量を示す年齢は，女子のほうが男子に比べ3歳早くなっている。

また，体重の年間発育量については，平成12年度生まれ（30年度17歳）では，男子は11歳時から14歳時に発育量が著しくなり，11歳時に最大の発育量を示している。女子は，10歳時から11歳時に発育量が著しくなり，10歳時に最大の発育量を示している。

図6－2
発育量の比較

（文部科学省「学校保健統計調査」2018〈平30〉）

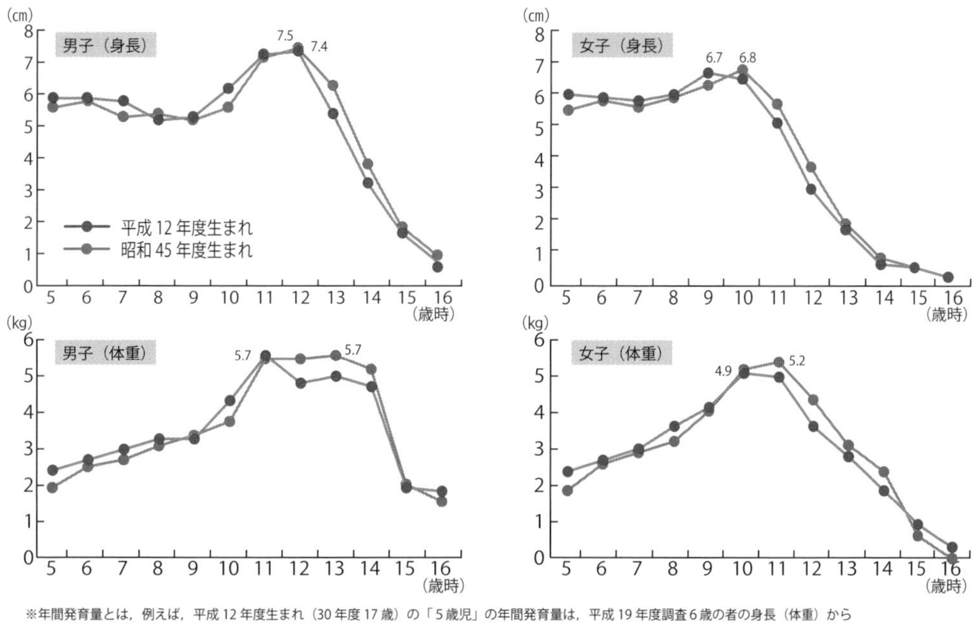

※年間発育量とは，例えば，平成12年度生まれ（30年度17歳）の「5歳児」の年間発育量は，平成19年度調査6歳の者の身長（体重）から18年度調査5歳の者の身長（体重）を引いた数値である。

❸ 精神的特徴

学齢期前半になると，自己中心的な思考から，日常的な経験をもとに，ある程度論理的に考えることができるようになる。また，「もし～なら～だ」という仮説的な思考も可能になる。思春期に入ると，自分と環境との関係や自分の目的を達成するための方法を明確に選択できるなど，学齢期前半とは質的に異なる発達をとげる。

人間関係では，親子を中心にした家族関係から，仲間関係，あるいは家族以外の大人へと関係が広がっていく。思春期には，庇護的な人間関係から対等な人間関係へと質的に異なる発達をとげ，親友，異性への関心，親子関係の新しい展開など人間関係について大きな変換点となる。さらに道徳性では，学齢期前半は親や教員の影響を受けた他律的な面が多くみられるが，思春期には自分の判断によって規定された自律的な道徳性を持つようになる[①]。

①会沢勲，石川悦子，小嶋明子編著『移行期の心理学』ブレーン出版　1998

2 学齢期・思春期の食生活

❶ 食育・栄養教育の意義

学齢期・思春期の食行動・食習慣は，生涯にわたる食生活のＱＯＬおよび健康状態に大きな影響を与える時期であり，この時期に食行動の健康的な基礎的習慣を獲得することは重要である。

学齢期・思春期では，自分の意思で食事を選択する機会が次第に増え，買い食いや調理済み食品の購入頻度の増加や朝食欠食率の増加などがみられるようになる。また，マスメディア情報の増加が子どもの食物観の形成に影響を及ぼしていることから，子ども自身が望ましい食生活を営むための力をつけることが重要である。

❷ 食育の動向

❶ 「食からはじまる健やかガイド」（厚生労働省：2004 年）

乳幼児期から思春期に至る発育・発達段階に応じた食育を推進することを目的として作成された。

❷ 食育基本法（内閣府：2005 年）

「食育」とは，人が生きるうえでの基本であって，かつ知育，徳育および体育の基礎となるべきものである。経験を通して「食」に関する知識と「食」を選択する力を習得し，健全な食生活を実践することができる人間を育てることが目標とされた。

❸ 栄養教諭制度創設（文部科学省：2005 年）

児童・生徒への「食に関する指導」の充実を図るための取り組みを推進するために，栄養教諭制度が創設された。栄養教諭の職務は食に関する指導と給食管理である。

❹ 小学生用食育教材「たのしい食事つながる食事」（文部科学省：平成 28 年）

様々な教科等に分散している食育に関する内容を集約した教材であり，児童用と指導者用が作成された。

❺「栄養教諭を中核としたこれからの学校の食育」（文部科学省：平成 29 年）

学校において栄養教諭が果たす役割を明確にし，管理職者，学級担任をはじめとする全教職員が栄養教諭を中心とした食育推進体制について認識を深めることにより，それぞれの学校における食育をより推進させることを目的に作成された。

❻「食に関する指導の手引」第二次改訂版（文部科学省：2019 年）

食育基本法，学校給食法，学校教育法に基づく学習指導要領等を踏まえ，学校における食育を推進する観点から，学校における食育の必要性，食に関する指導の目標，食に関する指導の全体計画，食に関する指導の基本的な考え方や指導方法，食育の評価について示すものである。

「食に関する指導の手引」第二次改訂版：初版 2006 年，第一次改訂版 2010 年

❸ 食生活のあり方

❶ 朝食欠食

朝食について，「食べないことがある」の割合は，小学生が約 17%，中学生が約 20%，そのうち「食べない日が多い」「食べない」では小学生が 2~3%，中学生では約 5% となった。（図６－３）

一方，朝食の摂取状況と起床・就寝時刻との関係では，「ほとんど食べない」子どもは，「毎日食べている」子どもより起床・就寝時刻が遅い傾向がある。睡眠時間が短くなることが朝食の摂取状況に影響し，生活習慣の乱れにつながるという悪循環が生まれていることから，生活全体から食生活を見直す必要がある。

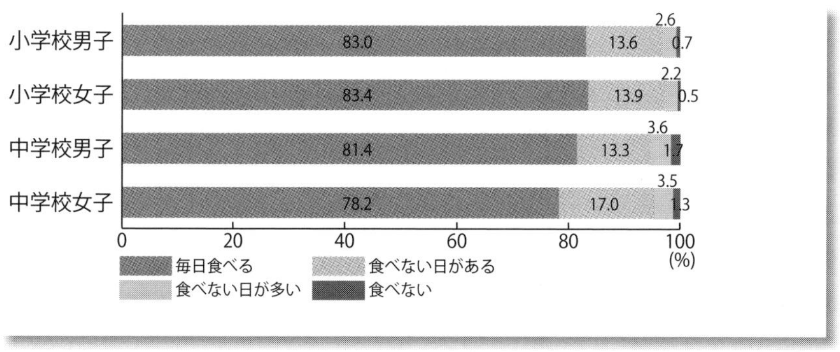

図６－３
朝食の摂取状況

（文部科学省「全国体力・運動能力，運動習慣等調査報告書」2018〈平 30〉）

❷ 鉄欠乏性貧血

小児の鉄欠乏性貧血は，発育による鉄の需要が増大する離乳期と思春期に起こりやすい。思春期女子では，月経による鉄喪失，ダイエットによる鉄摂取量の不足，偏食，外食・インスタント食品の多食などの食生活の乱れ等の原因により，鉄や栄養素が不足することが多い。

❸ 骨粗鬆症

骨量が増える時期は，女子 11 ～ 15 歳，男子 13 ～ 17 歳がピークといわれ，骨量を獲得するために重要な時期である。ピーク時の骨量を「最大骨量」といい，最大骨量が高ければ，年をとってから骨粗鬆症になりにくいため，骨が増えるこの時期に十分なカルシウムをとり，運動をして骨量を高めておけば，将来の骨量の“支出”に備えることができる。

女性ホルモンは，骨を壊す破骨細胞の働きを抑え，骨をつくるのを促す働きがある。思春期には女性ホルモンの分泌が高まり，骨も成長する。しかし，過度なダイエットで女性ホルモンの分泌が低下すると，骨の密度を十分に高めることができなくなる。また，体重減少により骨への負荷が少なくなり，骨をつくるための栄養が不足することもあり，骨粗鬆症のリスクを高める可能性があるため注意が必要である。

❹ 放課後児童クラブ

放課後児童健全育成事業（放課後児童クラブ）は，保護者が労働等により昼間家庭にいない小学校の子どもたちに対し，授業の終了後に児童館等を利用して適切な遊び及び生活の場を提供して，その健全な育成を図るものである。共働き家庭の増加などにより，放課後児童クラブ（以下児童クラブ）の登録児童数は，毎年増加を続けている。

児童クラブに通う子どもたちは夕食が遅くなる場合が多く，補食としてのおやつの必要性が高い。また，おやつは栄養補給にとどまらず，仲間が集まって身体と心を休めるほっとしたひと時にもなる。さらに，おやつの時間は準備や片付け等様々な食生活の知恵やスキルを身に付けることができる場でもあり，学童保育が「生活の場」として機能するために重要である。

コラム　笑顔の源「おやつ」

岡山市うのクラブ運営委員会主任支援員　山口一起

児童クラブでの生活は授業を終え，放課後「ただいまー！」という声とともに始まります。学校で授業や勉強が主であるならば，クラブでの主は“遊び”です。小学校で頑張ってきた分思い切りのびのびと過ごしやすい環境にしたいと考えています。それは帰路に向かう30分前にある「おやつ」の時間も同じです。
「せーの！うふふふふ」男の子３人が顔を近づけ袋菓子の中に手を入れ取り出したものを比べています。「俺ゴリラ！」隣の子が声を出せず鼻水を出しながら笑っています。そしてそれを口に入れ「せーの！」と続く。思い切り遊んだ後の大切な時間。その隣では袋に入った揚げ煎餅を粉々にした後，顔上にあげ口の中にサーっと流し込んでいる3年生男子。それを遠目で見ている2年生女子がコソコソ話をしています。何気ない児童クラブでの一幕。

そんな毎日の中でも特に子どもたちに人気なのが毎週木曜に行われる「いつでもおやつ！」。児童クラブで過ごす間であればいつでも食べることができるというわけです。普段一緒に食べることができない違うクラスのお友達と一緒に食べたり，いつもよりもおしゃべりをしながらゆっくり味わって食べたりと楽しみ方は様々です。

「おやつ」を通して児童クラブではこのようないろいろな経験をしていますが，それは全て一人ではないということです。例え一人で食べていても友達を見ていたり，また見られていたりと，必ず誰かと関わっている。だからこそ生まれるものだと思います。

楽しく喜びに溢れる子どもの表情は見ているだけで私たち支援員も笑顔にしてくれます。

3　学齢期の食生活上の問題

1　学齢期の食生活上の問題点と対応

児童・生徒を取り巻く家庭環境は，家族規模（きぼ）の縮小，家族の多様化（たようか），地域との関係の希薄化（きはくか）など，大きく変化している。食生活では，バブル崩壊後（ほうかいご）の1989頃から「外食」あるいは調理済み食品や惣菜（そうざい），弁当といった「中食（なかしょく）」を利用する傾向（けいこう）が増大（ぞうだい）し，食物の調達方法や調理へのかかわり方が変化している。一方，共食（きょうしょく）形態では，子どもだけで食事をとるいわゆる「孤食（こしょく）」や，家族一緒（いっしょ）の食卓で特別な事情もなく別々の料理を食べるいわゆる「個食（こしょく）」がみられる。

学齢期は幼児期に比（くら）べ行動の範囲が広がり，より自立した食行動を獲得（かくとく）するようになる。一方，児童・生徒はコンビニエンスストアなどでの児童・生徒だけでの購買（こうばい）行動もみられることから，食行動を自己管理する力を形成することが，きわめて重要な課題である。

❷ 心の健康と対応

子どもから大人へと移り変わる時期であり，身体的な成熟だけでなく精神的発達においても節目となる。自立したいという気持ちと子どものままでいたいという気持ちが共存し，不安と葛藤が生じることがある。心の健康は食生活にも影響を及ぼす。

思春期に多くみられる摂食障がいは，自発的なやせ願望やストレスが原因の一つとされることから，子ども自らが身体や心について理解し，健康管理のできる能力を身につけられるよう，健康教育の取り組みが重要となる。

4 学校給食と食育

❶ 学校給食の目的と意義

学校給食は，学校給食法その他の法令に基づき，学校教育活動の一環として実施されている。

❶ 学校給食の定義（学校給食法　第３条）

「学校給食」とは，前条各号に掲げる目標を達成するために，義務教育諸学校において，その児童又は生徒に対し実施される給食をいう。

❷ 学校給食の目的（学校給食法　第１条）

「児童及び生徒の心身の健全な発達に資するものであり，かつ，児童及び生徒の食に関する正しい理解と適切な判断力を養う上で重要な役割を果たすものであることにかんがみ，学校給食及び学校給食を活用した食に関する指導の実施に関し必要な事項を定め，もつて学校給食の普及充実及び学校における食育の推進を図ること」

❸ 学校給食の目標（学校給食法　第２条）

① 適切な栄養の摂取による健康の保持増進を図ること。
② 日常生活における食事について正しい理解を深め，健全な食生活を営むことができる判断力を培い，及び望ましい食習慣を養うこと。
③ 学校生活を豊かにし，明るい社交性及び協同の精神を養うこと。
④ 食生活が自然の恩恵の上に成り立つものであることについての理解を深め，生命及び自然を尊重する精神並びに環境の保全に寄与する態度を養うこと。
⑤ 食生活が食にかかわる人々の様々な活動に支えられていることについての理解を深め，勤労を重んずる態度を養うこと。
⑥ 我が国や各地域の優れた伝統的な食文化についての理解を深めるこ

と。

⑦　食料の生産，流通及び消費について，正しい理解に導くこと。

❹ 食に関する指導の手引

学校における食に関する指導は，給食の時間をはじめとして，特別活動の学級活動，教科（体育科・保健体育科，家庭科・技術・家庭科，社会科，理科など），総合的な学習の時間，保健指導，学校行事など，学校の教育活動全体の中で幅広く行われるものとされている。

● 食に関する指導の内容

①　食事の重要性（食の重要性，食事の喜び，楽しさを理解する）

②　心の健康（心身の成長や健康の保持増進の上で望ましい栄養や食事のとり方を理解し，自ら管理していく能力を身に付ける）

③　食品を選択する能力（正しい知識・情報に基づいて，食物の品質及び安全性等について自ら判断できる能力を身に付ける）

④　感謝の心（食物を大切にし，食物の生産等にかかわる人々へ感謝する心をもつ）

⑤　社会性（食事のマナーや食事を通じた人間関係形成能力を身に付ける）

⑥　食文化（各地域の産物，食文化や食にかかわる歴史等を理解し，尊重する心をもつ）

2 学校給食の現状

日本の学校給食は，1889（明22）年に山形県鶴岡町（現鶴岡市）私立忠愛小学校で貧困児童を対象にし，昼食を提供したのが始まりとされている。

文部科学省は，学校給食の普及充実を図るために，毎年度，小学校，中学校及び中等教育学校前期課程，特殊教育諸学校，夜間定時制高等学校並びに幼稚園，共同調理場を対象に学校給食実施状況等の調査を実施している。調査内容は，学校給食の実施状況，学校給食費の状況，米飯給食の実施状況及び食堂食器具の使用状況等である。

❶ 学校給食の実施率

国公私立学校において学校給食を実施している学校数は，全国で30,092校であり，実施率は95.2％（2018年5月現在）である。学校給食は次の3つに区分されている。

❶ 完全給食

給食内容がパンまたは米飯（これらに準ずる小麦粉食品，米加工食品その他の食品を含む。），ミルクおよびおかずである給食。

❷ 補食給食

完全給食以外の給食で，給食内容がミルクおよびおかずである給食。

❸ ミルク給食

給食内容がミルクのみである給食。

国公私立学校における完全給食の実施率は，93.5％であり，近年では特色ある学校給食の活動として，交流給食，行事給食，招待(しょうたい)給食が行われ，バイキングカフェテリアを実施する学校が増(ふ)えている。また，家庭地域との連携(れんけい)を図る活動として試食会や親子給食なども実施されている。

表6－2 学校給食の実施状況

（文部科学省「学校給食実施状況等調査」2018〈平30〉）

	完全給食（%）	補食給食（%）	ミルク給食（%）
小学校	98.5	0.3	0.3
中学校	86.6	0.4	2.9
特別支援学校	88.8	0.1	1.1
夜間定時制高等学校	52.6	15.2	0.2
計	93.5	0.6	1.1

※中学校には中等教育学校（前期課程）を含む。（平成30年5月現在）

❷ 調理方式別完全給食実施状況

公立の小・中学校における調理方式別完全給食実施状況は，学校数の比率でみると，小学校では，単独調理場がほぼ同じくらいの割合であるが，中学校では，共同調理場方式が全体の３分の２を占めている。共同調理場には，複数の学校向けの給食を一か所で調理して，トラックで各学校に配送するセンター方式と調理場を持つ単独方式の学校（親）が，調理場を持たない学校（子）の給食調理を行う親子方式がある。

表6－3 調理方式別完全給食実施状況

（文部科学省「学校給食実施状況等調査」2018〈平30〉）

	単独調理場方式		共同調理場方式		その他の調理方式	
	学校数（校）	比率（%）	学校数（校）	比率（%）	学校数（校）	比率（%）
小学校	9,089	47.2	9,998	52.0	157	0.8
中学校	2,227	25.5	5,458	62.4	1,056	12.1

（平成30年5月1日現在）

❸ 学校給食関係職員の配置状況

公立小・中の栄養教諭配置数は，6,324人であり，栄養教諭の導入には地域により特徴がみられる。

表6－4 栄養教諭配置状況の推移

（文部科学省健康・食育課）

区分	栄養教諭（人）	区分	栄養教諭（人）	区分	栄養教諭（人）
2005年	34	2010年	3,379	2015年	5,356
2006年	359	2011年	3,853	2016年	5,765
2007年	986	2012年	4,262	2017年	6,092
2008年	1,897	2013年	4,624	2018年	6,324
2009年	2,663	2014年	5,023		

（各年4月1日現在）

3 学校給食実施基準

学校給食法に基づいた学校給食実施基準が示されている。

● **学校給食実施基準の概要**

① 学校給食は，在学するすべての児童生徒に対して実施されるものとすること。

② 学校給食は，年間を通じ，原則として毎週５回以上，授業日の昼食時に実施されるものとすること。

③ 学校給食の実施に当って，児童生徒の個々の健康及び生活活動等並びに地域の実情等に配慮すべきものとすること。

④ 学校給食に供する食物の栄養内容の基準（「学校給食摂取基準」）について定めたこと。

表６－５
児童又は生徒一人一回当たりの学校給食摂取基準

（文部科学省「学校給食実施基準」2018〈平 30〉）

区　分		基準値			
		（6～7歳）	（8～9歳）	（10～11歳）	（12～14歳）
エネルギー	（kcal）	530	650	780	830
たんぱく質	（%）	学校給食による摂取エネルギー全体の 13～20%			
脂質	（%）	学校給食による摂取エネルギー全体の 20～30%			
ナトリウム（食塩相当量）	（g）	2未満	2未満	2.5未満	2.5未満
カルシウム	（mg）	290	350	360	450
マグネシウム	（mg）	40	50	70	120
鉄	（mg）	2.5	3	4	4
ビタミンA	（μg RAE）	170	200	240	300
ビタミン B_1	（mg）	0.3	0.4	0.5	0.5
ビタミン B_2	（mg）	0.4	0.4	0.5	0.6
ビタミンC	（mg）	20	20	25	30
食物繊維	（g）	4以上	5以上	5以上	6.5以上

注１　表に掲げるもののほか，次に掲げるものについても示した摂取について配慮すること。
亜　鉛：児童（6～7歳）2mg，児童（8～9歳）2mg，児童（10～11歳）2mg，生徒（12～14歳）3mg

注２　この摂取基準は，全国的な平均値を示したものであるから，適用に当たっては，個々の健康及び生活活動等の実態並びに地域の実情等に十分配慮し，弾力的に運用すること。

注３　献立の作成に当たっては，多様な食品を適切に組み合わせるよう配慮すること。

コラム　食べることとわたし

私はかつて摂食障害になり，食べることに恐怖を覚える毎日を過ごしていました。体の内側のことを考えずに，痩せた体への執着が怖いほどありました。今考えると「バカだったなぁ」とつくづく思います。食べるということは体にも心にも必要なことであり，今でも痩せている体になりたいと思う事もありますが，それよりも女らしい体や，沢山食べて愛嬌のある人の方が美しいと思えるようになりました。

食べることに罪悪感を持たないようになったのは，例の食べ物にうるさい男子と長い旅に出た時からでした。もう狂ったかのごとく一日中何かを食べていた気がします。ひたすら美味しいものを探すことに必死で，スーパーで選ぶお菓子一つも，吟味に吟味を重ねて「自分で見つけた美味しいもの」を口に入れることの楽しさを再確認できました。ほとんど自炊はせず，外食を食べ続けていたある日，ふいに「お母さんの作る夏野菜のカレー，あれマジ美味いんだ！あれが食いたい！」と彼は言い出し，「私もお母さんの作った豚汁が食べたい！しゃきしゃきエノキがいっぱい入っているやつ」とおふくろの味がやたら恋しくなりました。

お母さんや家族は幼い頃の私たちに食べることの大切さを教え，さらには忘れられない味までも私たちにインプットしていてくれていたことに気がついた時，母の作った食べ物ですら拒んでいた自分を恥ずかしく思いました。

食べることは幸せなのだ！と長い月日をかけてようやく気づき，高価な食材とか高いレストランばかりが美味しいのではなく，一緒に食べる相手とどんな楽しい会話や笑いがあるかということが食事のキーワードのように思いました。

昨年末，自立支援施設に実習に行ったのですが，子どもたちの食費が一日1100円という設定に驚きました。そしてその食事が本当に美味しかったのです。毎食，少年たちは「この鮭，ちょーうめぇ！」とか「鑑別の食事とは比べ物にならない」と口を揃えて言っていました。施設の先生は，決まった時間に温かい食べ物を食べるということが情緒安定にとても必要なことであり，食べることや食材に関心を持ってもらうよい機会でもあると言っていました。閉鎖された環境の中にあるので，彼らは食事の時間をとても楽しみにしていました。ここでもまた食事の重要性を学ぶことができました。

食べ物にうるさい彼とはほとんど食べ物の話ししかなく，ある時仕事場で，地方の有名なお菓子をもらった時に，「くりこと一緒に食べようと思ったから，取っといた。すごいその場で食べたかったけど取っといた」と恩着せがましく言われて，小さな包みを渡されました。実際美味しかったし，取っておいてくれた事が当時はやたら嬉しかったのです。よく考えると，食べ物に執着深い人からもらったから，貴重に思えただけかもしれません。

私はあとどれ位の食事を取り続けるのかと考えると，はてしなくなります。ただ，やっぱり１人の食事より愛する人たちと食事をしていたいなぁと思います。食べ物と心の豊かさは親戚のようなもので，ゆっくりゆっくり亀みたいに大人になっていくであろう私は，ようやく食べること＝健康に生きることなのだ！と気づき，毎食，笑いながら食事を摂っています。

（S 専門学校保育科　K 子）

（本田）

第7章
生涯発達と食生活

生涯発達の視点から，子ども時代ばかりでなく，出生前の胎児期から死に至るまでの生涯にわたっての食生活を俯瞰する力を養う。

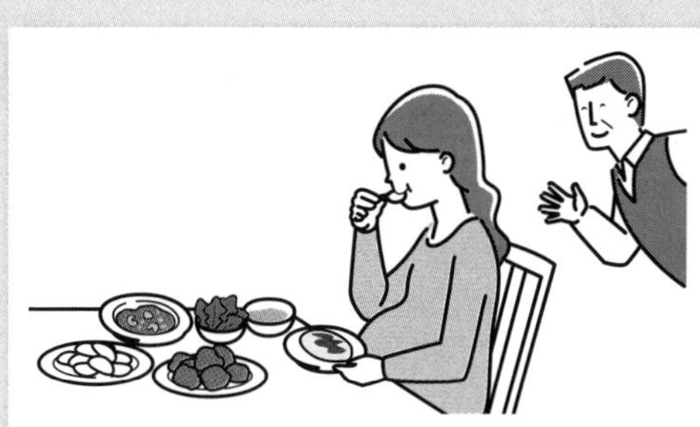

1 発育・発達の概念

ヒトは誕生前の受精した瞬間から変化し続ける。誕生後も，新生児，乳児，幼児，少年，青年と変化しながら大人になる。この変化は幼いほど大きい。子どもの特徴は変化が大きいことである。この変化を発育・発達という。つまり，発育・発達は，子どもが大人になる過程（つまり，未熟から成熟への過程）である。

発育・発達：
第１章／3小児の特徴（p.12）

これが本書の立場であるが，必ずしも発育（growth），発達（development）の用語の使われ方が統一されているわけではない。

保健体育学的立場では「発育」を身体の形態的変化，「発達」を身体の機能的変化と捉えることが多い。

小児科学関係では「成長・発達」という表現で表すことが一般的である。この場合は「成長」と「発育」は同義となる。

教育学関係では「発達」を年齢に伴う個体の変化としており，遺伝的要因に基づく発達と環境的条件に基づく発達の２つに大別している。そして遺伝的要因に基づく発達を「成熟」，環境的条件による発達を「学習」としている。一方，保健体育の分野での「成熟」はある特定の段階に到達することであり，思春期を経て成人に達する意味に用いる。

さらに一般社会では，「成長」を「経済成長」,「人間的成長」というように使うことがある。また「成長」と同様な意味で「成育」がある。

生物学関係では「生育・生長」という用語が使われる。

2 生 涯 発 達

発達心理学では，人間の発達を受胎から死にいたるまでの生涯にわたって捉えるべきであるとする発達観がある。これを「生涯発達」(life-span-development）といい「発達は全生涯を通じて常に獲得（成長）と喪失（衰退）とが結びついて起こる過程である」(図７－１）と定義している。つまり，ヒトはみな生きている限り，喪失による成長が続いているという考え方である。

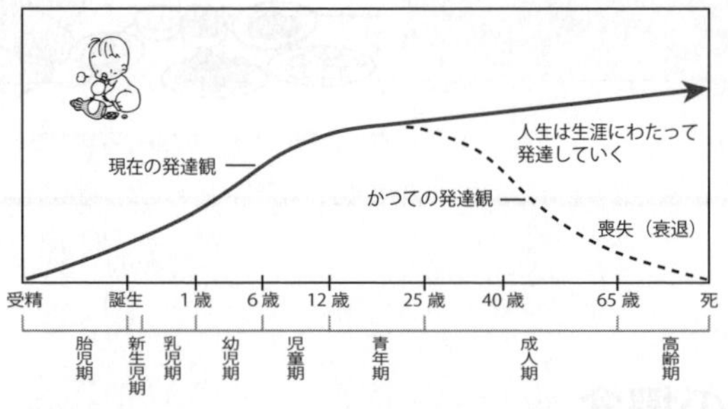

図７－１　生涯発達の考え方

この場合の「成長」は獲得である。そして「発達」は成長（獲得）と衰退（喪失）が結びついて起こるプロセスだという考え方である。

「成長（発育）」を身体形態的変化,「発達」を身体の機能的変化と捉える小児科学や保健体育分野の概念とは異なる。

この発達観が，1980 年代に登場した背景には高齢者社会を迎え子ども時代の検討だけでは，人間の生涯においてカバーできる部分が少なくなったことがあげられる。そしてそこには加齢現象を肯定的に捉えようとする流れがある。

> 「高齢というのは山登りに似ています。上がれば上がるほど息切れはするけれど，景色はますます広がる」（斎藤茂太）

3 生涯発達と食生活

❶ エネルギーと栄養素（食事摂取基準）

人間の発達を生涯にわたって捉えるとき，その年齢（ライフステージ）における健康の保持・増進，エネルギーや栄養素の欠乏を予防するための目安として健康寿命の延伸を策定の方向性とした食事摂取基準が制定されてい

発達は全生涯を通じて常に獲得（成長）と喪失（衰退）とが結びついて起こる過程である：バルテスがこの考え方を提起した。ドイツの心理学者バルテスは，人間は一生を通じて発達するという『生涯発達』の観点から，人間の人格形成に関与する要因として，三つの影響力をあげている。
①標準的な年齢段階による影響力……年齢による身体の成熟に伴う影響力。幼少期に一番大きく影響を受け，老年期になり再び多少の影響を受ける。
②標準的な歴史段階による影響力……平和な社会か戦争か, TV やインターネットの存在など，その時々の時代背景から受ける，影響力。ジェネレーションギャップ等，世代間に大まかな性格の差が表れるのは，この影響力によるもの。青年期にもっとも影響を受ける。
③非標準的な生活の出来事による影響力……結婚や離婚，出産，転勤など，個人の生活上のイベントによる影響力。年齢に関係なく，影響を受ける。
この３つの影響力が互いに作用し，性格は形作られていく。つまり，実は性格の発達には年齢による区切りはなく，性格はいつでも変化すると考えられている。

形態的変化：身長，体重などの量的変化

機能的変化：消化機能，摂食機能などの質的変化

斎藤茂太：（さいとう しげた ,1916 年３月 21 日－ 2006 年 11 月 20 日）日本の精神科医であり随筆家。

る。したがって人間が発達を続けるために，また，発達を阻害されないために，基準に沿った適切な食生活を心がけることが望ましい。

食事摂取基準において，推定エネルギー必要量は，15 〜 17 歳をピークに減少する（図7−2）。たんぱく質推奨量は 15 〜 17 歳以降 64 歳まで変化はない。脂質の目標量は 1 歳以降はエネルギー比 20 〜 30％と一定である。

脂溶性ビタミンは，15 〜 17 歳がピークである。水様性ビタミンにおいてはビタミン B_1 の推奨量は 15 〜 17 歳をピークに減少し，葉酸およびビタミン C の推奨量は 12 〜 14 歳以降変化はない（図7−3）。ミネラルにおいては，カリウムの目安量は 15 〜 17 歳がピークだが 18 歳以降不変である。カルシウムの推奨量は 12 〜 14 歳，鉄の推奨量は 12 〜 17 歳をピークに減少する（図7−3）。

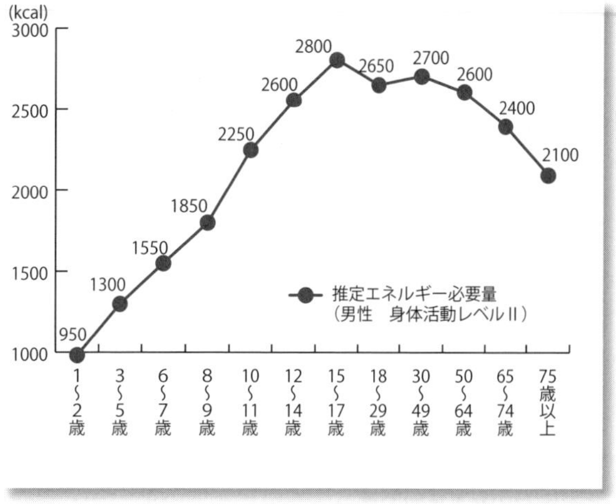

図7−2
推定エネルギー必要量

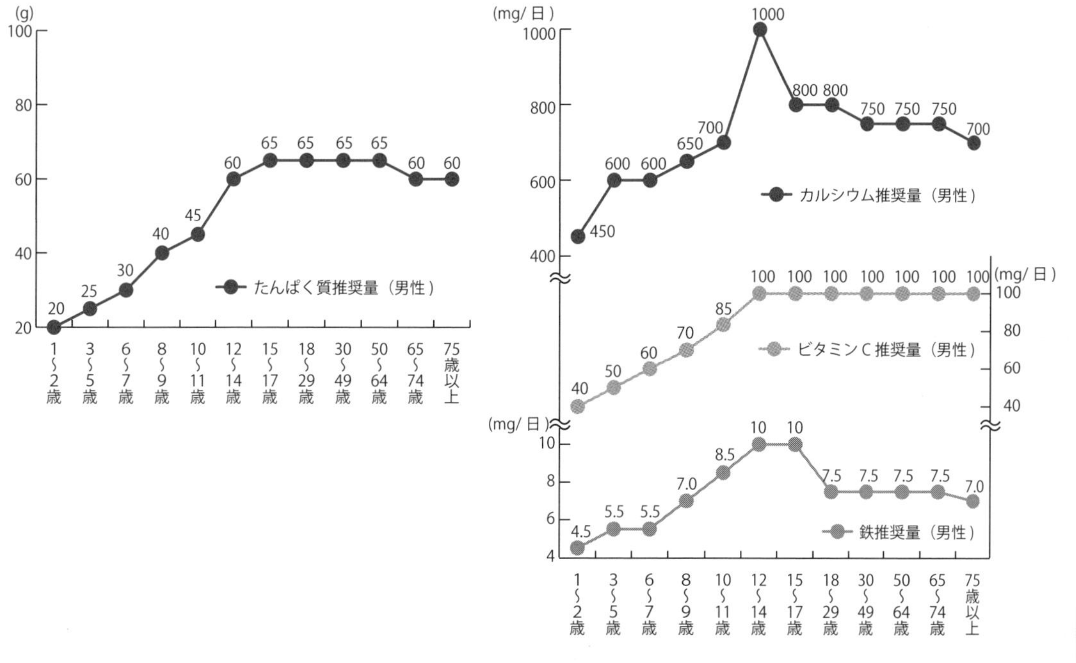

図7−3
たんぱく質，カルシウム，ビタミンC，鉄推奨量

つまりエネルギーと脂質は，子ども時代は成長に伴い増加するが，18 歳以降，減少する。しかしたんぱく質は 64 歳までは不変である。ビタミン，ミネラルも高齢になっても変わらないものや減少がさほど多くないものが多い。

乳児期，幼児期，学齢期以降においては，加齢に伴いエネルギーと脂質の摂取量は減少しても，たんぱく質やビタミン，ミネラルが不足しないように主菜と副菜はしっかりとるよう心がけたい。

	脂溶性ビタミン				水溶性ビタミン		
年齢（歳）	ビタミンA（μg RE/日）	ビタミンD（μg/日）	ビタミンE（mg/日）	ビタミンK（μg/日）	ビタミンB_1（mg/日）	葉酸（μg/日）	ビタミンC（mg/日）
	推奨量	目安量	目安量	目安量	推奨量	推奨量	推奨量
1～ 2歳	400	3.0	3.0	50	0.5	90	40
3～ 5歳	450	3.5	4.0	60	0.7	110	50
6～ 7歳	400	4.5	5.0	80	0.8	140	60
8～ 9歳	500	5.0	5.0	90	1.0	160	70
10～11歳	600	6.5	5.5	110	1.2	190	85
12～14歳	800	8.0	6.5	140	1.4	240	100
15～17歳	900	9.0	7.0	160	1.5	240	100
18～29歳	850	8.5	6.0	150	1.4	240	100
30～49歳	900	8.5	6.0	150	1.4	240	100
50～64歳	900	8.5	7.0	150	1.3	240	100
65～74歳	850	8.5	7.0	150	1.3	240	100
75歳以上	800	8.5	6.5	150	1.2	240	100

年齢（歳）	カリウム（mg/日）	カルシウム（mg/日）	鉄（mg/日）
	目安量	推奨量	推奨量
1～2歳	900	450	4.5
3～5歳	1000	600	5.5
6～7歳	1300	600	5.5
8～9歳	1500	650	7.0
10～11歳	1800	700	8.5
12～14歳	2300	1000	10.0
15～17歳	2700	800	10.0
18～29歳	2500	800	7.5
30～49歳	2500	750	7.5
50～64歳	2500	750	7.5
65～74歳	2500	750	7.5
75歳以上	2500	700	7.0

表7－1（左）ビタミンの食事摂取基準（男性）

表7－2（右）ミネラルの食事摂取基準（男性）

❷ 食生活指針

一人一人の健康増進（ぞうしん），生活の質の向上，食料の安定供給（あんていきょうきゅう）の確保などを図る（はか）ことを目的として平成12年3月に策定（さくてい）された食生活指針（巻末資料）を参考に，乳児期から高齢期まで健康的な食生活を生涯送るように心がけたい。さらに胎児期の栄養状態が生涯に影響を与える（あた）ので妊娠期の食生活にも配慮（はいりょ）したい。

4 ライフサイクルと食生活

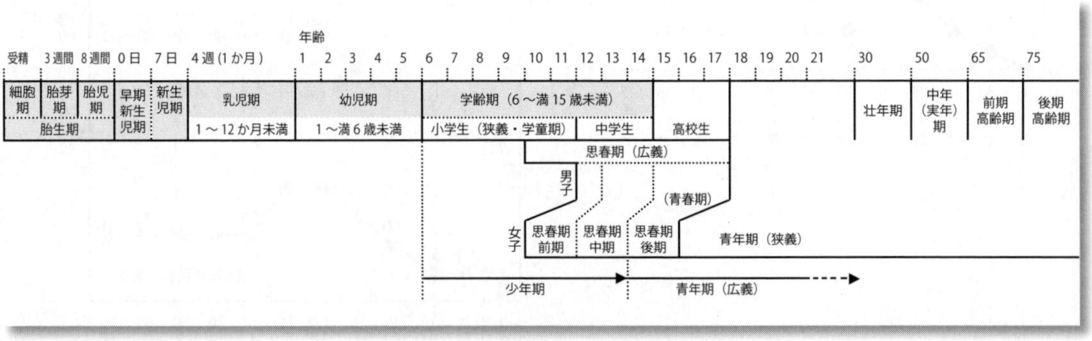

図7－4 人のライフステージ

近年，胎児期の栄養が生涯に影響を与えること，そして特に，成人後の生活習慣病発症との関連が深いことが明らかにされてきた。これにより現在は，胎児期からの栄養管理が注目されている。つまり今までは，ライフサイクルを，出生後から，新生児期，乳児期，幼児期，学齢期，青年期，妊娠期，壮年期，中年期，高齢期と捉えることが多かったが，出生前の胎児期から捉えようとする流れになってきているのである（図7－4）。

このため，ここでは胎児期（胎生期）の成長を学習し，胎児が良好な栄養状態を維持するための食生活について学ぶ。

1 胎児の発育・発達と栄養（図7－5）

生命は，卵子と精子が卵管で合体して受精卵ができたときからはじまる。受精卵は細胞分裂を繰り返しながら子宮へ移動し，8～10日間で子宮内膜に着床し，妊娠が成立する。この期間を胚期（卵体期）という。

胚期の終わりから，受精後2週間から8週目ぐらいを胎芽期という。着床した受精卵は，外胚葉，中胚葉，内胚葉に分かれ，妊娠4週目半ごろから心臓が動き始める。この時期に諸器官の原形が形成される。

胎芽期の終わりから，出生までの時期を胎児期という。胎児は子宮内で臍帯を通じて胎盤につながり，羊水に浮かんで生活している。着床後に形成される胎盤は妊娠16週頃には完成し，妊娠後期まで発育していく。妊婦の血液により運ばれた栄養分，水，酸素，抗体は胎盤を通して胎児に送られ，胎児からは老廃物や二酸化炭素が胎盤において母体側に排泄される。羊水は一定の温度（38℃）に保たれていて，様々な衝撃から胎児を守るクッションの役割を果たしている。そして胎児の運動，体温調節なども助けている。

妊娠16週，妊娠後期：妊娠週数の数え方（図7－5）

2 胎児を育む妊婦の食生活

1 妊娠中の母体の主な変化

❶ 乳　腺

妊娠中に乳腺は約2倍になって構造も完成し，妊娠後期には乳汁の分泌が可能になる。

❷ 血　液

非妊娠時に比べ妊娠後期の血液量は約40～50％増加する。

❸ 胎児の付属物

妊娠中には，胎盤，臍帯，羊水，卵膜などが新生される。

卵膜：胎児は卵膜という閉じた袋状の膜（胎嚢）の中にいる。卵膜は外界と胎児を隔離しているバリアーで，細菌の進入防止や羊水の保持のために重要な膜である。

早産：早産は妊娠24週0日より36週6日までの出産。流産は妊娠23週6日までの出産。正期産は妊娠37週0日より41週6日までの出産。過期産は妊娠42週0日以降の出産。

2 妊娠中の体重増加指導の目安

妊娠中は胎児の発育と母体の変化に伴い体重は増加する。しかし非妊娠時に肥満であったり，妊娠後に体重が増えすぎたりすると，難産や帝王切開率が増加し，巨大児の発生率が高くなる。

一方，非妊娠時にやせ，または妊娠後に体重の増えが悪い場合には，鉄欠乏性貧血，切迫早産や早産，子宮内胎児発育遅延，低出生体重児分娩のリスクが高まる。近年，日本においては低出生体重児の割合が増加しており，成人後の生活習慣病の発症リスクが高まるので警告されている。

表7－3　妊娠中の体重増加指導の目安＊1

（厚生労働省）

妊娠前の体格＊2		体重増加量指導の目安
低体重（やせ）	BMI 18.5 未満	12～15kg
普通体重	BMI 18.5 以上 25.0 未満	10～13kg
肥満（1度）	BMI 25.0 以上 30.0 未満	7～10kg
肥満（2度以上）	BMI 30.0 以上	個別対応 （上限 5kgまでが目安）

＊1　「増加量を厳格に指導する根拠は必ずしも十分ではないと認識し，個人差を考慮したゆるやかな指導を心がける」産婦人科診療ガイドライン産科編2020　CQ 010　より

＊2　日本肥満学会の肥満度分類に準じた。

	この時期の胎児				およその（身長：cm）（体重：g）	週
					受精	2
					着床	3
Ⓐ	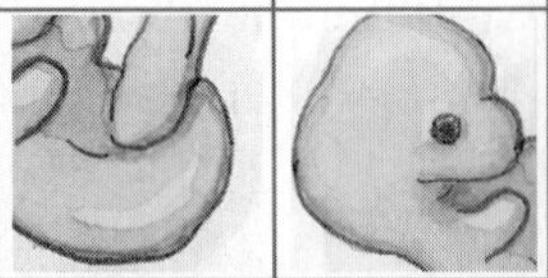	発育	頭殿長　約9～14㎜ 体　重　約1～4 g 体重の目安　ぶどう1粒	赤ちゃんの入っている袋「胎嚢」ができる 超音波検査で心臓の拍動が確認できる。 各器官の分化。		
		発達	「胎芽」の時期で器官を形成し始める。		2.5 / 4	8
Ⓑ	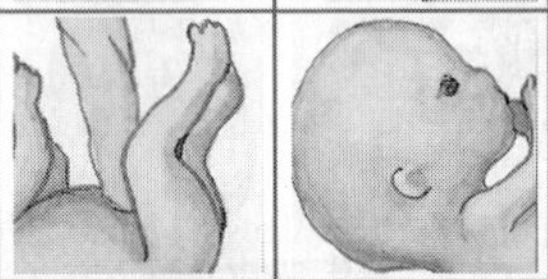	発育	頭殿長　約14～40㎜ 体　重　約20 g 体重の目安　いちご1粒	頭，胴，足がはっきり分かれる三頭身（9週） 鼻，あご，唇が作られる（10週）		
		発達	3頭身の胎児に。 皮膚の感覚も生まれる。		9 / 15	12
Ⓒ	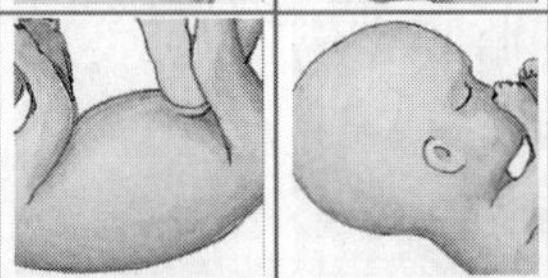	発育	頭殿長　約49～83㎜ 体　重　約100 g 体重の目安　キウイ1個	腎臓の働きにより飲み込んだ羊水を排泄する。 各器官がほぼ完成（12週） 骨や筋肉が発達する。		
		発達	手足や内臓がほぼ完成し，味覚や嗅覚も発達。		18 / 120	16
Ⓓ	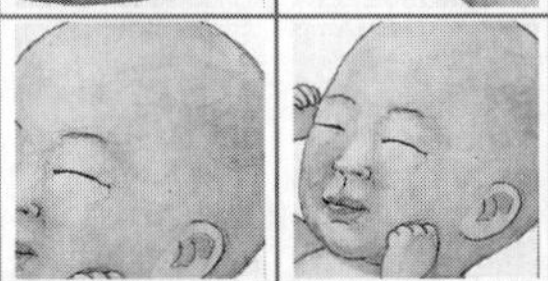	発育	頭殿長　約25㎝ 体　重　約300 g 体重の目安　りんご1個	胎毛が全身に生える。 前頭葉や神経が発達し，自分の意思で手足を動かす。 心臓の音が外から聞こえる。		
		発達	視覚や聴覚をつかさどる前頭葉がはっきりする。		25 / 300	20
Ⓔ	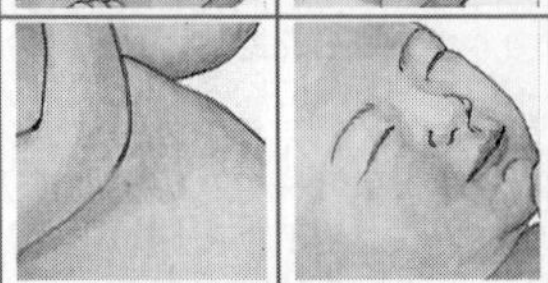	発育	頭殿長　約30～33㎝ 体　重　約500～600 g 体重の目安　夏みかん2個	音が聞こえ始める。 肺以外の内臓器官や脳細胞数はほぼ完成。		
		発達	内耳が完成。 呼吸様運動も見られるように。		30 / 650	24
Ⓕ	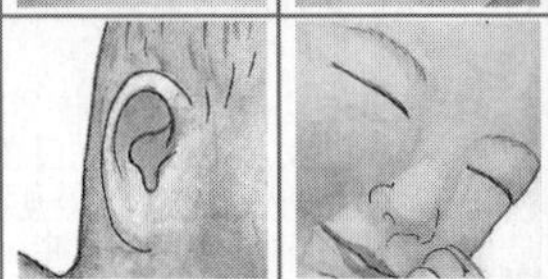	発育	頭殿長　約32～35㎝ 体　重　約500～600 g 体重の目安　メロン1個	聴覚が完成。母親の心臓の音や声を聞き分けられる。 視覚も発達する。脳の大脳皮質が発達し，自分の意思で動けるようになる。		
		発達	聴覚や視覚が発達。 自分の意思で動けるように。		35 / 1000	28
Ⓖ	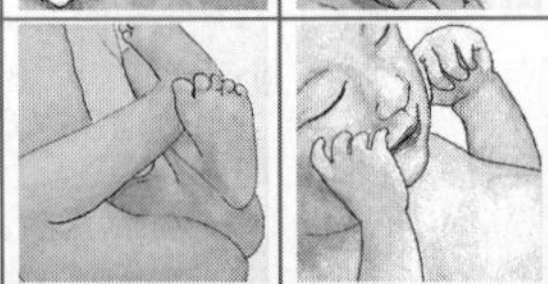	発育	頭殿長　約40～41㎝ 体　重　約1200～1700 g 体重の目安　梨3個	嗅覚が発達し，羊水内のにおいを感じられる。 手を握ったり開いたりできる。		
		発達	胎位が定まってくる。 性別も観察できる。		40 / 1500	32
Ⓗ	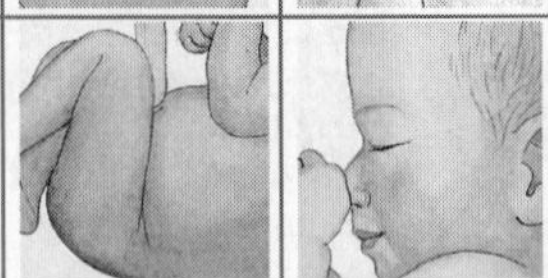	発育	頭殿長　約46㎝ 体　重　約2000～2400 g 体重の目安　パイナップル1個	外からの刺激や音に対し，快，不快を示す。		
		発達	万が一，早産しても助かる可能性が高くなるほど体の機能が発達		45 / 2000	36
Ⓘ	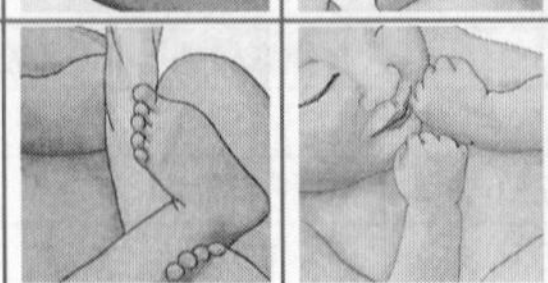	発育	頭殿長　約50㎝ 体　重　約3100 g 体重の目安　すいか1個	内臓器官や神経系統などすべての機能が完成		
		発達	すべての機能が完成。 あとは誕生を待つのみ。		50 / 3000	40

期	妊娠 月	週		
胎芽期	第1月	0～3	妊娠初期	流産
胎芽期	2	4～7	妊娠初期	流産
	3	8～11	妊娠初期	流産
	4	12～15	妊娠初期	流産
胎児期	5	16～19	妊娠中期	流産
胎児期	6	20～23	妊娠中期	流産（～21）／早期産（22～）
胎児期	7	24～27	妊娠中期	早期産
胎児期	8	28～31	妊娠後期	早期産
胎児期	9	32～35	妊娠後期	早期産
胎児期	10	36～39	妊娠後期	早期産（36）／正期産（37～）
胎児期		40～41	妊娠後期	正期産
胎児期		42～43	妊娠後期	過産期

図7－5　胎児の発育・発達の経過　「おなかのあかちゃんのすべてがわかる」『プレモ』2003年7月号付録　主婦の友社

				妊婦				授乳婦			
エネルギー				推定エネルギー必要量[1, 2]				推定エネルギー必要量[1]			
エネルギー		(kcal/日)	(初期)	＋50				＋350			
			(中期)	＋250							
			(後期)	＋450							
栄養素				推定平均必要量[3]	推奨量[3]	目安量	目標量	推定平均必要量[3]	推奨量[3]	目安量	目標量
たんぱく質		(g/日)	(初期)	+0	+0	—	—	＋15	＋20	—	—
			(中期)	+5	+5	—	—				
			(後期)	+20	+25	—	—				
		(%エネルギー)	(初期)	—	—	—	13～20[4]	—	—	—	15～20[4]
			(中期)	—	—	—	13～20[4]				
			(後期)	—	—	—	15～20[4]				
脂質	脂質	(%エネルギー)		—	—	—	20～30[4]	—	—	—	20～30[4]
	飽和脂肪酸	(%エネルギー)		—	—	—	7以下[4]	—	—	—	7以下[4]
	n－6系脂肪酸	(g/日)		—	—	9	—	—	—	9	—
	n－3系脂肪酸	(g/日)		—	—	1.6	—	—	—	1.8	—
炭水化物	炭水化物	(%エネルギー)		—	—	—	50～65[4]	—	—	—	50～65[4]
	食物繊維	(g/日)		—	—	—	18以上	—	—	—	18以上
ビタミン 脂溶性	ビタミンA	(μg RAE/日)[5]	(初期・中期)	＋0	＋0	—	—	＋300	＋450	—	—
			(後期)	＋60	＋80	—	—				
	ビタミンD	(μg/日)		—	—	8.5	—	—	—	8.5	—
	ビタミンE	(mg/日)[6]		—	—	6.5	—	—	—	7.0	—
	ビタミンK	(μg/日)		—	—	150	—	—	—	150	—
ビタミン 水溶性	ビタミンB1	(mg/日)		＋0.2	＋0.2	—	—	＋0.2	＋0.2	—	—
	ビタミンB2	(mg/日)		＋0.2	＋0.3	—	—	＋0.5	＋0.6	—	—
	ナイアシン	(mg NE/日)		＋0	＋0	—	—	＋3	＋3	—	—
	ビタミンB6	(mg/日)		＋0.2	＋0.2	—	—	＋0.3	＋0.3	—	—
	ビタミンB12	(μg/日)		＋0.3	＋0.4	—	—	＋0.7	＋0.8	—	—
	葉酸	(μg/日)[7, 8]		＋200	＋240	—	—	＋80	＋100	—	—
	パントテン酸	(mg/日)		—	—	5	—	—	—	6	—
	ビオチン	(μg/日)		—	—	50	—	—	—	50	—
	ビタミンC	(mg/日)		＋10	＋10	—	—	＋40	＋45	—	—
ミネラル 多量	ナトリウム	(mg/日)		600	—	—	—	600	—	—	—
	(食塩相当量)	(g/日)		1.5	—	—	6.5未満	1.5	—	—	6.5未満
	カリウム	(mg/日)		—	—	2,000	2,600以上	—	—	2,200	2,600以上
	カルシウム	(mg/日)		＋0	＋0	—	—	＋0	＋0	—	—
	マグネシウム	(mg/日)		＋30	＋40	—	—	＋0	＋0	—	—
	リン	(mg/日)		—	—	800	—	—	—	800	—
ミネラル 微量	鉄	(mg/日)	(初期)	＋2.0	＋2.5	—	—	＋2.0	＋2.5	—	—
			(中期・後期)	＋8.0	＋9.5	—	—				
	亜鉛	(mg/日)		＋1	＋2	—	—	＋3	＋4	—	—
	銅	(mg/日)		＋0.1	＋0.1	—	—	＋0.5	＋0.6	—	—
	マンガン	(mg/日)		—	—	3.5	—	—	—	3.5	—
	ヨウ素	(μg/日)[9]		＋75	＋110	—	—	＋100	＋140	—	—
	セレン	(μg/日)		＋5	＋5	—	—	＋15	＋20	—	—
	クロム	(μg/日)		—	—	10	—	—	—	10	—
	モリブデン	(μg/日)		＋0	＋0	—	—	＋3	＋3	—	—

1 エネルギーの項の参考表に示した付加量である。
2 妊婦個々の体格や妊娠中の体重増加量及び胎児の発育状況の評価を行うことが必要である。
3 ナトリウム（食塩相当量）を除き、付加量である。
4 範囲に関しては、おおむねの値を示したものであり、弾力的に運用すること。
5 プロビタミンAカロテノイドを含む。
6 α－トコフェロールについて算定した。α－トコフェロール以外のビタミンEは含んでいない。
7 妊娠を計画している女性、妊娠の可能性がある女性及び妊娠初期の妊婦は、胎児の神経管閉鎖障害のリスク低減のために、通常の食品以外の食品に含まれる葉酸（狭義の葉酸）を400μg/日摂取することが望まれる。
8 付加量は、中期及び後期にのみ設定した。
9 妊婦及び授乳婦の耐容上限量は、2,000μg/日とした。

表7－4　妊婦・授乳婦の食事摂取基準

このため，適正な体重増加が望ましい。（表７－３）。

❸ 妊婦の食生活

妊娠中の食事摂取基準（表７－４）は，各個人の活動量に付加量が示されている。付加量は胎児と妊娠中の母体の変化に伴う増加分である。このほか「妊娠前からはじめる妊産婦のための食生活指針」「食事バランスガイド」などを参考にする。

妊娠前からはじめる妊産婦のための食生活指針：資料編／資料❺（p.253）

食事バランスガイド：資料編／資料⓮（p.265）

妊婦の食生活の主なポイントは，

- 妊娠前からバランスのとれた食事を心がける
- 主食を中心にして必要なエネルギーを必要なだけ摂取する
- 不足しがちなビタミン・ミネラルを「副菜」でたっぷり摂取する。特に緑黄色野菜を積極的に食べて葉酸が不足しないようにする。妊娠を計画している場合や，妊娠初期の場合には神経管閉鎖障害発症のリスク低減のためにサプリメント（葉酸の栄養機能食品）の利用が勧められる。

葉酸：葉酸を多く含む食品は，野菜（ほうれん草，ブロッコリー，グリーンアスパラガス，青梗菜，かぼちゃなど），豆類（納豆，あずき（乾燥）），くだもの（いちご，マンゴー，オレンジ）

神経管閉鎖障害：脳や脊椎を形成する神経管が妊娠前期に正常に形成されないことによっておこる先天異常のひとつ。1998年日本での出産（死産を含む）1万人に対し，神経管閉鎖障害は6人，うち二分脊椎の障害は3.2人程度と推計されている。

表７－５
葉酸推奨量

	成人女性	妊娠計画・可能性あり	妊娠初期	妊娠中期・後期	授乳期
サプリメントや強化食品に含まれる葉酸（プテロイルモノグルタミン酸）		400μg	400μg		
食事性葉酸				240μg	100μg
基本（非妊娠時）/食事性葉酸	240μg	240μg	240μg	240μg	240μg
合　計	240μg	400μg +240μg	400μg +240μg	480μg	340μg

- からだづくりの基礎となる「主菜」を適量摂取する。ただし妊娠初期には，胎児奇形のリスクを防ぐためレバーやウナギなどの動物性食品やサプリメントからビタミンAを過剰に摂取しないように気をつける。
- カルシウムを，牛乳・乳製品，小魚，野菜などからまんべんなく摂る。
- 昆布製品によるヨウ素の過剰摂取にならないように注意する。

❸ 母乳分泌と栄養

❶ 母乳分泌のメカニズム

❶ 思春期

卵巣からのエストロゲン分泌が増加するため，乳腺の発育が促される。月経周期の確立によるプロゲステロンの分泌増加，エストロゲンによる下垂体からのプロラクチン分泌などが乳腺の発育をさらに促す。

❷ 妊娠期

胎盤からエストロゲン，プロゲステロンが分泌され乳腺の発育は促進。乳汁生成に不可欠なホルモンであるプロラクチン量は妊娠末期には最大に達するが，エストロゲンの影響で乳汁分泌は起こらない。

❸ 分娩後

分娩によりプロゲステロンは減少し，胎盤からのエストロゲンも減少する。これによりプロラクチンの母乳分泌作用が有効になる。

子どもが乳頭を吸うと，神経刺激により視床下部を通じて下垂体前葉からプロラクチンが分泌される。オキシトシンも視床下部を通じて下垂体後葉から分泌する。プロラクチンが乳腺における乳汁分泌を盛んにする。オキシトシンは乳腺を収縮させて乳汁を排出させる（泌乳反射）。（図７－６）

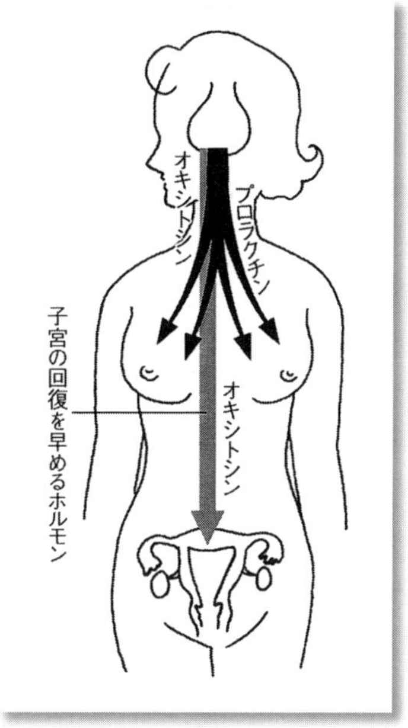

図７－６
吸啜刺激によるホルモンの作用

❷ 母乳分泌を維持する食生活

エネルギーならびに主食，主菜，副菜の適量摂取を心がける。

昆布製品によるヨウ素の過剰摂取にならないように注意する。過剰摂取により乳児に甲状腺機能低下が起こることがある。

授乳期間中は水分を十分にとり，食事バランスガイドや食構成の一例（表７－６）を参考に多種類の食品をバランスよく摂取する。

表７－６
妊娠の食構成（目安例）

	分　量（g）	妊娠中期	妊娠後期	授乳期
魚　肉	100（魚 50，肉 50）	+20	+20	+20
豆・大豆製品	80（豆腐約 ⅓ 丁）		+20	+20
卵	50（小１個）			
乳製品	250（1 ¼ パック）			
緑黄色野菜	150	+50	+50	+50
その他の野菜・海藻・きのこ	200		+50	+50
果　物	150			
穀　類	210（ごはんで約 400，茶碗３杯分）	+30	+60	+40
芋	100（じゃがいも１個）			
砂　糖	10			
油　脂	15	+5	+5	+5
種　実	5			

18～29 歳女性・身体活動レベルⅠ

❸ 1000 日の栄養［Nutrition in the First 1,000days］

「人生最初の 1000 日の栄養：Nutrition in the First 1,000days」が世界で注目されている。

これは，妊娠期（胎児期）から２歳の誕生日までの 1000 日間の栄養状態がいかに大切かが広く知られるようになったからである。栄養不良による

参　考：https://ir.library.osaka-u.ac.jp/repo/ouka/all/86573/who_069_002.pdf

胎児期から2歳までの子どもの発育阻害は，脳，神経系に障害を引き起こし，その後の人生における肥満や2型糖尿病の発症の危険性率の高さが指摘されている。

図7－7
Nutrition in the First 1,000days（WHO）：最初の1000日の栄養

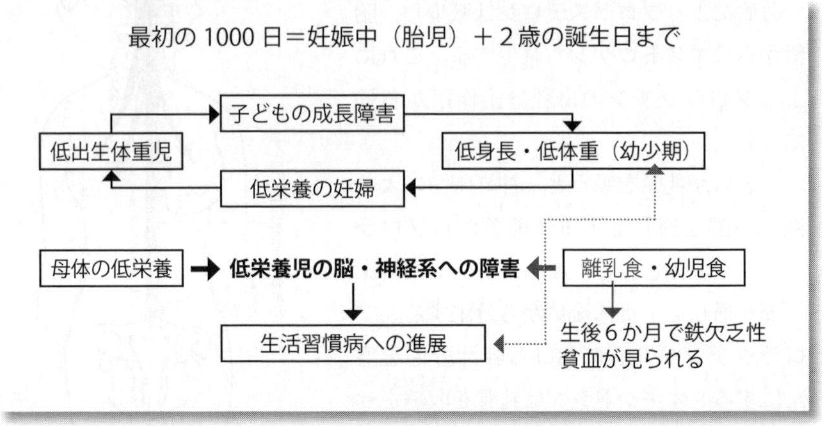

（上田）

第8章

特別な配慮を要する子どもの食と栄養

生きていくためには，“息をする，水分を摂取する，食物を摂取する”必要がある。特別な配慮を要する場合も同じである。ただ方法が異なる。この章では「食と栄養」に焦点をあててその方法を理解する。

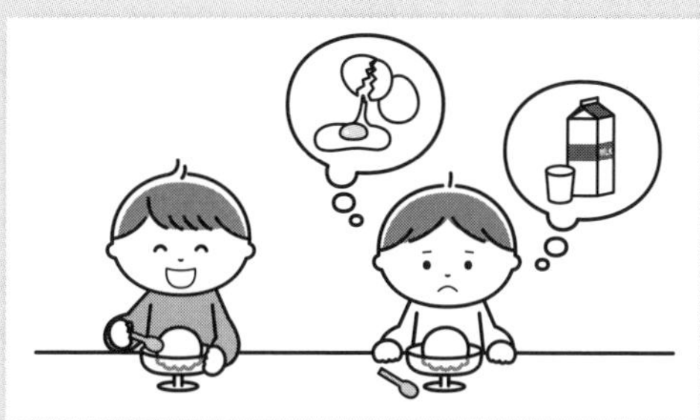

1 疾病および体調不良の子どもへの対応

1 脱　水　症

1 脱水症とは

“体の水分量が異常に減少した状態”で水分の摂取量が減ったり，水分の排出量が増えたり，両方が同時に起こった場合におこる。

水分の摂取量が減る場合には，“何らかの理由により喉の渇きを訴えられない，呼吸困難にある時，嘔吐や吐き気が続く時”などである。

水分の排出量が増える場合は，“嘔吐・下痢，発熱・多呼吸による気道からの水分蒸発，炎天下など特殊環境による発汗過剰”などである。

2 乳幼児が脱水になりやすい理由

① 1日に入れ替わる水分量が多い。子どもは体重に占める水分の割合が大きく，水分代謝は体重当たり成人の約 3.5 倍である。

② 乳児はのどの渇きを訴えたり，自分で補給したりできない。

③ 腎臓の働きが未熟で，尿量を減らすことによる体内の水分調節ができない。

水分：第 3 章／4栄養素の種類とはたらき／6水分（p.49）

体重に占める水分の割合：小児約 70 ～ 80％，成人約 60％，高齢者約 50%

約 3.5 倍：乳児が 7 時間水分を摂取しないのは大人が 24 時間水分と摂取しないのと同じことになる。

水分代謝：摂取した水分の入れ替わる速度

（次頁）毛細血管再充満時間評価：親指の爪を蒼白になるまで強く圧迫する。そして圧迫をやめピンク色に回復する時間で脱水症の程度を推測する方法。1.5 秒以内軽度，1.5 ～ 3 秒以内中度，3 秒以上では重度。

OS-1：電解質と糖質の配合バランスを考慮した経口補水液。軽度から中等度の脱水症用の厚生労働省認可病者用食品。

味噌汁の上澄みと白湯や麦茶の組み合わせ：だし汁３カップ，味噌 40 g（大さじ 2+1/2）を溶いて作る。ナトリウム濃度が 約 138mEq/L：NaCl濃度 0.8%）これを与えた後，白湯や麦茶などの塩分を含まない飲料を与える。（大さじ１が淡色辛みそ 18g，塩分含量 2.2g とした場合の分量である）

LGS：
(lobon-gur solution) 沸騰した湯または白湯１リットルに対し砂糖 20 〜 40g，塩２〜3g で作る（ソリタ-T 顆粒３号と同程度のナトリウム濃度である）。近似的に ORS ≒ LGS。

脱水症は通常の体重を基準にして，体重の３〜５%以内の減少では軽度，それ以上は中度以上と考えられている。しかし毎週きちんと体重を測ることは少なく基準にしにくい。そのような場合，一般には半日以上排尿がまったくなければ中等度以上の脱水症と判断してよい。さらに観察時間が十分にとれない場合には，毛細血管再充満時間評価も有効である。

❸ 予防と対応

健康な場合の水分必要量は，体重 1kg あたり，新生児 80 〜 100 ㎖ /kg/ 日，乳児 120 〜 150 ㎖ /kg/ 日，幼児 100 〜 120 ㎖ /kg/ 日，学童（6 歳〜 12 歳）60 〜 80 ㎖ /kg/ 日である。

脱水を起こす場合には，ナトリウム，カリウムなどのミネラルも同時に失うのでそれらも補う。

脱水症の予防には，水分，糖分（ブドウ糖），塩分の補給が必要である。OS-1，乳児用イオン飲料，味噌汁の上澄みと白湯や麦茶の組み合わせなどを与えるとよい。

軽度の脱水症の治療には，市販されているものでは OS-1，乳児用イオン飲料が適している。手に入りにくい場合には，LGS を作って与える。中度以上の脱水症では医師による治療を受ける。（表８－１，８－２）

表８－１
各飲料の組成

（谷口英喜「経口補水療法」Jpn.J.Biometeor.52(4): 151-164.2015）

種　類	製品名等	発売元	分　類	Ｎａ (mmol/L)	K (mmol/L)	炭水化物 (g/dL)	浸透圧 (mOsm/L)
ＯＲＳ (WHO,AAP,SPGH の推奨組成)	ソリタＴ・顆粒２号	陽進堂	医薬品	60	20	3.3	254
	ＯＳ−１	大塚製薬工場	特別用途食品	50	20	2.5	270
	WHO-ORS（2002 年）	—	本邦未発表	75	20	1.35	245
	アクアサポート	明治	一般食品	50	20	2.3	252
推奨組成より Na^+ が低い ＯＲＳ	アクアライト ORS	和光堂	特別用途食品	35	20	5.0	200
	ソリタ-Ｔ顆粒３号	陽進堂	医薬品	35	20	3.3	204
	アクアソリタ	味の素	一般食品	35	20	1.8	175
乳幼児用 イオン飲料	アクアライト	和光堂		30	20	5.5	260
	アクアサーナ	森永乳業		25	20	4.2	285
スポーツ 飲料	アクエリアス	日本コカコーラ		15	2	4.7	281
	ポカリスエット	大塚製薬		21	5	6.2	324
炭酸飲料	コカコーラ	日本コカコーラ		1.6	—	11.2	650
果実飲料	アップルジュース	—		0.4	44	12	730
	オレンジジュース	—		0 〜 4.3	53	11	612
	レモン果汁（生）	—		0.9	25.6	8.6	664
お　茶	番　茶	—		0	5	0	—
母　乳	—	—	その他	6.5	12.3	7.2	—

注：各飲料の組成は，製品表示値（パンフレット等）及び日本食品標準成分表 2010（文部科学省）を参考にした。浸透圧は，組成値より概算又は実測した値を示した。

ORS：経口補水塩（けいこうほすいえん：Oral Rehydration Salt）は主に下痢，嘔吐，発熱等による脱水症状の治療に用いられる。食塩とブドウ糖を混合したもので，これを水に溶かして飲用することで小腸において水分の吸収が行われる。水に溶かした状態のものを経口補水液（Oral Rehydration Solution）という。略語の ORS は Salt，Solution のいずれの意味でも使われる。

表８－２
経口補水療法の目安

脱水の程度	経口補水液による水分補給の方法	栄　養
脱水症でないか，きわめて軽症の脱水症	下痢または嘔吐の都度，経口補水液を与える（体重 10kg 未満：60 ～ 120mℓ，体重 10kg 以上：120 ～ 240mℓ）	母乳を継続して与えるか，初回の水分補給後は，年齢に合った通常の食事を再開
軽症から中等症の脱水症	まず経口補水液を３～４時間で 50 ～ 100 mℓ /kg を投与したのち，下痢または嘔吐の都度，繰り返し与える（体重 10kg 未満：60 ～ 120mℓ，体重 10kg 以上：120 ～ 240mℓ）	母乳を継続して与えるか，初回の水分補給後は，年齢に合った通常の食事を再開
重症の脱水症	医師を受診する（点滴などで水分・ミネラルおよび栄養補給を行う）	

（米国小児科学会推奨案：MMWR,November21，2003 より改変）

❷ 発　　熱

子どもの病気の多くは発熱を伴う。子どもの発熱の原因はほとんどが感染症である。そのうち 90％以上はウイルスによる感染である。そのほかでは，インフルエンザ菌，肺炎球菌，黄色ブドウ球菌が主である。感染症の他に悪性腫瘍，膠原病なども発熱の原因となるがきわめて少ない。

対　応

❶ 水分補給

発熱すると発汗し，発熱に伴い食欲不振を起こすと脱水に陥ることがある。脱水を予防するために水分を補給する。乳児用イオン飲料，野菜スープ，白湯（湯ざまし），麦茶などを頻回に与える。離乳食開始後であれば薄めた果汁を与えてもよい。

授乳中であれば，母乳は欲しがるだけ与える。育児用ミルクは普段通りの量を作り飲むだけ与え無理強いはしない。

❷ 離乳食・幼児食

発熱の経過（図８－１）を観察した上で対応する。消化吸収力が落ちているので無理強いはしないが原則である。

熱の上がり際は，寒気がするので葛湯などの温かなものを与える。

体温が高いレベルを維持している時は体温よりやや冷たいもの（冷やし茶碗蒸し，プリン，寒天ゼリー，ヨーグルトなど）を与える。

熱が下がってきて食欲がでてきたら穀類やいも類を粥状の消化しやすく調理したものからは

図８－１
発熱の進み方と離乳食の与え方

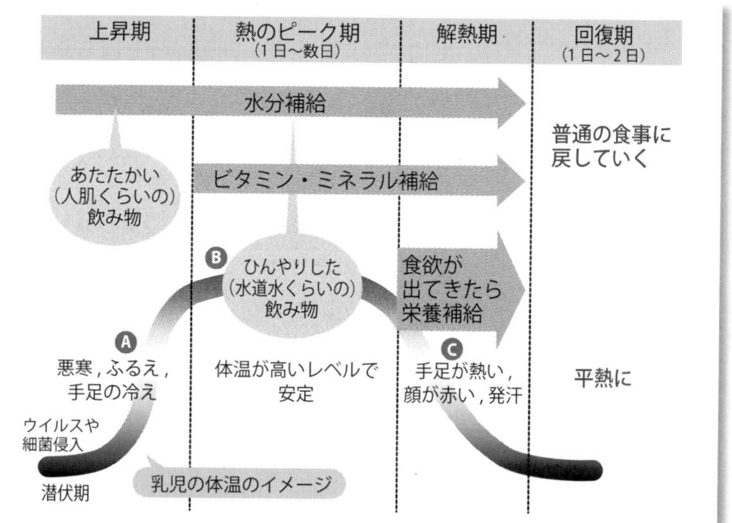

じめ，すりつぶした煮野菜や果物，そして豆腐や白身魚等の消化のよいたんぱく質源食品を順次加えていき，発熱により消耗したエネルギー，ビタミンC，ビタミンA，たんぱく質を補給する。これらを与えて問題がなければできるだけ早く元の食事にもどす。

ウィルス性：ロタウィルス，アデノウィルス，エンテロウィルスなど。

ウィルス性胃腸炎：乳幼児の下痢で一番多い。嘔吐から半日～1日経過後に下痢が出現することが多い。回復するまでに1～2週間程度かかる。

ＬＧＳ：(p.142)

にんじんスープ：にんじん500g，水1000mℓ，食塩3gを鍋に入れ沸騰したら弱火で2時間ほど煮る。裏ごしし，水を加えて総量を1000mℓにして一煮する。(水様便が2～3日後に有形化しやすい。)

にんじんペースト：にんじんをやわらかく煮て裏ごしするかミキサーにかけてペースト状にする。年齢に応じた味付けをして与える。1回に小さじ4-5を1日2回以上与える。

めずらしいことではない：第2章／❷消化器官の発達❸胃（p.29）参照

(次頁) 乾性：コンコン，ケンケンといった乾いた咳。気道に分泌物（痰）が少ない場合で，急に冷たい空気を吸い込んだり，風邪の初期に出る。

(次頁) 湿性：ゼロゼロ，ゴロゴロといった湿った咳で気管に痰がたまるために出るもので喘鳴を伴うことがある。気管支炎，喘息，気管支拡張症があって気道に痰がたまるために出る。

(次頁) アフタ性口内炎：アフタ性口内炎は，表面が白っぽく窪みがあり，周りが赤い円形または楕円形の潰瘍で，痛みを伴い，一度に1個～数個できる。

❸ 下　痢

下痢とは便の性状（せいじょう）が水分を多く含み軟（やわ）らかくなり，便の回数が増えることという。しかし個人差があるので通常便との比較により判断するように心がける。急性下痢症の原因は，約80％がウィルス性である。白色の下痢は，ロタウィルスなどのウィルス性胃腸炎でみられる。

対　応

❶ 水分補給

OS-1，乳児用イオン飲料，味噌汁の上澄みと白湯や麦茶を組み合わせて頻回（ひんかい）に与える。LGSやにんじんスープを作って与えてもよい。

授乳中であれば，母乳は欲しがるだけ与える。育児用ミルクは継続してよいが，下痢が長引く場合には乳糖を含まないミルクに切り替える。

❷ 離乳食・幼児食

嘔吐や腹痛（ふくつう）がなく食欲がある場合には塩を加えた重湯（おもゆ）からはじめる。問題がなければ，みそ，塩，梅干し等を加えた米がゆ➡にんじんペースト➡ゆで野菜のうらごし➡良質（りょうしつ）で脂質を多く含まないたんぱく質源食品（豆腐，白身魚，鶏（とり）ささみなど）の順に加えていき3日ぐらいで元の食事にもどす。

しかし急性胃腸炎の後，2週間程度水様便（すいようべん）が続き元気があり体重減少も少ない場合には乳糖不耐症（にゅうとうふたいしょう）が疑（うたが）われる。育児用ミルクは乳糖を含まないミルクに切り替え，牛乳・乳製品はしばらく与えないようにする。

❹ 嘔　吐

子どもが吐（は）くことはめずらしいことではない。病的なものなのか，そうでないかを見極（みきわ）めることが大切である。咳（せき）といっしょに吐いたり，熱が高くなる前に吐いたりすることがある。乳幼児で突然嘔吐（おうと）が始まる場合は，ウィルス性胃腸炎のことが多い。ウィルス性胃腸炎ほど頻度（ひんど）は高くないが髄膜炎（ずいまくえん）でも突然の嘔吐がみられる。このほか，新生児や乳児では肥厚性幽門狭窄症（ひこうせいゆうもんきょうさくしょう），腸重積（じゅうせき）などの胃腸の通過障害，幼児では周期性嘔吐症（自家中毒（じかちゅうどく））など嘔吐を伴う疾病（しっぺい）は多種にわたる。

対　応

❶ 水分補給

嘔吐していても少量ずつであれば口からの水分補給が可能なことは多いのであきらめずに与える。嘔吐後30分程度して顔の表情が落ち着いたら，スプーンやスポイトでORSや乳児用イオン飲料を１回10～20mℓ与える。その後も30分ごとにゆっくり繰り返し根気強く与える。ウィルス性胃腸炎では嘔吐は半日，長くても一日で治まる。その間に３回以上の排尿が確認されれば脱水の予防はできたと考えてよい。

❷　離乳食・幼児食

嘔吐がなくなったら薄い塩味の重湯からはじめ，米がゆ➡野菜のうらごし➡良質のたんぱく質（豆腐，白身魚，鶏ささみなど）の順に加えていく。回復に伴い普段の食事にもどす。（図８－２）

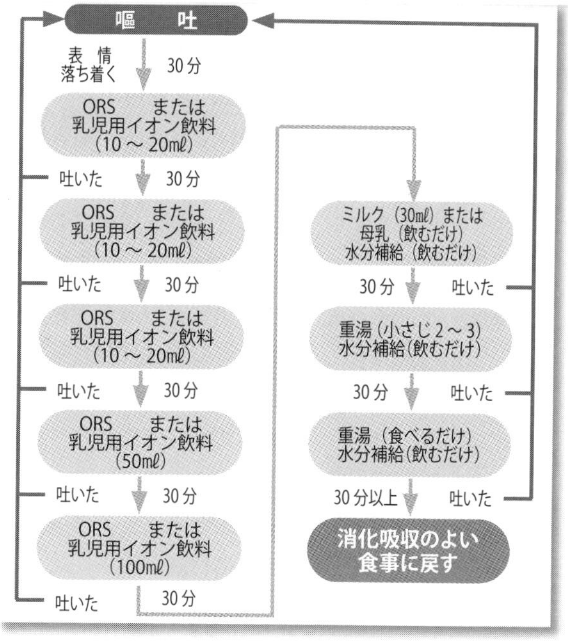

図８－２
嘔吐時の飲ませ方・食べさせ方（例）

5　咳・喘鳴

咳は気道粘膜の刺激に対する反射である。それは気道の痰や異物を外に出そうとする反射である。有用な役割があるが，激しい咳は体力を消耗させる。咳にはおもに乾性と湿性がある。また咳がでない時でも，呼吸のたびにゼイゼイ，ゴロゴロが聞こえる喘鳴と呼ばれるものがある。その他，仮性クループや百日咳のように特有な咳もある。

対　応

❶　水分補給

咳と咳の合間に水分を十分に与える。人肌程度のORS，乳児用イオン飲料水，白湯，麦茶，葛湯など刺激の少ないものがよい。喉の粘膜に水気を与えると咳は出にくくなる。

❷　離乳食・幼児食

冷たい飲み物やアイスキャンディー，かき氷，かんきつ類などは喉の粘膜を刺激するので避ける。きな粉菓子やビスケットなどの粉っぽいものはむせやすく咳を誘発するので気をつける。水分が多く喉を刺激しない茶碗蒸し，葛寄せなどを少しずつ何回にも分けて与える。

6　口腔粘膜の疾病（口内炎）

口内炎とは，口の中の粘膜に起こる炎症いう。口内炎には，アフタ性口内炎，ヘルペス性口内炎，カンジダ性口内炎（がこうそう）をはじめヘルパンギーナ，手足口病などによるものなど，いろいろな種類がある。

ヘルペス性口内炎：単純ヘルペスウィルスの感染によって起こる。生後６ヶ月以降３歳くらいに多くみられる。発症すると，発熱を伴い，口の中や唇に，水ぶくれがたくさん出きる。また，歯茎が腫れ，歯磨きなどで簡単に出血する。治療により，熱は４～５日で落ち着つくが，口内炎は１週間～10日ほどかかる。

カンジダ性口内炎（がこうそう）：カビ（真菌）の一種であるカンジダが口の中の粘膜に感染することで起こる。カンジダは口の中の常在菌で，病原性はほとんどない。口の中に白い苔のようなものが現れ，簡単に剥がれる。苔の下は，赤くただれていて，痛みが出ることもある。

ヘルパンギーナ：ウィルスによる病気で，１歳～５歳に多く発症する。突然の高熱と共に，喉に小さい口内炎が多数できる。口内炎は，左右対称に出てきたり，左右のどちらか片方だけにでてくることがある。口内炎は治るまでに，1週間から10日ほどかかる。高熱などの症状は，4～5日ほどで落ち着きく。

（前頁）手足口病：ヘルパンギーナと同じウィルスによる病気で，1歳～5歳に多く発症し，大人でも発症することがある。発熱と，口の中全体に多数の口内炎ができると共に，水疱瘡のような発疹が手のひらや足の裏，ひざ，お尻などに現れる。発熱がない場合もある。手や足にできる発疹は痛みが出ることはほとんどないが，口内炎は，痛みが出る。

対　応

❶　水分補給

ORS，乳児用イオン飲料水，白湯，酸味のない果汁などを少しずつ何回にも分けて与える。哺乳瓶よりストローやスポイト，スプーンの方が飲みやすい。人肌程度の温かさが好まれる。しかし氷の小片やクラッシュ等の冷たいものは麻酔作用があるので嫌がらなければ与えてもよい。

❷　離乳食・幼児食

人肌程度の温度が痛みは感じにくいが，冷たいプリンや冷やし茶碗蒸しなどを好む場合は与えてよい。つるんとして口の中を刺激しないもの（絹ごし豆腐，寒天ゼリー，葛寄せなど）や，1回に少量しか食べられないので，高エネルギーで口あたりのよい，さつま芋のマッシュ，バナナのクリーム和え，クリームシチュー，カスタードクリームなどを少しずつ何回にも分けて与える。やわらかく，薄味にし，熱すぎるもの，固いもの，塩味，酸味の強いものは避ける。

7　便　　秘

図8－3　便秘の悪循環がおこるわけ

（小児慢性機能性便秘診療ガイドライン作成委員会 2013）

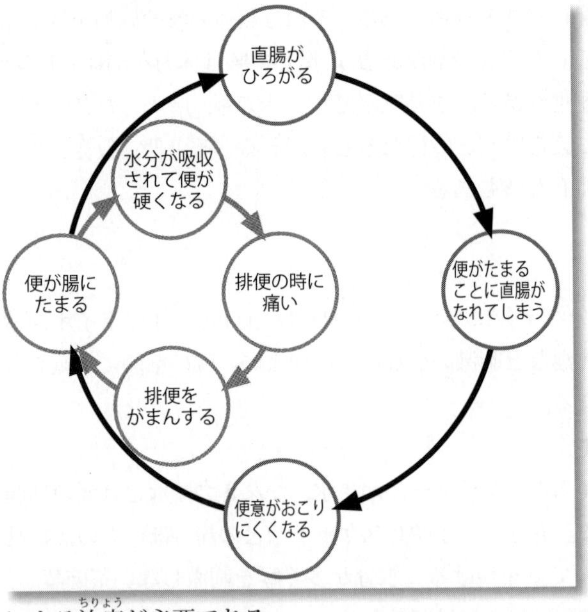

便秘は，排便時に困難を伴い，排便が困難の場合をいう。排便回数にはこだわらない。便秘は器質的便秘と機能的便秘に分類される。

器質的便秘は，消化管の異常，脊髄神経系の異常，内分泌異常などの疾患が原因となるものである。これらは医師による治療が必要である。

機能的便秘には，食物の摂取量不足，腹圧不足，不規則な生活習慣による排便反射の消失，心因性などがあげられる。

対　応

❶　水分補給

授乳期の便秘は水分不足ではなく，乳汁不足や腹圧不足によるのでその解

排便回数：乳幼児の場合には，便通が3日以上ないと哺乳量や食欲の低下がみられることがある。この場合には便秘対策を立てる。

腹圧不足：生後1～2か月頃便が出にくくなることがある。母乳栄養児で体重増加が良好な場合が多い腹圧不足である。時計回りに腹部をさする，綿棒に油や軟膏をつけて肛門より内部へ2cm程度出し入れをするなどして肛門や直腸を刺激して排便を促すと改善する。

心因性：幼児期になると排便反射で便と出すようになる。幼児によっては自分の家以外では排便をがまんしたりすることがある。水分が吸収されて便が固くなる。これが直腸内にたまることによ

消に努める。その上で便をやわらかくするためにマルツエキス，砂糖水などを飲ませてみる。離乳期以降では水分不足により大腸での水分吸収が増加して便が固くなることがあるので，白湯，麦茶，果汁などを与える。

り，直腸壁の感受性が低下し便意を感じなくなり便秘が悪化する。

マルツエキス：麦芽糖のゆるやかな発酵作用により腸の運動を活発にし排便を促す。

プロバイオティクス：宿主に有益に働く生きた細菌（＝有用菌）によって構成される添加物。
十分量を摂取した時に宿主に有益な効果を与える生きた微生物（ＦＡＯ／ＷＨＯ）

プレバイオティクス：大腸に常在する有用菌を増殖させるか，あるいは有害な細菌の増殖を抑制することで宿主に有益な効果をもたらす難消化性食品成分。

❷ 食　事

腸内細菌叢のバランスを改善するために，プロバイオティクスとプレバイオティクスの摂取（シンバイオティクス）を心がける。プロバイオティクスの摂取にはヨーグルト（乳酸菌，ビフィズス菌）や納豆（納豆菌），プレバイオティクスの摂取には難消化性の食物繊維であるオリゴ糖を含む食品（甘味料，バナナ，玉ねぎ）や不溶性や水溶性の食物繊維（オートミール，全粒パン，豆類，いも類，野菜類，きのこ類など）の摂取が効果的である。食物繊維はプレバイオティクスの働きだけでなく，直接，腸を刺激して蠕動運動を促す働きもあるので積極的に与えるとよい。

8 鉄欠乏性貧血

鉄欠乏性貧血を生じる疾患は様々である。しかし離乳期には疾患がなくても鉄欠乏症を起こしやすいので注意する。成熟児で出生した場合，胎児期に得た豊富な鉄の体内貯蔵があるため生後４か月までは鉄欠乏症は起こらない。母乳栄養児はさらに生後５か月頃まで不足しない。しかし，生後６か月を過ぎて 12 か月に近づくにつれて鉄欠乏の増加傾向がみられる。この他，母乳栄養児では離乳食がすすまない場合になりやすい。早産児は乳児期に貧血になりやすく，幼児は偏食が極端な場合になりやすいので気を付ける。

症状は食欲低下，元気がない，精神運動発達遅延，異食症（土や壁を食べたり，氷を好む）などが見られるが，診断はヘモグロビン（Hb）値でされる。（表８－３）

表８－３ ヘモグロビン（Hb:g/dℓ）

男児			女児		
年齢	下限値	上限値	年齢	下限値	上限値
0か月	8.7	13.5	0か月	8.7	13.5
1か月	9.0	13.5	1か月	9.0	13.5
3か月	9.5	13.7	3か月	9.5	13.7
6か月	10.0	14.2	6か月	10.0	14.2
1歳	10.5	14.1	1歳	10.7	14.1
2歳	10.7	14.2	2歳	10.9	14.2
3歳	11.0	14.2	3歳	11.1	14.2
6歳	11.5	14.4	6歳	11.5	14.4
12歳	12.2	15.7	12歳	11.9	14.9
15歳	12.6	16.5	15歳	11.8	14.9

対　応

離乳食には吸収の良いヘム鉄を多く含む赤身魚（かつお，まぐろ等の赤色をした部分）や赤身肉，レバーなどを積極的に与える。野菜，穀類，豆，卵などに含まれる非ヘム鉄はたんぱく質やビタミンＣやクエン酸と共に与えると吸収率が上がる。乳児期に与える乳汁は鉄欠乏を防ぐためにも牛乳ではなく鉄の吸収率がよい母乳や育児用ミルクが基本である。離乳食が進んだ生後９か月以降なら鉄分を多く含むフォローアップミルクを利用してもよい。

表８－４ ヘム鉄，非ヘム鉄，ビタミンＣを多く含む食物

ヘム鉄の多い食物	赤身魚（かつお，まぐろ，ぶり，あじ，いわし，さんま，さば等）赤身肉，レバー，牡蠣
非ヘム鉄の多い食物	ほうれん草，小松菜，ブロッコリー，菜の花，大豆，大豆製品（きな粉），卵
ビタミンＣの多い食物	ブロッコリー，キャベツ，モロヘイヤ，柿，みかん，いちご，オレンジ，さつまいも，じゃが芋

(前頁）シンバイオティクス：プロバイオティクスとプレバイオティクスを併用すること。

（前頁）難消化性：表３－１参照（p.41）

（前頁）ヘム鉄と非ヘム鉄：食品には吸収率の高い鉄（ヘム鉄：15～35％）と低い鉄（非ヘム鉄：2～20%）が含まれている。ヘム鉄は魚肉の赤色部分（筋肉，内臓，血液など）に含まれる。非ヘム鉄は，魚肉のその他の部分や，野菜類，穀類，豆類，卵などに含まれている。食品に含まれる鉄の90％は非ヘム鉄である。鉄欠乏症予防にはヘム鉄を積極的に摂取するとよいが，それだけでなく，非ヘム鉄の吸収率をあげるような食べ方も大切である。

9 肥　満

胎児期の環境や乳幼児期の栄養と，その後の生活習慣病との関連が問題視されている。成長曲線の身長の推移に比べて，体重の推移だけが，大きいまたは急に外れて上昇する場合には，肥満予防を心がける。（図８－４）

対 応

乳幼児期は食習慣の基礎がつくられる。生活習慣病予防のためには，薄味の和食中心を心がける。食事のバランスは，米などの「主食」を中心に十分な野菜を摂るために「副菜」を充実させ，メインディッシュの「主菜」を適量摂るようにする。生後９か月以降では３食を規則的に食べさせ，間食は次の食事に響かない量とする。なお，食事時間をはっきりさせる習慣も重要である。「何を食べるか」とともに，「いつ食べるか」の時間管理は肥満予防には欠かせない。特に夕飯は乳幼児期では就寝２時間以上前，学童期以降では３～４時間前を心がける。肥満の改善を目指す場合には夕方６時までに夕飯を摂れるようにする。

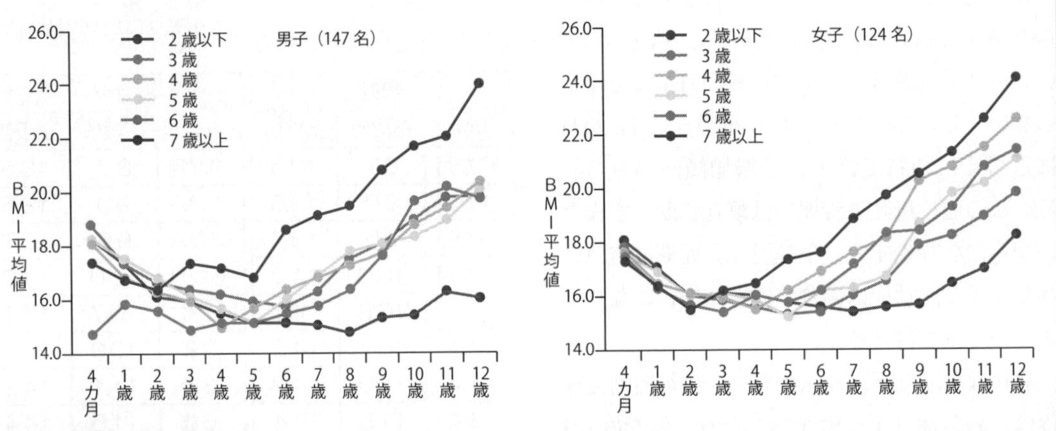

図８－４
注意したいBMI(カウプ指数)の推移（肥満）

食事のバランス：資料編／14食事バランスガイド（p.265）

小児肥満：小児肥満は乳児期，幼児期，学童期および思春期のいずれの時期からも始まりますが，幼児期に起こるBMI(カウプ指数と同じ数値)の跳ね上がりであるアディポシティリバウンド（adiposity rebound：AR）が早く始まるほど，その後に肥満や生活習慣

10 や　　せ

やせとは身長に比べ体重が少ない状態をいう。成長期の子どもの体重増加は，大人と違い，脂肪が増加するだけでない。筋肉，骨格，脳，内臓の重さも増える。したがって体重の増えが悪い，または体重減少は，筋肉，骨格，内臓の重量があまり増えないか，減ることを意味するので重大な健康障害につながる。疾患を抱えている場合が多いが，児童虐待（ネグレクト）のため食事を十分与えていない場合もある。保育するものは，健康なやせなのか，問題のあるやせなのかを判断する力が求められる。

対　応

やせには大きく３つのタイプがある。① 体重は少ないが，成長曲線の基準線に平行に体重が増えている。（図８－５❶）② 体重は増えているが，増え方が少なく成長曲線の基準線に対し下向きである。（図８－５❷）③ 過去の体重に比べ現在の体重が少ないもの。（図８－５❸）

❶は日常的に機嫌がよく活発に体を動かしていれば問題はなく健康的なやせである。❷は慢性の疾患がある可能性が高いので医師に相談する。❸は問題のあるやせなのでその原因を緊急に解明する。以上より❷❸は専門的な対応が必要となる。❶では，日常的に，規則的な食生活，小食でもバランスのとれた食事，無理強いはしないようにし，楽しく落ち着いて食べられる環境づくりを心がける。

病に罹患するリスクが高くなるということが明らかにされている。

（前頁）ネグレクト：児童の心身の正常な発達を妨げるような著しい減食，または長時間の放置など，保護者としての監護を著しく怠ること。

図８－５
やせのタイプ

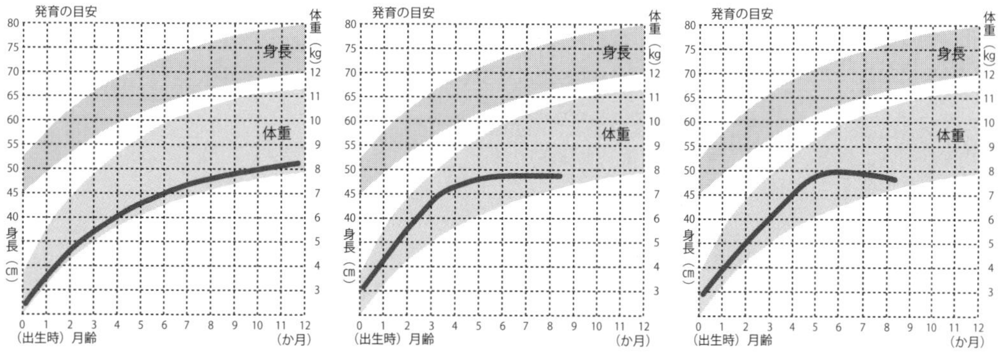

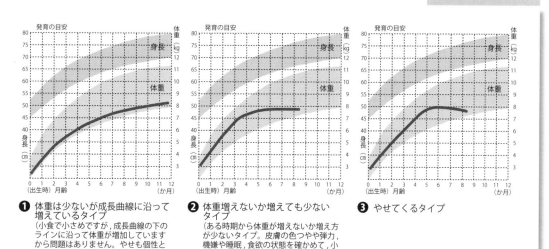

❶ 体重は少ないが成長曲線に沿って増えているタイプ
（小食で小さめですが，成長曲線の下のラインに沿って体重が増加していますから問題はありません。やせも個性と考えたいタイプ。）

❷ 体重増えないか増えても少ないタイプ
（ある時期から体重が増えないか増え方が少ないタイプ。皮膚の色つやや弾力，機嫌や睡眠，食欲の状態を確かめて，小児科へ受診を。）

❸ やせてくるタイプ

⑪　低出生体重児

出生体重 2,500g 未満の子どもを低出生体重児と呼ぶ。このうち 1,500g 未満を極低出生体重児，1,000 g 未満を超低出生体重児と分類される。（表８－５）

分　類	出生体重
巨大児	4,000 g 以上
低出生体重児	2,500 g 未満
極低出生体重児	1,500 g 未満
超低出生体重児	1,000 g 未満

表８－５
出生体重による新生児分類

対　応

乳汁は母乳を第一選択肢とする。母乳が得られない場合には，低出生体重児用調製粉乳を用いる。母乳が得られる状況であっても生後１か月頃から低たんぱく質血症やくる病予防のために特殊調製粉乳等を併用することが多い。

早産低出生体重児に対する離乳食の進め方は修正月齢を一応の目安にする。特に出生体重が 1,500 g 以上の場合は修正月齢相当で進めていけば問題のないことがほとんどである。しかし，修正月齢だけで決めずに，修正月

特殊調製粉乳：
第４章／❶低出生体重児用粉乳（p.84）

修正月齢：出産予定日から数えた月齢。

齢5，6か月になったら摂食機能の観察をよくして受け入れ態勢が整っているのを確認してから，離乳を開始する。

⑫ 食　中　毒

食中毒とは，「病原微生物や有害な化学物質あるいは有毒な成分を含む食品や飲料水を摂取した結果生じる急性の健康障がい（下痢・腹痛・嘔吐など）」をいう。

病原微生物による食中毒：食品とともに摂取された微生物によって引き起こされる食中毒。

化学物質による食中毒：有害な化学物質が食品に混入したり，汚染させることで起こる食中毒。

自然毒による食中毒：動物の体内や植物内に含まれる毒性物質を摂取することで起こる食中毒。

1 食中毒の種類

病原微生物による食中毒

- 細菌性
  - 感染型（食品中に増殖した細菌の摂取）：
    下痢原性大腸菌（病原性大腸菌），サルモネラ，腸炎ビブリオなど
  - 毒素型（増殖した細菌が出した毒素を摂取）：
    黄色ブドウ球菌，ボツリヌス菌，セレウス菌
- ウイルス性：ノロウイルス，A型肝炎ウイルス
- 原虫：クリプトスポリジウムなど

化学物質による食中毒

- 有機水銀（水俣病）
- 砒素（森永砒素ミルク中毒）
- 残留農薬など

自然毒による食中毒

動物の体内や植物内に含まれる毒性物質を摂取することで起こる食中毒。
- 動物性（ふぐ毒，貝毒など）
- 植物性（毒キノコ，じゃがいもの芽，青梅など）

2 子どもが気をつけたい食中毒

抵抗力が弱い：乳幼児が細菌に対する抵抗力が弱い理由としては，機能が未発達，免疫機能や消化酵素が不十分，腸内細菌が未発達である，などがあげられる。

子どもは大人と違い，抵抗力が弱いので食品の取り扱いや調理の際には衛生面への配慮が大切である。（表8－6）

- 食中毒予防の3原則「つけない，増やさない，やっつける」

① **食物に細菌をつけない** ➡ 清潔

調理前は手指をよくもみ洗いする。食品は水洗できるものはしっかり洗う。調理器具は丁寧に洗い，煮沸消毒，薬剤消毒，日光消毒等のあとは乾燥させておく。食品は新鮮な素材を選び消費期限や品質保持期限を確認する。

② **増やさない** ➡ 迅速

食品の消費期限や品質保持期限を忘れない。冷凍・冷蔵しても菌の増殖は抑えられても死滅はしないので冷凍冷蔵庫を過信しない。調理後はすぐに与える。

③ **細菌をやっつける** ➡ 加熱

細菌の発育最適温度は37℃であるが高温でも増殖するものはあ

る。内部温度75℃になるように加熱する。

⑬ 先天性代謝異常症

先天性代謝異常症は体内の新陳代謝に障がいがあって発病する。多くは代謝を司る酵素が欠損しているか，活性が低下していることが原因である。このため，正常に代謝されない物質が体内に蓄積したり，必要な代謝産物が生成されずに欠乏することなどにより，発育の遅れ，精神機能の障がいなどさまざまな症状がみられる。現在およそ数百種類ほどの疾患が知られている。この中でアミノ酸や脂肪酸，有機酸など栄養素の代謝異常によるものは，関係する栄養素摂取を調節することにより治療が可能である。治療効果を確実にするためには早期発見が必要であり，このため全国で新生児マス・スクリーニングが実施されている。方法は簡便で新生児期（生後5日前後）に少量の血液を採取して濾紙にしみこませ，それを乾燥させ検査センターに郵送すればよい。検査センターでは，フェニルアラニン，ロイシン，メチオニン，ガラクトース，その他にある種のホルモンを測定して，現在6種類の先天性の疾患（フェニルケトン尿症，メープルシロップ尿症，ホモシスチン尿症，ガラクトース血症，先天性甲状腺機能低下症（クレチン症），先天性副腎過形成症）のスクリーニングを全国の自治体で行っている。フェニルケトン尿症，メープルシロップ尿症，ホモシスチン尿症，ガラクトース血症に関しては，

分類	食中毒菌等	原因食品	症　状	予防法，その他の特徴
細菌性食中毒（感染型）	サルモネラ	肉（特に鶏肉） 卵	腹痛・下痢 発熱	十分加熱（75℃，1分以上） 潜伏期間8～48時間 （爬虫類は腸内に高率に保有。みどりがめ等）
	カンピロバクター	肉（特に鶏肉） 飲料水 生野菜	頭痛・不快感 吐き気・腹痛 下痢・発熱	調理器具の熱湯消毒・乾燥 食肉の十分加熱（75℃1分以上） 潜伏期間2～11日 乳児の細菌性下痢のトップ 少量の菌でも食中毒に
	病原性大腸菌（O-157を含む）	牛肉及びその加工品 井戸水	下痢・腹痛 嘔吐	食品の十分加熱（75℃1分以上）
	腸炎ビブリオ	海産魚介類	腹痛・下痢	魚介類は真水で良く洗う 60℃10分加熱で死滅 3～5%食塩濃度で増殖促進，増殖速度が速い 真水，酸，熱に弱い
細菌性食中毒（生体内毒素型）	ウェルシュ菌	煮込み料理 大量に調理したカレー，シチューなど	腹痛・下痢	潜伏期間6～18時間 嫌気性芽胞菌 調理後速やかに食べる 100℃3時間加熱でも芽胞は生息
細菌性食中毒（毒素型）	黄色ブドウ球菌	化膿した傷・にきび・おでき等を触った手指	嘔吐・腹痛 下痢	100℃30分でも死滅しない 潜伏期間30分～6時間 再加熱しても予防できない
	ボツリヌス菌	はちみつ （井戸水）	3日以上の便秘 吸乳力が弱い 泣き声が弱い 呼吸困難	1歳未満に与えない 乳児ボツリヌス症 乳児特有の病気
	セレウス菌（嘔吐型）	米飯，ピラフ，スパゲティ	嘔吐	芽胞は100℃30分でも死滅しない 潜伏期30分～6時間 下痢型もある
ウイルス性食中毒	ノロウイルス	感染したヒトや動物の汚物 貝類（牡蠣など）	吐き気・嘔吐 下痢・腹痛 発熱	潜伏期間は24～48時間 手洗いの徹底，器具の消毒 適切な加熱（85℃～90℃，90秒以上）

表8－6
乳幼児に気をつけたい食中毒など

（母子衛生研究会『改定離乳の基本　実際編』p.29－30一部改変）

先天性代謝異常症：栄養代謝に関わる特定の酵素をコードする遺伝子の変異により酵素活性に変化がおこり，それが原因となって，さまざまな症状を呈する遺伝性の疾患。酵素の基質となる物質の蓄積と同時に産生される物質の低下が起こる。これらの蓄積あるいは低下する物質の由来は食物であるため，治療には食事療法が重要である。

スクリーニング：従来法の新生児マススクリーニングはガラクトース血症，フェニルケトン尿症，メープルシロップ尿症，ホモシスチン尿症，先天性甲状腺機能低下症（クレチン症），先天性副腎皮質過形成の6疾患であったが，タンデムマスを導入することでより多くの疾患のマススクリーニングが可能となった。2011年に「これまでの研究成果をもとに各自治体においてはタンデムマス法を用いた新生児マススクリーニングの導入を積極的に検討するようお願いする」という厚生労働省母子保健通達が出ているが，運用やどの疾患を選ぶかは各自治体に任せられている。

タンデムマス：タンデムマス・スクリーニング法とは，タンデム型質量分析計を利用した新しい新生児マススクリーニングのこと。タンデム型質量分析計とは，質量分析器を2つ並べる（タンデム）ことにより，資料中の多くの物質を荷電と質量によって分離して定量できる機器。

（前頁）多くの疾患：
●アミノ酸代謝異常（フェニルケトン尿症，メープルシロップ尿症，ホモシスチン尿症，シトルリン血症１型，アルギニノコハク酸尿症）
●有機酸代謝異常（メチルマロン酸血症，プロピオン酸血症，イソ吉草酸血症，メチルクロトニルグリシン尿症，ヒドロキシメチルグルタル酸血症（HMG 血症），複合カルボキシラーゼ欠損症，グルタル酸血症１型）
●脂肪酸代謝異常（中鎖アシル CoA 脱水素酵素欠損症（MCAD 欠損症），極長鎖アシル CoA 脱水素酵素欠損症（VLCAD 欠損症），三頭酵素 / 長鎖３- ヒドロキシアシル CoA 脱水素酵素欠損症（TFP/LCHAD 欠損症），カルニチンパルミトイルトランスフェラーゼ -１欠損症 (CPT１欠損症)

特殊ミルク：
第４章／❷人工栄養／❸調製乳の種類と特徴（p.83）
資料編／資料⓫特殊ミルク（p.256）

発見後直ちに食事療法が開始される。特殊治療乳・特殊ミルクは，糖質代謝異常，蛋白質・アミノ酸代謝異常，有機酸代謝異常，電解質代謝異常，吸収障害などを対象に多種類提供されている。

フェニルケトン尿症（PKU）は，必須アミノ酸のひとつであるフェニルアラニンをチロシンに代謝する酵素（フェニルアラニン水酸化酵素）が先天的に低下または欠損しているために血中にフェニルアラニンが増加して発病する。常染色体劣性遺伝である。出生時は正常であるが，生後３～６週ころから不機嫌や嘔吐，４～５か月ころに痙攣が現れる。毛髪は薄い褐色となる。そのままにしておくと知的発達に障がいを伴い１～２歳頃までに知能指数が著しく低下する。生後できるだけ早く食事療法を開始すれば知的発達の障がいを防げる。食事療法の基本はフェニルアラニンの制限であるが，必須アミノ酸でもあるので必要最小限は与える。乳児にはフェニルアラニン除去粉乳を使用する。また糖質を十分与えてエネルギー不足を防ぐようにする。

ガラクトース血症は，ガラクトース１-P を UDP ガラクトースに変える酵素の欠損により血中にガラクトースが増加して発病する。授乳後まもなく，嘔吐が現れ飲むのをいやがる。黄疸が増強し，数か月すると知的障がいや白内障が現れる。ガラクトースを含む食物や乳糖，乳糖を含む乳汁や乳製品の摂取をやめる。

メープルシロップ尿症は，ロイシン，イソロイシン，バリンなどのアミノ酸の代謝異常で発病する。出生時は正常であるが，３～５日ごろに哺乳困難，嘔吐，甲高い泣く声，眼球運動障がい，痙攣，呼吸障がいなどが現れる。早期に腹膜透析や輸液をし治療乳を与える。

ホモシスチン尿症は，メチオニンからシスタチオンを合成する酵素の障がいで発病する。痙攣，知能障がい，水晶体脱臼などが現れ毛髪は薄い褐色になる。高シスチン・低メチオニン食を与える。

2 食物アレルギーのある子どもへの対応

❶ 食物アレルギーとは

不利益な症状：皮膚症状（蕁麻疹，湿疹，かゆみ），眼症状（結膜充血，流涙）口腔咽喉頭症状（イガイガ感，腫張），消化器症状（腹痛，嘔吐，下痢），呼吸器症状（鼻水，くしゃみ，呼吸困難），全身症状（アナフィラキシー：多臓器症状，アナフィラキシーショック：頻脈，虚脱状態，血圧低下，意識障害）など

食物アレルギーは，生きるために必要なはずの食べ物が，体に有害な症状を引き起こしてしまうことで，「原因食物を摂取した後に免疫学的機序を介して生体にとって不利益な症状が惹起される現象」と定義されている。

食物アレルギーの原因になるのは，食物に含まれるたんぱく質である。これを体が異物として攻撃してしまうので，体が傷つき，いろいろな症状が現れてしまうのである（図８－６）。アレルギーの原因となる物質を「アレルゲン」という。なかでも卵，牛乳，小麦などの食べ物のたんぱく質がアレル

ゲンとなる場合を「食物アレルギー」という。食べ物のアレルゲンは，空気中にもある。たとえば一般家庭で卵料理を食べた場合，食卓の周囲を計測すれば高濃度の卵アレルゲンが検出される。

空気中に飛散した食べ物の粒子が皮膚から侵入してくると，異種たんぱく質（敵）として捉え攻撃しようと IgE 抗体が作られる（下図参照）。つまり荒れた皮膚からの侵入が問題なのである。

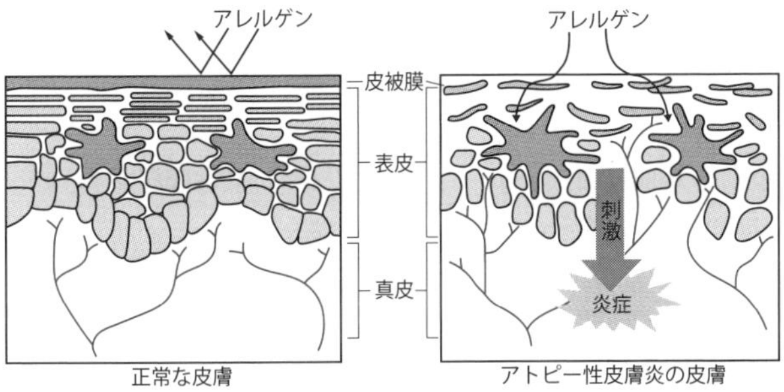

本来，生まれて初めての食べ物が口から先に入ると腸の中で免疫細胞の攻撃を抑える細胞も作られるので食物アレルギーは発症しにくい。それに対し口より先に炎症した皮膚から食物成分が入ると，攻撃を抑える成分が作られないため食物アレルギーは発症しやすい。

したがって，食物アレルギーの予防には，

《皮膚に炎症をおこさないこと》➡皮膚を完璧に予防・治療

①保湿剤（ワセリン等）で皮膚炎にならないように予防する

②炎症が起きたら薬（ステロイド等）を塗って早くバリアを回復させる

《離乳食は遅らせずに開始する》➡食物アレルギーなりにくい

の対応が大切である。

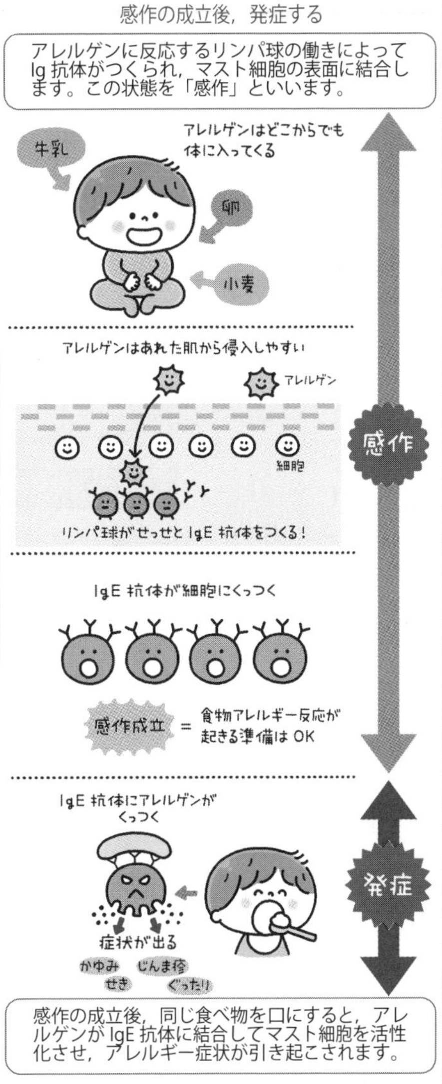

図８－６
食物アレルギーのメカニズム

（伊藤浩明，上田玲子監『食物アレルギーをこわがらない』主婦の友社　2019）

不利益な症状のうち免疫学的機序を介さない，食中毒，毒性食物による反応，食物不耐症（仮性アレルゲン，酵素異常症など）は食物アレルギーとは言わない（図８－７）。

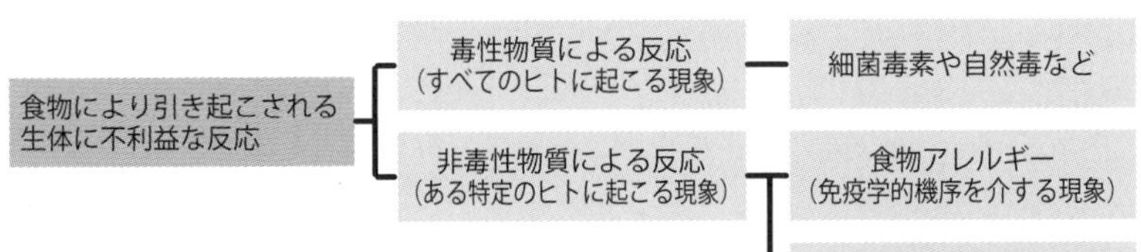

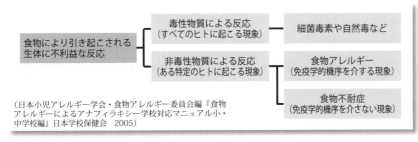

（日本小児アレルギー学会・食物アレルギー委員会編『食物アレルギーによるアナフィラキシー学校対応マニュアル小・中学校編』日本学校保健会　2005）

図８－７
食物により引き起こされる生体に不利益な反応の分類

食物アレルギーにはアレルゲン（食物抗原）の侵入経路よる分類がある。

小腸粘膜から体に入り症状を引き起こす小腸粘膜経路と，口腔粘膜から体に入り症状を引き起こす口腔粘膜経路である。主な侵入経路はこの２つである（図８－８）（表８－７）。

小腸粘膜経路では，小腸で吸収されるときに抗原となる蛋白またはペプチドが吸収され血液により各臓器に運ばれ症状が現れる。口腔粘膜経路では接触蕁麻疹の形をとる。（図８－９）

現れ方は食べた直後～２時間ぐらいがほとんどで即時型症状と呼ぶ。日本における食物アレルギー有病率は，乳児が約 10%，３歳児で約 5%[①②]，学童以降が 1.3 ～ 2.6%[③④]程度と考えられ，全年齢を通して，日本では推定１～ 2% といわれている。

口腔粘膜経路：口腔アレルギー症候群により，生の果物，生の野菜，ナッツ，スパイスなどが原因で，摂食直後に唇の腫れ，かゆみ。違和感などの症状が現れる。まれにショック症状を起こすことがある。

蛋白またはペプチド：第３章／❷食欲，消化，吸収，排泄のしくみ（p.36）

表８－７
食物アレルギーにおけるアレルゲンの吸収と症状

	小腸経由	口腔粘膜経由
特　徴	●多くの食物アレルギーの場合	●果物・野菜など ●口腔アレルギー症候群（OAS） ●元々は花粉に対して反応
アレルゲンタンパクの特徴	胃酸・消化酵素に対して安定（鶏卵：オボムコイドや牛乳：カゼインなど）	熱・消化に不安定
症状出現時間	30 分から２時間程度のことが多い	５分以内

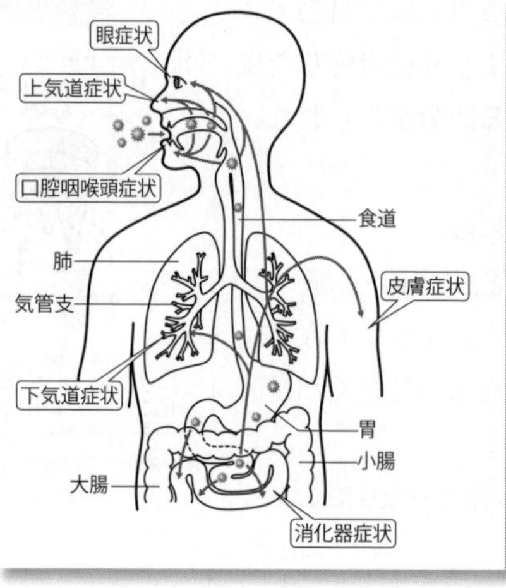

図８－８（左）
食物アレルゲンの吸収と症状出現臓器

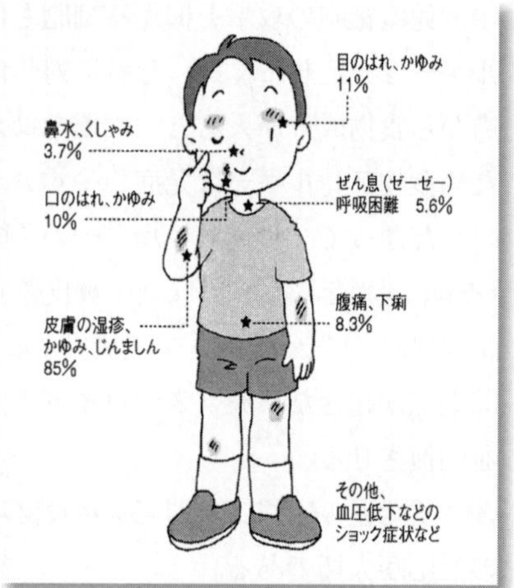

図８－９（右）
食物アレルギーによる主な症状

即時型症状：食物アレルギーの症状は食後２時間以内（多くは１時間以内で15分以内が多い）に症状がみられる即時型が多い。しかし軽い症状から深刻な症状になる場合，しばらくたってからもう一度現れる場合，時に数時間後に現れる場合などの非即時型もある。

①『食物アレルギー診療ガイドライン 2021』海老澤元宏（監）日本小児アレルギー学会（作）
② EbisawaM, SugizakiC: J Allergy Clin Immunol . 2008;121:912.
③今井孝成『日本小児科学会雑誌』2005 109:11 p.17-22
④文部科学省アレルギー疾患に関する調査研究委員会「アレルギー疾患に関する調査研究報告書」2007

2 診　　断

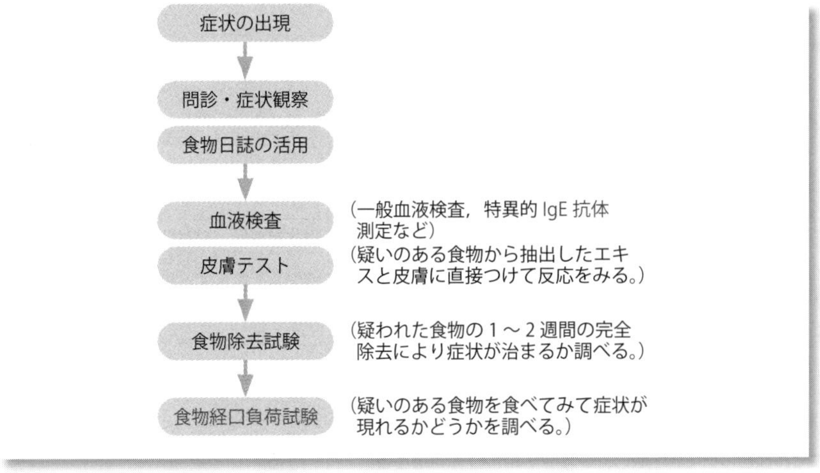
症状の出現
問診・症状観察
食物日誌の活用
血液検査
（一般血液検査，特異的 IgE 抗体測定など）
皮膚テスト
（疑いのある食物から抽出したエキスと皮膚に直接つけて反応をみる。）
食物除去試験
（疑われた食物の１～２週間の完全除去により症状が治まるか調べる。）
食物経口負荷試験
（疑いのある食物を食べてみて症状が現れるかどうかを調べる。）

図８－10
診断の流れ

IgE 抗体：血液中にあり，アレルギー反応に関わっている物質で診断の参考にする。

食物経口負荷試験：食物の除去をする必要がどの程度あるか，また除去を続ける必要があるかを調べるための重要な検査。アレルギーが疑われる食品を単回または複数回に分けて摂取させて症状の有無を確認する。

食物アレルギーの治療は食物の除去になるが，必要以上に食物除去をすると発育・発達に弊害を生じる危険がある。これを防ぐために診断と治療は必ず専門医と栄養士のもとで行う。治療の基本は「必要最小限の原因食物の除去」であり，そのためには適切な「食物経口負荷試験」を基準にした診断が基本である。一般には左の手順を踏んで確定診断を行う。血液検査のみや素人判断で勝手に食物除去を行わないようにする。

専門医：食物経口負荷試験を実施している医療機関は現在増加しているがまだ少ない。実施機関のリストは「食物アレルギー研究会」の HP に掲載されている。

3 対　　応

食物経口負荷試験により，① 確定診断と ② 安全接種可能量および耐性獲得の診断が下ったら医師の指導に従って食事療法を進める。

食物除去を行う時に参考になるアレルギー表示対象品目を表８－８に，３大アレルゲンの除去食品別の対応例を表８－９に示した。

義務表示
えび，かに，小麦，そば，卵，乳，落花生（ピーナッツ）
推奨表示
アーモンド，あわび，いか，いくら，オレンジ，カシューナッツ，キウイフルーツ，牛肉，くるみ，ごま，さけ，さば，大豆，鶏肉，バナナ，豚肉，まつたけ，もも，やまいも，りんご，ゼラチン

表８－８
アレルギー表示対象品目

アレルギー表示対象品目：

日本における原因食物抗原は，０歳で鶏卵，牛乳，小麦，１－２歳で鶏卵，牛乳，木の実類，３－６歳で木の実類，牛乳，鶏卵の順に多い。近年，木の実類の増加が目立っている（表８－10）。

しかし年齢別にみると小児期発症の鶏卵や牛乳などは年齢を経るごとに耐性を獲得し食べられるようになってくる。年齢分布をみても３歳以降急激に減っている。つまり確定診断が下っても食物除去が一生続くとは限らないので乳児なら６か月ごとに，幼児なら６か月～１年ごとに検査を受け食物除去を続けるか，やめてよいかを確認することが大切である。

	鶏卵アレルギー	牛乳アレルギー	小麦アレルギー
食べられないもの	鶏卵と鶏卵を含む加工食品 その他の鳥の卵	牛乳と牛乳を含む加工食品	小麦粉と小麦粉を含む加工食品 小麦粉（薄力粉，中力粉，強力粉），デュラムセモリナ小麦
	鶏卵を含む加工食品の例 （表示義務あり） マヨネーズ 洋菓子類の一部（クッキー，ケーキ，アイスクリームなど） 練り製品（かまぼこ，はんぺんなど） 肉類加工品の一部（ハム，ウインナーなど）	**牛乳を含む加工食品の例** （表示義務あり） ヨーグルト，チーズ，バター，生クリーム，全粉乳，脱脂粉乳，一般の調製粉乳，練乳，乳酸菌飲料，はっ酵乳，アイスクリーム，パン，パン粉，乳糖 洋菓子の一部（チョコレートなど），調味料の一部	**小麦粉を含む加工食品の例** （表示義務あり） パン，うどん，マカロニ，スパゲティ，麩，餃子の皮 市販のルウ（シチュー，カレーなど） 調味料の一部
加工食品のアレルギー表示	■**代替表記，特定加工食品** エッグ，マヨネーズ，オムライス，親子丼など ■**鶏卵を含まず，食べられるもの** （紛らわしい表示） 卵殻カルシウム（焼成，未焼成とも）	■**代替表記，特定加工食品** 脱脂粉乳，乳酸菌飲料，乳糖など ■**牛乳を含まず，食べられるもの** （紛らわしい表示） 乳化剤，乳酸カルシウム 乳酸ナトリウム，乳酸菌	■**代替表記，特定加工食品** パン，うどんなど ■**小麦を含まず，食べられるもの** （紛らわしい表示） 麦芽糖
調理上の特性と調理の工夫	■**肉料理のつなぎ** 使用しないか，でんぷん，すりおろしたいもで代用する。 ■**揚げものの衣** 鶏卵を使用せず，水とでんぷんの衣で揚げる。 ■**洋菓子の材料** ゼラチンや寒天，でんぷんで代用する。ケーキなどは重曹やベーキングパウダーで膨らませる。 ■**料理の彩り** カボチャやトウモロコシ，パプリカで代用する。	■**ホワイトソースなどの料理** ルウはすりおろしたいもで代用する。アレルギー用マーガリンと小麦粉や米粉，でんぷんで手作りする。または市販のアレルギー用ルウを利用する。 ■**洋菓子の材料** 豆乳やココナッツミルク，アレルギー用ミルクで代用する。	■**ルウ** 米粉やでんぷんで代用する。 ■**揚げものの衣** 下味をつけ，水とでんぷんの衣で揚げる。 米粉パンのパン粉や砕いた春雨でも代用する。 ■**パンやケーキの生地** 米粉や雑穀粉，いもやおからなどを生地として代用する。

表８－９
アレルギーの原因除去食品と代替食品

表８－10
年齢群別原因食物（粗集計内訳）

（消費者庁「食物アレルギーに関連する食品表示に関する調査研究事業報告書」2022〈令 4〉）

	0歳（1,876）	1・2歳（1,435）	3－6歳（1,525）	7－17歳（906）	≧18歳（338）
1	鶏卵　60.6	鶏卵　36.3	木の実類　27.8	牛乳　16.9	小麦　22.5
2	牛乳　24.8	牛乳　17.6	牛乳　16.0	木の実類　16.8	甲殻類　16.9
3	小麦　10.8	木の実類　15.4	鶏卵　14.7	鶏卵　14.5	果実類　9.8
4		魚卵　8.2	落花生　12.0	甲殻類　10.2	魚類　7.7
5		落花生　6.6	魚卵　10.3	落花生　9.1	木の実類　5.9
6		小麦　5.8	小麦　6.7	果実類　7.8	牛乳　5.0
7				小麦　7.6	
小計（%）	96.2	89.8	87.5	82.8	67.8

注：各年齢群で 5%以上の頻度の原因食物を示した。また，小計は各年齢群で表記されている原因食物の頻度の集計である。原因食物の頻度（%）は少数第２位を四捨五入したものであるため，その和は小計と差異を生じる。

図８－11
即時型食物アレルギーの年齢分布

（消費者庁「食物アレルギーに関連する食品表示に関する調査研究事業報告書」2022〈令 4〉）

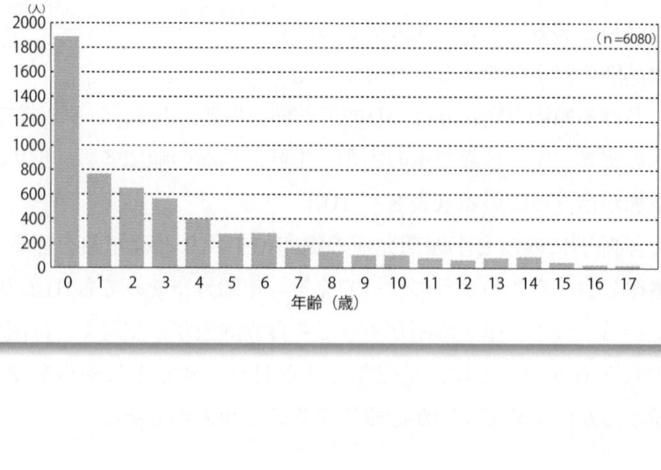

また食物アレルギーの早期発見，早期治療により食べられるようになることが多いので，早期発見に努める。特に乳児期のアトピー性皮膚炎の多くに食物アレルギーが関与しているといわれる。スキンケア（清潔と保湿）と薬物療法（ステロイド外用薬）を行っても改善しない場合には食物アレルギーか否かの診断を受け，確定した場合には早期の対応が望ましい。アナフィラキシーの予防は，確実な診断が下ったら，完全除去を行ことに尽きるが，集団生活の場では思いがけないことで誤食がおこりやすいので十分に注意する。

たとえば，給食や弁当，おやつなど他の子どもが食べているものを保育者の知らないうちにもらったり，他の子どもたちがこぼしたものを口にすることがある。また手づかみ食べをした手やスプーン，はしなどの食具を振り回して飛んだ食べ物が患児の口に入ることがある。乳幼児期には細かなことにも注意は欠かせない。

その他，行事（豆まき，お月見だんご，夏祭りの菓子類）調理実習（クッキー作り，ゼリー作りなど），図工（牛乳パック，卵パックを用いた工作，小麦粘土），運動会，遠足などでの食物アレルギー児への配慮も必要である。

保育所には「保育所におけるアレルギー対応ガイドライン」，学校には「学校のアレルギー疾患取り組みガイドライン」をもとにした対応に努める。「園・学校への情報提供」に関しては，以下の通りである。

園・学校への情報提供（診断書）

- 保育所給食においては，保育所におけるアレルギー疾患生活管理指導表，幼稚園・学校給食においては，学校生活管理指導表（アレルギー疾患用）をもとにした対応を基本とする。
- 生活管理指導表の作成にあたって，保護者の希望だけに基づくのではなくて，家庭での摂取状況を十分に問診した上で，できるだけ確実な診断情報を記載するよう努めること。アレルギーと診断するべきか迷う食物については，専門施設で正しい診断を受けるように患者に促すこと。
- 保育所には「保育所におけるアレルギー対応ガイドライン（厚生労働省）」を参照し，学校には「学校におけるアレルギー疾患取り組みガイドライン（日本学校保健会）」の提出を必須とし，対応の充実を促す。
- 集団給食では安全面を優先し，段階的対応（部分解除等）ではなく完全解除か完全除去のいずれか二者択一で対応することが望ましい。
- 問題点：保育では預かる児の年齢の幅が広く，食物アレルギーの疾患数も多いため，給食対応は煩雑となり誤食事故が発生しやすい現状がある。

（155 頁）耐性を獲得：適切な診断と治療（自然経過も含む）で，種々の機序により食物アレルギー症状を呈さなくなること。

アナフィラキシー：図８－９に示した症状がいくつか同時に生じ，急に悪化していく状態をアナフィラキシーと呼ぶ。特に呼吸困難，血圧低下による脱力状態に陥るなどのショック状態を伴う反応をアナフィラキシーショックと呼び，時に生命に影響を及ぼす。

保育所におけるアレルギー対応ガイドライン：

学校のアレルギー疾患取り組みガイドライン：

3 障がいをもつ小児の食生活

1 障がいの特徴と食生活

1 障がいとは

障がい：「しょうがい」の表記については，近年さまざまな議論がありますが，本書では基本的に「障がい」と表記します。

「障がい」には一般に２つの意味が含まれる。

- ❶ 身体や精神の機能や形態の損傷・不全に対するもの
- ❷ ❶が原因になって生じる生活上の困難や不自由，不利益

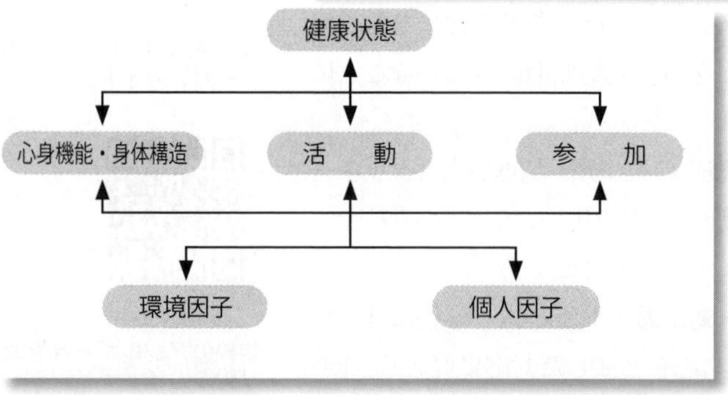

図８－12
ＷＨＯ（世界保健機関）の 2001 年「国際生活機能分類」（ICF）

WHO は「障害は誰もがなりうるものだ」という考えに立ち障害を「身体機能・構造」だけでなく，「活動」や「参加」の状況からも理解していこうとする方向性を示している。（図８－12）

日本においては，障がい者とは，「障害者基本法」（昭和 45 年）第２条に，「この法律において「障害者」とは，身体障害，精神薄弱または精神障害（以下「障害」と総称する）があるため，長期にわたり日常生活又は社会生活に相当な制限を受ける者をいう」と定義されている。つまり「障害者」を「身体障害者」「知的障害者」「精神障害者」の３つに定義し，障害を持つ 18 歳以上のものを「障害者」，18 歳未満を「障害児」としている。

		総　数	在宅者	施設入所者
身体障害児・者	18 歳未満	7.1 万人	6.8 万人	0.3 万人
	18 歳以上	419.4 万人	412.5 万人	6.9 万人
	年齢不詳	9.3 万人	9.3 万人	－
	合　計	436.0 万人	428.7 万人	7.3 万人
知的障害児・者	18 歳未満	22.1 万人	21.4 万人	0.7 万人
	18 歳以上	84.2 万人	72.9 万人	11.3 万人
	年齢不詳	1.8 万人	1.8 万人	－
	合　計	108.2 万人	96.2 万人	12.0 万人
		総　数	外来患者	入院患者
精神障害者	20 歳未満	27.6 万人	27.3 万人	0.3 万人
	20 歳以上	391.6 万人	361.8 万人	29.8 万人
	年齢不詳	0.7 万人	0.7 万人	0.0 万人
	合　計	419.3 万人	389.1 万人	30.2 万人

注：精神障害者の数は，ICD-10 の「Ⅴ精神及び行動の障害」から知的障害（精神遅滞）を除いた数に，てんかんとアルツハイマーの数を加えた患者数に対応している。身体障害児・者の施設入所者数には，高齢者関係施設入所者は含まれていない。

表８－11
全国の障害児・者数

（内閣府「障害者白書」2019〈令１〉）

2 障がいの種類と特徴

わが国における「障害者基本法」では，「障害者」を身体障害，知的障害，精神障害者の３つに定義し，内閣府の報告によれば現在の障害児・者の数は表８－11 の通りである。

身体障害の種類は，① 視覚障害，② 聴覚障害・平衡機能障害，③ 音声・言語そしゃく障害，④ 肢体不自由，⑤ 内部障害（心臓，腎臓，呼吸器，膀胱，大腸，小腸，免疫等）の５種類に大別される。

障がい児についてもこの定義があてはめられる。また，心身障がい児とは，身体障がいと知的発達障がいの両方を併せ持つ小児のことを指す。

知的障がい児は，先天的または出生後早期に受けた脳障がいによって知的能力の発達が平均的水準に達していない状態にある。しかし単に知的な面ばかりでなく，身体的あるいは情意的面にも障がいが及んでいる場合が多い。

身体障がいは上記のように分けられるが，事故などにより身体の一部が障がいになった場合と，脳性麻痺や筋ジストロフィー症のような全身的障がいがあり，障がいの程度により生活における身体活動に差が生じる。

筋ジストロフィー症：筋硬直症状とともに，進行性の筋萎縮，白内障，内分泌障がいなどをともない知的障がいも生じることがある。遺伝性疾患である。

❸ 障がい児の食生活

障がい児の中には，障がいの程度が軽く，ほとんど援助なしで健常児と変わらない生活を過ごせる子どもから，１日の生活の大部分を援助なしでは過ごせない子どもまで，その幅は広い。しかし食事のもつ意義は，障がいの有無や重さにかかわらず不変である。食事は人間にとって生きていくために欠かせない基本的行動であり，人間が生存するためには体を維持しなくてはならず，そのためのエネルギーやさまざまな栄養素を食事より得るからである。

さらに，子どもは大人と違い発育・発達していくので，食事には成長に必要なエネルギーや各栄養素を補給するという意味だけでなく基本的生活習慣である食習慣をつくるという意味もある。また，食事は生活の中の楽しみであり，食事によっておいしさを感じ，満足感や幸福感を味わうといった精神的意義もある。さらに，食事は安定した母子関係を築き，家族をはじめとする自分以外の人々との交流を容易にする。そのほかにもマナーの習得や，食文化の継承といった社会的な意義もある。

障がい児は健常児に比べ外部からの刺激が少なくなりがちなので，食事のもつ意義はより大きいといえる。また，障がいがあると生活全般が受動的になりがちで，その結果，単調な生活に陥りやすい。このため食事と睡眠を規則正しくし，食生活のリズムを整えて生活にメリハリをつけるように努めることが大切である。

障がい児に対する援助で大切なことは，もっている機能を十分に育てることである。また，できることは自分でさせ，できない部分を援助するが，可能な限り自立による日常生活を送ることができるよう支援することである。

障がい児にとっての食生活では，水分やエネルギー，栄養素を補うだけでなく，「食べる」ことを通じて，おいしさを味わい，くつろいで楽しいひとときを過ごすと同時に，摂食機能の発達を促していくことが大切である。

❹ 障がいと摂食機能

障がいのある子どもには，摂食機能の遅れや摂食行動の遅れ・異常が認められることが少なくない。特に，食べものを口に取り込む時に必要とされる手と口の協調動作やスプーン，フォーク，箸など，食具の使用に遅れがみられる。

健常児の場合には，乳児期から幼児期前半にかけ約１年半程度で固形食を自分の手で食べられるようになる。しかし，発達速度がゆるやかな障がい児では，数年かけてやっとできるようになることが多い。これには指導による学習効果が大きいので，介助者（かいじょしゃ）は，摂食機能の発達を促せるような与え方を習得したい（表8－12）。

発達段階	目　安	目　標	食べさせ方	調理形態
経口摂取準備期	• 口腔周囲に触れても過敏症状を呈さない	• 口に食物がはいっても嫌がらない • 口を閉じて鼻で呼吸ができる • 唾液の嚥下ができる	• 手指やおもちゃを使って口で遊ばせる • 味の刺激で食物の感覚に触れさせる	トロリと流れるような食物
初　期	• 口を閉じられ下唇が内側にはいり込む動き	・口唇を閉じて飲み込む（とり込まれた食物を口を閉じて嚥下反射が誘発される部位まで移送する）	• 姿勢に注意する • 顎を閉じさせる介助を行う	ベタ状のペースト食
中　期	• 上下唇がしっかり閉じる • 左右口角部が同時にほぼ水平に伸縮する	• 口唇で食物をとり込む • 舌前方部で口蓋ヒダに食物を押しつけてつぶす	• スプーンを下唇にのせ，口を閉じるのを待つ • 上唇で食物をとり込む動きを介助する	やわらかいつぶし食
後　期	• 咀嚼側の口角が頬と協調して縮む動き	• 食物を臼歯咬合面上に頬と舌で保持する • 下顎の側方運動	• 前歯を使ってとり込ませる（噛み切らせる）	やわらかいほぐし食
自立期	• 前歯で一口で食べられる • 量を調整して噛み取れる • 食物の硬さ，大きさに応じて咀嚼できる	• 食器（スプーン，フォークなど）を使って食べる • コップを使って自分で飲める	• 手づかみ食べをさせ，目・手・口の協調をうながす • スプーンが上手になってフォークを使わせるのを原則とする	食べやすい軟食 ↓ 普通食

表8－12
摂食機能を導く食事の目安

（向井美恵『食べる機能をうながす食事』医歯薬出版 1994）

1 摂食機能障がいの内容

❶ 感覚過敏

顔，唇，歯ぐき，舌などに触（ふ）れると，緊張（きんちょう）が高まり，痙攣（けいれん）したり，顔，口，首を隠（かく）したりする。スプーンを口に入れると反射的（はんしゃてき）に咬（か）む。物に触れる機会が少ないための過敏（かびん）反応である。

❷ 感覚麻痺

顔，唇，歯ぐき，舌などに触れても何の反応も示さない場合である。舌の動きが不活発なため唾液（だえき）による口腔内清浄（こうくうないせいじょう）が十分でないことが多い。

❸ 姿勢異常

原則としては食事は体を起こした状態で与えるようにする。しかし，首や体がねじれた状態で正面を向けない場合や脊柱湾曲（せきついわんきょく）がある場合には，介助者は両手を前に出し対象児の体をできるだけまっすぐにして姿勢を整（ととの）える。そうすると口元の緊張がほぐれる。食事の介助が容易（ようい）になるばかりでなく摂食機能，摂食行動の発達も促す。

❹ 呼吸障がい

気道（きどう）が狭（せま）くなっているために呼吸時にガーガーと音をたてる。舌はのどの奥へいき，下顎（したあご）が後ろ向きに引っ張られる。痰（たん）をとり，姿勢を整えると食べやすくなる。

❺ 誤　嚥

飲み込みが上手にできず，食べものが気管に入ったりすることをいう。自分で咳をして異物を上手に出せない場合には細心の注意が必要である。気管支炎，肺炎，窒息の原因になる。

誤嚥：食物，唾液，胃内容物などが気道内に入ってしまうこと。
誤嚥による影響として，呼吸の悪化や肺炎を起こしてしまうことがあるので注意が必要である。

❻ 嘔　吐

わがままばかりでなく，嚥下障がい，食物アレルギー，精神的ストレスなど原因は多岐にわたる。まず原因を見極めてから対応するよう心がける。

誤飲：主に異物（ボタンやタバコなど）を，間違って食道や胃に飲み込んでしまうこと。

② 摂食機能の発達を妨げるもの

❶ 不適切な食環境

食べる機能や消化管の発達が未熟な乳児期には離乳食と呼ばれる特別に調理したものをほぼ８～14か月間与える。しかし，障がい児の場合は発達がゆっくりであったり，途中で足踏み状態が長く続いたりするのでいつまでも食べなれたものばかり与えるといった傾向に陥りやすい。このため介助者が配慮を欠いてしまうことがある。暦年齢や形態的成長を基準にするのではなく，摂食機能の発達年齢を基準にして調理形態や食品選択を行い，一人一人の発達に沿った食事にする（「❸咀嚼機能の発達を促す与え方」（p.90），および表５－４参照）。また食事時の姿勢が整わない時や手・口の動きが未発達状態のときに，スプーンやフォークなどの食具を無理に使用すると摂食機能の発達を妨げやすい。食べものの「固さ」「大きさ」「粘性」が摂食機能の発達程度にあっていないと誤嚥ばかりでなく，発達の妨げにもなる。

❷ 感覚・筋肉運動の体験不足

食べものを摂取する機能の多くは随意運動である。これは反射ではなく自らの意志で動く運動ということである。したがって口唇，頬，舌，顎などは食べる目的に応じたそれぞれの役割で動くのである。上手に食べるにはこの動きがスムーズになるように練習する必要がある。障がい児の場合にはこの練習に時間がかかる。また上手な介助も必要である。一方，食事以外にも，指しゃぶり，玩具しゃぶりなどの口を使った遊びはよい体験学習となる。手指を動かすことが不自由な場合や，知的障がいなどで口を使った遊びが少ない場合，また視覚障がいなどで口の動きを導く刺激が少ない場合などに摂食機能の遅れが見られることがある。これらを防ぐために，なるべく早い時期から学習体験を心がける。

❺ エネルギーおよび栄養素のとり方

❶ エネルギー量

障がいのない子どもの成長曲線（巻末資料）を参考に，標準体位（身長・体重）を個人ごとに検討して定め，栄養アセスメントに十分配慮して，エネルギー量を算出する。

栄養アセスメント：人の栄養状態を調べて判断すること。一般的には臨床検査，食事調査，身体計測，身体徴候などから得た主観的，客観的情報をもとに個人やある特定集団の栄養状態を総合的に判定する方法が用いられる。

❷ たんぱく質

障がいのある子どもの場合は，たんぱく質の利用効率が低下することがある。このため血液による生化学的検査によりたんぱく質の利用効率を確認して個人ごとに適切な量を定めるとよい。

❸ 脂　　質

障がいのある子どもは脂質の利用効率が低いこと，また重症の障がいのある子どもは，食事量が少ないため高エネルギーを維持する必要がある。これらを考慮すると脂肪エネルギー比率は 20 ～ 30％未満が望ましいと考えられる。

❹ カルシウム

障がいのある子どもは骨や歯の正常な発育や骨格系の変形を防ぐために，カルシウムの目標量を下回らないようにし，できれば目安量に近づける。

❺ 鉄

障がいのある子どもは摂食障がい，胃・食道逆流，服薬などにより鉄欠乏性貧血になることがあるので不足しないようにする。

❻ その他のミネラル

経腸栄養剤を長期に使用している場合には不足しやすいため，生化学的検査などを参考に補給していく。

経腸栄養：口や鼻，または胃，腸などの消化管に開口部を設け，ゴム管を挿入し，流動食で栄養を補給する方法。経管栄養ともいわれる。

経腸栄養剤：経口摂取不可能な患者に十分量の栄養を投与することを目的とした食物。チューブから投与可能に調理した流動食を用いる。具体的な処方例，調理方法は各施設でなされている。

❼ ビタミン

食事量の少ない場合には不足しがちになる。バランスのよい食事を心がけるとともに間食からも摂取できるよう配慮したい。

❽ 食物繊維

食事量や水分量が少ない場合や身体活動の不足，あるいは投薬の影響により便秘を起こしやすい。障がいのない子どもと同様の 10g/1000㎉を目安に積極的に摂取したい。

2 障がい児の食生活の実際と保育者としての支援

1 食事形態

食事形態は，摂食機能の発達年齢に応じて準備する。摂食機能と摂食行動を確認し，最も適した食事形態の提供と介助が発達を促すことにもつながるからである（図8－13，表8－13，14）。

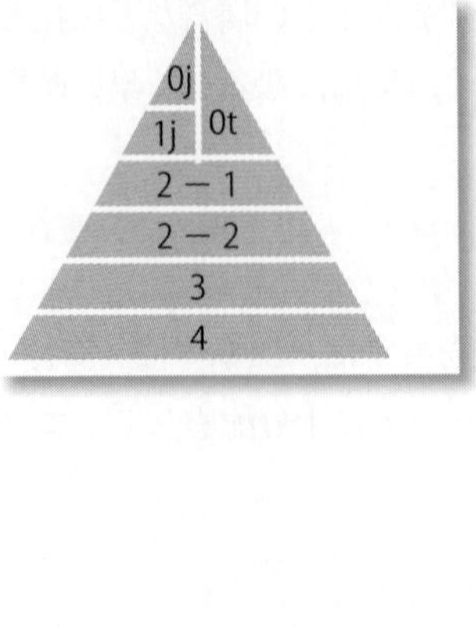

図8－13
学会分類（2013）

表８－13　学会分類（食事）早見表

コード		名　称	形　態	目的・特色	主食の例	必要な咀嚼能力	他の分類との対応
0	j	嚥下訓練食品 0j	• 均質で，付着性・凝集性・かたさに配慮したゼリー • 離水が少なく，スライス状にすくうことが可能なもの	• 重度の症例に対する評価・訓練用 • 少量をすくってそのまま丸呑み可能 • 残留した場合にも吸引が容易 • たんぱく質含有量が少ない		（若干の送り込み能力）	嚥下食ピラミッド L0 えん下困難者用食品許可基準 I
	t	嚥下訓練食品 0t	• 均質で，付着性・凝集性・かたさに配慮したとろみ水 （原則的には，中間のとろみあるいは濃いとろみ*のどちらかが適している）	• 重度の症例に対する評価・訓練用 • 少量ずつ飲むことを想定 • ゼリー丸呑みで誤嚥したゼリーが口中で溶けてしまう場合 • たんぱく質含有量が少ない		（若干の送り込み能力）	嚥下食ピラミッド L3 の一部 （とろみ水）
1	j	嚥下調整食 1j	• 均質で，付着性，凝集性，かたさ，離水に配慮したゼリー・プリン・ムース状のもの	• 口腔外で既に適切な食塊状となっている（少量をすくってそのまま丸呑み可能） • 送り込む際に多少意識して口蓋に舌を押し付ける必要がある • 0j に比し表面のざらつきあり	おもゆゼリー，ミキサー粥のゼリー　など	（若干の食塊保持と送り込み能力）	嚥下食ピラミッド L1・L2 えん下困難者用食品許可基準 II UDF 区分　かまなくてもよい （ゼリー状） （UDF: ユニバーサルデザインフード）
2	1	嚥下調整食 2-1	• ピューレ・ペースト・ミキサー食など，均質でなめらかで，べたつかず，まとまりやすいもの • スプーンですくって食べることが可能なもの	• 口腔内の簡単な操作で食塊状となるもの（咽頭では残留，誤嚥をしにくいように配慮したもの）	粒がなく，付着性の低いペースト状のおもゆや粥	（下顎と舌の運動による食塊形成能力および食塊保持能力）	嚥下食ピラミッド L3 えん下困難者用食品許可基準 III UDF 区分　かまなくてもよい
	2	嚥下調整食 2-2	• ピューレ・ペースト・ミキサー食などで，べたつかず，まとまりやすいもので不均質なものも含む • スプーンですくって食べることが可能なもの		やや不均質（粒がある）でもやわらかく，離水もなく付着性も低い粥類	（下顎と舌の運動による食塊形成能力および食塊保持能力）	嚥下食ピラミッド L3 えん下困難者用食品許可基準 III UDF 区分　かまなくてもよい
3		嚥下調整食 3	• 形はあるが，押しつぶしが容易，食塊形成や移送が容易，咽頭でばらけず嚥下しやすいように配慮されたもの • 多量の離水がない	• 舌と口蓋間で押しつぶしが可能なもの • 押しつぶしや送り込みの口腔操作を要し（あるいはそれらの機能を賦活し），かつ誤嚥のリスク軽減に配慮がなされているもの	離水に配慮した粥　など	舌と口蓋間の押しつぶし能力以上	嚥下食ピラミッド L4 UDF 区分　舌でつぶせる
4		嚥下調整食 4	• かたさ・ばらけやすさ・貼りつきやすさなどのないもの • 箸やスプーンで切れるやわらかさ	• 誤嚥と窒息のリスクを配慮して素材と調理方法を選んだもの • 歯がなくても対応可能だが，上下の歯槽堤間で押しつぶすあるいはすりつぶすことが必要で舌と口蓋間で押しつぶすことは困難	軟飯・全粥　など	上下の歯槽堤間の押しつぶし能力以上	嚥下食ピラミッド L4 UDF 区分　舌でつぶせる　および UDF 区分　歯ぐきでつぶせる　および UDF 区分　容易にかめるの一部

学会分類 2021 は，概説・総論，学会分類 2021（食事），学会分類 2021（とろみ）から成り，それぞれの分類には早見表を作成した。
本表は学会分類 2021（食事）の早見表である。本表を使用するにあたっては必ず「嚥下調整食学会分類 2021」の本文を熟読されたい
＊上記 0t の「中間とろみ・濃いとろみ」については，学会分類 2021（とろみ）を参照されたい

	段階1 薄いとろみ	段階2 中間のとろみ	段階3 濃いとろみ
英語表記	Mildly thick	Moderately thick	Extremely thick
性状の説明（飲んだとき）	•「drink」するという表現が適切なとろみの程度 •口に入れると口腔内に広がる液体の種類・味や温度によっては，とろみが付いていることがあまり気にならない場合もある •飲み込む際に大きな力を要しない •ストローで容易に吸うことができる	•明らかにとろみがあることを感じ，かつ「drink」するという表現が適切なとろみの程度 •口腔内での動態はゆっくりですぐには広がらない •舌の上でまとめやすい •ストローで吸うのは抵抗がある	•明らかにとろみが付いていて，まとまりがよい •送り込むのに力が必要 •スプーンで「eat」するという表現が適切なとろみの程度 •ストローで吸うことは困難
性状の説明（見たとき）	•スプーンを傾けるとすっと流れ落ちる •フォークの歯の間から素早く流れ落ちる •カップを傾け，流れ出た後には，うっすらと跡が残る程度の付着	•スプーンを傾けるととろとろと流れる •フォークの歯の間からゆっくりと流れ落ちる •カップを傾け，流れ出た後には，全体にコーティングしたように付着	•スプーンを傾けても，形状がある程度保たれ，流れにくい •フォークの歯の間から流れ出ない •カップを傾けても流れ出ない（ゆっくりと塊となって落ちる）
粘度（mPa・s）	50 − 150	150 − 300	300 − 500
LST値（mm）	36 − 43	32 − 36	30 − 32
シリンジ法による残留量（ml）	2.2 − 7.0	7.0 − 9.5	9.5 − 10.0

表8－14
学会分類2021（とろみ）早見表

以下のものは誤嚥（ごえん）しやすいので与え方に注意が必要である。

- 液体状のもの（水，お茶，みそ汁，清涼飲料水）
- 繊維状のもの（ごぼう，たけのこ，もやし，ぼそぼそした魚）
- スポンジ状のもの（食パン，カステラ，高野豆腐）
- かまぼこ状のもの（かまぼこ，ちくわ）
- 口腔内に付着しやすいもの（乾燥のり，わかめ，葉物野菜，ウエハース）
- のどにつまりやすいもの（大豆，ごま，ナッツ類）
- 酸味が強くむせやすいもの（柑橘類の果汁，梅干し）

反対に，次のようなものは飲み込みやすい。

- プリン状（プリン，豆腐，ムース）
- ゼリー状（ゼリー，寒天寄せ，煮こごり）
- マッシュ状（いも類）
- とろとろ状（とろろいも，納豆）
- かゆ状（米がゆ，パンがゆ，くず湯）
- ポタージュ状（ポタージュスープ，シチュー）
- 乳化状（ヨーグルト，アイスクリーム）
- 果肉飲料（ネクター状のもも，りんご，バナナ）

なお，飲み込みにくいものでも柔（やわ）らかく煮（に）たり，裏ごしやペースト状にしやすい調理器具（すりばち，裏ごし器，おろし器，ミキサー，フードカッター，フードプロセッサー，バーミックスなど）を用いたりして，食べられる食品の幅を広げるようにする。

トロミ調整品：温度に関係なくどのような液体にも粘性がつけられる食品。

さらに，嚥下（えんげ）補助食品（片栗粉（かたくりこ），葛粉（くず），コーンスターチ，でんぷん，寒天（かんてん），ゼラチンなど）や市販のトロミ調整食品（トロミアップ，トロメリン，スルーソフト，アイストック，アガロリー，ソフティア，ゼラチンパウダー，ゼリーの素など）の利用もよい。

このように飲み込みやすくした上で，じゃがいもやかぼちゃなどは柔らかくしてつぶした後，粘土細工（ねんどざいく）のようにして形を元に似（に）させるような成形をしたり，ほぐした魚や裏ごしした野菜も寒天（かんてん）などで固めて型（かたぬ）抜きをしたりして調理を工夫し，食事が単調にならずに楽しめるように配慮（はいりょ）したい。

❷ 食器具

介助者は障がいのある子どもが「自分の力で食べること」を支援することが大切である。そのために必要に応じて食事用自助具（じじょぐ）の使用を試みる。湯であたためると自由に持ちやすい形が各自でつくれる形状記憶（けいじょうきおく）タイプの食具は使いやすいが，その他にもさまざまなものがある（表８－15参照）ので，使用する際には，介助者が食事用自助具の特徴や使用方法を習得（しゅうとく）しておくようにする。

自助具：(self-help devaice) 身体に障がいのある人が，障がいによる不自由さを取り除くために便利な工夫品。市販品も多くある。

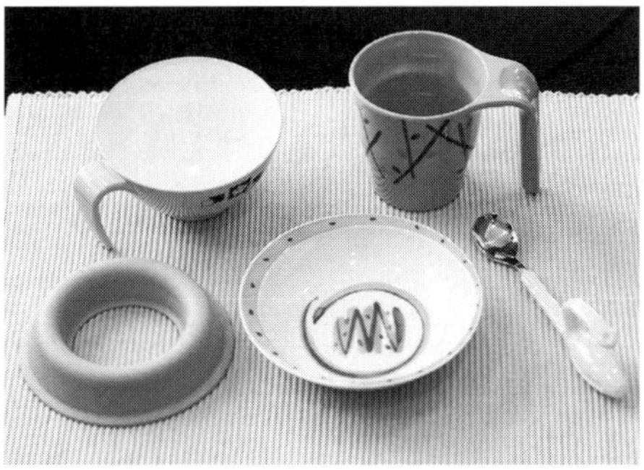

図８－14 さまざまな自助具

（形状が変えられるスプーン，持ちやすい茶碗・コップ，すくい上げやすいお皿，茶碗固定台）

スプーン類	フォーク類	はし類	カップ，コップ類
ソフトスプーン ホルダー式スプーン 太柄付スプーン 角度調整式柄付スプーン 変形柄付スプーン 曲がりスプーン	長柄付フォーク 太柄付フォーク 角度調整式柄付フォーク スポーク 変形柄付フォーク ホルダー付フォーク	指輪付はし ピンセットタイプ クリップタイプ	吸口付カップ ホルダー付カップ 滑り止めカップ 蓋付コップ 変形コップ ストロー付コップ ガードル付コップ
ストロー類	**皿，鉢類**	**固定具類**	**保持用具類**
曲がり付ストロー 弁付ストロー チューブ	縁高のすくいやすい食器 滑り止め付食器 吸盤底付食器 スクープディッシュ	吸盤 滑り止めマット，シート 滑り止めコップ受け 食器固定台 ストローホルダー プレートフードガード	スプーン，フォーク類用ホルダー コップホルダー スプリント フォームラバー

表８－15 食事用自助具などの種類（例）

（S.E.Morris，鷲尾孝保『障害児食事指導の実際』協同医書出版社　1979）

❸ 食事援助

障がい児の食事の援助には次のようなことが大切である。

❶ 好（この）みや食習慣に関する情報を得ておく

体調の変化や異常の発見に役に立つ。

❷ 自助具や介護用具を工夫する

自立への援助として使用を試みる。

❸ 触刺激に慣らす

顔や口，頬（ほほ）に触（ふ）れると緊張（きんちょう）して顔や首を固くし，嫌（いや）がったり泣いたりする場合がある。そのような時は，毎日少しずつ触刺激に慣（な）れさせていくように

スポーク：スプーンとフォークを兼ねている。柄にホルダーを取り付けると使いやすい。

する。

❹ 緊張性咬反射への対応

口腔内のスプーンなどの食具を強く咬んでしまい，とろうとするとかえって強く咬む場合がある。無理せず，力が抜けるまで待つ。指で軽く口唇周囲に触れると力が抜けることがあるので試みる。

❺ 食事開始の準備

食事開始前30分以上前には離床する，排泄，手洗いをすませ食卓に移動する。移動ができない場合にはベット上で上体を起こしておく。

❻ 食事時の姿勢

体を床面に対して30°～45°程度まで起こすと嚥下が容易になる。

❼ 食事の介助方法

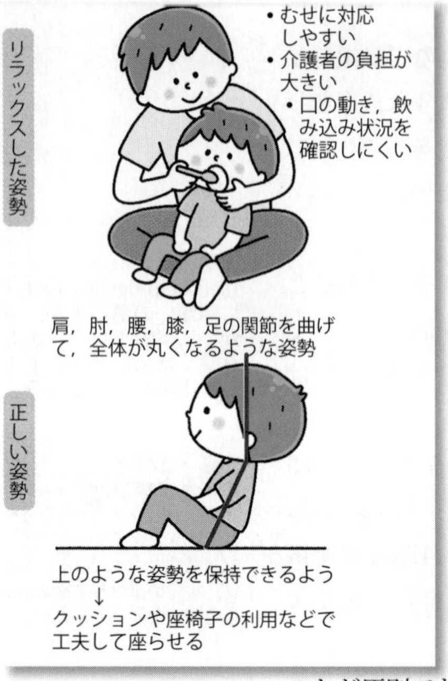

リラックスした姿勢
・むせに対応しやすい
・介護者の負担が大きい
・口の動き，飲み込み状況を確認しにくい
肩，肘，腰，膝，足の関節を曲げて，全体が丸くなるような姿勢
正しい姿勢
上のような姿勢を保持できるよう
↓
クッションや座椅子の利用などで工夫して座らせる

図8－15
食事時の姿勢

介助者は，障がいをもつ子どもと同じ目の高さで介助することが原則である。また，食事の挨拶「いただきます」「ごちそうさま」は，必ず行うようにする。食事の時間があることを知らせることにより，時間のけじめや，生活にメリハリがつく。さらに次のことを心がける。

- 食前に適量の水分を飲ませ，消化液の分泌を促す。
- 子どもの食べる速度に合わせて急がせずに与え，誤嚥を防ぐとともに摂食機能や摂食行動の発達を促すよう介助する。
- 口に運ぶ食べものの１回量は障がいのない子どもより少なめにする。
- 同じ物ばかりを口にするのではなく，提供された料理をまんべんなく口にできるように心がける。
- 食事の内容やお天気や今日あった楽しかったことなどを話題にし，食事タイムを楽しめるようにする。
- 食事中の観察を怠らないようにする。体調の変化をとらえやすく，異常の早期発見につながる。
- 食事摂取量と水分摂取量を記録しておくと体調を把握する指標となる。

❽ 食　後

口腔衛生をかねて水やお茶を飲むようにする。また食後の歯磨きは，虫歯（齲歯）の予防，口臭予防に欠かせない。

（上田）

第９章 家庭や児童福祉施設における食生活

ここでは，児童福祉施設の特徴をとらえたうえで，各施設における栄養・食生活のあり方，および家庭との連携について学習していく。

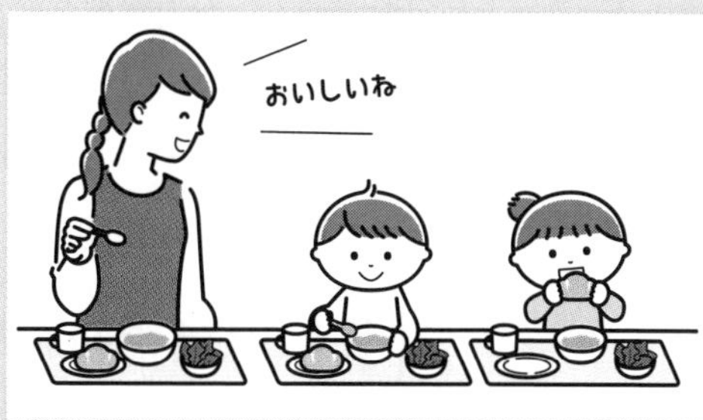

1 家庭における食生活

家庭のおける食生活上の問題としては，前述・後述の「生活リズムの乱れ」(本書 p.108，p.181)，「食事上，食環境上の問題」(p.113 ～ 116) などにあるように，朝食欠食や孤食，食べ方を含む食環境などが挙げられる。近年，食生活を含むライフスタイルが多様化し，各家庭の生活も様々である。特に保護者世代にあたる若い世代（20 ～ 30 代）の朝食を欠食する人の割合，および朝食を欠食する子どもの割合は，平成 27 年から現在にいたるまでの調査（表９－１，９－２）において，減少していない。こうした朝食を欠食する原因としては，夜型の生活などがあげられる。保護者の帰宅時間が遅く

表９－１
朝食を欠食する子どもの割合の推移

年度	朝食を欠食していない			朝食を欠食している		
	している	どちらかといえばしている	小計	あまりしていない	全くしていない	小計
2021	85.8	9.1	94.9	3.9	1.2	5.1
2019	86.7	8.6	95.3	3.6	1.0	4.6
2018	84.8	9.7	94.5	4.1	1.4	5.5
2017	86.9	8.4	95.3	3.7	0.9	4.6
2016	87.3	8.2	95.5	3.6	0.9	4.5
2015	87.6	8.1	95.7	3.5	0.9	4.4

資料：文部科学省「全国学力・学習状況調査」　(%)

表９－２
朝食を欠食する若い世代の割合の推移

年度	朝食を欠食していない			朝食を欠食している			わからない
	ほとんど毎日食べる	週に４～５日食べる	小計	週に２～３日食べる	ほとんど食べない	小計	
2021	62.8	10.1	72.9	11.1	15.4	26.5	0.6
2020	68.3	10.2	78.5	6.1	15.4	21.5	0
2019	64.1	10.1	74.2	9.8	16.0	25.8	0
2018	66.0	7.1	73.1	9.0	17.9	26.9	0
2017	64.3	12.2	76.5	8.7	14.8	23.5	0
2016	65.7	11.7	77.4	10.3	12.3	22.6	0
2015	66.8	8.2	75.1	8.0	16.7	24.7	0.3

資料：農林水産省「食育に関する意識調査」　(%)

（農林水産省「我が国の食生活の現状と食育の推進について」2022〈令 4〉）

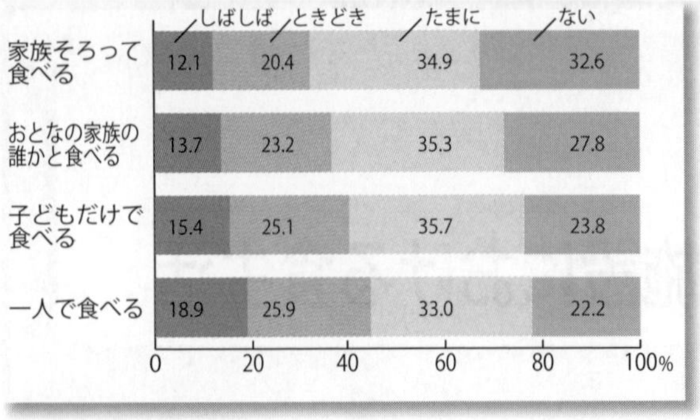

図9－1
朝食の共食状況と「イライラする」の関係

（日本スポーツ振興センター「児童生徒の食生活実態調査」2010〈平22〉）

なることで，夕食時刻が遅くなり，続いて就寝時刻が遅くなることで，朝起きられない，食欲がない，朝食を食べる時間がないなどにつながると考えられる。また，小学校５年生と中学校２年生に行った朝食に関する調査においても，家族がそろって食事をする，大人のだれかと食事をする子どもの方が，一人で食べている子どもよりもイライラするとの回答が少なく，家族（大人）との食事と子どもの心身には関係があることがうかがえる。

こうした子どもの食事に関する問題は，各家庭や一個人の努力だけでは改善が難しいことが考えられ，家庭と社会の両輪で環境を整備していくことが求められる。

2 児童福祉施設における食生活

❶ 児童福祉施設と食事

❶ 児童福祉施設の特徴

「児童福祉法」における児童福祉施設の種類，および該当する給食施設と法令根拠の関係は表９―３のように規定されている。

児童福祉施設は「入所型施設」と「通所型施設」に大別され，入所施設では，１日３食，通所施設では，概ね１食の食事を提供する。入所児童では状況に応じて治療食も提供する（表９―４）。各施設の機能や役割は多岐にわたり，入所している子どもの特性に即した食事が提供される。

表９－３
給食施設の分類と法令根拠

該当施設	法令根拠
助産施設，保育所，幼保連携型認定こども園，児童厚生施設，児童発達支援センター，児童家庭支援センター	児童福祉法第７条に規定する施設
乳児院，母子生活支援施設，児童養護施設，障害児入所施設，児童心理治療施設，児童自立支援施設	児童福祉法第７条に規定する施設 社会福祉法第２条に規定する事業に係る施設で児童福祉に関するもの
認定こども園	就学前の子供に関する教育，保育等の総合的な提供の促進に関する法律第２条第６項に規定する認定こども園（幼稚園を除く）

表９－４
児童福祉施設と給食内容

施設の形態	施設の種類	給食回数	給食内容
入所型	乳児院，母子生活支援施設，児童養護施設，障害児入所施設，児童自立支援施設	３食／日，間食	保健食（普通食） 治療食
通所型	保育所，幼保連携型認定こども園，児童発達支援センター，児童家庭支援センター	１食／日，間食	保健食（普通食）

❷ 児童福祉施設における食事の提供および留意点

2010年3月に，厚生労働省から「児童福祉施設における食事の提供ガイド」が公表されており，2023年4月に改定された。これまでの「児童福祉施設における食事の提供ガイド」の作成から約10年が経過し，児童福祉施設の給食には変化が見られている。平成22年6月より公私立問わず満3歳以上児には給食の外部搬入方式が可能となり，食事の提供形態（自園調理，外部委託，外部搬入）も多様化している。また，社会的養護の領域において，小規模化及び家庭的養護が推進されるようになり，児童福祉施設における食事の提供には，子どもの状況を把握し，家庭や地域が連携し，多角的な視点を持って，生活全体を支援していくことがより一層求められている。

厚生労働省 令和4年度子ども・子育て支援推進調査研究事業「児童福祉施設等における栄養管理や食事の提供の支援に関する調査研究報告書」2023（令和5）年3月

児童福祉施設における食事の提供および栄養管理は，子どもの健やかな発育・発達を目指し，子どもの食事・食生活を支援していくという視点が大切である。児童福祉施設においては，食事の提供と食育を一体的な取り組みとして栄養管理を行っていくことが重要である。その際には，一人一人の子どもの発育・発達への対応を行いながら適切に進めていくことが重要であり，子どもの発育・発達状況，健康状態・栄養状態と合わせ，養育環境なども含めた実態の把握が必要である。実施に当たっては，実態把握の結果を踏まえ，PDCAサイクル，計画（Plan）－実施（Do）－評価（Check）－改善（Action）に基づき行っていく。また，施設の中では，さまざまな場での関わりがあり，全職員が一体となり進めていくことが大切であり，多職種の連携も重要である。あわせて，子どもを中心として，家庭からの相談に対する支援や家庭との連携，地域や関係機関との連携を深めながら，食を通じた支援も求められている。児童福祉施設においては，これらの点に配慮し，「心と体の健康の確保」，「安全・安心な食事の確保」，「豊かな食体験の確保」，「食生活の自立支援」を目指した子どもの食事・食生活の支援を行うことで，ひいては子どもの健やかな発育・発達に資することを目指すことが大切である。

❸ 児童福祉施設における食事の考え方

児童福祉施設の食事は，子どもの心身の健全育成のために必要な栄養素を確保できるように献立作成を行うが，単にそれだけが目的ではない。本来，子どもは家庭の中で生活し成長していくことが望ましいが，心身の障害などにより家庭での養育が困難な場合や，不適切な家庭環境など，何らかの事情で家庭に代わるものとして児童福祉施設に入所している。

そのため児童福祉施設の食事は，子どもたちの体と心の両面の育ちを支えつつ，生涯にわたって望ましい生活習慣・食習慣の基礎を作る場になっている。人は人の中で育ち，さまざまなことを日々の生活の中で体験し，身に付けながら成長を遂げていく。同様に，入所している子どもたちも，仲間や職員と共に美味しさや楽しさを分かち合い，食事の準備や調理などの共同作業を通じて知識や技術を習得しつつ心を触れ合わせながら成長していく。

こうした経験の積み重ねが，生涯にわたり健康で質の高い生活を送る基本としての「食を営む力」の育成につながる。児童福祉施設では，食を通じて子どもたちが肉体的にも精神的にも豊かに成長し，最終的には，社会的自立を目指しながら，これから続く自分らしい食生活をつくる力を育むための環境作りが大切である。

2 児童福祉施設の給食の基本方針

1 給食の運営

施設によって入所している子どもの心身の状況が異なる。このため，各施設の給食も内容は異なるが，どの施設においても子どもの心身の健全育成にとって望ましい食生活を保証するものでなければならない。児童福祉施設における給食の運営については，2005 年に厚生労働省より次のように通知されている。

給食の運営：厚生労働省「児童福祉施設における給食業務に関する援助及び指導について」2005〈平 17〉

① 入所施設における給与栄養量の目標については，「食事摂取基準」によることとする。なお，通所施設において昼食など 1 日のうち特定の食事を提供する場合には，対象となる子どもの生活状況や 1 日全体の食事に占める特定の食事から摂取されることが適当とされる給与栄養量の割合を勘案すること。

② 食事計画の目的として「食事摂取基準」を活用する場合には，施設や子どもの特性に応じた適切な活用を図ること。障害や疾患を有するため身体状況や生活状況等が個人によって著しく異なる場合には，一律に適用することが困難であることから，個々人の発育・発達状況，栄養状態，生活状況等に基づき給与栄養量の目標を設定し，食事計画を立てること。

③ 食事計画の実施に当たっては，子どもの発育・発達状況，栄養状態，生活状況等について把握・評価を行うとともに，計画どおりに調理及び提供が行われたかの評価を行い，これらの評価に基づき，食事計画の改善を図ること。

④ 日々提供される食事について，食事内容や食事環境に十分に配慮するとともに，子どもや保護者等に対する献立の提示等食に関する情報提供や食事づくり等，食に関する体験の機会の提供等，「食育」の実践に努めること。

⑤ 給食の運営が衛生的かつ安全に行われるよう，食中毒や感染症の発生予防に努めること。

2 児童福祉施設における栄養管理

栄養管理とは，心身の健康状態を良好にすることを目的に，適切な栄養状態を確保することである。児童福祉施設では，食事を提供することによって子どもの栄養管理を行っているが，栄養補給，望ましい食習慣・食行動の発達を促す栄養アセスメントの実施，ふさわしい食環境の確保などが，給食（食事）を通して行われるようにする。

個々の施設において「食事摂取基準」を参考に，子どもの栄養給与目標量を算出して献立作成を行うが，その際には，子どもの発育・発達状況，栄養状態，生活状況等を勘案する。すなわち，一人一人の子どもの発育・発達状況，栄養状態，喫食状況，家庭での生活状況などを把握し，これらに基づいて食事を提供し，品質管理を行うように努めることが必要である。

ここでいう品質管理とは，提供する食事量と質について計画を立て，その計画通りに調理及び提供が行われたか評価を行い，その評価に基づき，食事の品質を改善することである。具体的には定期的に行われる身長・体重測定の結果，子どもの喫食状況の実態把握と観察などにより，給与栄養量の目標の達成度を定期的に評価し，これらの評価に基づき，その後の食事計画を見直していく。

3 児童福祉施設における給食管理

児童福祉施設の設備及び運営に関する基準：

給食の運営管理は，児童福祉施設の設備及び運営に関する基準（児童福祉法第45条の規定に定められている児童福祉施設の設備及び運営に関する基準第11条）に基づき実施されている。給食業務は常に法令や通知などに沿いながら，施設長のもとに定められた給食責任者，給食・調理関係者によって運営されている。常に衛生管理に留意し，食中毒や感染症の発生防止に努める。

提供される食事は，栄養面及び衛生面に配慮しながらも，子どもの特性に応じて，嗜好や要望などを積極的に取り入れ，美味しく喜ばれるような配慮が大切である。そのためには適温適時給食を実施し，季節感のある献立に努め，郷土料理，行事食などを工夫し幅広い種類の食材を使用する。地域への理解を深めるためにも，食材に地域の産物を取り入れ，郷土料理などの食文化に触れる機会を増やすと共に，子ども自身が栽培・収穫した食材は計画的に献立に取り入れられるように配慮する。

また，給食の運営の改善・向上を図るために，定期的に給食運営会議を設ける。これらの会議は給食担当者による会議と，施設長をはじめとした保育士，栄養士，調理師，医師，看護師など全職員が連携のもと，保護者などの協力も得ながら積極的な意見交換ができるような会議の両方を設け，組織的・発展的に展開していくことが望ましい。

児童福祉施設の給食を評価する際に，食事を1日の生活の中でとらえることが大切であり，そのためには給食部門と，その他の部門との協力体制が不可欠である。また特別に会議を設けることが困難な場合には，既存の会議の中に組み込まれるような工夫も必要である。

3 児童福祉施設における実際の食生活と望まれる保育者の対応

1 保　育　所

❶ 保育所給食の利点と課題

保育所の食事及び食に関する取り組みは，子どもの健やかな成長を支える柱の一つである。子どもは，毎日の保育所の食事を通して，生きていくために必要なエルネギーや栄養素を得るばかりでなく，さまざまな生きる力を身につけていく。仲間と一緒に食事をしたり，食事を作る人を身近に感じる中で，作られた食事を美味しく楽しく食べ，食べることは楽しいという気持が育まれていく。さらには，食べることだけではなく，食を窓口として食材や栽培，食事の準備への興味や関心が育ち，調理などの主体的な活動へと広がっていくのである。

保育所の給食で，子どもたちは，家庭では体験できない同年齢の子どもや大人との中で食事をする。そこでは食を通じたさまざまな体験を通して，自分らしく生きていく上での望ましい食習慣，人間同士の繋がりや社会生活のあり方，自然との付き合い方などを学んでいく。

保育所の食事の時間に訪ねてみると，そこでは，子どもたちのさまざまな会話や行為が繰り広げられている。大人の姿を見かけると，子どもたちは「だれのおかあさん？」から始まり，「なにしにきたの？」，「給食食べないの？」と，矢継ぎ早に質問をしたり，「あーちゃん，これ食べられるんだよ」，「ぼくも食べられるよ」と話したり，中には給食を食べさせてくれようとしたり，大切なイチゴを手でそっと隠す仕種をする子どももいる。こういった場面に出会えるのも仲間と一緒に生活し，同じものを食べるという，「食」という共通の窓口があるからこそではないだろうか。

少子化や親の就労状況が多様化する中，孤食などに見られるように，子どもたちの食環境は希薄の方向に傾きつつある。だからこそ保育所の利点を最大限に生かし，「食」を通してのさまざまな体験を大切にしたい。日常の何気ない子どもとのかかわりを丁寧に行う中で，発達段階に応じたさまざまな体験を通して，子どもたちの食を営む力を培っていきたい。

また，「保育所保育指針」においても食事は保育の一環として位置づけられているが，この「保育所保育指針」は 2008 年 3 月の改定で，厚生労働大臣による告示に切り替えられている。告示化されることにより，規範性（義務）が伴い，保育所保育指針はガイドラインではなく最低基準としての意味合いを持つようになり，保育所の役割がより明確化された。

その中で保育所は，子どもの健全な心身の発達を図ることを目的とし，子どもの福祉を増進することに最もふさわしい生活の場でなければならないと定めている。さらに健康，安全など生活に必要な基本的な習慣や態度を養い，心身の健康の基礎を培(つちか)うことを目標としなければならないとされた。

2008年に改定された背景として，子どもの生活や子育て家庭の状況が大きく変化したことがあげられる。子どもにとって，ふさわしい生活リズムや生活時間が乱(みだ)れ，地域における交流の希薄化(きはくか)による子育て不安の増加・孤立化など，地域や家庭における養育力の低下が指摘(してき)されている。しかしながら乳幼児期は，子どもが生涯(しょうがい)にわたる人間形成の基礎を培(つちか)う極(きわ)めて重要な時期であるため，家庭や地域における子育て力の低下がみられる中で，保育所における質の高い養護(ようご)と教育の機能がより強く求められる。

また保育所は，入所(にゅうしょ)している子どもの保育とともに，その保護者，さらには，地域の子どもや保護者に対する子育て支援を担(にな)う役割がいっそう求められるようになっている。このような背景を踏(ふ)まえて，給食を含めた「保育の内容の質を高める」ことが期待されている。

このように子どもたちとその家庭では，食に関して，また生活に関してさまざまな問題や課題を抱えており，保護者との信頼関係を深める中で，共に子どもの育ちを支えていくことが大切である。

利　点

- クラス全員で同じ食事や間食を食べることにより，仲良くなる。親近感が育まれ，思いやりの心や協調性が養われる。
- 一緒に食べることでの，おいしさ，楽しさを感じる体験の積み重ねができる。
- あいさつなどの食事のマナー，行事食，伝統食，郷土料理などを知る機会が増える。
- 家庭では摂取しないものや，しくにくい食品や料理などに接する機会が増え，食の経験，食への興味関心が広がる。
- 食材を大量に購入するために，安価で良質な食材を使用することができる。
- 温かい食事を摂ることができる。
- 調理師・栄養士などの専門家による栄養管理された給食の中で，望ましい食習慣が身につく。
- 保護者及び地域への教育効果。
- 小学校給食へのスムーズな移行が可能。

課　題

- 献立が画一的になりやすい。
- 食物アレルギーなどの除去食による精神的影響（同じものが食べられない精神苦痛）
- 保護者の昼食への関心低下
- リスクマネジメント管理
- 外部搬入給食を行っている園と自園調理を行っている園の対応の均一化

❷ 保育所の食育

2017年告示の保育所保育指針では，第3章「健康・安全」に，食育の重要性が述べられており，子どもの健康・安全を守るための体制を示すと共に「食育の推進」が強調されている。前回の改定から盛り込まれた大きな特徴となっている。

この「食育の推進」の留意事項の一つに，「乳幼児期にふさわしい食生活が展開され，適切な援助が行われるよう，食事の提供を含む食育の計画を全体的な計画に基づいて作成し，その評価及び改善に努めること。栄養士が配置されている場合は，専門性を生かした対応を図ること」と，明記されている。

これまでもさまざまな園で食育の計画が立案されてきたが，このように作成が義務づけられている。特に「全体的な計画に基づいて作成し」とあることから，食育の計画が独立しているものでなく，保育の一環として計画する

図9－2
保育所保育指針について
（厚生労働省）

● 第1章～第5章で構成。保育所における保育の内容及びこれに関連する運営に関する事項を定める。
● 厚生労働大臣告示（平成29年3月31日告示，平成30年4月1日適用）

第1章　総　　則

●保育所保育が幼児教育の重要な一翼を担っていること等も踏まえ，「4. 幼児教育を行う施設として共有すべき事項」を定めるなど，保育所保育の基本となる考え方について記載。

1. 保育所保育指針に関する基本原則
2. 養護に関する基本的事項
3. 保育の計画及び評価
4. 幼児教育を行う施設として共有すべき事項

第2章　保育の内容

●乳児，3歳未満児，3歳以上児の保育について，それぞれ，ねらい及び内容を記載。
●特に，3歳以上児の保育について，幼稚園，認定こども園との整合性を確保。

1. 乳児保育に関わるねらい及び内容
   ※「健やかに伸び伸びと育つ」「身近な人と気持ちが通じ合う」「身近なものと関わり感性が育つ」という視点から記載
2. 1歳以上3歳未満児の保育に関わるねらい及び内容
   ※「健康，人間関係，環境，言葉，表現」の5領域の視点から記載
3. 3歳以上児の保育に関わるねらい及び内容
   ※「健康，人間関係，環境，言葉，表現」の5領域の視点から記載
4. 保育の実施に関して留意すべき事項

第3章　健康及び安全

●子どもの育ちをめぐる環境の変化を踏まえ，食育の推進，安全な保育環境の確保等について記載。

1. 子どもの健康支援
2. 食育の推進
3. 環境及び衛生管理並びに安全管理
4. 災害への備え

第4章　子育て支援

●保護者と連携して「子どもの育ち」を支えることを基本として，保育所が行う子育て支援の役割等について記載。

1. 保育所における子育て支援に関する基本的事項
2. 保育所を利用している保護者に対する子育て支援
3. 地域の保護者等に対する子育て支援

第5章　職員の資質向上

●職員の資質・専門性の向上について，キャリアパスを見据えた研修機会の充実なども含め記載。

1. 職員の資質向上に関する基本的事項
2. 施設長の責務
3. 職員の研修等
4. 研修の実施体制等

2017年改定の趣旨

• 乳児・3歳未満児の保育に関する記載の充実
• 保育所保育における幼児教育の積極的な位置づけ
• 安全な保育環境の確保など「健康及び安全」の記載の見直し
•「子育て支援」の章を新設し，記載を充実
• 研修機会の確保・充実など，職員の資質向上に関する記載の充実

ことが強調されるものである。そのため，給食関係者を含めた全職員が，全体的な計画（保育課程），指導計画に基づく保育実践を理解した上で食育の計画を立案しなければならないということである。保育所の食育は栄養士や看護師などの職員も含めた全職員が研修などを通し，職員の資質向上，専門性の向上に努め，連携・協働しながら計画的に実施・運営することが期待されている。さらに保育所における食事が豊かに展開されることを目指して，2012（平成 24）年に厚生労働省から「保育所における食事の提供ガイドライン」が作成されている。

保育所における食事の提供ガイドライン：乳幼児の発育及び発達の過程に応じて計画的な食事の提供や食育の実施，食に関わる環境の配慮などを示している。（子どもの食をめぐる現状・食事の提供の意義・食事の提供の具体的な在り方・食事の提供の評価についてなど）（厚生労働省 2012）

❸ 保育所給食の実際

❶ 食事計画

保育所に入所している子どもの年齢は０～５歳と幅があり，この時期は人の摂食機能が大きく変化する時期でもあり調理形態，栄養必要量などが異なる。そのため保育所給食では次のように区分して提供している。

- 乳児食　乳汁（調乳），離乳食
- 幼児食（１～２歳児）
- 幼児食（３～５歳児）

図９－３ デイリープログラム

（にじのいろ保育園）

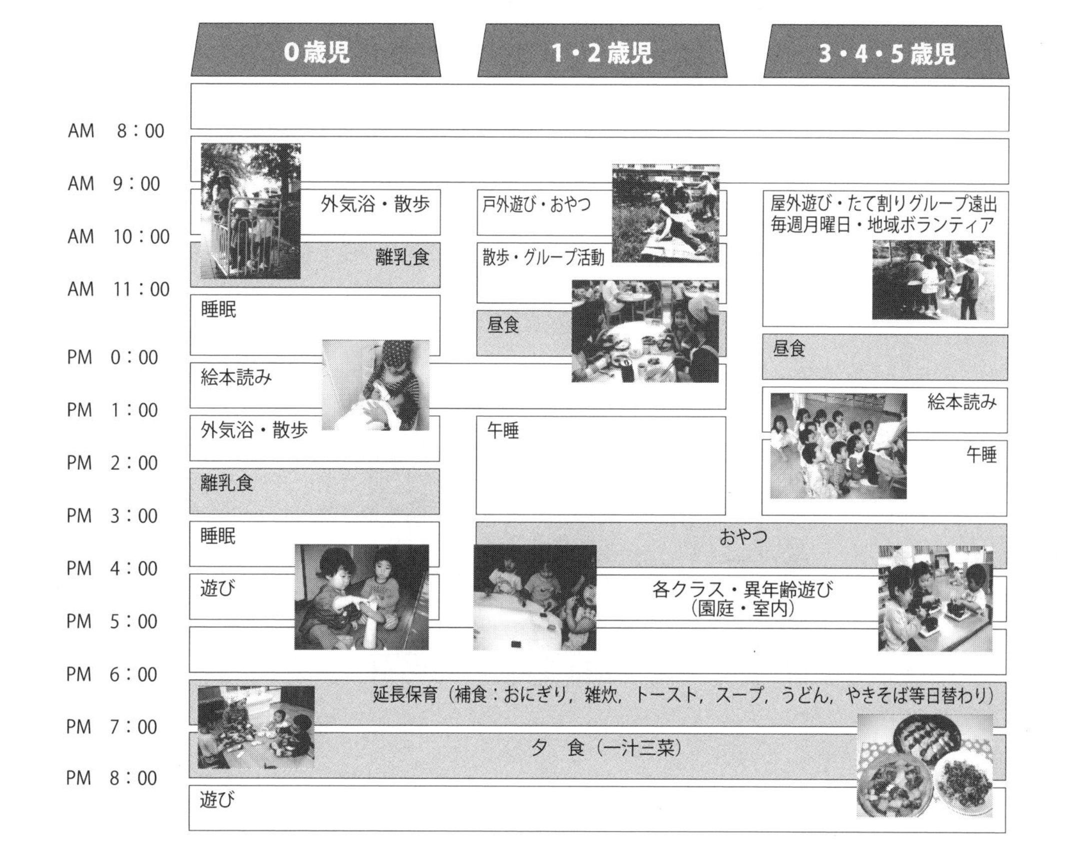

（前頁）調理形態：下記のガイドラインを遵守し誤嚥防止を心がける。

内閣府「教育・保育施設等における事故防止及び事故発生時の対応のためのガイドライン」（平成27）

入所の年齢・時期は個々によって異なるが，年齢差・個人差の大きい時期であるだけに，集団生活の中でもきめ細かい対応が求められる。入所前に，一人一人の子どもの出生からこれまでの健康歴，病歴，家庭における食事の考え方・食事内容・喫食状況，生活時間，本人及び家族のアレルギーの有無，子どもの特性などを把握し記録しておくことが大切である。1日全体の栄養管理の観点からも，入所後も家庭と毎日連携を取りながら日々の状況を把握し，保育所の食事を1日の生活の中でとらえることに十分に配慮して食事計画を立てる必要がある。特に乳汁については，一人一人の子どものお腹がすくリズムがもてるように，個々の状態に応じた授乳時刻，量，温度に配慮することが必要である。また冷凍母乳の受け入れ体制も整え，母乳育児の継続を支援できるように配慮する。離乳食については，一人一人の子どもの発育状況，咀嚼・嚥下機能や手指機能の発達状況を十分に観察し，その発達を促すことがでるように大きさ，切り方，固さなどの調理形態に配慮し，食品の種類や量を増やしていくように計画をする。また，保育所では，献立の作成をする人，調理をする人，子どもに食べさせる人が異なる場合が多く，家庭と大きく異なる点である。職員間の連携を取りながら計画を立てることも大切である。

❷ 献　立　例

献立作成にあたっては「児童福祉施設における給食業務に関する援助及び指導」に基づき，日本人の食事摂取基準を用いて，個々の保育所での給与目標を設定するが，子どもの成長が著しい時期なので定期的な身長・体重測定などの結果などから見直しを検討しながら給与目標量を決定していく。

次頁にN保育園の献立例を示す。献立表も保護者への大切な情報発信の1つである。日々の献立内容だけでなく，お誕生日会のメニューやクッキング保育の内容（梅ジュースの作り方），保護者へのメッセージなどを載せることによって，興味・関心を高める事にも繋がる。園の中ではどのような食事をしているのか，家庭ではどのような食品を摂れば1日のバランスがよくなるかなど，内容を工夫していくことも大切である。

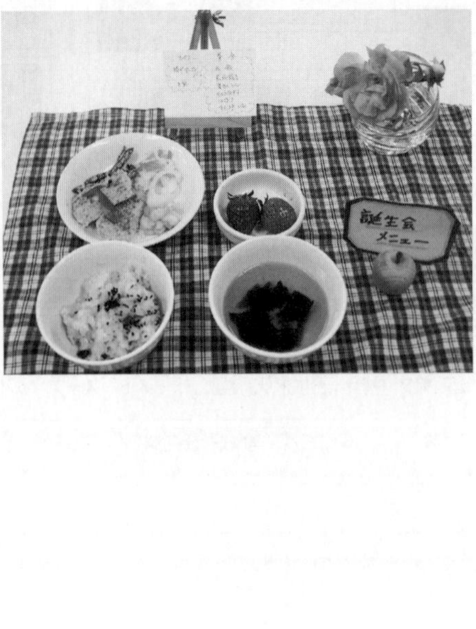

►お誕生日メニュー

6月のこんだて

日	曜	日	朝のおやつ	昼食		おやつ	主な材料	補食
1	月	15 29	豆乳 フルーツ	(1)　鶏肉の オーブン焼き ごはんみそ汁 五目豆	(15.29) 卵スープ キーマーカレー (ミートソースご飯) 野菜サラダ	(1) 洋風すいとん 牛乳 (15.29) 牛乳果物 大豆の揚げ煮	鶏肉　大豆　卵　玉葱 ピーマン　人参　ごぼう 小松菜　ワカメ　しめじ	焼きうどん 清汁
2	火	16 30	豆乳 フルーツ	(2,16) ワカメうどん 胡瓜の酢の物 ししゃも磯辺揚 フルーツ	(30) 五目そうめん 南瓜のそぼろ煮 フルーツ	(2.16) ウィンナー蒸しパン　牛乳 (30) 大学芋 牛乳	卵　ししゃも　春雨　人参 ほうれん草　干椎茸 胡瓜　えのきだけ	鮭ごはん みそ汁
3	水	17	豆乳 フルーツ	ビビンバごはん トマトとじゃが芋のソテー きのこスープ		冷や麦 牛乳	豚ひき　ほうれん草 卵　もやし　いんげん しめじ　チンゲン菜	トースト 野菜スープ
4	木	18	豆乳 フルーツ	ごはん　生揚げと豚肉の甘辛煮 揚ごぼうの甘酢和え　みそ汁 (大根とじゃこの和え物) NEW		ポテトコーン 牛乳	人参　キャベツ　玉葱 干椎茸　いんげん　ごま いりこ　しじみ　小松菜	炊き込みご飯 清汁
5	金	19	豆乳 フルーツ	玄米梅ごはん(ごはん)　焼き魚 ひじきの煮物　豚汁　フルーツ		おからクッキー (おから蒸しパン) 牛乳	梅干　ほっけ　人参 大根　こんにゃく　ごぼう 小松菜　油揚げ　豆腐	ナポリタン 野菜スープ
6	土	20	牛乳 フルーツ	和風スープスパゲティー 鶏のから揚げ 野菜のピクルス　フルーツ		五平餅	鶏肉　卵　大根　胡瓜 えのきだけ　人参　椎茸 しめじ　ウィンナー　玉葱	ぞうすい
8	月	22	豆乳 フルーツ	そら豆入りエビ玉丼ぶり 梅味しゃきしゃきサラダ NEW　ワカメスープ		豆乳ホット ケーキ ヨーグルト	そら豆　卵　玉葱　人参 竹の子　干椎茸　葱 胡瓜　梅干　ワカメ	冷やしうどん
9	火	23	豆乳 フルーツ	青菜入り納豆ごはん 鶏肉と大根のさっぱり煮 胡瓜のソテー　みそ汁		ごま揚げ団子 (ぞうすい) 牛乳	小松菜　人参　納豆 鶏肉　大根　人参 桜えび　モヤシ　ワカメ	トースト 鶏シチュー
10	水	24	豆乳 フルーツ	フィッシュバーガー マッシュサラダ ミネストローネ　フルーツ		鮭おにぎり	カレイ　ベーコン　人参 じゃが芋　枝豆　玉葱 キャベツ　トマト　コーン	洋風ぞうすい
11	木	25	豆乳 フルーツ	ごはん　変わり冷やっこ 鍋しぎ　清汁　フルーツ		いとこ煮の 春巻き風 牛乳	木綿豆腐　鶏ひき　胡瓜 ワカメ　ザーサイ　なす ほうれん草　こんにゃく	スープスパゲティー
12	金	26	豆乳 フルーツ	五目そうめん 魚の竜田揚げ いんげん胡麻和え フルーツ	(26日) 誕生会	NEW (12) ピザポテト 牛乳	玉葱　人参　干椎茸 卵　さわら　ごま　小松菜	五目ごはん みそ汁
13	土	27	牛乳 フルーツ	しらすごはん　肉じゃが ひじきサラダ　みそ汁		フレンチ トースト 牛乳	豚肉　じゃが芋　人参 玉葱　しらたき　なめこ ほうれん草　いんげん	すいとん

このコーナーは，毎月保護者へのメッセージを載せています。

2日（火）

やま組　梅ジュース作り

青梅　1 kg
蛹蜜　1〜2 kg

1．密閉容器を熱湯にくぐらせ殺菌する
2．青梅に竹串で穴を開ける
3．容器に梅を入れ，蜂蜜を梅がかぶるまで入れる
4．ふたをして，冷暗所に置く初めの1週間は上下ひっくり返し混ぜると良い
5．梅がしわしわになったら，取り出して，水やお湯で割って飲み始められます

※今月の朝のおやつ（フルーツ）
今月は，りんごかバナナ，メロンジューシーフルーツの予定です

26日（金）　誕生会

昼食
サラダ寿司
肉団子の
野菜のあん
清汁
フルーツ

バナナ
マフィン
梅ジュース

（にじのいろ保育園）

❸ 保育者の対応

保育所に入所している子どもたちは年齢差・個人差も著しい時期であるため，提供する食事の内容，食べさせ方などきめ細かい対応が求められる。実際の保育所で調理室と保育士がどのように連携しているか，N保育園の例を紹介する。この園では，担任や主任などと栄養士が食材の切り方，調理法などについて意見交換の場を設け，定期的に保護者の意見もアンケート調査を行い，給食に反映させている。こういったことができるのも，保育者，保護者，調理担当者が連携しながら，子どもの育ちを支える環境を共に作っているからである。

保育者との連携内容

- 旬の食材，珍しい食材（例えば生の竹の子，ゴーヤ，冬瓜など），事前に子どもたちに実物を見せたり，触れたりして，保育士と共に食材に親しみを持ち，食べてみようという気持ちにつながるようにしている。
- 初めてのメニューや食べにくそうであろうメニューは事前に保育者に伝え，保育士からも食材の話をするなど子どもたちに働きかけをする。
- 0，1歳児は，麺の長さや野菜の大きさが子どもたちにとって適切であったかなど，保育現場から子どもの様子を伝えてもらう。
- 職員からは，給食を味わった職員から毎日食事アンケートに食事の内容の感想や一緒に食べた子どもたちの様子などを書いてもらい，献立や調理に反映させる。また，必要に応じて会議の話題にする。
- 離乳食を完了しても，奥歯が生え揃うまではごぼうやレンコンなどの硬いものは避けているため，1歳児クラスとは「そろそろレンコン料理を始めて大丈夫か？」「そろそろお団子などのメニューを始めても，咀嚼や飲み込みが大丈夫か？」などの意見交換をして，食事を進める。
- クラスごとの懇談会には参加をし，保護者の食の悩み，心配事などを聞いている。年度末に，保護者に給食アンケートをお願いし，お便りの見やすさ・載せて欲しい内容や，給食の掲示物への気付きなど，給食への要望や感想を聞き，給食へ反映させている。

次頁の「保護者からのメッセージ」の中にある，「お迎えの時，サンプルの展示をみて『今日これ食べたんだよ，ママも食べたかった？』」の子どもの言葉など，ぜひ聞き逃さずに大切にしたいものである。多くの園で給食のサンプルの展示を食育の一環として行っているが，ただのサンプルの展示に終わらないような工夫も必要である。人がかかわるからこそ，展示に意味があるのである。いくらこちら側が意図したものがあったとしても，興味を示す人が少なければそれはただの物の展示に過ぎない。大切なのは，そこでどのような人が興味を示し，どんな会話が繰り広げられたかということである。また，もし興味を示さないのであれば，どのようにしてかかわりを広げていくかが保育者の力量にかかってきているのであろう。例えば，調理室にお願いをして給食の一部を残しておいてもらい，「今日は○○ちゃん，これが大好物みたいでおかわりもしたのですよ。一口召し上がってみませんか？」など，実際に保護者の前に出しても良いだろう。また，そこで新たな会話が生まれ，子どもの食事の話しや悩みなどに発展していくかもしれない。日常の会話を大切にしながら，対応していくことが望まれる。

保護者からのメッセージ

- お迎えの時，サンプルをみて，「今日これ食べたんだよ，ママも食べたかった？」と子どもとの会話になっています。
- お便りにのっている季節の行事は，忘れていることを思い出すことができます。
- 懇談会でスープの試食をし，家でも薄味に心がけたいと思いました。
- 家では食べない野菜も，保育園では食べられている様子に安心しています。お友達と一緒に味わう効果や美味しさのおかげと思っています。
- 働いていて時間があまりないので，これからも簡単にできて子どもの喜ぶメニューのレシピをお便りに載せてほしいです。

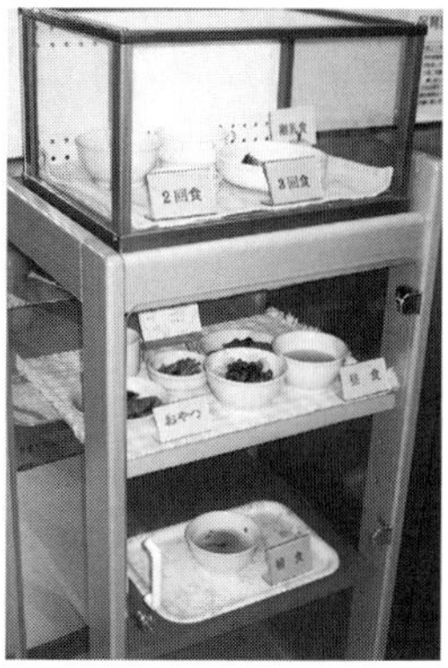

►保育所給食のサンプル展示

❹ 給食のすすめ方

① 乳　汁

●母乳栄養の場合

入園児の面談で栄養方法（母乳，混合，人工栄養）の確認を行い，母乳栄養の場合，冷凍母乳の実施し，母乳育児が継続できるように十分に支援する。

●混合・人工栄養の場合

1歳児まで育児用粉乳を用いる。0歳児が10人以上の場合には終末殺菌法を用いる。

乳汁：
第4章／2乳汁栄養（p.75）

授乳・離乳の支援ガイド：
第4章／❹離乳の実際（p.91）

幼児食：
第5章／2幼児期の栄養・食生活の実態と保育者としての対応（p.108）

② 離乳食

保育所における離乳食は厚生労働省が示す「授乳・離乳の支援ガイド」に基づいて進める。

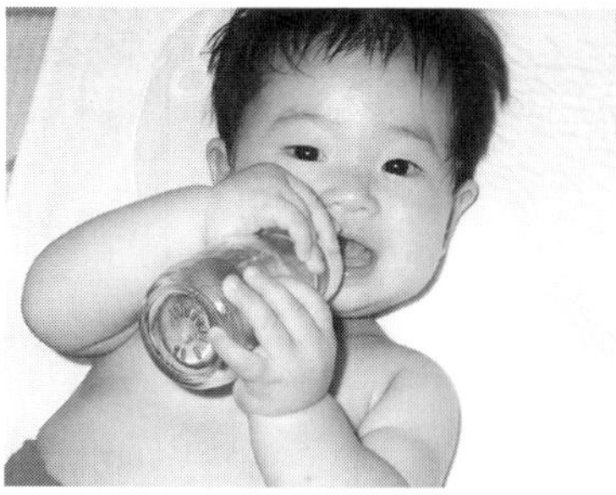

③ 幼児食

幼児食は1～2歳児食，3～5歳児食に区分される。日本人の食事摂取基準（2020年度版）を活用しながら，入所児の年齢，性別，発育・発達状況，生活状況等を踏まえて毎年設定し，一人一人の食べる量など個人差に対応しながら，盛り付け量などを工夫する。基本的には幼児食の献立を基本として，全体の献立を展開する。

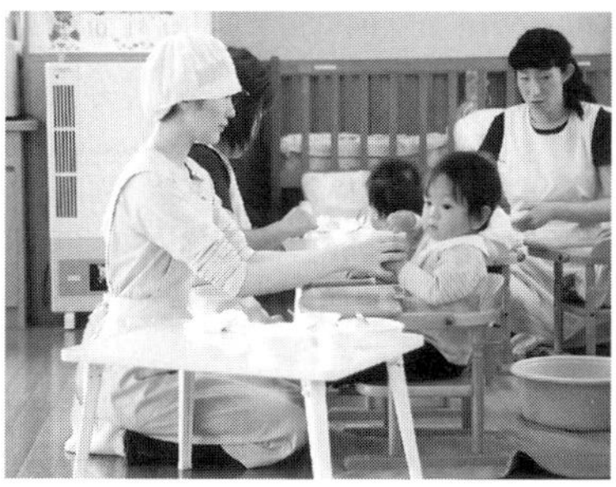

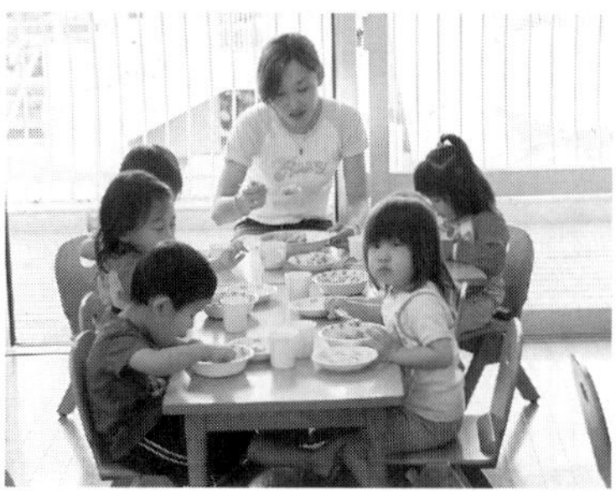

❷ 乳　児　院

乳児院とは，父・母死亡，行方不明，入院や虐待などにより，家庭での養育が困難または不適当であるとされる乳児を家庭に代わって養育する施設である。乳児院では０～２歳児が入所しており，提供される食事は乳汁，離乳，幼児食と形態が異なる。また個人差も見られる時期であるため，きめ細かい個人対応が求められる。また，乳児院に入所している子どもたちは保育士や看護師の優しい声掛けの中での授乳や離乳を通して，安定し安心した中で美味しさや食への意欲が生まれていくのである。

乳　児（0歳児）		幼　児（1～2歳児）	
6：00	起床　目覚めた子より着替え おむつ交換，検温，授乳 （その子に合わせて）	7：00	起床 着替え，オムツ交換 授乳（赤ちゃん）
8：15	朝食 看護師による健康観察	7：30	検温
9：00	授乳（その子に合わせて） オムツ交換，睡眠	8：00	朝食
10：00	授乳（その子に合わせて） 離乳食 ３か月以上の子は散歩 ３か月未満児は沐浴	9：00	看護師による健康観察
11：30	昼食	9：15	おやつ（水分補給）
13：00	午睡 水分補給（麦茶など） 授乳（その子に合わせて）	9：30	オムツ交換
14：00	授乳（その子に合わせて）	10：10	グループ別保育 散歩，戸外遊びなど
15：00	おやつ 入浴 授乳（その子に合わせて）	11：30	昼食
17：00	夕食	12：30	入浴，シャワーなど パジャマに着替え お昼寝
18：00	授乳（その子に合わせて）	15：00	検温（１歳児） おやつ 入浴，オムツ交換
18：30	おやつ，オムツ交換	17：00	夕食 遊び
	就寝	18：30	おやつ
	※夜間目覚めた子よりオムツ交換し授乳	19：30	オムツ交換
		20：00	就寝

図９－４
Ｉ乳児院のデイリープログラム

授乳期は，月齢が低いほど，哺乳量，哺乳時間，睡眠のリズムに個人差がある。Ｉ乳児院でも，個々の子どものリズムに応じて柔軟に対応することを考えてデイリープログムが作られている。集団生活においては，画一的になりがちなところであるが，それぞれの子どものリズムに配慮しながら生活を組み立てていくことで，成長とともに生活リズムが安定していく。

（林）

第 10 章

食育―食を通して，子育ちと子育てを支援する

平成 17 年の食育基本法の公布，それを踏まえた平成 20 年幼稚園教育要領及び保育所保育指針の改定の中で，今日的な課題として重視された「食育」が位置づけられた。ここでは，保育所・幼稚園等が家庭や地域と連携しながら，食を通して子どもの育ち（発達）や保護者の子育て支援をどのように支援することができるのかを学習していく。

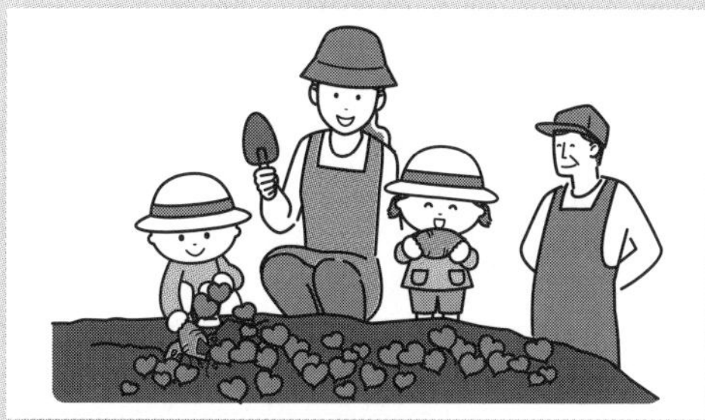

1 保育における食育の意義・目的と基本的考え方

食育の語源：明治期の「食物養生法」(石塚左玄，1898）や「食道楽」（村井弦斎，1903）である。この時期から，知育や体育等を支える基礎として食育の重要性が主張されている。

❶ 食育がなぜ必要とされるか

今，少子化時代の子育ち環境には，かつてなかったほど深刻な関心が寄せられてきている。虐待や子ども自身が引き起こすさまざまな事件が繰り返される原因の一端には，核家族化や地縁の希薄化にともなう家庭や地域の育児機能の低下がある。「食べる」ことは生活の基盤であり，子どもの健康支援のためにも欠かすことはできない。飽食の時代と言われる今，「食育」がなぜ必要とされているのか，子どもの食を取り巻く現状を見てみよう。

❶ 子どもの生活リズムの乱れ

全国の２～６歳の子どもを対象に 10 年ごとに実施されている厚生労働省の「平成 27 年乳幼児栄養調査」をみると，朝食を欠食する子どもは 6.4％であり（図 10 － 1），起床時間と就寝時刻との関連をみると，

図 10 － 1 朝食習慣（子ども・保護者）

（回答者：子ども２～６歳児の保護者，保護者０～６歳児の保護者）（厚生労働省「乳幼児栄養調査」2015〈平 27〉）

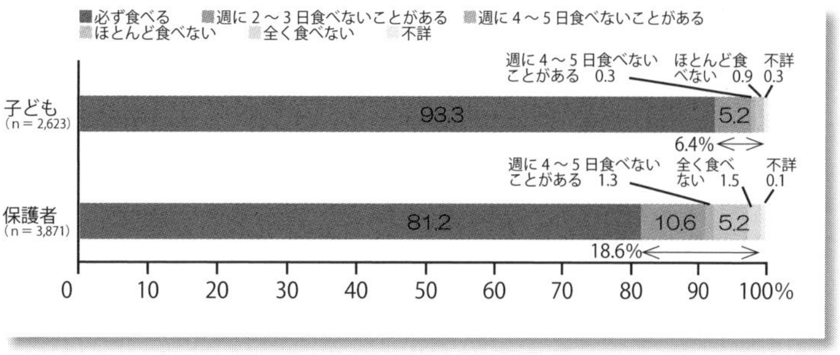

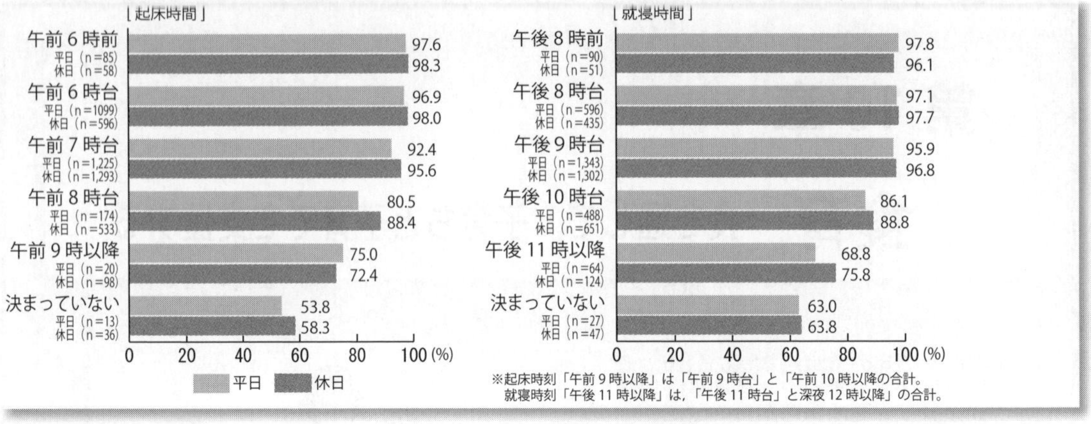

図10－2
起床・就寝時刻別朝食を必ず食べる子どもの割合

（厚生労働省「乳幼児栄養調査」2015〈平27〉）

朝食を必ず食べる子どもの割合は，就寝時刻が「午後10時台」で9割弱，「11時台」では7割弱と，就寝時刻10時以降で欠食がみられる子どもの割合が高い（図10－2）。子どもが，食事，就寝，排泄といった生理的欲求からくる自分の気持ちを安心して表し，それがみたされる心地よさを感じる体験を積み重ねていくことが必要である。

❷ 食卓を囲む親子のかかわりの減少

食事は家族団欒のひとときである。食卓を一緒に囲まなければ，それだけ，親と子のかかわる機会を少なくすることにつながる。近年では，子育ての世代の朝食の欠食も目立つ。親（母）の朝食習慣との関連でみると，欠食がみられる子どもの割合は，親が「毎日食べる」場合では4.6％であるが，「週に2，3日食べないことがある」「ほとんど食べない」場合ではそれぞれ13.0％，21.1％と高い（図10－3）。食事内容とともに，食卓を構成する人的な環境である親の存在も大きな影響を及ぼすことに，目を向ける必要がある。

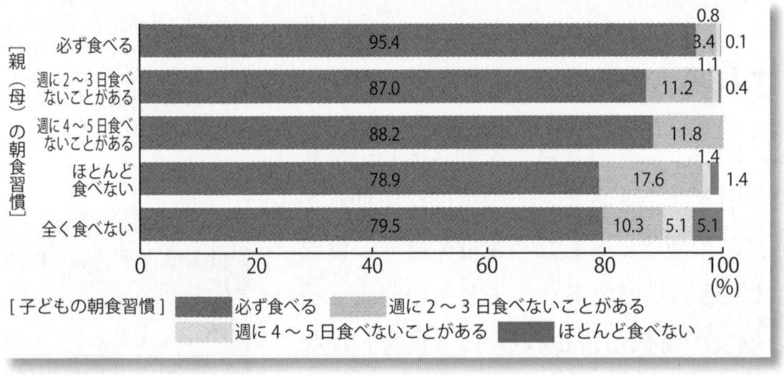

図10－3
子どもの朝食食習慣と親（母）の朝食習慣

（厚生労働省「乳幼児栄養調査」2015〈平27〉）

❸ 保護者の授乳や食事への不安・負担感の増大

乳幼児の保護者が授乳や食事について，最も不安感の高い時期は，出産直後で，現在6か月～1歳未満の場合には39.7％にのぼる（図10－4）。その後，2～3か月に向って減少し，離乳開始の時期にあたる4～6か月では再び増加する。さらに，手づかみ食べが始まる1歳前後で再び高くなる。

親の生活に目を向けると，育児や仕事に追われ，慌ただしい毎日が見受けられる。ゆっくり子どもと過ごせる時間がある母親の割合は，平成12年では平成2年と比較して，その割合は減少したが，平成22年には回復している（図10－5）。また，「子育てに困難を感じる」あるいは「子どもを虐待

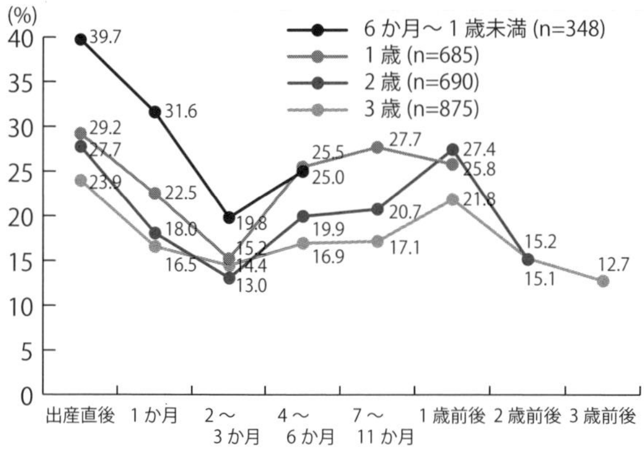

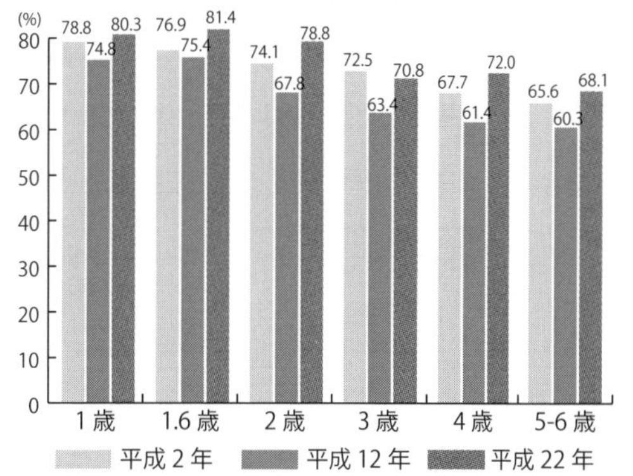

図 10 − 4（左）授乳や食事について不安な時期

（厚生労働省「乳幼児栄養調査」2015〈平 27〉）

図 10 − 5（右）ゆっくり子どもと過ごせる時間がある母親の割合

（日本小児保健協会「幼児健康度調査」2010〈平 22〉）

しているのではないかと思う」と回答する者も 2 ～ 3 割みられる。食事は極めて日常性が高いがゆえに，育児の負担感を増す一つの場になっている。言い換えれば，保護者にとって不安感が高いこの時期こそ，食への関心も高く，適切な支援があれば，子育てへのセルフエフィカシー（自己効力感）を高めることにつながる。

4　保護者の食に関する知識や技術の不足

保育所や幼稚園などの保育者から，保護者の食に関する知識や技術の不足がよくとりあげられる。子どもの親世代自身に，適切な食品選択や食事の準備のために必要な知識，技術があるか質問した結果をみると，「まったくない」「あまりない」と回答する者が，20 歳代および 30 歳代の男性で 7 割，女性で約 5 割みられる。子育ての知識や技術とともに，食に関する知識・技術が十分に蓄積されておらず，親世代がそれを学ぶ機会も乏しい。このような課題をもつ時代だからこそ，家庭とともに支えていく社会的な支援が必要である。

2　発育・発達過程に応じて育てたい " 食べる力 " とは

食育を推進していく上で，乳幼児期から学童期の発育・発達過程に応じて，子どもがどのような“食べる力”を育んでいくのか，子どもの「食べる力」への理解が必要である。

厚生労働省が 2004（平 16）年に提案した「楽しく食べる子どもにー食からはじまる健やかガイドー」においては「食事のリズムがもてる」「食事を味わって食べる」「一緒に食べたい人がいる」「食事づくりや準備にかかわる」「食生活や健康に主体的にかかわる」子どもの姿を目標として，授乳期から思春期でその方向性を示している（図 10 − 6）。一つ一つの“食べる力”は，他の“食べる力”と関連しながら育まれていくものであり，これらのさまざまな " 食べる力 " が重なり合って「食を営む力」が形成されていく。

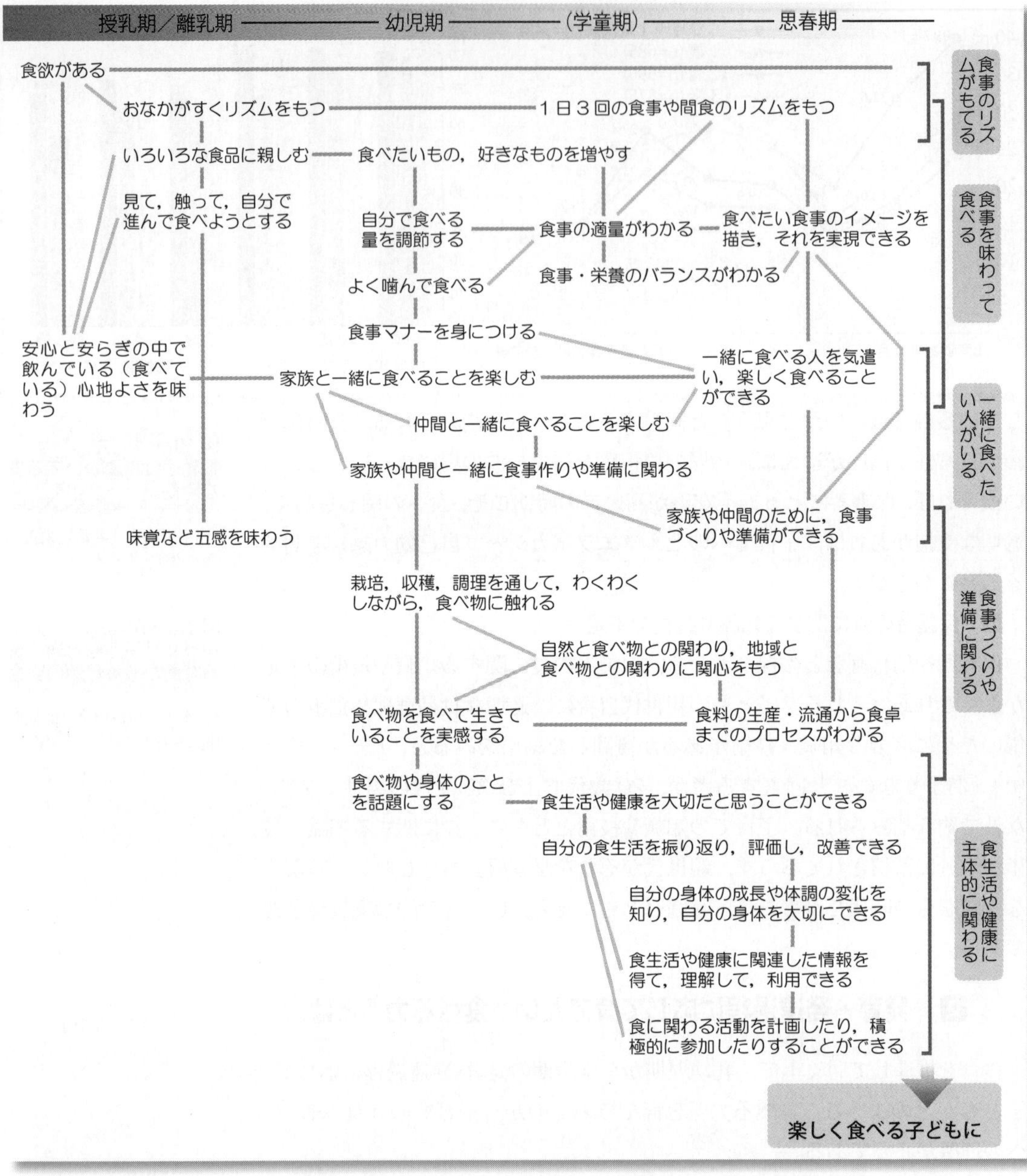

図 10 − 6
発育・発達過程に応じて育てたい “食べる力”

（厚生労働省「楽しく食べる子どもに－食から始まる健やかガイド」2004〈平16〉）

“食を営む力” を培うための授乳期から思春期までの特徴

- 授乳期・離乳期
  安心と安らぎの中で食べる意欲の基礎づくり
- 幼児期
  食べる意欲を大切に，食の体験を広げよう
- 学童期
  食の体験を深め，食の世界を広げよう
- 思春期
  自分らしい食生活を実現し，健やかな食文化の担い手になろう発育・発達過程別にみると，授乳期・離乳期には「安心と安らぎの中で食べる意欲の基礎づくり」を，幼児期には「食べる意欲を大切に，食の体験を広げる」こと，学童期には「食の体験を深め，食の世界を広げる」こと，さらに，思春期には「自分らしい食生活を実現し，健やかな食文化の担い手になる」ことを通して，楽しく食べる子どもに発達していくことを期待することができる。このプロセスこそが，食べる機能だけでなく，「食を営む力」の総合的な発達，「食を通した子どもの育ち」として捉え，その連続性に注目することが重要である。

3　保育所・幼稚園等での保育における食育の意義

食育基本法の公布に先駆けて，2004（平16）年3月に厚生労働省雇用均等児童家庭局保育課から「楽しく食べる子どもに－保育所における食育に関する指針－」（以下，食育指針）が通知された。

2017（平29）年3月に告示された「保育所保育指針」及び「幼稚園教育要領」には食育基本法の施行を踏まえ，家庭とともに，保育所・幼稚園で食育を積極的に推進していくことが示された。保育所保育指針の第3章2節「食育の推進」では，健康な生活の基本としての食育は「食を営む力」の育成に向け，その基礎を培うために，「子どもが生活と遊びの中で，自らの意欲を持って食にかかわる体験を積み重ね，食べることを楽しみ，食事を楽しみ合う子どもに成長していくことを期待するものである」と示されている。

ここでいう「食に関わる体験」とは，子どもが食物を育てたり，店で買い物をしたり，料理を作ったりするような活動とともに，日常的な食べるとい

食育の推進

(1)　保育所の特性を生かした食育

ア　保育所における食育は，健康な生活の基本としての「食を営む力」の育成に向け，その基礎を培うことを目標とすること。

イ　子どもが生活と遊びの中で，意欲をもって食に関わる体験を積み重ね，食べることを楽しみ，食事を楽しみ合う子どもに成長していくことを期待するものであること。

ウ　乳幼児期にふさわしい食生活が展開され，適切な援助が行われるよう，食事の提供を含む食育計画を全体的な計画に基づいて作成し，その評価及び改善に努めること。栄養士が配置されている場合は，専門性を生かした対応を図ること。

(2)　食育の環境の整備等

ア　子どもが自らの感覚や体験を通して，自然の恵みとしての食材や食の循環・環境への意識，調理する人への感謝の気持ちが育つように，子どもと調理員等との関わりや，調理室など食に関わる保育環境に配慮すること。

イ　保護者や地域の多様な関係者との連携及び協働の下で，食に関する取組が進められること。また，市町村の支援の下に，地域の関係機関等との日常的な連携を図り，必要な協力が得られるよう努めること。

ウ　体調不良，食物アレルギー，障害のある子どもなど，一人一人の子どもの心身の状態等に応じ，嘱託医，かかりつけ医等の指示や協力の下に適切に対応すること。栄養士が配置されている場合は，専門性を生かした対応を図ること。

「保育所保育指針」第3章2抜粋

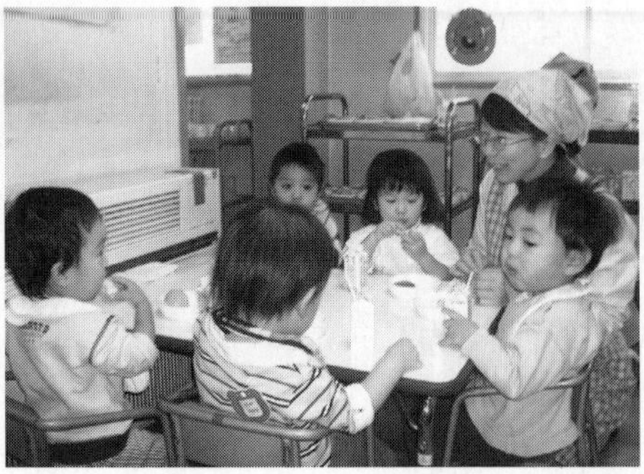

う体験が最も重要な体験である。「食事を楽しみ合う」ためには，仲間，先生，食事を作ってくれる給食の先生，さらには，近所の高齢者や，農業に携わり食べものを生産する人々など，さまざまな人とかかわる体験が大切である。それぞれの子どもの発達過程に応じて，活動のねらいと内容，そのための環境を構成していくことが必要となる。

「新保育指針」では，子どもの発達を観察し，自らの保育を計画・実施し，振り返り評価する視点から，保育のねらいと内容を，養護的側面（生命の保持，情緒の安定）と，教育的側面（健康，人間関係，環境，言葉，表現）から示している。これらの内容は，１つの領域だけに限って計画されるものではなく，子どもをまるごと抱え，生活と遊びを通して，領域の間で関連を持ちながら総合的に展開していく際の視点である。

食育も，同様に，養護と教育の一体性を重視して総合的に展開していくべきである。食育を養護的側面から考えると，保育士等が子どもを一個の主体として尊重し，適切な援助や応答的なかかわりを持つことで，子どもが食べたい，寝たい，排泄したいといった生理的欲求を安心して表出することができれば，それが生きていくことの欲求につながり（生命の保持），保育指針の保育目標が示す「現在を最もよく生きる」という意欲的に生活できる基盤となる。それは同時に，一人一人の子どもが周囲から主体として受け止められ主体として育ち，自分を肯定する気持ちが育まれていくように，食を通して，一人一人の子どもの「食べたい」「おいしいね」「みんなで食べると楽しい」といった気持ちに共感していく。子どもとの継続的な信頼関係を築いていくこと，静かで心地よい環境の下で，安心して食べることができる雰囲気やスペースを確保し，子どもが心身の疲れを癒すことができるようにしていくことが大切である。こうして，子どもの情緒の安定が図られれば，子どもは身近な環境への興味や関心を高め，その活動を広げていくことができる。

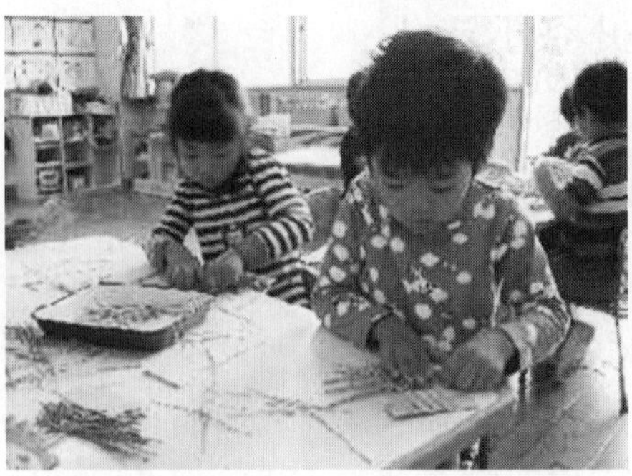

►ワラを使ったコースター作り

食育を教育的側面から考えれば，子どもは保育所や幼稚園などの集団保育の場での協同の経験の中で，食べものの生産や収穫，購入，また，料理にかかわるさまざまな活動を体験する。食の自然的・社会的・経済的な環境に自らかかわり，興味や関心を広げ，新たな能力を獲得していく。たとえば，左の活動の写真では，収穫した後のワラを使っておやつの時に使うコースターを作っている。こうした活動は，ワラという「環境」に触れ，それを自らの生活の中に取り入れていこうとする場でもあり，コースターを作りおやつタイムを創造していく「表現」の場でもある。同時に，傍らの友達と言葉を交わし，「人間関係」や「言葉」を豊かにする場でもある。当然，自らの「健康」をつくり出していく場でもある。

- 「健　康」……健康な心と体を育て，自ら健康で安全な生活をつくり出す力を養う
- 「人間関係」……他の人々と親しみ，支え合って生活するために，自立心を育て，人とかかわる力を養う
- 「環　境」……周囲の様々な環境に好奇心や探究心を持ってかかわり，それらを生活に取り入れていこうとする力を養う
- 「言　葉」……経験したことや考えたことなどを自分なりの言葉で表現し，相手の話す言葉を聞こうとする意欲や態度を育て，言葉に対する感覚や言葉で表現する力を養う
- 「表現」……感じたことや考えたことを自分なりに表現することを通して，豊かな感性や表現する力を養い，創造性を豊かにする

このように，食育においても養護と教育が切り離せるものではないことを踏まえた上で，自らの保育をより的確に把握する視点を持つことが必要である。このことは，子どもが生きる力の基礎となる心情，意欲，態度を身に付けていくことであり，「望ましい未来をつくり出す力の基礎を培う」ため，保育士等が子どもの将来を見据え，願いを込めて自らの経験を受け渡していく営みであるともいえる。ここで，保育士として重要なことは，自らが社会に共通する慣習や知識や技能，さらには価値，態度，心もちといったもの，そうした文化の継承の担い手であることを心に留めておくことである。

また，ただ多様な体験をするだけでは，子どもが忙しいだけである。新保育指針や幼稚園教育要領が重視するように，体験の連続性，すなわち，子どもの学びの連続性を重視し，食にかかわる活動と他の活動での学びとの関係性に配慮していくことが重要である。

2　食育の内容と計画及び評価

1　保育所における食育の目標

保育所における食育は，現在を最もよく生き，生涯にわたって健康で質の高い生活をおくる基本としての「食を営む力」の育成に向け，その基礎を培うことを目標とし，楽しく食べる子どもに成長していくことを期待し，以下の５つの子ども像の実現を目指している。

①　お腹がすくリズムのもてる子ども

②　食べたいもの，好きなものが増える子ども

③　一緒に食べたい人がいる子ども
④　食事づくり，準備にかかわる子ども
⑤　食べものを話題にする子ども

図10－7
「楽しく食べる子どもに－保育所における食育に関する指針－」の基本構造
（厚生労働省「楽しく食べる子どもに－保育所における食事に関する指針－」2004〈平16〉）

この目標として掲げた子どもの5つの姿は，一つ一つ別々のものではなく，一人の子どもの姿であり，「保育所保育指針」で述べられている保育の目標を，食育の観点から具体的な子どもの姿として表したものである。本来，「食を営む力」は生涯にわたって育成されるものであり，小学校就学前までにその基礎を固めることが期待される。知識や技能の習得に終始するのではなく，保育所や幼稚園での乳幼児期の保育に即した目標を設けて食育を展開し，小学校へつなげるようにする。大人が子どもに「食」をどのように教えるかという視点ではなく，子どもが「食」を通して何を培っていくのかという，子ども側の学びの視点，子ども理解を深めることが保育者として最も大切である。

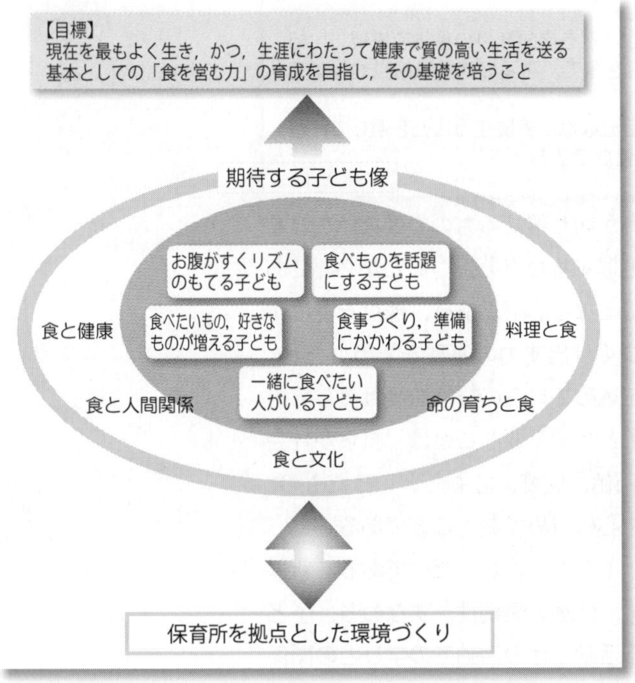
【目標】
現在を最もよく生き，かつ，生涯にわたって健康で質の高い生活を送る基本としての「食を営む力」の育成を目指し，その基礎を培うこと
期待する子ども像
お腹がすくリズムのもてる子ども
食べものを話題にする子ども
食べたいもの，好きなものが増える子ども
食事づくり，準備にかかわる子ども
一緒に食べたい人がいる子ども
食と健康
料理と食
食と人間関係
命の育ちと食
食と文化
保育所を拠点とした環境づくり

ここで重要なことは，各園で掲げる食育の目標が保育目標と一体化していることを確認しあうことである。あくまでも各園の保育目標を達成するために，必要な食を通した活動として食育の目標を設定していく。

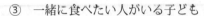

2　食育のねらいと内容

保育所の生活と遊びの中で乳幼児期にふさわしい食生活が展開されるためには，どのようなことを達成できるように援助すればよいであろうか。「食育指針」には，5項目にわけて，具体化した3つの「ねらい」と援助すべき事項である「内容」が示されている。

1　食育のねらい

● 子どもの心情・意欲・態度を培う観点から，食を通してどのような体験を積み重ねることが大切なのかを考える

食育の「ねらい」は乳幼児に身につけることが望まれる心情，意欲，態度などを示した事項である。「何をさせるか」の前に，「食にかかわるどのような体験によって何を育てたいか」を考えてみることが大切である。小学校以

降の教育が知識・技能・態度を身につけることを目標に行われるのに対して，「保育所保育指針」においても，保育所における食育は具体的な経験を通して心情・意欲・態度を培(つちか)うことをねらいとしている。

> **食育のねらいの構造ー食と健康の項目からー**
>
> ●項目「食と健康」
> ①　できるだけ多くの種類の食べものや料理を味わう …………　心情面
> ②　自分の体に必要な食品の種類や働きに気づき，栄養バランスを考慮した食事をとろうとする ………………　意欲面
> ③　健康，安全など食生活に必要な基本的な習慣や態度を身につける ………………………………………………　態度面
>
> 3歳以上児の「食と健康」の項目のみ抜粋

2　食育の内容

> ●子どもの食を営む力の基礎を培うために必要な経験の内容を「食と健康」「食と人間関係」「食と文化」「命の育ちと食」「料理と食」の観点から考える

食育の「ねらい」を実現するために，子どもが環境にかかわって経験し，展開する具体的な活動を示したのが「内容」である。大人から教え込まれるのではなく，子どもが自(みずか)らの意欲を持って食にかかわる体験が得(え)られるようにすることが食育の内容である。

「食育指針」では，３歳以上児の食育の内容は，食と子どもの発達の観点から，「食と健康」「食と人間関係」「食と文化」「命の育ちと食」「料理と食」の５項目で捉(とら)えている。一方，３歳未満児については，その発達の特性からみて各項目を明確(めいかく)に区分することが困難(こんなん)な面が多いため，５項目に配慮しながら一括(いっかつ)して示されている。

> ●「食と健康」…………食を通じて，健康な心と体を育て，自ら健康で安全な生活をつくり出す力を養う
> ●「食と人間関係」……食を通じて，他の人々と親しみ支え合うために，自立心を育て，人とかかわる力を養う
> ●「食と文化」…………食を通じて，人々が築き，継承してきた様々な文化を理解し，つくり出す力を養う
> ●「命の育ちと食」……食を通じて，自らも含めたすべての命を大切にする力を養う
> ●「料理と食」…………食を通じて，素材に目を向け，素材にかかわり，素材を調理することに関心を持つ力を養う

食育は，小学校以上の教科のように５項目が個別の活動として展開するのではなく，総合的に展開していくべきである。特に，「新保育指針」では，保育のねらいと内容を，養護的側面（生命の保持，情緒の安定），教育的側面（健康，人間関係，環境，言葉，表現）から示し，その一体性を重視している。食育についても，食にかかわる体験だけを生活と切り離(はな)して存在しな

いように，子どもの発達をみる視点を改めて確認しながら，領域の間で関連を持ちながら総合的に「まるごと」展開していくことが重要である。したがって，保育と同様，食育に関する具体的な活動内容は，各保育所に固有の状況，及び地域の実態に即し，計画的・総合的に編成することが重要である。

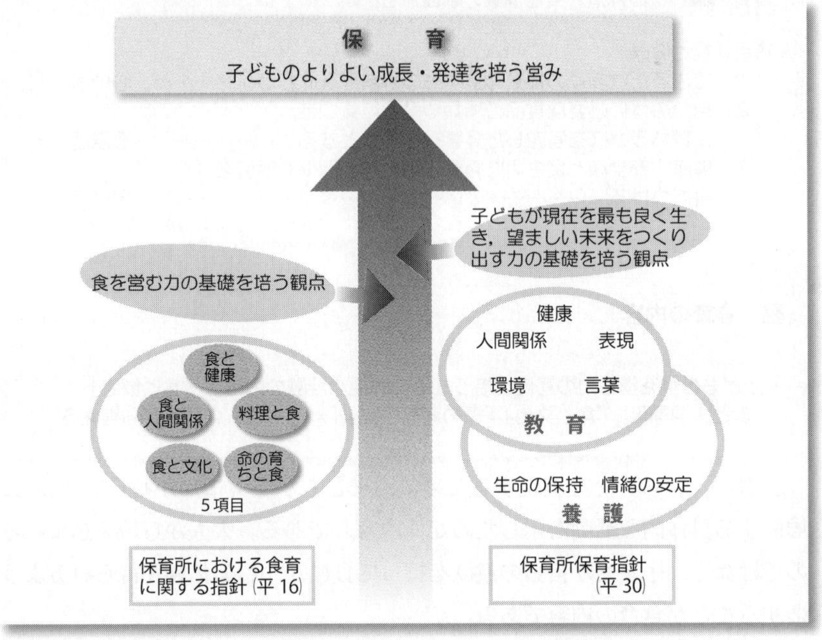

図10－8
保育における食育は保育を捉え直す一つの視点

	ねらい	内　容	配慮事項
6か月未満児	❶お腹がすき，乳（母乳・ミルク）を飲みたい時，飲みたいだけゆったりと飲む。 ❷安定した人間関係の中で，乳を吸い，心地よい生活を送る。	❶よく遊び，よく眠る。 ❷お腹がすいたら，泣く。 ❸保育士にゆったり抱かれて，乳（母乳・ミルク）を飲む。 ❹授乳してくれる人に関心を持つ。	❶一人一人の子どもの安定した生活のリズムを大切にしながら，心と体の発達を促すよう配慮すること。 ❷お腹がすき，泣くことが生きていくことの欲求の表出につながることを踏まえ，食欲を育むよう配慮すること。 ❸一人一人の子どもの発育・発達状態を適切に把握し，家庭と連携をとりながら，個人差に配慮すること。 ❹母乳育児を希望する保護者のために冷凍母乳による栄養法などの配慮を行う。冷凍母乳による授乳を行うときには，十分に清潔で衛生的に処置をすること。 ❺食欲と人間関係が密接な関係にあることを踏まえ，愛情豊かな特定の大人との継続的で応答的な授乳中のかかわりが，子どもの人間への信頼，愛情の基盤となるように配慮すること。
6か月〜1歳3か月未満児	❶お腹がすき，乳を吸い，離乳食を喜んで食べ，心地よい生活を味わう。 ❷いろいろな食べものを見る，触る，味わう経験を通して自分で進んで食べようとする。	❶よく遊び，よく眠り，満足するまで乳を吸う。 ❷お腹がすいたら，泣く，または，喃語によって，乳や食べものを催促する。 ❸いろいろな食べものに関心を持ち，自分で進んで食べものを持って食べようとする。 ❹ゆったりとした雰囲気の中で，食べさせてくれる人に関心を持つ。	❶一人一人の子どもの安定した生活のリズムを大切にしながら，心と体の発達を促すよう配慮すること。 ❷お腹がすき，乳や食べものを催促することが生きていくことの欲求の表出につながることを踏まえ，いろいろな食べものに接して楽しむ機会を持ち，食欲を育むよう配慮すること。 ❸一人一人の子どもの発育・発達状態を適切に把握し，家庭と連携をとりながら，個人差に配慮すること。 ❹子どもの咀嚼や嚥下機能の発達に応じて，食品の種類，量，大きさ，固さなどの調理形態に配慮すること。 ❺食欲と人間関係が密接な関係にあることを踏まえ，愛情豊かな特定の大人との継続的で応答的な授乳及び食事でのかかわりが，子どもの人間への信頼，愛情の基盤となるように配慮すること。
1歳3か月〜2歳未満児	❶お腹がすき，食事を喜んで食べ，心地よい生活を味わう。 ❷いろいろな食べものを見る，触る，噛んで味わう経験を通して自分で進んで食べようとする。	❶よく遊び，よく眠り，食事を楽しむ。 ❷いろいろな食べものに関心を持ち，手づかみ，または，スプーン，フォークなどを使って自分から意欲的に食べようとする。 ❸食事の前後や汚れたときは，顔や手を拭き，きれいになった快さを感じる。 ❹楽しい雰囲気の中で，一緒に食べる人に関心を持つ。	❶一人一人の子どもの安定した生活のリズムを大切にしながら，心と体の発達を促すよう配慮すること。 ❷子どもが食べものに興味を持って自ら意欲的に食べようとする姿を受けとめ，自立心の芽生えを尊重すること。 ❸食事のときには，一緒に噛むまねをして見せたりして，噛むことの大切さが身につくように配慮すること。また，少しずついろいろな食べ物に接することができるよう配慮すること。 ❹子どもの咀嚼や嚥下機能の発達に応じて，食品の種類，量，大きさ，固さなどの調理形態に配慮すること。 ❺清潔の習慣については，子どもの食べる意欲を損なわぬよう，一人一人の状態に応じてかかわること。 ❻子どもが一緒に食べたい人を見つけ，選ぼうとする姿を受けとめ，人への関心の広がりに配慮すること。
2歳児	❶いろいろな種類の食べ物や料理を味わう。 ❷食生活に必要な基本的な習慣や態度に関心を持つ。 ❸保育士を仲立ちとして，友達とともに食事を進め，一緒に食べる楽しさを味わう。	❶よく遊び，よく眠り，食事を楽しむ。 ❷食べものに関心を持ち，自分で進んでスプーン，フォーク，箸などを使って食べようとする。 ❸いろいろな食べものを進んで食べる。 ❹保育士の手助けによって，うがい，手洗いなど，身の回りを清潔にし，食生活に必要な活動を自分でする。 ❺身近な動植物をはじめ，自然事象をよく見たり，触れたりする。	❶一人一人の子どもの安定した生活のリズムを大切にしながら，心と体の発達を促すよう配慮すること。 ❷食べものに興味を持ち，自主的に食べようとする姿を尊重すること。また，いろいろな食べものに接することができるよう配慮すること。 ❸食事においては個人差に応じて，食品の種類，量，大きさ，固さなどの調理形態に配慮すること。 ❹清潔の習慣については，一人一人の状態に応じてかかわること。 ❺自然や身近な事物などへの触れ合いにおいては，安全や衛生面に留意する。また，保育士がまず親しみや愛情を持ってかかわるようにして，子どもが自らしてみようと思う気持ちを大切にすること。 ❻子どもが一緒に食べたい人を見つけ，選ぼうとする姿を受けとめ，人への関心の広がりに配慮すること。また，子ども同士のいざこざも多くなるので，保育士はお互いの気持ちを受容し，他の子どもとのかかわり方を知らせていく。

	ねらい	内　容	配慮事項
2歳児		❻保育士を仲立ちとして，友達とともに食事を進めることの喜びを味わう。 ❼楽しい雰囲気の中で，一緒に食べる人，調理をする人に関心を持つ。	❼友達や大人とテーブルを囲んで，食事をすすめる雰囲気づくりに配慮すること。また，楽しい食事のすすめ方を気づかせていく。
3歳以上児	「食と健康」 ❶できるだけ多くの種類の食べものや料理を味わう。 ❷自分の体に必要な食品の種類や働きに気づき，栄養バランスを考慮した食事をとろうとする。 ❸健康，安全など食生活に必要な基本的な習慣や態度を身につける。	❶好きな食べものをおいしく食べる。 ❷様々な食べものを進んで食べる。 ❸慣れない食べものや嫌いな食べものにも挑戦する。 ❹自分の健康に関心を持ち，必要な食品を進んでとろうとする。 ❺健康と食べものの関係について関心を持つ。 ❻健康な生活リズムを身につける。 ❼うがい，手洗いなど，身の回りを清潔にし，食生活に必要な活動を自分でする。 ❽保育所生活における食事の仕方を知り，自分たちで場を整える。 ❾食事の際には，安全に気をつけて行動する。	❶食事と心身の健康とが，相互に密接な関連があるものであることを踏まえ，子どもが保育士や他の子どもとの暖かな触れ合いの中で楽しい食事をすることが，しなやかな心と体の発達を促すよう配慮すること。 ❷食欲が調理法の工夫だけでなく，生活全体の充実によって増進されることを踏まえ，食事はもちろんのこと，子どもが遊びや睡眠，排泄などの諸活動をバランスよく展開し，食欲を育むよう配慮すること。 ❸健康と食べものの関係について関心を促すに当たっては，子どもの興味・関心を踏まえ，全職員が連携のもと，子どもの発達に応じた内容に配慮すること。 ❹食習慣の形成に当たっては，子どもの自立心を育て，子どもが他の子どもとかかわりながら，主体的な活動を展開する中で，食生活に必要な習慣を身につけるように配慮すること。
	「食と人間関係」 ❶自分で食事ができること，身近な人と一緒に食べる楽しさを味わう。 ❷様々な人々との会食を通して，愛情や信頼感を持つ。 ❸食事に必要な基本的な習慣や態度を身につける。	❶身近な大人や友達とともに，食事をする喜びを味わう。 ❷同じ料理を食べたり，分け合って食事することを喜ぶ。 ❸食生活に必要なことを，友達とともに協力して進める。 ❹食の場を共有する中で，友達との関わりを深め，思いやりを持つ。 ❺調理をしている人に関心を持ち，感謝の気持ちを持つ。 ❻地域のお年寄りや外国の人など様々な人々と食事を共にする中で，親しみを持つ。 ❼楽しく食事をするために，必要なきまりに気づき，守ろうとする。	❶大人との信頼関係に支えられて自分自身の生活を確立していくことが人とかかわる基盤となることを考慮し，子どもと共に食事をする機会を大切にする。また，子どもが他者と食事を共にする中で，多様な感情を体験し，試行錯誤しながら自分の力で行うことの充実感を味わうことができるよう，子どもの行動を見守りながら適切な援助を行うように配慮すること。 ❷食に関する主体的な活動は，他の子どもとのかかわりの中で深まり，豊かになるものであることを踏まえ，食を通して，一人一人を生かした集団を形成しながら，人とかかわる力を育てていくように配慮する。また，子どもたちと話し合いながら，自分たちのきまりを考え，それを守ろうとすることが，楽しい食事につながっていくことを大切にすること。 ❸思いやりの気持ちを培うに当たっては，子どもが他の子どもとのかかわりの中で他者の存在に気付き，相手を尊重する気持ちを持って行動できるようにする。特に，葛藤やつまずきの体験を重視し，それらを乗り越えることにより，次第に芽生える姿を大切にすること。 ❹子どもの食生活と関係の深い人々と触れ合い，自分の感情や意志を表現しながら共に食を楽しみ，共感し合う体験を通して，高齢者をはじめ地域，外国の人々などと親しみを持ち，人とかかわることの楽しさや人の役に立つ喜びを味わうことができるようにする。また，生活を通して親の愛情に気づき，親を大切にしようとする気持ちが育つようにすること。

	ねらい	内　容	配慮事項
3歳以上児	「食と文化」 ❶いろいろな料理に出会い，発見を楽しんだり，考えたりし，様々な文化に気づく。 ❷地域で培われた食文化を体験し，郷土への関心を持つ。 ❸食習慣，マナーを身につける。	❶食材にも旬があることを知り，季節感を感じる。 ❷地域の産物を生かした料理を味わい，郷土への親しみを持つ。 ❸様々な伝統的な日本特有の食事を体験する。 ❹外国の人々など，自分と異なる食文化に興味や関心を持つ。 ❺伝統的な食品加工に出会い，味わう。 ❻食事にあった食具（スプーンや箸など）の使い方を身につける。 ❼挨拶や姿勢など，気持ちよく食事をするためのマナーを身につける。	❶子どもが，生活の中で様々な食文化とかかわり，次第に周囲の世界に好奇心を抱き，その文化に関心を持ち，自分なりに受け止めることができるようになる過程を大切にすること。 ❷地域・郷土の食文化などに関しては，日常と非日常いわゆる「ケとハレ」のバランスを踏まえ，子ども自身が季節の恵み，旬を実感することを通して，文化の伝え手となれるよう配慮すること。 ❸様々な文化があることを踏まえ，子どもの人権に十分配慮するとともに，その文化の違いを認め，互いに尊重する心を育てるよう配慮する。また，必要に応じて一人一人に応じた食事内容を工夫するようにすること。 ❹文化に見合った習慣やマナーの形成に当たっては，子どもの自立心を育て，子どもが積極的にその文化にかかわろうとする中で身につけるように配慮すること。
	「命の育ちと食」 ❶自然の恵みと働くことの大切さを知り，感謝の気持ちを持って食事を味わう。 ❷栽培，飼育，食事などを通して，身近な存在に親しみを持ち，すべてのいのちを大切にする心を持つ。 ❸身近な自然にかかわり，世話をしたりする中で，料理との関係を考え，食材に対する感覚を豊かにする。	❶身近な動植物に関心を持つ。 ❷動植物に触れ合うことで，いのちの美しさ，不思議さなどに気づく。 ❸自分たちで野菜を育てる。 ❹収穫の時期に気づく。 ❺自分たちで育てた野菜を食べる。 ❻小動物を飼い，世話をする。 ❼卵や乳など，身近な動物からの恵みに，感謝の気持ちを持つ。 ❽食べ物を皆で分け，食べる喜びを味わう。	❶幼児期において自然のもつ意味は大きく，その美しさ，不思議さ，恵みなどに直接触れる体験を通して，いのちの大切に気づくことを踏まえ，子どもが自然とのかかわりを深めることができるよう工夫すること。 ❷身近な動植物に対する感動を伝え合い，共感し合うことなどを通して自からかかわろうとする意欲を育てるとともに，様々なかかわり方を通してそれらに対する親しみ，いのちを育む自然の摂理の偉大さに畏敬の念を持ち，いのちを大切にする気持ちなどが養われるようにすること。 ❸飼育・栽培に関しては，日常生活の中で子ども自身が生活の一部として捉え，体験できるように環境を整えること。また，大人の仕事の意味が分かり，手伝いなどを通して，子どもが積極的に取り組めるように配慮すること。 ❹身近な動植物，また飼育・栽培物の中から保健・安全面に留意しつつ，食材につながるものを選び，積極的に食する体験を通して，自然と食事，いのちと食事のつながりに気づくように配慮すること。 ❺小動物の飼育に当たってはアレルギー症状などを悪化させないように十分な配慮をすること。
	「料理と食」 ❶身近な食材を使って，調理を楽しむ。 ❷食事の準備から後片付けまでの食事づくりに自らかかわり，味や盛りつけなどを考えたり，それを生活に取り入れようとする。 ❸食事にふさわしい環境を考えて，ゆとりある落ち着いた雰囲気で食事をする。	❶身近な大人の調理を見る。 ❷食事づくりの過程の中で，大人の援助を受けながら，自分でできることを増やす。 ❸食べたいものを考える。 ❹食材の色，形，香りなどに興味を持つ。 ❺調理器具の使い方を学び，安全で衛生的な使用法を身につける。 ❻身近な大人や友達と協力し合って，調理することを楽しむ。 ❼おいしそうな盛り付けを考える。 ❽食事が楽しくなるような雰囲気を考え，おいしく食べる。	❶自ら調理し，食べる体験を通して，食欲や主体性が育まれることを踏まえ，子どもが食事づくりに取り組むことができるように工夫すること。 ❷一人一人の子どもの興味や自発性を大切にし，自ら調理しようとする意欲を育てるとともに，様々な料理を通して素材に目を向け，素材への関心などが養われるようにすること。 ❸安全・衛生面に配慮しながら，扱いやすい食材，調理器具などを日常的に用意し，子どもの興味・関心に応じて子どもが自分で調理することができるように配慮すること。そのため，保育所の全職員が連携し，栄養士や調理員が食事をつくる場面を見たり，手伝う機会を大切にすること。

●保育所からの発信

考えよう！　食を通じた乳幼児の健全育成を
支えよう！　保育所，そして家庭，地域とともに

保育所

遊ぶことを通して

楽しく，そして思い切り遊ぶことで，子どもはお腹がすきます。まさに，健康でいきいきと生活するためには遊びが不可欠です。さまざまな遊びが，食の話題を広げる機会になるでしょう。

人とのかかわり

誰かと一緒に食べたり，食事の話題を共有することが，人とのかかわりを広げ，愛情や信頼感を育みます。また，親しい人を増やすことが，食生活の充実につながることを気づかせていきましょう。

自然とのかかわり

身近な動植物との触れあいを通して，いのちに出会う子どもたち。自分たちで飼育・栽培し，時にそれを食することで，自然の恵み，いのちの大切さを気づかせていきましょう。

料理づくりへのかかわり

調理を見たり，触れたりすることは食欲を育むとともに，自立した食生活を送るためにも不可欠です。「食を営む力」の基礎を培うためにも，自分で料理を作り，準備する体験を大切にしていきましょう。

食文化との出会いを通して

人々が築き，継承してきた様々な食文化に出会う中で，子どもは食生活に必要な基本的習慣・態度を身につけていきます。自分たちなりに心地よい食生活の仕方をつくりだす姿を大切にしましょう。

食べることを通して

おいしく，楽しく食べることは「生きる力」の基礎を培います。食をめぐる様々な事柄への興味・関心を引き出すことを大切にしましょう。

- 子どもの生活，食事の状況を共有し，家庭での食への関心を高め，協力しあって「食を営む力」の基礎を培いましょう。
- 食に関する相談など，保護者への支援を行いましょう。

食に関わる産業や，地域の人々との会食，行事食・郷土食などとの触れ合いを通して，地域の人々との交流を深めましょう。

保健所や保健センターなどと連携し，離乳食をはじめとする食に関する相談・講習会など，未就園の地域の子育て家庭への支援を行いましょう。

家　庭　⇔　**地　域**

厚生労働省『楽しく食べる子どもに－食からはじまる健やかガイド－』
「食を通じた子どもの健全育成（「いわゆる『食育』」のあり方に関する検討会）報告書　2004

●保育所における具体的な実践例

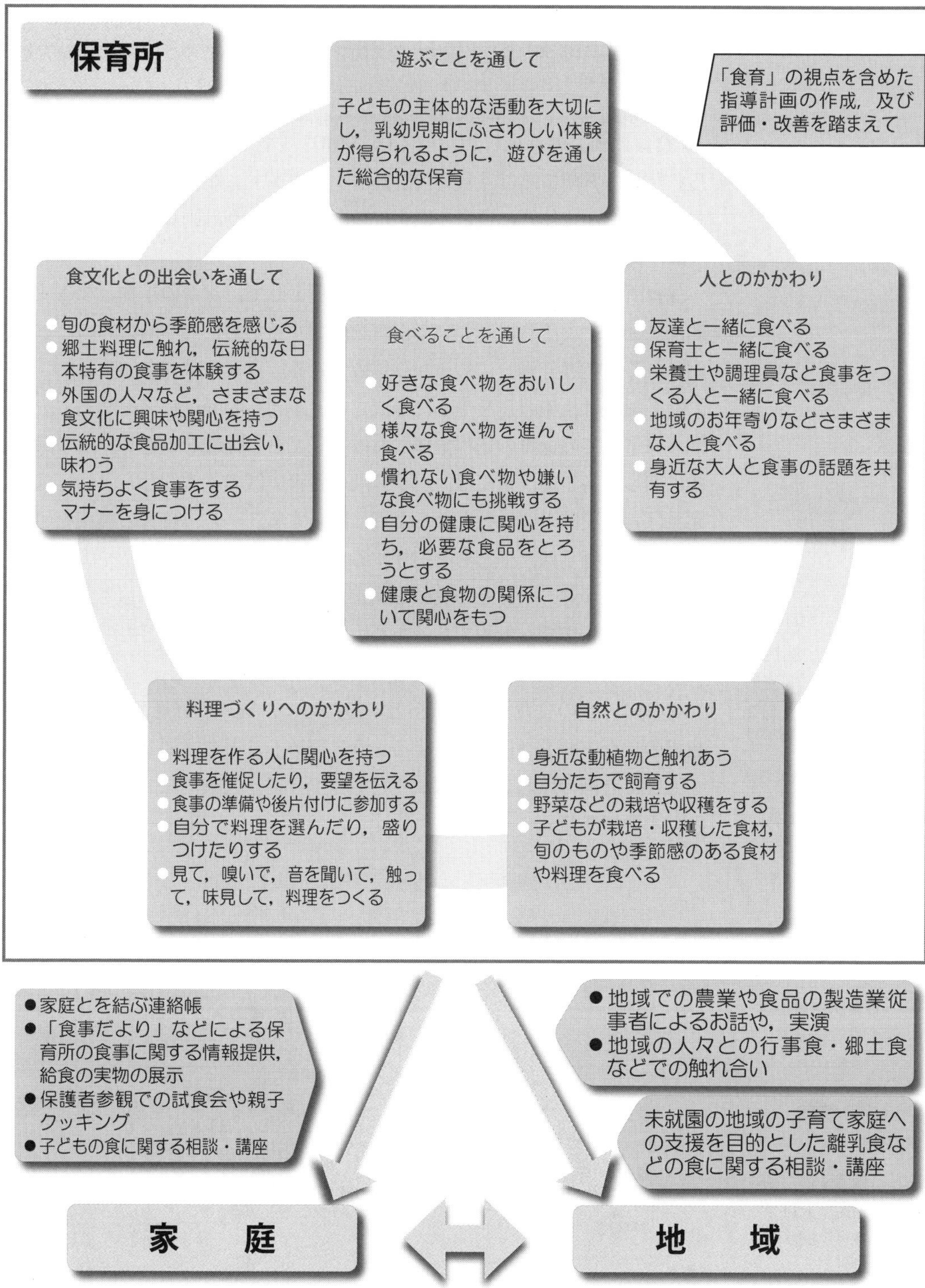

保育所
遊ぶことを通して
子どもの主体的な活動を大切にし，乳幼児期にふさわしい体験が得られるように，遊びを通した総合的な保育
「食育」の視点を含めた指導計画の作成，及び評価・改善を踏まえて
食文化との出会いを通して
旬の食材から季節感を感じる
郷土料理に触れ，伝統的な日本特有の食事を体験する
外国の人々など，さまざまな食文化に興味や関心を持つ
伝統的な食品加工に出会い，味わう
気持ちよく食事をするマナーを身につける
食べることを通して
好きな食べ物をおいしく食べる
様々な食べ物を進んで食べる
慣れない食べ物や嫌いな食べ物にも挑戦する
自分の健康に関心を持ち，必要な食品をとろうとする
健康と食物の関係について関心をもつ
人とのかかわり
友達と一緒に食べる
保育士と一緒に食べる
栄養士や調理員など食事をつくる人と一緒に食べる
地域のお年寄りなどさまざまな人と食べる
身近な大人と食事の話題を共有する
料理づくりへのかかわり
料理を作る人に関心を持つ
食事を催促したり，要望を伝える
食事の準備や後片付けに参加する
自分で料理を選んだり，盛りつけたりする
見て，嗅いで，音を聞いて，触って，味見して，料理をつくる
自然とのかかわり
身近な動植物と触れあう
自分たちで飼育する
野菜などの栽培や収穫をする
子どもが栽培・収穫した食材，旬のものや季節感のある食材や料理を食べる
家庭とを結ぶ連絡帳
「食事だより」などによる保育所の食事に関する情報提供，給食の実物の展示
保護者参観での試食会や親子クッキング
子どもの食に関する相談・講座
地域での農業や食品の製造業従事者によるお話や，実演
地域の人々との行事食・郷土食などでの触れ合い
未就園の地域の子育て家庭への支援を目的とした離乳食などの食に関する相談・講座
家庭
地域

厚生労働省『楽しく食べる子どもに－食からはじまる健やかガイド－』
「食を通じた子どもの健全育成（『いわゆる『食育』』のあり方に関する検討会）報告書　2004

3 食育の計画と評価

- 食育の提供を含む食育計画は，全体的な計画に基づいて作成し，その評価及び改善をする

「食育計画」の作成に当たっては，2007（平 19）年 11 月に取りまとめられた「保育所における食育の計画づくりガイド」を参考に，次の点に留意し，子どもが主体的に食育の取組に参画できるよう計画していく。

1 食育計画の作成

保育所における食育計画は，保育の一環として，保育の基本となる「全体的な計画」と，それに基づいて保育を展開するために具体的な計画として立案される「指導計画」にしっかり位置づける。食育の視点を加味した「全体的な計画」は，施設長を中心に作成され，子どもの発達特性を踏まえ，入所から修了までの保育の過程全体における子どもの経験を見通し，園の保育目標に即し，各年齢，または，クラス別の食育実践の基本的な方向性，言いかえれば食育実践の羅針盤となるように計画する。一方，食育の視点を加味した「指導計画」は，子どもを担任する保育士を中心に，栄養士や調理員などと連携しながら，子どもの実態を踏まえて経験・活動を予測して仮説的に作成する。あくまでも仮説であるため，固定的ではなく，子どもの興味・関心に即して常に柔軟に対応することを前提に計画する。

さらに，次の食育実践の資料とするために，実践の経過や結果を記録し，自己の食育実践を評価・改善するように努めることも必要である。その結果をもとに計画の見直し，再編成へと結びつけて，発展的な計画にしていくことが重要である。

図 10－9 食育の視点を含めた保育者の保育活動の位置づけ

（厚生労働省「保育所における食育の計画づくりガイド」2007〈平 19〉一部加筆）

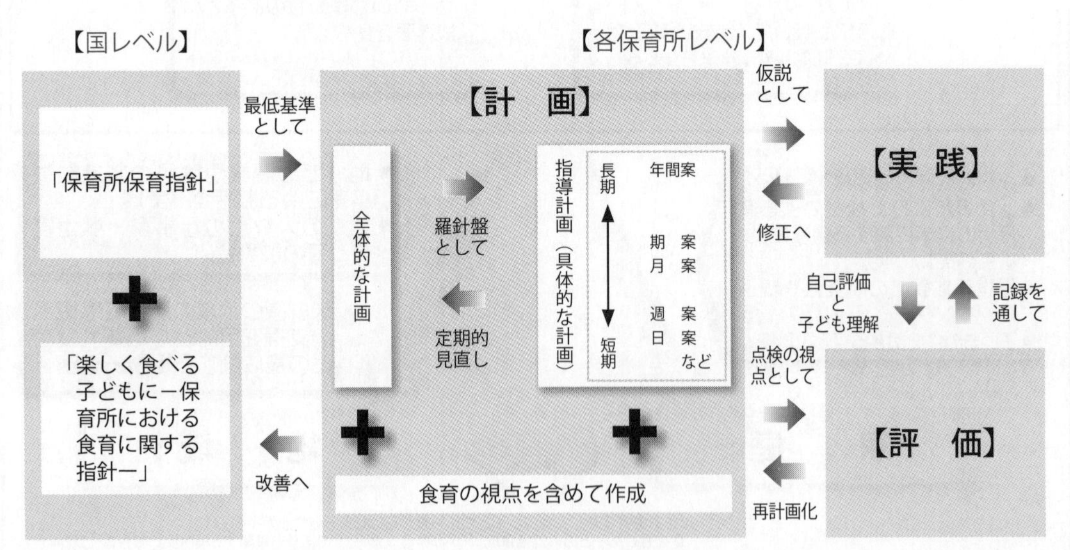

なお，指導計画の一部には，給食という形態での食事提供を実施するための計画も含まれる。したがって，「食事提供に関する計画」も，全職員の連携のもと，おいしく，そして楽しい食事となるための配慮事項を考えて設定していく。

このように，保育の一環として食育は，計画・実践・評価の取組を密接に関連づけながら，保育所の全職員で展開していくものなのである。食育の計画作成はそうした保育活動の一つに過ぎず，決定事項をあげ，実践を拘束するものではなく，子どものその時の興味・関心に柔軟に対応した実践を導き，その改善を促す視点として役立てていく。

2 食育の評価

- 食育の評価は，計画に基づく実践過程を振り返り，計画と実践を改善するために行う

食育計画は，保育士だけでなく，栄養士や調理員とともに園全体の職員が一体となって実践の過程を振り返って評価し，その改善に努めることが必要である。食育計画の評価は，計画には位置づけられていなかった点や，実践の過程で変更した点にも目を向け，計画－実践－評価，そして再計画という保育活動の循環的なプロセスの一環の中で行っていく。

計画の評価・改善のためには，保育者の援助と子どもの育ち（子どもがどんなことを気づいたのか，発見があったのかなど）の両面を丁寧に把握する記録が重要である。

評価の内容については，子どもの栄養素等摂取量をはじめ，身長・体重など目に見える変化を量的に評価すること（量的評価）を含みながらも，数値では表しにくい保育のねらいである「心情・意欲・態度」など，子ども一人一人の育ち，“食を営む力の基礎”についての質的側面に注目すること（質的評価）が重要となる。

また，評価の対象も，子どもだけではなく，計画し，実践を展開した保育者自身に向けることも重要である。計画を見直し，つまりエンドレスな再計画化の取り組みを導くためには，子どもの評価以上に，保育者の自己評価を重視する必要がある。

なお，日常的な食育の評価は，「指導計画」に位置づく食育の計画に掲げた「ねらい」を視点として用いる。また，年度末や保育所修了時点などの長期的な視点からの評価は，園の「全体的な計画」に位置づく食育の計画，および国で示した「保育所保育指針」「食育指針」に示された発達過程別の心情・意欲・態度の３側面の「ねらい」を参考にする。同時に，小学校に送付される子どもの育ちの評価である「保育所保育指導要録」「幼稚園幼児指導要録」とのかかわり，また，その前段階の発達過程区分別の評価において，食育を

視野に入れておくことも重要である。いずれにしても，各園での目標を踏まえて評価の観点を整理し，評価項目を設定し，自らの保育をとらえる力を高めていくことが重要である。

評価の Point

① 評価の方法は，量的評価と質的評価がある。
② 評価の対象は，子どもの育ちをとらえる評価と，保育者の保育をとらえる評価の両面がある。
③ 日常的な評価の視点は，「指導計画」に位置づく食育の計画の「ねらい」を用いる。
④ 長期的な子どもの評価は，「全体的な計画」に位置づく食育の計画，及び国の指針に示された各年齢別の心情・意欲・態度の３側面の「ねらい」を活用する。
⑤ 計画の評価・改善にあたっては，記録を通した実践の丁寧な把握が必要となる。

こうしてみると，食育は保育をとらえ直す一つの視点である。図 10 − 10 は保育所の食育の計画づくりの状況を示している。食育の計画・実践を評価し，保護者や地域に食育の取り組みを伝え，理解・協力を求めることによって，なおより発展的な計画となる。各園において，それぞれの園の子どもと保育者ならではの食育を創意工夫のもとに展開していくことが重要である。「食」に目を向けることはその地域に生きること，地域に開かれた保育所としての保育の質を高めていくことになる。

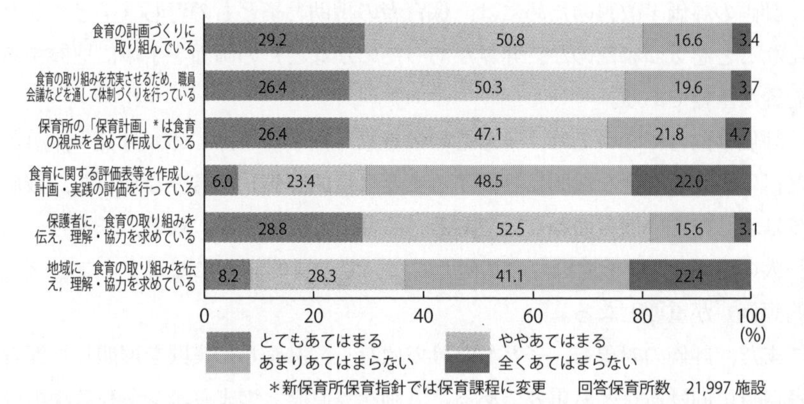

図 10 − 10
保育所における食育の計画づくりの状況

（厚生労働省「保育所における食育の計画づくりに関する調査の結果について」2007〈平 19〉）

3 食育のための環境

本来，人間の生活や発達は，周囲の環境との相互関係によって行われるものであり，それを切り離して考えることはできない。特に，乳幼児期は心身の発達が著しく，環境からの影響を大きく受ける時期である。したがって，この時期にどのような環境の下で生活し，その環境にどのように関わったかが，将来にわたる発達や人間としての生き方に重要な意味をもつ。

1　食育のための人的・物的な環境

保育所等での食育においては，以下の示す具体的な事項を踏まえ，食に関する人的・物的な保育の環境を計画的に構成していくことが必要である。いずれも保育所保育指針では第 1 章に示された「保育の環境」，幼保連携型認定こども園の教育・保育要領でも第 1 章に示された「環境を通して行う教育及び保育」「計画的な環境の構成」等を参照しつつ，食の観点から，改めて，その環境構成の重要性を再確認したい。

第 1 に，自然の恵みとしての食材について，それを育てる，調理する等の様々な体験を通して意識し，生産から消費までの一連の食の循環や，食べ物を無駄にしないことについての配慮などに意識をもてるよう，様々な食材に触れる機会を計画的に保育に取り入れていくことが重要である。例えば，野菜などの栽培や収穫を通して，食べ物が土や雨，太陽の光などによって育つことに気付いていくことや，毎日運ばれてくる野菜や果物，肉や魚などの食材を日々の生活の中で目にしたり，触れたりする機会などを通して，園児は自らの感覚で食材や食の環境を意識するようになる。また，育てた食材で調理活動を行うことや調理過程の一部を手伝うこと等の体験を通して，調理室における調理の様子をうかがい知ったり，調理員等と一緒に食べたりする経験などを通じて，食材や調理する人への感謝の気持ち，生命を大切にする気持ちなどが育まれていく。

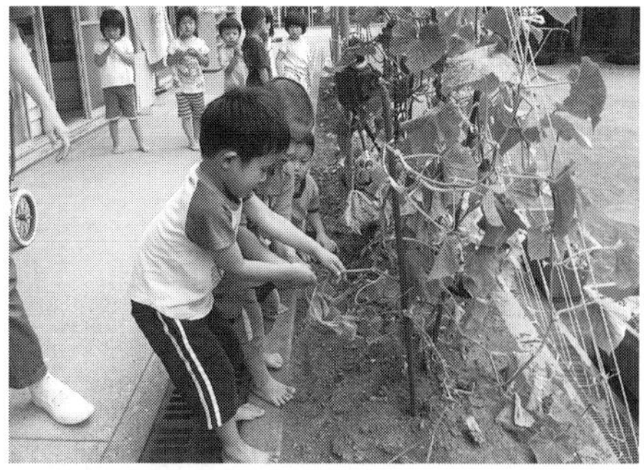

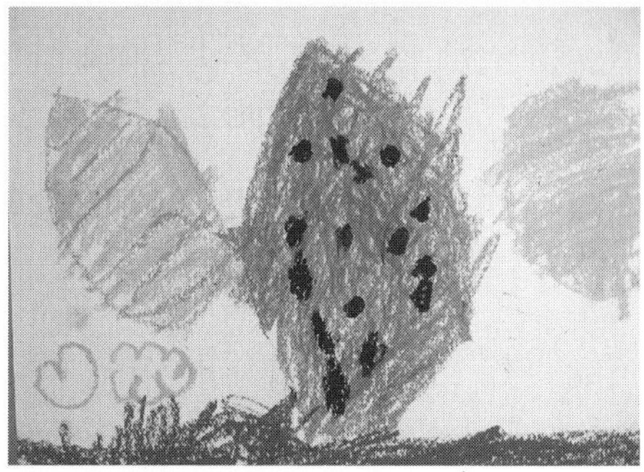

きゅうりなどの夏野菜を育てる中で，命が育っていることに気づいていく。感じたことを絵などで表現しながら，身近な環境への関心を高め，生活に取り入れていこうとする力を培う。

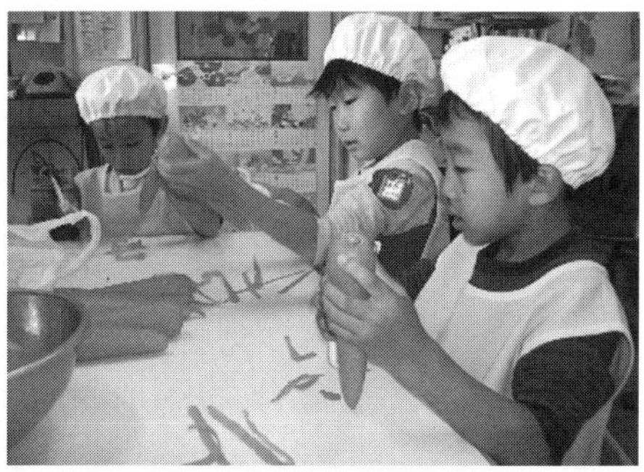

さまざまな野菜に触れ，その形や色，香りの違いに気づく。自分が下ごしらえした野菜を食べてもらう喜びを味わう。

第 2 に，保育において，こうした体験を，子ども同士，保育士，栄養士・調理員等，また，保護者，地域の人々など，様々な人との関わりを通じて行えるよう工夫する。子どもが人とかかわる力を育む場であることに注目し，環境を整えていくことが重要である。

第 3 に，保育の中で食事は一部の時間であるが，お腹をすくリズムが持てるためには，一日全体のデイリープログラムを見直し，再計画していくことが大切である。そのために，クラスの園児の家庭での生活を含めた一日全体の生活リズムを考慮しながら，食事に向けて食欲が湧くように，園における一日の活動のバランスに配慮していくことも重要である。

第4に，情緒の安定のためにも，ゆとりある食事の時間を確保し，食事をする部屋が温かな親しみとくつろぎの場となるように，採光やテーブル，椅子，食器，スプーンや箸などの食具等，環境の構成に配慮することが大切である。こうした配慮を保護者にも伝えることで，保育の意図も明確なものとなっていく。

しかし，これらの環境が単に存在しているだけでは，必ずしも園児の発達を促すものになるとは限らない。保育士等は，園児が環境と出会うことでそれにどのような意味があるのかを見いだし，どのような興味や関心を抱き，どのように関わろうとしているのかを理解する必要がある。それらを踏まえた上で環境を構成することにより，環境が園児にとって意味あるもの，すなわち，発達に必要な体験が得られる適切な環境となる。

2 食育の環境としての食事の提供

保育所での食事は，「保育所における食育に関する指針（平成 16 年３月）」に第５章の「食育における給食の運営」に示されているとおり，「食育の目標」を達成するために，子どもが食欲を中心とした自らの意欲をもって食にかかわる体験の場を構成するものである。子どもが，保育所での食事を通して，「食を営む力」の基礎を培うことができるよう，一貫した系統性のあるものとして構成する必要がある。

子どもは，毎日の保育所での食事を通して，食事をつくる人を身近に感じ，つくられた食事をおいしく，楽しく食べ，それが「生きる」ことにつながっていく。それを実感できる環境を構成することが望ましい。たとえ，保育所という集団の場であっても，家庭での食の営みとかけ離れないように，食事をつくる場と食べる場をつなげ，子どもに生産者や食事をつくる人の顔が見えるように工夫することが「食育の目標」を達成するために大切である。

栄養士や調理員は，子どもの「食を営む力」を育むことができる献立を考え，調理をし，食事に仕立てている。その食事を子どもにとって生きた教材として活用していくことが保育士等の役割である。「心地よい食事の場とは何か」「待ち焦がれる食事の始まりをつくるにはどのようにしたら良いか」を職員間で話し合ってみよう。そして，保育士が落ちついて，一緒に食卓を囲み，おいしい食事を五感で味わう，そして，一緒においしいねと，共感してくれる。そんな場が繰り返されることが何よりの食育であり，それがその子の食事（食事の場）の理想像を形づくっていく。したがって，食事が園児にとっておいしく魅力的なものであるよう，栄養士や調理員だけでなく，園全体で，食事の質の改善に努めることが求められる。

4　地域の関係機関や職員間の連携

1　国，地方自治体が進める食育の体制づくり

食育が必要とされている背景の中で，すべての国民が心身の健康を確保し，生涯にわたって生き生きと暮らすことができるように，2005（平 17）年 6 月に食育基本法が公布された。様々な経験を通じて「食」に関する知識と「食」を選択する力を習得し，健全な食生活を実践することができる人間を育てる

図 10 － 11　食育の環と 3 つの重点事項

（農林水産省）

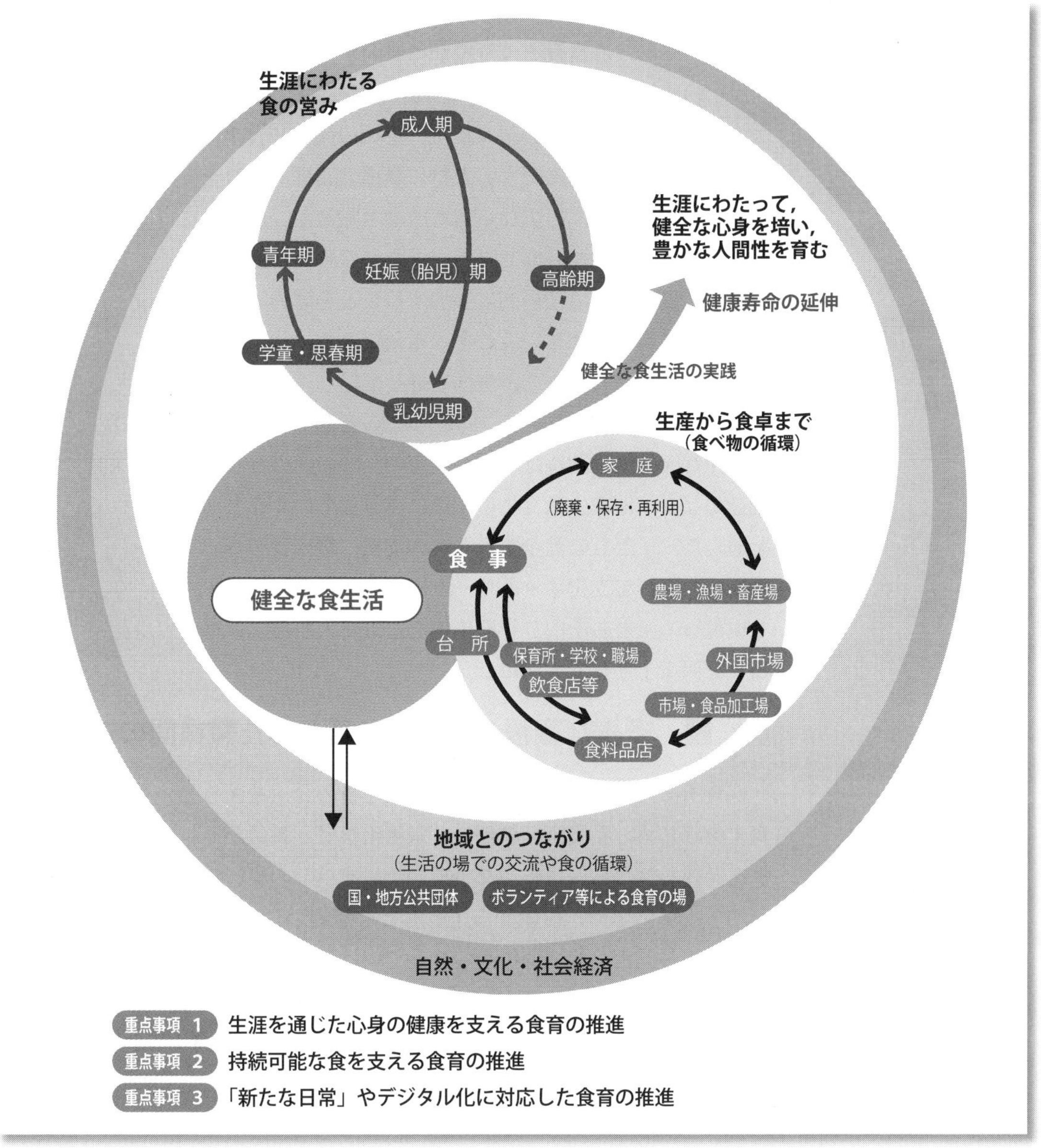

食育を推進することが求められている。これをうけて，国では食育推進基本計画が，地方自治体でも地域性溢れる食育推進計画が策定され，家庭とともに，保育所・幼稚園，学校，地域ぐるみで食育が推進されている。

図が示した令和３年度から令和７年度までの５年間を期間とする「第４次食育推進基本計画」では，図 10 － 11 に示した３つの重点事項を柱に，取組みと施策を推進している。家庭，保育所・幼稚園等，学校，地域が連携し，SDGs の考え方を踏まえ食育を総合的かつ計画的に推進していくことが期待されている。

2　保育所・幼稚園等と地域の関係機関との連携

保育所における食育をより豊かに展開するためには，子どもの家庭・地域住民との連携・協力に加えて，地域の関係機関である保健センター・保健所・医療機関，小学校などの教育機関，地域の商店や食事に関する産業，さらに地域の栄養・食生活に関する人材や職種の連携・協力を得ることも有効である。そのためには，日頃から保育所の全職員が，地域の食育に関する情報の把握に努めることが必要である。また，保護者に対して，子どもを対象とした地域の食育活動に積極的に参加することを勧めるなど，地域と連携した食育活動の推進に努めていくことが重要である。

今，注目される食育を，生涯を通して培う「食の育ち」を支える視点から重視し，乳幼児期から一歩一歩，歩むことができる仕組みづくりが必要である。保育所・幼稚園等は地域の食育の一つの拠点として，地域保健と地域福祉をつなぎ，地域生活文化の創造に寄与していくことが期待されている。食を通した，子どもの健全な育ちへの支援，親の育ちへの支援から，親子関係の支援，子育て支援ネットワーク形成支援，そして，まちづくり支援の視点を重視し，子どもを取り巻く環境を視野に入れるエコロジカルな視点を持つことを保育士として大切にしたい。

3　多様な職種の専門性を活かした職員間の連携

保育所においては，子どもの健全な心身の発達を図るという目的の下，保育士をはじめ，看護師，調理員，栄養士など，職員がそれぞれの有する専門性を発揮しながら保育に当たっている。すべての職員が一人一人の子どもを心から大切に思い，日頃から子どもと心が通い合うようにすること，また，子どもたち同士が仲間関係をつくっていけるように指導することが重要である。保育所保育指針及び本解説においては，保育に携わる全ての保育所職員（施設長・保育士・看護師・調理員・栄養士等）を「保育士等」としている。

子どもの保育と保護者の援助を行っていくためには，全ての保育所職員に対して，それぞれの職務にふさわしい専門性が求められる。さらに，それぞれの職員が，保育の内容等に関する自己評価等を通じて，保育の質の向上に向けた改善のための課題を把握した上で，それを保育所全体で共有する。その上で，課題への対応は，職員がそれぞれの専門性を生かし，協働して行う。保育所全体として保育の質を向上させていくためには，こうした一連の取組が組織的かつ計画的に進められていくことが重要であり，そのためのマネジメント機能が各保育所において強化されることが求められる。

保育の一環として食育を推進する上で，保育士，調理員，栄養士，看護師等の全職員が協力することが不可欠である。保育士以外の職種では，教育及び保育，児童福祉の領域について十分な知識や思考が養成されてきていないこともあり，保育に関わる用語や趣旨が共有しにくい場合もある。保育士も，調理員，栄養士，看護師等，それぞれの業務内容や想いを理解しにくいこともあるであろう。

まずは，互いの業務内容を理解し合えるように，文字化すること，報告しあうこと，その中にある想いを伝えることから始めたい。互いの想いがぶつかり合った時には，健やかな子どもの育ちのために，互いが何をすべきなのかを軸にしながら，学びあえる組織集団を一歩一歩，形成していくことが重要である。まさに組織としての育ちのプロセスを大切にしていきたい。

5　食生活指導及び食を通した保護者への支援

私たち人は食べなければ生きていくことはできない。生まれたときから，生きるための食べ方を親から学んでいく中で，育っていく。一方，親は子どもの食べる姿と向き合い，「食」の本質，多くの命によって自分が生かされていることや，人々が継承してきた文化を思い起こし，育っていく。いわゆる「親育ち」をしていく。そのためには，親や保育者自身が「食」の場での子どもの好奇心や探究心，創造性の芽生えや言葉の豊かさに学ぶことのできる感性を持つことが大切である。

子どもの食を考える時，保育所だけでなく，家庭と連携・協力して食育を進めていくことが不可欠である。食に関する子育ての不安・心配をかかえる保護者は決して少なくない。「家庭での食」に目を向けることは，不適切な養育の兆候を発見・予防にもつながる。

今回の指針の改定の一つの特徴として言えることは，「保育所に入所している子どもの保護者に対する支援」と「地域における子育て支援」とを書き分けて，それぞれの留意事項について示している点である。あえて，「保育所入所児童の保護者支援」を明確に打ち出した点が画期的である。児童福祉法第21条の9で定められている子育て支援事業の中にも，第1項第2号の「保育所その他の施設において保護者の児童の養育を支援する事業」が掲げられており，保育所の特性を生かした取り組みが求められる。

保育所は，以下のような子育て支援の機能，特性を持っている。つまり，① 日々，子どもが通い，継続的に子どもの発達援助を行うことができること，② 送迎（そうげい）時を中心として，日々保護者と接触があること，③ 保育所保育の専門職である保育士をはじめとして，栄養士，調理員，看護師，保健師と，各種専門職が配置されていること，④ 災害時なども含め，子どもの生命・生活を守り，保護者の就労（しゅうろう）と自己実現を支える社会的使命を有していること，⑤ 公的施設として，様々な社会資源との連携や協力が可能であることである。このような保育所の特徴を踏まえて，子どもの育ちを家庭と連携して支援していく。

保育所における子育て支援に関する基本的事項

(1) 保育所の特性を生かした子育て支援

ア 保護者に対する子育て支援を行う際には，各地域や家庭の実態等を踏まえるとともに，保護者の気持ちを受け止め，相互の信頼関係を基本に，保護者の自己決定を尊重すること。

イ 保育及び子育てに関する知識や技術など，保育士等の専門性や，子どもが常に存在する環境など，保育所の特性を生かし，保護者が子どもの成長に気付き子育ての喜びを感じられるように努めること。

(2) 子育て支援に関して留意すべき事項

ア 保護者に対する子育て支援における地域の関係機関等との連携及び協働を図り，保育所全体の体制構築に努めること。

イ 子どもの利益に反しない限りにおいて，保護者や子どものプライバシーを保護し，知り得た事柄の秘密を保持すること。

「保育所保育指針」第４章－１抜粋

1 入所する子どもの保護者に対する支援

保護者への食事の指導というと，どうしても一つの望ましい食事パタンを提示しがちであるが，一人一人の保護者のライフスタイルや気持ちに傾聴（けいちょう）・受容，共感し，いくつかの選択肢を提示する中で，保護者一人一人が自己決定し，養育力を向上（こうじょう）していくことができるような支援姿勢が重要である。

具体的に毎日の保育の中で実践しやすい内容としては，連絡帳，送迎時の対話，園だよりや園内の掲示，などを通して，保育所での食育の内容や食事中の子どもの様子や食事量などを知らせることであり，保護者への支援の最も基盤となるものである。

たとえば，毎月，身長や体重を計測する場合においても単なる健康状態のアセスメントといいうだけではなく，その結果を基に，家庭と保育所での養育の評価の機会とする。その際には，保護者と同じ目線（めせん）で，子どもの成長を喜びあう，まさに共有する姿勢が重要であろう。また，離乳食などの指導においても，離乳食の作り方にとどまらず，子どもが集団で常に存在する長所を活（い）かし，複数の子どもの食行動を保護者と一緒に観察し，発達過程の観察のポイントと，それに対応した食事提供の方法を，ある程度の順序性と共に多様性を踏まえて提案できるであろう。

毎日の食事での子どもの食べる行動や言動に関する小さな報告を積み重ねることは，家庭での様子を伝えてもらいやすくもなる。引いては，保護者の子育ての自信や意欲を高めることにつながるよう，伝え方を工夫することが望まれる。また，保育方針や保育内容をたよりや掲示によって開示するということは，保育所が食育に関してどのように取り組んでいるのかを伝えることができ，それが家庭での食育の関心を高めていける可能性が大きい。食育も，計画だけでなく，実践・評価のプロセスを伝え，保護者の子どもの食を通した発達への理解を助けていきたいものである。

2　地域の子育て家庭への支援

保育所を利用している保護者に対する子育て支援

(1)　保護者との相互理解

ア　日常の保育に関連した様々な機会を活用し子どもの日々の様子の伝達や収集，保育所保育の意図の説明などを通じて，保護者との相互理解を図るよう努めること。

イ　保育の活動に対する保護者の積極的な参加は，保護者の子育てを自ら実践する力の向上に寄与することから，これを促すこと。

「保育所保育指針」第４章２抜粋

保育所に入所している子どもの保護者に対する支援に加えて重視されているのが，保育所を利用していない子育て家庭に対する支援である。児童福祉法の第48条の３に「保育所は，当該保育所が主として利用される地域の住民に対してその行う保育に関し情報の提供を行い，並びにその行う保育に支障がない限りにおいて，乳児，幼児等の保育に関する相談に応じ，及び助言を行うよう努めなければならない。」とあるとおり，本来業務に支障のない範囲において，その社会的役割を十分自覚し，他の関係機関，サービスと連携しながら，保育所の機能や特性を生かして進めることが大切である。

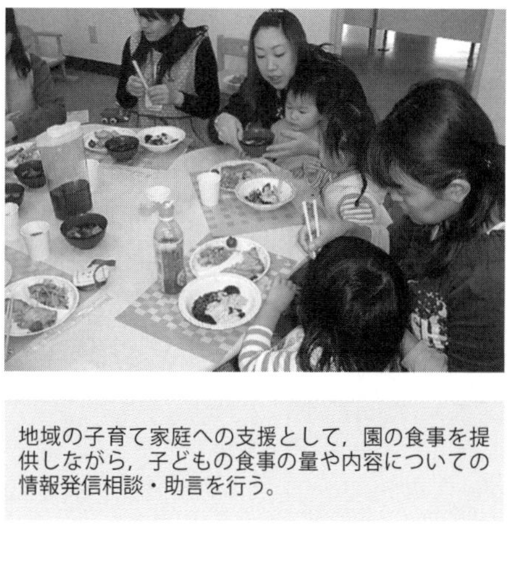

地域の子育て家庭への支援として，園の食事を提供しながら，子どもの食事の量や内容についての情報発信相談・助言を行う。

実際に，地域子育て支援活動は，保育所の保育士等以外にも，様々な専門職，ボランティア，保護者自身などによって担われている。

こうした中で，日々子どもを保育し，子どもや保育に関する知識，技術，経験を豊かに持っている保育所には，保護者や子どもとの交流，保護者同士の交流，地域の様々な人々との交流を通じて，その特性を生かした活動や事業を求められている。具体的な地域の子育て支援活動として，以下に示すような内容が示されている。

地域の保護者等に対する子育て支援

⑴地域に開かれた子育て支援

ア　保育所は，児童福祉法第48条の4の規定に基づき，その行う保育に支障がない限りにおいて，地域の実情や当該保育所の体制等を踏まえ，地域の保護者等に対して，保育所保育の専門性を生かした子育て支援を積極的に行うよう努めること。

イ　地域の子どもに対する一時預かり事業などの活動を行う際には，一人一人の子どもの心身の状態などを考慮するとともに，日常の保育との関連に配慮するなど，柔軟に活動を展開できるようにすること。

⑵地域の関係機関等との連携

ア　市町村の支援を得て，地域の関係機関等との積極的な連携及び協働を図るとともに，子育て支援に関する地域の人材と積極的に連携を図るよう努めること。

イ　地域の要保護児童への対応など，地域の子どもを巡る諸課題に対し，要保護児童対策地域協議会など関係機関等と連携及び協力して取り組むよう努めること。

「新保育所保育指針」第4章3抜粋

こうした視点は「平成20年度 児童関連サービス調査研究等事業報告書 子育て支援のための地域における食育の取組の分析・評価に関する研究」でも，具体的な食を通した活動とすり合わせて整理している。

① 子どもの保育と密接に関連した活動（保育参観・体験，調理室を活用した試食会等）

② 食に関する相談や援助の実施（食に関する講習の実施や情報の提供）

③ 食を通した子育て家庭の交流の場の提供及び交流の促進

④ 地域の子どもの食育活動に関する情報の提供

食育というと，食に関する情報の提供が強調されがちである。それ以上に，保護者同士のかかわりが少なくなっていることを考慮すると，「食」の場を通して保護者同士の交流の場の提供や促進（そくしん）を図っていくことで，食に対する意識が高まり，保護者の育児不安も軽減（けいげん）するなどの成果（せいか）につながるであろう。保育所・幼稚園での地域の子育ての拠点（きょてん）としての機能が求められている中で，食を通して，子育てを学び合い，分かち合い，支え合い，育てあう観点からの支援を重視し，保育所等での「食」に関する資源を有効（ゆうこう）に活用していくことが重要である。（酒井）

第 2 部
実践編
食育・栄養教育と保育

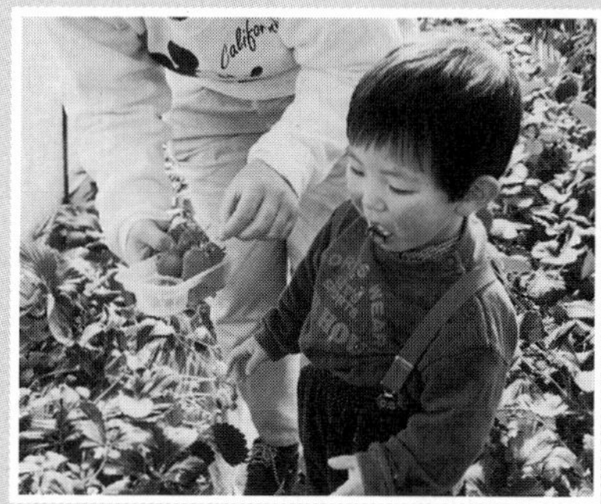

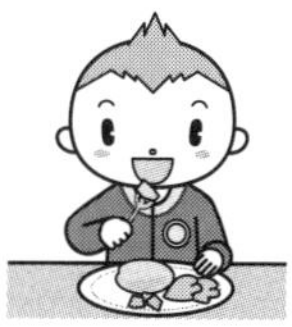

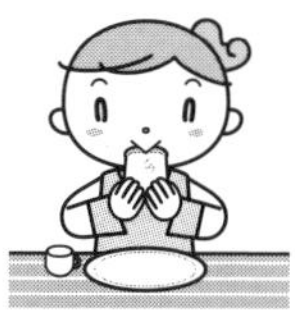

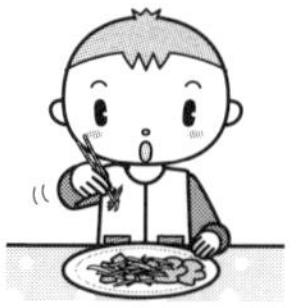

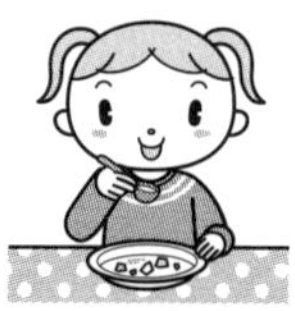

● 乳児期　　　乳汁栄養

事例 1　フォローアップミルクから牛乳へ

１歳になるあやのちゃんは，お母さんの育休が明けるので４月から保育園に通うことになりました。入園前の事前相談のとき，お母さんは保育士に１年をふり返って食事についての悩みを打ち明けました。

お母さんは，「１か月を過ぎたころに麦茶をスプーン１杯ずつ飲ませはじめて４か月位から果汁を与えましたが，初めてのことなので，赤ちゃんのどんな様子から判断して離乳食を始めたらよいのか迷いました。育児雑誌にはいろいろなことが書いてあり，それで，迷ってしまいました。」と言いました。

幸い，あやのちゃんのおばあちゃんが近くに住んでいたので相談することができ，おばあちゃんのアドバイスにしたがったということです。

また，育児書には離乳食は５，６か月から始めましょうと書いてあったのに，４か月健診の日，保健所で会った人からもう離乳食を始めているという話を聞き，気持ちがあせり，「みんなはいつごろからどうやって離乳食を始めているのかしら。自分で決めるのかな……」と不安になったということです。それでも本に書いてあったので，つぶしがゆから始めてみました。電子レンジでできる離乳食も売っているのでそれも使ってみましたが，ご飯をうすめておかゆを作るほうが簡単なので自分で作るようにしました。また，フォローアップミルクのこともよく分かりませんでした。育児書には離乳食の栄養補給として飲ませたほうがよいと書いてあり，ミルクの缶にも「３歳くらいまでの栄養補給に……」と書いてあったことからフォローアップミルクを使いはじめたそうです。

あやのちゃんのお母さんは，入園にあたり，「１歳で入園なので，保育園では牛乳にしましょうね」と伝えられました。お母さんは，「フォローアップミルクから急いで牛乳に変えなくては……」と思いどのようにしたらよいか保健所に相談しました。

保健所では「牛乳に変えるには，フォローアップミルクをきっぱりやめて，温めた牛乳を少しずつ様子をみながら飲ませていきだんだんに量を増やしていけばよいですよ。」というアドバイスでした。

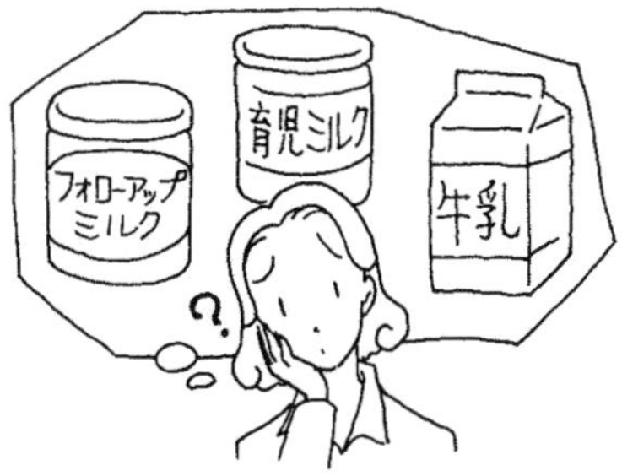

お母さんは４月からの入園に向けて

夢中で牛乳に変えるよう努力しました。でも気持ちの上で，あせったり子どもに無理をさせているのではないかと心配になってそのことで保育園に相談にきました。保育園の栄養士の先生は，前回の事前相談のときにフォローアップミルクのことや牛乳へのスムーズな移行の仕方をアドバイスしてあげればよかったのかなと少し反省をしました。（永井）

解　説

育児に関するさまざまな情報が流される中で，お母さんをはじめ保育士，栄養士などの専門家も混乱しやすい事例ですので整理してみましょう。

まず果汁の問題です。昔は，牛乳で人工栄養をしていたのでビタミンCの補給に果汁は必要でした。けれども現在の育児用ミルクにはビタミン類が添加されていますし，母乳にもビタミンは十分含まれています。このため果汁からビタミンCを補給する必要はなくなっています。

また，暑い時期やのどが乾いた時の水分補給には白湯や麦茶がよく，果汁がよい理由はありません。かえって果汁は甘いので多量に飲んでしまう場合には乳汁量の低下を招くので好ましくありません。

果汁：
第８章／②食物アレルギーのある子どもへの対応／❸対応（p.154）

つまり，離乳食開始前の果汁には栄養的意味は特にありません。

つぎに乳汁の問題です。出生後，９か月までは母乳または育児用ミルクを与えるのが原則です。それ以後は，母乳や育児用ミルクをそのまま与え続けても，フォローアップミルクに代えても大丈夫になります。このように成長にともないミルクの種類に選択の幅が広がりますが，牛乳を与えるのは１歳を過ぎてからにしましょう。１歳未満で牛乳を乳汁代わりに毎日 400mℓ以上与えると鉄欠乏性貧血になる可能性が高くなるので注意が必要です。（上田）

鉄欠乏性貧血：
第４章／④乳児期の栄養・食生活上の問題と保育者としての対応／❻鉄不足（p.102）

Q＆A

Ｑ１：母乳が足りているか不安です。（1か月）

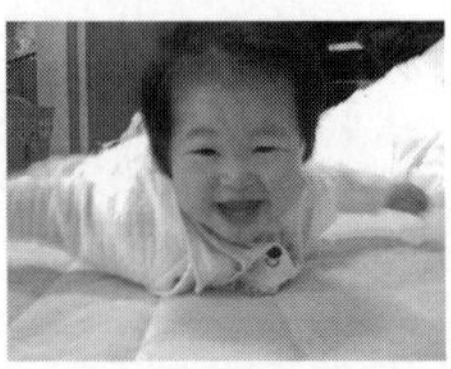

Ａ１：分娩後，１週間は母乳の分泌は少なく，その後次第に増加します。生後１か月間は授乳時間が定まりにくいものです。簡単に人工乳を与えたりせず，母乳を頻回に与えるようにします。次第に２～ 2.5 時間ぐらいの間隔になりますが，１か月を過ぎても以下のような時には母乳不足を疑い，小児科医に相談するとよいでしょう。

①授乳時間が長く 30 分以上かかる，②授乳直後に泣く，③授乳間隔が 30 ～ 60 分程度と短い，④排便の回数が減る，⑤眠りが浅く，機嫌が悪い，⑥体重の増加がよくない　（上田）

体重の増加：
資料編／資料❶乳幼児身体発育曲線（p.250）

Ｑ２：乳汁の代わりに牛乳を１歳まで与えない方がよいという理由は。

Ａ２：牛乳は母乳や育児用ミルクと比べて含まれている鉄が少なく吸収率も悪いうえに，生後 12 か月以前に乳汁代わりに毎日 400mℓ以上与え続けた場合，少量の消化管出血（潜血）が起こります。このため鉄欠乏性貧血（ヘモグロビン 10.5g/dℓ以下）になりやすく，この状態が３か月以上続くと精神的発達，運動発達ともに遅れるといわれています。その他に，牛乳はたんぱく質，ミネラルの含量が多く，乳児の腎臓に負担を与えることと，たんぱく質の摂取過剰により将来糖尿病の発症リスクを高める恐れがあるためです。（上田）

鉄欠乏性貧血：
第４章／④乳児期の栄養・食生活上の問題と保育者としての対応／❻鉄不足（p.102）

Ｑ３：フォローアップミルクの使用時期および特徴は。

Ａ３：①母乳や育児用ミルクに比べたんぱく質量が多く，未熟な乳児の腎臓には負担がかかる，②育児用ミルクには添加されている微量元素が十分に配合されていない，という点から９か月以降からの使用になります。フォローアップミルクは鉄の供給の面から優れていますが，生後９～11 か月頃以降にレバー，赤身魚，肉などを使って不足しがちな鉄を補給し，幼児食になってもたんぱく質，カルシウム，鉄など必要な栄養素が摂取できていれば，特に必ず与えなければならないものでもありません。（上田）

鉄を補給：
第２章／1身体発育と栄養状態の把握（p.21）

	0か月～	9か月～	12か月以降
母乳	○	○	△
育児用ミルク	○	○	△
フォローアップミルク	×	○	○
牛乳	×	×	○

○：与えてもよい時期
△：与えても差し支えない時期
×：与えてはいけない時期

Ｑ４：混合栄養ですが，最近ミルクを嫌い困っています。（３か月）

Ａ４：栄養状態が不良の乳児がミルクを飲まない場合には小児科医の受診を勧めます。しかし，一般にミルク嫌いの乳児は体重が普通か多いものです。このような時はミルクを無理に与えないで水分補給をし様子をみます。５か月を過ぎて，おもゆなどを喜ぶようなら少し早めに離乳を開始し，母親の気持ちを落ち着かせましょう。（上田）

水分補給：
第８章／❶脱水症（p.141）

離乳を開始：
第４章／❹離乳の実際（p.91）

Ｑ５：母乳を飲ませる期間は。

Ａ５：母乳が十分出る場合は，栄養上は５か月ころまでは母乳だけで健康に育ちます。その後は，たんぱく質，鉄，ビタミン類などが不足するため離乳食で補うようになり，満１歳を過ぎると母乳からの栄養は期待しなくてよくなります。したがって目標を５か月ころとおき，その後も母乳やめる時期：
第４章／❶母乳栄養／❻母乳をやめる時期（p.82）

がよく出るようなら与え続け，やめる時期はそれぞれの母子関係のなかで決めていくとよいでしょう。（上田）

Ｑ６：乳幼児健診はどういう目的でどういうことが行われるのですか。

Ａ６：乳幼児健康診査（以下健診）は乳幼児の疾病の予防や早期発見，健康の保持増進の他に，育児の知識の普及，母親の育児不安を軽減するなどのために実施されます。これは母子保健法で定められている公的事業の一つです。各自治体により多少違いますが，１か月，３～４か月，６～７か月，９～12か月，１歳半，３歳というように乳幼児の発育上大切な時期に行われます。これらの健診については市区町村から通知がくるので，保健センターまたは自治体の委託した病・医院で受診します。この他，各病・医院が独自に健診を行っているところもあります。一般的な健診のプロセスは以下の通りです。（上田）

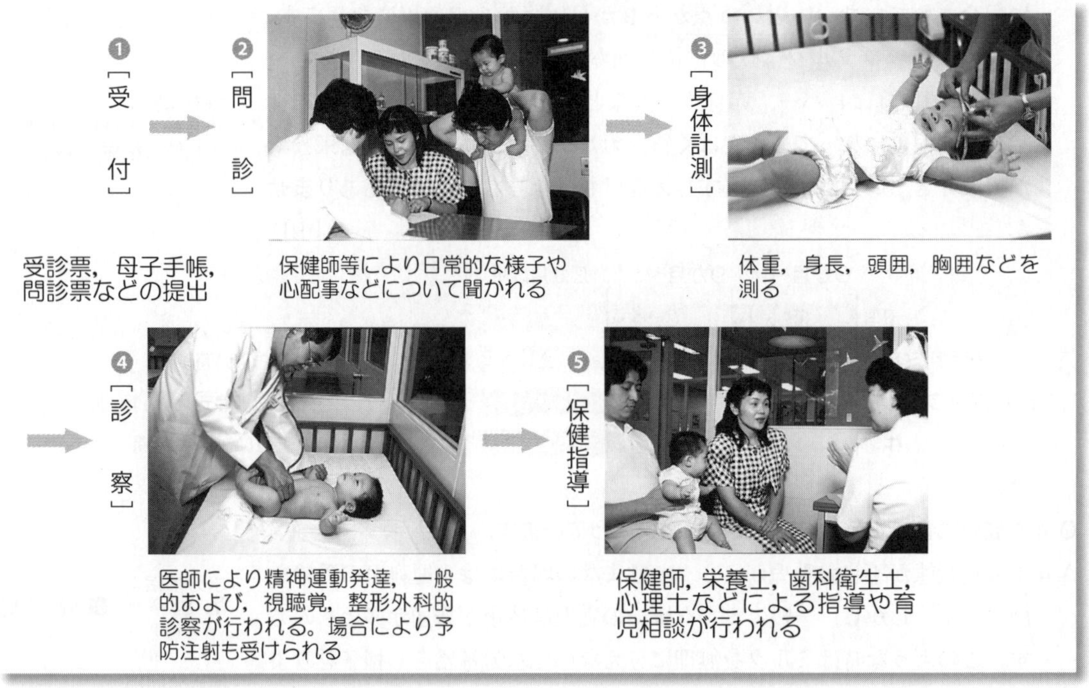

❶［受付］
受診票，母子手帳，問診票などの提出
❷［問診］
保健師等により日常的な様子や心配事などについて聞かれる
❸［身体計測］
体重，身長，頭囲，胸囲などを測る
❹［診察］
医師により精神運動発達，一般的および，視聴覚，整形外科的診察が行われる。場合により予防注射も受けられる
❺［保健指導］
保健師，栄養士，歯科衛生士，心理士などによる指導や育児相談が行われる

● 乳児期　離乳開始・生後 5，6 か月頃

事 例 2　もえちゃんの離乳食

もえちゃんは，４月に５か月児として入園してきました。入園当初は，ミルクだけで一日を過ごしていました。４時間おきのミルクで保育者に抱っこされグイグイとたくさん飲んでくれました。入園から１か月，少しずつ園生活にも慣れ，ベビーチェアーに座り，他の子の食事の姿を見ながら，食べたそうに口をもごもごさせたりする姿も見られるようになったので，お母さんとお家での状態を話し合い，離乳食を始めてみることにしました。お家では，「口に入れたものはすぐ出してくる」とのことで，園でもあせらず少しずつ様子を見ながらやっていこうということになりました。

当日，離乳食を目の前にしてにこにこしながらテーブルを両手でたたく嬉しそうなもえちゃんの姿に，こちらも嬉しくなり，「マンマたべようね」と話しかけ，エプロンをかけタオルで手を拭いてもらい食事が始まりました。メニューは「つぶしがゆ，にんじんのマッシュ，ほうれん草のお汁」です。舌の上にのせてトロッとする硬さでごっくんと飲みこめる状態です。

離乳食用のちっちゃなスプーンにまずはおかゆを軽く入れ，「もえちゃん，あーん」と，保育者も一緒に口を大きく開けながら口へと入れてみます。もえちゃんは，すぐに「べェー」と，おかゆを出してしまいました。けっして無理強いせず「おいしいでー，あーん」と，今度は人参のマッシュを入れてみました。大きく口を開けてくれるので大助かりです。にんじんはおいしかったのか，吐き出す事なく，小さな口元を少し動かしてごっくんしてくれました。「もえちゃん上手やねー」「はいもう一回あーん」と，今度はおかゆににんじんを少し混ぜてみました。味がするのが良かったのか，にこにこしながらごっくんしてくれました。少しずつ少しずつもえちゃんの様子を見ながら口に入れていきます。隣のテーブルの子を見ながら「あーあー」と話しかけたり，お皿を自分の方に引き寄せようとしたり，目の前のお皿やスプーンに興味しんしんで，とてもじっとはしていません。保育者も「もえちゃんおいしいねー」と言いながら一緒に食事をしながら，子どもたちの様子を見ていきます。子どもたちも保育者の食べる姿を見ながら自分も食べたりしていきます。お汁やお茶も，スプーンで上手に飲ませてもらい「あーあー」と自分で催促しながらも離乳食初日はなんとか終了。日一日と食事の量も増えて，順調にステップアップしていきました。　（山本）

離乳食：
第４章／③離乳の意義とその実践（p.89）

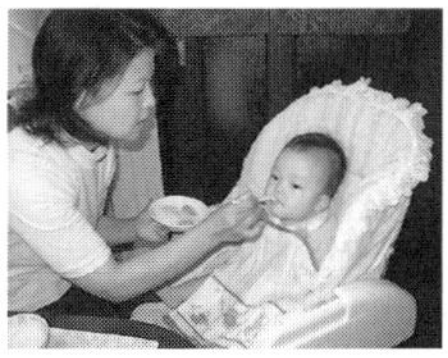

解　説

離乳には乳汁以外の食物からエネルギーや栄養素の大部分をとれるようにすることに加え，摂食機能の発達，摂食行動の自立を促すといったさまざまな目的があります。

離乳の開始：
第４章／❹離乳の実際（p.91）

離乳の開始は５，６か月が目安ですが，遅くても６か月には開始しましょう。そして初日は１品１さじが基本です。２日目も同じものを１さじ，３日目になったら２さじとゆっくり進めていきます。また食品は，離乳開始頃の乳児に消化されやすい米がゆから与え始めるとよいでしょう。しかし，米の粒々があると口から出しやすいので，よくすりつぶしトロトロにします。それでも口から出した場合には，それをすくっては与え，すくっては与えるをくり返すと唾液とともにゴックンと飲み込めるようになります。

与え方：
第４章／❸咀嚼機能の発達を促す与え方（p.90）

次に与え方ですが，まずスプーンで下唇を軽くノックするようにして「食べものが来ますよ」というサインを送ります。次にスプーンを下唇の上に乗せます。そして乳児自身が上唇でスプーンの上の食べものを取り込むのを待ちます。こうして取り込んだのを確認してからスプーンを引き抜くようにしましょう。つまり，介助は食べものを下唇まで運ぶところまでです。あとは乳児自身の唇の力で口の中に取り込ませるようにします。これを繰り返すことにより乳児自身が一口量を覚え，噛むことが次第にできるようになります。口の中に直接入れた方が汚れないし，時間もかかりませんが，摂食機能の発達を促すためにはスプーンでの与え方に配慮が必要です。

手づかみ食べ：
第５章／❶幼児の食事上の問題と対応（p.113）

かかわり方：
第４章／❼離乳食の与え方と保育者のかかわり方（p.101）

この事例は，子どもの発達や周囲とのかかわりをよく観察したうえで，離乳食を与えています。子どもへの言葉掛けも適切で，食事をすることの楽しさを共に分かち合っている様子が伝わってきます。今後，手づかみ食べがはじまってきますが，保育者はかかわり方を工夫して食行動の自立へつなげていくよう心がけましょう。

（上田）

Q&A

Q７：果汁を飲もうとしません。（5か月）

A７：離乳食開始前に，特に果汁を与える必要はないので無理強いはやめましょう。離乳食開始後でも欲しがらなければ与える必要はありません。かえってすりつぶした果物の方が摂食機能の発達を促すので試してみましょう。

（上田）

Q 8：すっぱい果物には，はちみつを混ぜていいですか。（5か月）

A 8：はちみつにはボツリヌス菌が混入していることがあります。ボツリヌス菌は酸素のないところで育つ嫌気性菌で，体の脱力や呼吸麻痺が起こる毒性の強い菌です。乳児は抵抗力が弱く，小腸内の酸素濃度が低いことがあるためこの被害を受けやすくなっています。1歳までは与えないようにします。1歳を過ぎれば腸内細菌叢が完成するので，はちみつを与えても大丈夫です。（上田）

Q 9：野菜スープに調味は必要ですか。（5か月）

A 9：離乳開始頃には全く調味をしない自然の味で十分です。市販のベビーフードの野菜スープは，食べるときの濃度で100g中Na200㎎（食塩濃度0.51％相当）を超えない範囲で調味をしています。離乳食が進み多少の味付けをしないと食べなくなった時に利用するのは，薄味なのでよいのですが，5か月頃には調味しない手作りの方が好ましいといえます。（上田）

ベビーフード：第4章／6ベビーフードの種類と利用法（p.100）

Q 10：米がゆからスタートするとよいと聞きましたが，口から出します。（5か月）

A 10：米がゆは柔らかく作っても粒々が残るため，最初は丁寧にすりつぶした“つぶしがゆ”にして与えましょう。それでも嫌がる場合には，乳汁（母乳や育児用ミルク）を少し加えると受け入れやすくなります。（上田）

Q 11：離乳食開始初日からたくさん欲しがります。（5か月）

A 11：初日は小さじ1杯程度が目安です。翌々日は2さじと徐々に増やします（p.95 表4－4参照）。この時期は栄養より慣れることが大切な時期です。欲しがっても目安の2倍程度までにし，便の様子をみながらあせらずゆっくり進めましょう。（上田）

Q 12：離乳食を与えはじめたら便がゆるくなり，回数も増えました。（5か月）

A 12：機嫌もよく食欲もあり，体重も順調に増えている場合には，心配ありません。今まで乳汁しか飲んでいなかった乳児の腸内細菌叢が変化し，便の臭いも甘酸っぱい香りから大人と同じようなものへ，そして便性も変化していくのが一般的です。離乳食に慣れると徐々に回数も減り便性も安定していきます。（上田）

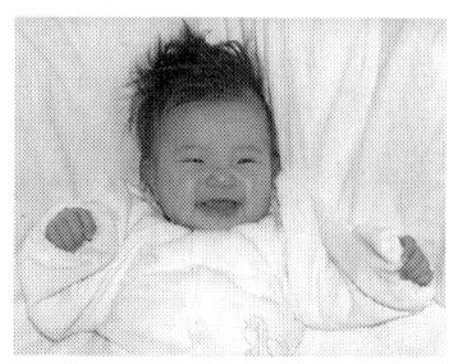

Q 13：出生体重が2,500g未満の「低出生体重児」の離乳開始時期について教えてくだい。

A 13：低出生体重児の離乳については，特に一定の決まりはありません。月齢に関しては，誕生日でなく出生予定日をスタートと考えた修正月齢を目安にするとよいでしょう。しかし，「授乳・離乳の支援ガイド」に示された発育が良好なら離乳を開始するという基準，つまり「首のすわりがしっかりして寝返りができる。５秒以上座れる。スプーンなどを口に入れても舌で押し出すことが少なくなる（哺乳反射減弱）。食べ物に興味を示す。」という評価が離乳開始の決定に最も役立ちます。

（上田）

低出生体重児：
第８章／⓫低出生体重児（p.149）

授乳・離乳の支援ガイド：
第４章／❹離乳の実際（p.91）

● 乳児期　　生後７，８か月頃から 11 か月

事 例 ❸　丸飲みし，満腹感がないゆうきちゃん

ゆうきちゃんは８か月で保育園に入園しました。

園に慣れるのも早く，離乳食は何でも食べ，とてもスムーズな園生活のスタートでした。動きも活発で腹ばいを嫌がりましたが，寝返りでコロコロと器用に移動します。全身が少々柔らかい感じで，おすわりが不安定なため時々ひっくり返るので目が離せませんが，機嫌よく声を発したり，大きな目で回りの様子を眺めては，保育士と目が合うと，ニッコリと笑ったりする，表情豊かな赤ちゃんです。

面談の際，離乳食は，家庭でも順調に進んでいるとのことでしたが，園生活に慣れるまで様子を見るためにも，一段階下げゆっくり進めることにしました。最初からほとんど全量平らげ，ミルクも 140cc を飲み干す程です。たっぷり食べた後は，すぐに眠くなり１か月ほどはさほど気にとめるほどではありませんでした。

しかし，食事状況をよく見ると，口に入れた途端にほとんど飲み込み，モグモグができないことに気がつきました。食事を見ると早く食べたくて待ちきれず大騒ぎです。おかわりをして，ごちそうさまをしても満足しません。他の子の食事を見ながらさらに要求します。いくら食べても満足しないのでしょう。

ゆうきちゃんは，入園当初からよだれが多く唇を閉じ，あごの上下左右の運動機能面が，充分に発達していないのではないかと思われました。そうこうしている間に，中耳炎になり体調が良くない日が続いたこともあり，食事が始まるとぐずり泣きしながら眠くなり，食事のリズムが崩れてしまいました。クラスで相談の結果，離乳の段階をアップして咀嚼機能を高めてはとい

うことになりました。歯茎で噛む固さにすることで噛むことの必要性を養うことと，保育士が食べさせながら「モグモグ」「モグモグ」と顔を見ながら声をかけ促すことを重要視しました。朝早くに目覚め，そのまま保育園に登園した際には，少し眠らせてから機嫌よく食べられるリズムを作る対応に変えました。

これにより，お誕生日を迎える頃には，完了食に進み，ミルクから牛乳への移行もでき，コップの使い方にも慣れ，スプーンへの興味も出てきて手で持つ喜びが伴い，その結果として少しずつかむこともできるようになりました。食べ物への興味もあり，食べることも大好きなゆうきちゃんですが，まだまだ噛むことはむずかしい場合もあり，パンを持たせている時などは口いっぱいに詰め込み，保育士をひやひやさせます。保護者と話し合いを入念に行い，家庭での食事も，特に朝食をしっかり食べさせて登園していただくことにしました。現在でも保育園では，ゆったりと安定した雰囲気の中で，食事ができるよう配慮をして「カミカミしようね～」と言葉をかけながら咀嚼を促しています。

●後期食献立例

プレーントースト
野菜スープ
ジャガイモそぼろ煮
ヨーグルト
くだもの

解　説

離乳を通して，母乳または育児用ミルクの乳汁を吸うことから，食物を噛みつぶして飲み込むことへと移行することで，咀嚼機能が発達していきます。入園時には面接を行い，家庭でどのように離乳をすすめてきているのか生活リズムとの関連で，状況を把握することが重要です。事例のように，食べ方を観察しながら，調理形態を一段階下げて対応することも必要です。どのような調理形態の食事の時にどのような食べ方であったのか，また，その時，手づかみ食べ，スプーンへの興味などの食行動の発達についてもよく観察する必要があります。同時に，食卓での「モグモグね」「おいしいね」などの保護者や保育者との共感を重視し，満腹感と満足感の両面を育てていきたいものです。食事の調理形態と共に，与え方についても保護者に報告し，家庭でも実践できるように連携を深めていきましょう。　（酒井）

Q & A

Q 14：かぼちゃや小松菜などがほとんどそのまま便に出てきます。（7か月）

A 14：繊維の多い野菜などはそのままの形や色で便に出てきてしまうのが一般的です。かぼちゃは便全体を黄色く染め，小松菜やにんじんはそのままの形で便の一部に出てきます。それでも栄養は十分吸収されていますので，心配ありません。しかし，月齢に応じた柔らかさ，細か調理形態：
カラー実習編／離乳期の食事

さにすることにより吸収力がアップしますので，調理形態には配慮しましょう。（上田）

Q 15：脂肪の多い肉や魚はいつ頃から使用してもよいですか。（7か月）

A 15：脂肪は胃での停滞時間が長く，高エネルギーです。乳児は脂肪を消化・吸収する能力が未熟であるため，脂肪の摂り過ぎは軟便や下痢の原因となります。このため脂肪の少ない鶏ささみを生後7，8か月頃になってから与えはじめます。ついでレバーや赤身肉を与え，脂肪の多い肉は少し遅らせて使用するとよいでしょう。なお，さば，いわし，さんまなどの脂肪の多い青皮魚は，9か月以降からにします。（上田）

Q 16：離乳食後の乳汁はまだ与えた方がよいですか。（8か月）

A 16：7，8か月頃は，舌と上あごでつぶせる固さの全がゆなどの主食に主菜と副菜を添えて1日2回離乳食を与えますが，離乳食から摂取できるエネルギーや栄養素はさほど多くありません。母乳や育児用ミルクなどの乳汁からまだ60～70%程度のエネルギーを摂っていますから，離乳食後の授乳は求める場合は続けましょう。（上田）

Q 17：なんでもよく食べますが，丸飲みしているようです。（8か月）

丸飲み：
第4章／3咀嚼機能の発達を促す与え方（p.90）

A 17：スプーンを口の奥に入れすぎたり，舌の上にのせたまま離乳食を取り込ませたりしていませんか？乳児の口のなかに食べものが残っているうちにスプーンを口元に持っていって次の食べものを食べさせようと急いでいませんか？また一度にたくさんの量を入れていませんか？丸飲みの習慣をつけないためには，なるだけスプーンの先端部に離乳食をおいて，乳児が取り込もうとする動き（捕食）を待つことが原則です。そして量は少しずつにし，飲み込むのを確かめ，一呼吸おいてからゆっくり次の離乳食を口に運ぶようにするとよいでしょう。これにより適量を摂取できるようになります。（上田）

Q 18：手づかみで食べたり，食べものを手でこね回したりします。（9か月）

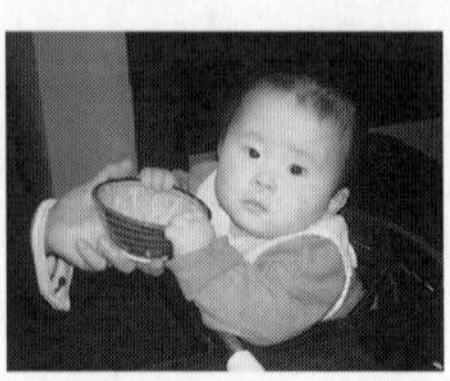

A 18：離乳食に慣れた頃から，乳児は自我が芽生えなんでも自分で確認したがります。この時期を通過することにより自分の手で食べものを食べられるようになり，1口量も学習します。ですから，この自発性や自主性を育てることにより，適量を食べることも学習できるのです。このため床に新聞紙やビニールを敷き，エプロンや汚れてもよい服を着させて十分に自分の手で確認したり食べたりをさせましょう。ただ

し，遊びとの区別をつけるために1回の食事時間は20～30分程度で切り上げるようにします。（上田）

Q 19：1日3回食を十分食べていたのに最近急に食事量が減りました。（10か月）
A 19：離乳食に慣れた頃にはこのような「中だるみ」がよく見られます。この現象は一般には一時的なもので，しばらくすると再び食べるようになるものです。体重の増加が順調で元気があれば心配ありません。無理強いせず見守ることが大切です。なお，食べないからといって，授乳量を増やしたり，間食を与え過ぎると「中だるみ」が長引きますから注意しましょう。（上田）

中だるみ：第4章／④乳児期の栄養・食生活上の問題と保育者としての対応／❷食欲不振（p.101）

● 乳児期　生後12か月から18か月頃

事例 4　おっぱい大好き，食事への関心がないまさきちゃん

まさきちゃんは9か月で保育園に入園しました。入園まで母乳だったため哺乳ビンから飲むミルクを受けつけません。泣いている時間も長く離乳食を与えるのも大変で，抱っこで少しずつ口に運んであげる状況でした。園に慣れるにつれて，ミルクをスプーンで飲んだり，コップから飲むこともできるようになりました。入園して3か月目に1歳のお誕生を迎えました。入園直後の10か月から歩き始めていたので，この頃には歩くことが嬉しくて，いたずら大好きで機嫌よく毎日が過ごせるようになっていました。

しかし，離乳食に関してはムラが多く，残す量の多いことが悩みでした。登園時間が遅く，9時ごろ家で母乳を飲んでから来ることが習慣となっていて10時30分過ぎからの食事時間に，空腹感がないことも考えられました。母親と話をする中では，「母乳が沢山でること」「止めさせることは考えられない」との事でした。迎えに来るとその場ですぐにおっぱいを飲ませる状況でした。日々の食事の様子は，食べることに対してあまり関心が無く，汁物以外はいつも少量から半分程度しか食べません。口に溜めたままだったり，ごっくんと飲み込めず，かんでは吐き出したり，果物もほとんど食べようとしませんでした。ミルクから牛乳への移行は意外にスムーズで，元々哺乳ビンが苦手だったため，コップを使うことのほうが多かった事が良かったようです。食べ物の好みが見られるようになり，おじやは好き。パンは好まないが食パンの耳だけは食べたり，白いご飯は好まず，柔らかい野菜は好きだったり…。しばらくムラのある状況は改善されず，そのため母親とも何度か話

し合いました。

「離乳食も完了に近づくと家でおっぱいではなく，朝と夕は食事を摂る事で栄養摂取をすることが大事であること。日中も活動が活発になってきたので体力をつけていくためにも必要なこと，歯が生えるにつれて咀嚼運動を十分にさせる事が大切であること」などを繰り返し伝え，話し合っていく中でようやく母親もやってみる気になってくれました。母親の態度が決まると，意外にまさきちゃんの方はスムーズに断乳することができました。するとあんなにムラのあった食事をとても良く食べるようになりました。びっくりしたのは母親の方でした。おっぱいにこだわっていたのは，子どもよりも自分の方だったことに気がついたようでした。そして家でもとても食べるようになったと喜んでいました。

断乳：
第4章／❶母乳栄養／❻母乳をやめる時期（p.82）

１歳を過ぎ，離乳完了頃になったら自然と母乳がやめられたら理想ですがいろいろな価値観や母親の思いもある中で，保育園がそのきっかけを示してあげ，子育ての中で，大事なことを家庭と一緒に考えていくことが，求められているように感じます。

解　説

乳汁栄養，特に母乳と，離乳食とのバランスはなかなか難しいものです。近年では「自然卒乳」という表現も使われる傾向にあります。断乳を強いるのではなく，子どもが母乳を飲まなくなるまで待ち，母乳を卒業する時期は人それぞれで，母親と子ども自身に決めてもらおうという考え方です。この事例の母親も保育園に預ける前に時間を作ってたっぷりと母乳を与え，親子共に満足して登園しています。お迎えの時も胸が張っていて，親も子も母乳を飲ませたい・飲みたいという想いでいます。特に，保育園への入園当初はそのような気持ちも強いため，ゆとりをもった対応が必要です。問題となるのは離乳食を食べる量が少なく，離乳が進まない場合です。まずは，この事例の保育園のようによく母親と話し合うことが重要です。保育園で食べることができなかったものだけを話すのではなく，食べることができたことを誉めて報告しましょう。母親がいろいろ離乳食を作る工夫をして，食事を与える喜びが感じられるように促すことが大切です。母親の考え方や行動を非難するのではなく，保育園が信頼をもって頼られる存在になることが重要です。

（酒井）

Q&A

Q 20：個人差を考えた場合「適量」はどのように考えたらよいですか。

A 20：同じ子どもでもその日の体調により食欲にはむらがあります。乳児の求める量を与えても下痢などの消化不良を起こさず，体重が順調に増加すればそれを「適量」と考えてよいでしょう。母子健康手帳の乳児身体発育曲線の曲線に沿って増加しているかどうか確認しましょう。（上田）

乳幼児身体発育曲線：
資料編／資料1乳幼児身体発育曲線（p.250）

Q 21：薄味とはどの程度のものですか。（12 か月）

A 21：月齢が進み完了ともなると調味した料理を喜ぶようになります。離乳食に塩味をつける場合には 0.5％以下，甘味では 1 ～ 3 ％であることを目安にします。これは大人の調味の 1 / 4 ～ 1 / 2 程度にあたります。ですから大人の食事を利用する場合には大人の食事も薄味を心がけた上で 2 倍以上に薄めるようにしましょう。（上田）

Q 22：肉は挽肉しか食べず，青菜を口にため込んでしまいます。（12 か月）

A 22：この時期はまだ乳臼歯（奥歯）が生えていないので，歯槽提（歯ぐき）で咀嚼しています。このため繊維の強い肉や野菜はすりつぶすことができません。この時期は口にため込んで飲み込まない，口から出すということをよく起こします。これは子ども自身が食べられるものとそうでないものを区別しているのです。野菜や肉の薄切りなどは包丁で叩いたり，柔らかく煮込んだりして食べやすく調理しましょう。（上田）

Q 23：コップで上手に飲めません。（12 か月）

A 23：多くの子どもは，1 歳を過ぎた完了期のころにはコップから水などの液体を飲めるようになります。うまく飲めない子どもには，まずは顔を下に向けさせる事が大切です。顔を上に向けて口を開いたまま流し込まないようにし，コップの縁が下の前歯より奥に入らないよう介助しながら教えると短期間でじょうずに飲めるようになります。（上田）

コップ：
第 4 章／4咀嚼機能の発達を促す与え方（p.90）

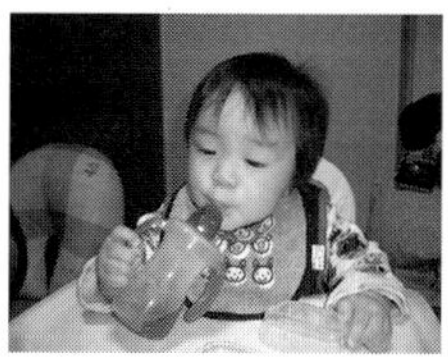

Q 24：虫歯（齲歯）予防のためにはどんなことに気をつけたらよいですか。

A 24：食事と間食の時間をだいたい決め，規則的な食生活を心がけましょう。カラーページ「虫歯になりにくい食べ物なりやすい食べ物」（p.16）を参考にして，与えるものに注意しましょう。さらに甘いものを食べた後に繊維の多い野菜や，水や麦茶を与えたり，ブラッシングしたりすることを習慣づけていくと効果的です。（上田）

● 乳児期　食物アレルギー

事 例 5　拓也くんは卵アレルギー？

今日は市で行われる10か月健診です。たくさんの赤ちゃんとママやパパたちが保健センターにやってきました。拓也くんのママもその1人です。受付けを済ませると，いろいろな書類と共に「食事調査紙」が渡されました。食事調査紙には150種類の食品名が書かれ，赤ちゃんがこれまでに食べたことがある物に○をつけるようになっていました。拓也くんのママはいろいろな育児雑誌を読んで，卵アレルギーの子どもが多いことを知り，拓也くんの離乳食の中の卵のスタートを遅らせる事にしていました。拓也くんのママは次のように記入しました。

（×）卵黄　（×）卵白　（×）全卵

（○）魚肉ソーセージ　（○）はんぺん　（○）アイスクリーム

栄養士さんから名前を呼ばれて，面談が始まりました。栄養士さんは「食事調査紙」を見ながら「拓也くんは卵を食べていないようですが，何か理由がありますか？」と尋（たず）ねました。拓也くんのママは「雑誌で卵アレルギーの子どもは卵のスタートを遅らせた方が良いと書いてあったので，まだあげていません」と答えました。栄養士さんは「お母さんの判断で食事制限をするのはよくないですね。卵には赤ちゃんに必要な良質のたんぱく質やビタミン，ミネラルがたくさん入っていますよ。拓也くんは卵を使っている魚肉ソーセージやはんぺん，アイスクリームを食べても湿疹（しっしん）や下痢の症状もないようなので，今日から卵黄の固ゆでからスタートしてみて下さい。」

「ソーセージやはんぺんにも卵が入っていたなんて……」，拓也くんのママはびっくりしました。「ソーセージなどの練り製品やシャーベットには卵白が，アイスクリームに卵黄が含まれています。これを機会にどんなものが含まれているのか，表示を確かめて買ってみるのもいいですね」

面談も終わり，拓也くんのママは悲しくなりました。「卵が使えていたら，もっと離乳食のメニューも広がって，いろいろな物が作れたのに」。これからは独自の判断で食事制限することがないように，心の中で拓也くんにあやまりました。（林）

解　説

アレルギー：
第8章／1食物アレルギーとは（p.152）

現在，子どもたちの食物アレルギーを引き起こしやすい食品は，「卵」，「大豆」,「牛乳」,「小麦粉」などが代表的であり，いろいろな育児雑誌やテレビなどで特集が組まれています。実際に何らかの食品を食べた時に湿疹（しっしん）や下痢の症状が見られる場合やいつまでも乳児性湿疹がなくならないなどの症状が見られる場合には専門医の受診が必要となります。食事制限は医師・栄養士の指示に従い，慎重（しんちょう）に進めます。近年の研究では，「卵」は早い時期から与えた方にアレルギーになりにくいことがわかってきました。ですから養育者の自己判断による食事制限は危険です。埼玉県S市の10か月健診で行った食事調査では，養育者の自己判断により「卵」のスタートを遅らせているケースが全体の12％も見られました。そのうち，医師の診断によるものはわずか1％に過ぎず，養育者に正しい食品の知識を伝えていかなければなりません。アレルギーを恐（おそ）れるばかりに，使用可能な食品の幅が狭（せば）まることは残念なことです。　　（林）

Q＆A

Q 25：血液検査によりアレルゲンが確認されました。その食物を除去しなければいけませんか。

A 25：食物アレルギーの診断には，血液検査，スクラッチ検査，除去（じょきょ）試験，負荷（ふか）試験があります。正確な診断を下すためには，除去試験と負荷試験は欠（か）かせません。血液検査やスクラッチ検査は検査方法が手軽な分「擬陽性（誤って陽性になる）」ことが多いからです。ですから血液検査でアレルゲンが確認されたからといって安易に食物の除去はしないようにしましょう。食物を除去する前にアレルギー専門医や小児科医に相談して，除去試験および負荷試験等による正確な診断を受けるようにします。　　（上田）

食物アレルギー：第8章／3対応（p.155）

● 乳児期　離乳のすすめ方（食品）

事例 6　ゆうた君の献立

9か月のゆうた君は，毎日笑顔でお母さんと登園してきます。両親とも20歳という若さですが，仕事と育児の両方を頑張（がんば）っています。身近に友達や親戚がいないこともあり，お母さんは，保育士とゆうた君の話をするのを毎日楽しみにしています。身長・体重とも平均的なゆうた君ですが，まだハイハイができず座ったままなので，自分の思いを泣いて要求することが多く，お友達があっちこっちに動き回る姿を目で追って見ています。腹這（はらば）いの経験が少ないゆうた君には，腹這いで遊ぶ時間も設けてハイハイを促がすようにしています。

ゆうた君はミルクが大好きで，哺乳ビンを見ると早く欲しいと手を伸ばして要求します。ミルクはゴクゴクと喉を鳴らして飲みますが，離乳食はいつまでたっても口に含んでいます。ひき肉やほうれんそうなどは，歯肉の間や頬にためていて飲み込めません。月齢からするとカミカミ期の９～11か月食ですが，保育園では一段階前にして，ゆうた君に合わせた刻み方ややわらかさに調理してもらうよう栄養士，調理師と連絡調整しました。

離乳食：
第4章／③離乳の意義とその実践（p.89）

家庭での様子を聞いてみると，野菜や魚はよく使い，おじやにして食べさせているということでした。おじやは手軽に栄養のバランスがとれ，作るのも簡単です。しかし味覚の発達を考えると，いろいろな味に慣れさせることも大切なので，素材の持ち味を生かした献立を考え，モグモグやカミカミを覚えるようにしていきたいことを伝えました。また若い母親にとっては，初めての育児にいろいろ戸惑いもあると思われたので，「どんなことでも遠慮なく相談してね」と保育士は笑顔でお母さんに話しかけました。お母さんは「料理が下手だから」と言いながらも，保育士のアドバイスを素直に受け入れ，おかずのメニューを一品増やし工夫して調理をするようになりました。

そんなある日，朝起きたらゆうた君の体全体に湿疹が出ていたといって保育園に連れてきたので，受診を勧めました。医者からは，食べ物による湿疹と言われ，昨日夕食に食べさせた玉子焼きが原因のようでした。卵は初めて食べさせたということで，全卵で与えてしまったようでした。お母さんには，卵白はアレルギーを起こしやすいので最初は卵黄から与えて様子を見るようにすること，魚や肉にも与える順番があることを伝えました。また，初めての食品を食べさせた時には，便の状態を気をつけてみたり，身体に湿疹が出たかどうかをよく見ることもアドバイスしました。

アレルギー：
第8章／❶食物アレルギーとは（p.152）

湿疹も数日で治り，またゆうた君は機嫌よく過ごしだしました。座位のまま前進したり，次第に腹這いで方向を変えることができるようにもなり，身体を動かす機会も徐々に増えています。ゆうた君の成長をお母さんと一緒に喜びながら，離乳食についても日々の会話の中で話題にしていくようにしています。（熊澤）

解　説

生後9か月のゆうた君は，「授乳・離乳の支援ガイド」の目安で考えると，「9か月から11か月頃」の離乳食に該当します。この事例では児の様子を見ながら保育士が栄養士・調理師に「7，8か月頃」の離乳食をオーダーしています。離乳食を進める時期はあくまで「目安」として出されたものであり，このように様子を見ながら対応することが望ましいでしょう。しかし，いつまでも柔らかい食事ばかりでは，噛む力が育ちにくくなります。できれば，月齢に適した固さの料理も加えるなどして，慣れさせていくことも必要です。ひき肉などの粒を口に含んで飲み込まないなどの問題が見られる時には，「とろみ」をつけることも有効です。「大根のそぼろ煮あんかけ」などの料理は，中期の固さの大根に，ひき肉をプラスし，とろみをつけて練習するので，このような児には適しています。また食べる量が少ないことへの対応ですが，ミルクを多く飲み，食べる量が増えない場合には「ミルクは離乳食の後」にするなどして，徐々に「哺乳ビン」から「コップ」へ移行します。ミルクの与え方と食べる量について留意することも必要です。（林）

Q & A

Q 26：新しい食品を与える時の注意は。

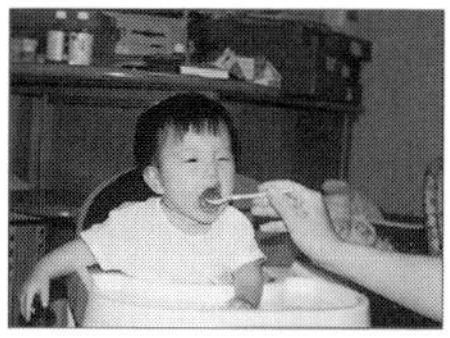

A 26：新しい食品を与える時には，赤ちゃんの消化能力や食品の種類，量，調理法，調理形態等に留意しなければなりません。赤ちゃんの受け入れやすい食品を1日1さじからスタートし，その後は肌や便の状態，赤ちゃんの機嫌などを観察し，問題がなければ1日1さじ程度ゆっくり増やしていきます。また，できれば小児科の受診可能な時間帯に食べる時間を設定するとよいでしょう。（林）

Q 27：離乳を開始する時に，米などのでんぷん質からがよい理由は。

A 27：米などのでんぷんは離乳開始頃（5, 6 か月）からでも消化されやすく，またアレルギーを引き起こす可能性も少ない食品です。お米は離乳開始には最適です。（林）

Q 28：なぜ卵黄から全卵へ進めるのですか。魚を白身魚，赤身魚，青背魚の順番に与えるのはなぜ。

卵黄から全卵：第3章／❶食品の基礎知識／❷主菜（p.63）

A 28：卵白はアレルギー反応を起こす可能性の高い，オボアルブミン，オボムコイドを含んでいます。一方，卵黄に含まれるたんぱく質，脂質は消化，吸収されやすく，加熱後の凝固もなめらかで離乳食にも適しています。固ゆでの卵黄が食べられるようになり，8か月以降になったら，全卵も使用できます。魚に含まれる脂肪の量は，一般的には白身魚→赤身魚→青背魚の順に多くなります。このため消化・吸収に負担の少ない白身魚からスタートします。（林）

乳児用イオン飲料：
第４章／④乳児期の栄養・食生活上の問題と保育者としての対応／❺乳児用イオン飲料の多飲(p.102)

Q 29：乳児用イオン飲料を水がわりに飲ませてもよいですか。

A 29：市販の乳児用イオン飲料は，糖分と多少の電解質を含み飲みやすいため脱水予防の水分補給として利用できます。しかし水とは違い，100mℓあたり 12 ～ 22kcalのエネルギーがあるので水の代わりに多量に与えるのは控えましょう。 （上田）

● 乳児期　　ベビーフード

事 例 ❼　ともかちゃんのお母さんの味

ともかちゃんは，４月に８か月児として保育園に入園してきました。５歳になる姉がいるので母親も育児に慣れ，離乳食も順調に進んでいて，家庭で２回食を食べているということでした。そこで保育園でも２回食を進めることを，保育士，栄養士，看護師，調理師で確認しあいました。

入園して１～２週間は，食事の時に泣いてぐずる日が続き，離乳食をあまり食べてくれませんでした。保育園の味に慣れていないのかもしれないので，無理せず進めようと，食事の巡回にきた栄養士と話し合いました。５月の連休明けにはすっかり保育園に慣れ，食事の様子を見てテーブルを叩いて催促するようになりました。けれども，おかゆと汁物はよく食べていますが，おかずは一口入れると舌でべーと押し出して食べてくれません。調理師には，柔らかくしたり細かく刻むなど個別の対応をしてもらい，少しでも食べてくれるようにと工夫を重ねました。

ベビーフード：
第４章／❻ベビーフードの種類と利用法 (p.100)

連絡ノートで食べた物の量を家庭へ知らせていますが，毎日残しているので母親も気がかりになり，「家では食べるのにどうして保育園では残すのかしら」と心配していました。確かに家庭ではおかずも食べているので，保育士もどうしてなのか不思議でした。そこで，お母さんに調理の仕方や味について詳しく尋ねてみると，ベビーフードを使うことが多いということが分かりました。母親は仕事で帰りが遅く，家族の食事を作ることで精一杯，離乳食はベビーフードを使っているということでした。父親の帰宅は９時頃になるので二人の子どもの世話をしながらの食事の仕度は，本当に大変なことが保育士にもよく理解できます。保育園でおかずに限って食べないことがこの話で納得できました。

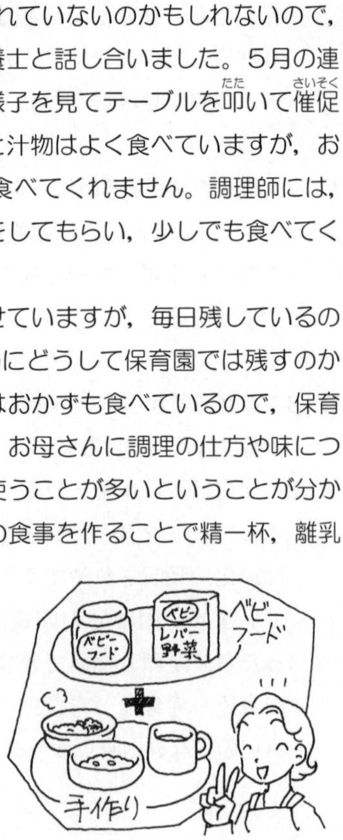

ベビーフードは味に問題があるのではないか，食材に偏りがあるのではないか，硬さは合っているのだろうかなど，いくつかの疑問が浮かんできました。お母さんにそのことを伝え，家庭の味を薄味にしてお母さんの味で食べさせること，ベビーフードと手作りの離乳食を組み合わせて作ることを提案しました。「できることからやってみます」とお母さんも前向きに受け止めてくれたのでホッとしました。そして，薄味の大人の食事の中から，ともかちゃんに与えることができるものを取り分けたり，休みの日に離乳食を多めに作って冷凍するなど，手作りのものを食べさせる工夫と努力をしてくれました。

その後もしばらくの間は，野菜を中心におかずを残す日が続きましたが，「おいしいね」「もぐもぐごっくんね」などと言葉をかけながら，いつか食べてくれる日がくることを信じてゆったりとした気持ちで保育園での食事を進めていきました。家庭での味も変わり，保育園の離乳食にも慣れると，喜んで食べるようになりました。（熊澤）

解　説

ベビーフード：
第4章／❻ベビーフードの種類と利用法（p.100）

近年，多くの種類のベビーフードが出回っており，簡便さから使用頻度も高まっています。ベビーフードはパッケージなどをみると，いろいろな料理が揃っているように見えますが，味付けや舌ざわりが類似しています。家庭での手作りのように，食材の本来の素朴な味を味わうことのできるベビーフードが少ないのです。この事例のように，家庭でベビーフードを食べることが多いと，保育園の離乳食を受け付けないこともあります。保育士，栄養士や調理員と一緒に面談を行い，大人の食事から離乳食へと応用できる具体的な調理法や冷凍の方法を伝えたり，保育園での離乳食の試食や見学が役に立ちます。また，保護者会などで他の家庭での離乳食を紹介しあう取り組みなどを行い，保護者間の連携が持てるような働きかけも大きな意義があります。

（酒井）

Q & A

Q 30：ベビーフードの種類はどのようなものがありますか。

A 30：顆粒，粉末，フレーク，フリーズドライ製品などのドライタイプと，レトルト，びん詰めなどのウエットタイプがあります。ドライタイプは水やお湯を加えますが，ウエットタイプはそのままでも温めても与えられます。（林）

Q 31：ベビーフードを選ぶときの注意と利用法は。

A 31：ベビーフードは，使用月齢の目安や咀嚼発達能力別（生後 5，6 か月・ゴックン期，7，8 か月・モグモグ期，9 ～ 11 か月・カミカミ期，12 ～ 18 か月・パクパク期）などが表示されています。月齢だけでなく，赤ちゃんの発達段階に適した物を選ぶ必要があります。また卵・大豆・牛乳・小麦などの食物アレルギーがある場合には表示をよく確かめて購入しましょう。また，特に離乳食の前半は硬さ・なめらかさ・味付けが重要です。ベビーフードを参考に調理方法を検討したり，レパートリーを増やしたい時にも便利です。外出や旅行にも適しています。（林）

Q 32：ベビーフードだけですすめてもよいですか。

A 32：ベビーフードは硬さ・味などが標準化されています。そのため，離乳後半になると硬さや大きさ，また手づかみ食べには不向きです。上手に取り入れるのには問題はありませんが，やはりベビーフードだけで進めるのは避けたほうが良いでしょう。（林）

● 乳児期　肥満の場合の離乳食

事 例 8　食べるのが大すきなあきちゃん

あきちゃんは，９か月で身長は 71cm，体重は 13kg あります。抱っこが大好きで，保育士を見ると手を伸ばして抱っこを要求します。体が重いためか，ハイハイはあまりせず，座ったままで遊んだり，床にゴロゴロしたりすることが多く見られます。

食欲が旺盛で，パンやいも類が大好き，さつまいもやじゃがいもは隣の子どもの分まで手を伸ばして食べようとします。けれども，他の野菜類はほとんど食べようとせず，口に入れると舌で押し出してしまいます。離乳食を補うための食後のミルクは，100cc では足りず，麦茶をあげても手で払いのけ，ミルクを指差し泣いて要求します。離乳食を残して食事量が足りないときにはミルクを多めにあげることもありますが，なるべく離乳食を食べさせたいと思い，「パクパク」「おいしいね」などと言葉をかけながら苦手な野菜も好きなものと一緒に口に入れてやるなど工夫しています。

家庭での様子をお母さんに聞いてみました。あきちゃんは，帰宅するとお腹がすいているのか，すぐにお菓子を要求するそうです。母親も夕食の仕度に忙しいので，スポーツ飲料を哺乳瓶に入れて，自分で持たせて飲ませてい

スポーツ飲料：第４章／④乳児期の栄養・食生活上の問題と保育者としての対応／❺乳児用イオン飲料の多飲(p.102)

るそうです。あきちゃんの肥りすぎを気にしているお母さんですが，スポーツ飲料は低カロリーなので安心して好きなだけ飲ませていると言われます。また，お菓子と飲み物でお腹がいっぱいになり，夕食時はご飯をあまり食べず，好きなものだけつまんですませるので困っていると言われました。野菜は調理に時間がかかるのでほとんど食べさせていないとのことです。夕食を十分に食べていないので，夜中にお腹がすいて泣き，ミルクを 200cc ～ 250cc 飲ませているそうです。朝食は，あまり欲しがらず，甘いパンは喜んでくれるので，パンとミルクの朝食になってしまうということでした。

保育園では，こうしたあきちゃんの食生活をお母さんと一緒に見直してみました。

まず，一日に飲むミルクの量が多すぎ，太りすぎの原因はミルクの飲みすぎが考えられることを話しました。離乳食を主としてミルクは補食とすること，また，一気に飲んでしまわないように乳首の穴を小さくして時間をかけて飲むように工夫すること，スポーツ飲料は糖分が多いので飲ませすぎに気をつけ，水分補給は湯冷ましか麦茶にすることを提案しました。また，夕食前はお菓子をやめ，果物やご飯など，夕食の一部を食べさせるようにしてみることを話しました。

保育園でも，お腹がすいている時に苦手なものを先に食べさせるようにし，「もぐもぐね」と一緒に口を動かしてゆっくり時間をかけて食べるようにかかわっていきました。数か月して，離乳食も完了へと進み，食品もまんべんなく食べられるようになると，食後のミルクは欲しがらなくなりました。家庭でも，ミルクやスポーツ飲料の飲みすぎには気をつけるようになり，ご飯を食べるようになったとのことです。

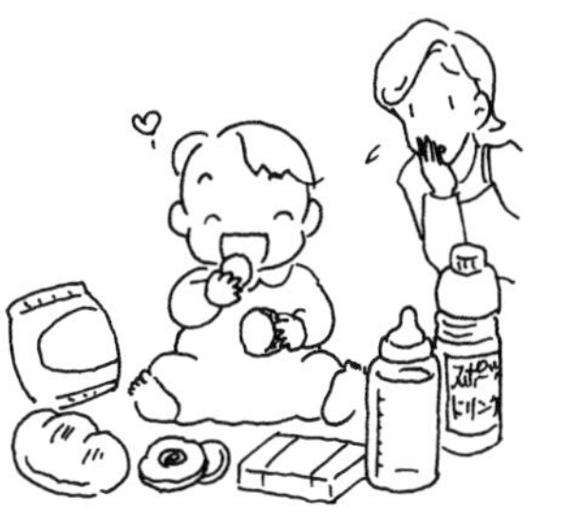

今後，幼児食になってミルクを飲まなくなり，体を動かす場面を積極的に取り入れていけば，体全体がしまってくるだろうと話しています。（伊藤）

解　説

乳児期の肥満は将来，生活習慣病につながる可能性があるといわれています。しかし，成長期にはある 1 点の体重，身長で肥満か否かを決めるのではなく，出生してから現在までの増え方をチェックすることが大切です。チェックの仕方は，母子健康手帳にある成長曲線の基準線に対しどのような体重の増加線を描いているかを確かめることです。体重が多くても成長曲線に沿って増えているタイプでしたら，まず心配はありません。一方，基準線に

成長曲線：
資料編／資料1乳幼児身体発育曲線（p.250）

対し垂直に近い増加－急激な体重増加－に対しては注意が必要となるため，事例のような対応が望まれます。（上田）

Q & A

Q 33：良性肥満と悪性肥満の違いはどう考えたらよいのですか。

子どもの肥満：
第８章／❾肥満（p.148）

A 33：子どもの肥満には良性肥満（りょうせいひまん）と悪性肥満（あくせいひまん）があります。良性肥満の多くは生後６か月ころから肥満し，満１歳を過ぎる頃からは軽度肥満か正常上限の体重で経過するものです。この肥満は健康障がいにつながることはないので心配ないのです。

一方，悪性肥満はある時期から急に体重が異常に増加しはじめ，次第に肥満傾向が強くなるもので，この肥満は健康障がいにつながるので注意が必要です。見分け方としては母子健康手帳の「乳幼児の身長体重曲線」を利用するとよいでしょう。良性肥満は，肥満度が 15％以下で成長曲線が基準線に平行しているものです。これに対して悪性肥満は，ある時点から成長曲線が基準線に対し上向きになりこの傾向（けいこう）が次第につよくなるものです。（上田）

乳幼児の身長体重曲線：
資料編／資料❷幼児の身長体重曲線（p.251）

Q 34：いつも機嫌がよく活発ですがやせているので心配です。

A 34：やせは身長に比べ体重が少ない状態ですが，タイプが３つあります。母子健康手帳の「乳幼児身体発育曲線」「幼児の身長体重曲線」において，①体重は増加し，成長曲線が基準線に平行，②体重は増加しているが増え方が少なく基準線に対して下向きの成長曲線を描く，③体重の減少。このうち①で日常的に機嫌がよく元気にしていれば問題ありません。②と③は病気が隠（かく）されている可能性が高いので専門医に相談することです。また時に，小児虐待（ぎゃくたい）のために食事が十分与えられていないこともあるので注意しましょう。（上田）

乳幼児身体発育曲線：
資料編／資料❶乳幼児身体発育曲線（p.250）

● 幼児期　　食品・食材

事 例 ❾　育てた野菜の収穫でそのおいしさに気付いたゆきちゃん

４歳児で幼稚園に入園したゆきちゃん。入園後しばらくして担任は母親から相談を受けました。「もう少しでお弁当が始まりますが，野菜が嫌いで，お弁当のおかずをどうしようか困っています。」という内容でした。お弁当が始まり，ゆきちゃんのお弁当を覗いてみると，おにぎりと，ウインナとフライドポテトでした。たしかに野菜は一つもありません。しかし，担任は「今は，幼稚園のお弁当はみんなで食べると楽しい。」という気持ちを大切にしました。

5月の連休明け，園庭でできたいちごの収穫です。一粒を半分にして，学級のみんなで食べました。とれたてのいちごは甘酸っぱくておいしい味でした。次の日はさやいんげんを収穫し，味噌汁にすることにしました。ゆきちゃんはさやいんげんの味噌汁を食べたことがなかったので初めは戸惑いました。しかし，友達が「おいしい，おかわり！」と言っている姿を見て思わず食べてみました。

このことから，担任はなす，ピーマン，きゅうり，ミニトマトの苗を植えるときにぜひゆきちゃんも一緒に植えられるようにと考えました。そして，植えた後，苗の側に野菜の絵と世話をするグループ名を子どもたちと描き，立て札を立てました。ゆきちゃんも「おおきくなってね。」と言いながら，担任と一緒にジョウロで水をやりました。

降園時，担任はお母さんにゆきちゃんが味噌汁を食べられたこと，また，野菜の苗を一緒に植えたことを伝えました。お母さんは「うちではさやいんげんの味噌汁を作ったことがありませんし，第一，野菜は食べないのにね……」と不思議がっていました。

6月中旬，きゅうりの初収穫。薄く輪切りにして塩揉みにし，一つまみずつ学級のみんなで分けて食べました。「おいしい，おかわり！」の連発で学級は大騒ぎになりました。そこで，担任は「今度はどんなお野菜ができるか楽しみね，野菜を食べると体の中の血がきれいになって，体も丈夫になるのよ。」と野菜の大切さについて子どもたちに伝えました。

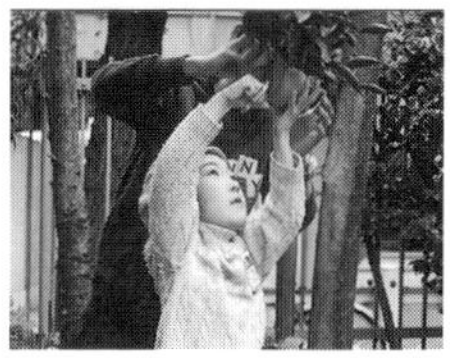

何日かして，なすとピーマンが数個ずつできました。ゆきちゃんもはさみでチョキンと切って収穫体験をしました。今回は千切りにして薄味の味噌と醤油味の油炒めをすることにして，主事さんにお願いしました。お弁当の時間にみんなで少しずつ分けました。お弁当が終わったあと，ゆきちゃんは「ピーマンとなす作ってくれてありがとう，おいしかった。」と主事さんにお礼を言いにきました。作ってくれた主事さんもにっこり笑っていました。野菜が嫌いだったゆきちゃんが野菜のおいしさに気付いて食べられるようになり「幼稚園のお野菜はおいしいね。」という姿はお母さんにも伝わりました。お母さんは，ゆきちゃんが幼稚園で食べた味噌汁や塩揉みきゅうりやなすとピーマンの油炒めなどを家でも作ってみることにしました。

2学期。担任は，お弁当の時間にご飯だけを先に食べてしまう子がいたので「おかずとご飯，おかず。」と順番に食べることや「おかずの中身に海でとれたものと山でとれたものの両方あるかな。」と栄養のバランスの大切さを学級のみんなに話しました。それを聞いたゆきちゃんは，お母さんに「海のものと山のもの入れてね。」と頼みました。ゆきちゃんのお弁当の食品の種類は次第に多くなっていきました。ミートボールにしらすをまぶしたり，ウインナに青海苔をかけたり，ほうれんそう入りの玉子焼きにしたりと，お母さんの細かな工夫によってゆきちゃんのお弁当は変わっていきました。

（永井）

解　説

野菜栽培・調理保育：第10章／③食育のための環境（p.198）

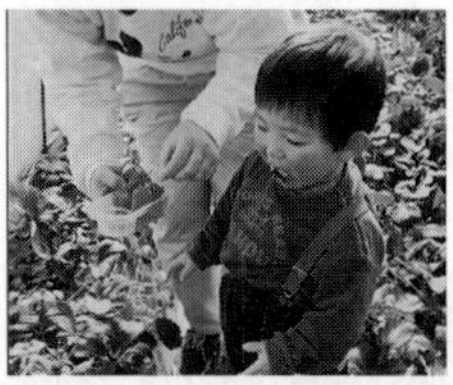

幼児期の好き嫌いにはさまざまな原因が考えられますが，一つに食経験の不足があります。都内幼稚園に通園する園児とその養育者を対象に子どもの経験食品と嗜好，また，母親との嗜好との関係を３年間調査したところ（2000年６月，産経新聞），嫌いと回答した食品の多い子どもは明らかに経験した食品が少ない傾向が見られました。また，「見たことがない」，「食べたことがない」と回答した料理や食品として「うの花和え」，「カリフラワー」，「酢豚」，「高野豆腐の煮物」などが上位を占めました。これら上位の食品は母親が苦手，または食卓に出さないと回答した食品とほぼ一致しています。食べ慣れていない食品は「嫌い」に発展しやすく，食べず嫌いになり兼ねません。対処方法として，事例のように園での「野菜栽培」や「調理保育」は非常に有効です。「食べる・食べない」ことばかりに矛先を向けるのではなく，子ども自身にまず食品や食事に興味を持たせることが第１歩です。それと共に養育者の食知識・意識を高めるような働きかけも必要です。養育者の食への関心の低さを指摘する声もありますが，どのように対処すれば良いのかわからないと悩んでいる養育者も見られます。この事例のように保育者には子どもだけでなく，養育者の食への興味や，栄養バランスのよい食事を形成していく力を育むように導いていくことも望まれます。（林）

Q＆A

Q 35：遺伝子組み換え食品，フライドポテト（アクリルアミド）の発癌性など食品に関する報道に不安を感じています。この３つについて新しい情報はどこで入手できますか。

A 35：食品の安全性に関する情報は，厚生労働省のホームページや農林水産省のホームページで入手することができます。（上田）

Q 36：冷たい牛乳，アイスクリーム，加糖ヨーグルトはいつごろから与えられますか。

A 36：冷たい牛乳やアイスクリームは下痢を起こすのではと心配されるお母さんがみられますが，どちらも少しずつ食べるのであれば心配はいりません。シャーベットは 9 ～ 11 か月，生卵使用のアイスクリームは 1 歳以降からスタート可能です。牛乳を飲みものとして利用するのは 1 歳のお誕生日を過ぎてから。1 歳前では料理に使用する程度なら問題はありませんが，毎日 400mℓ以上多量に飲ませると発達段階の赤ちゃんの腸では鉄の吸収障害を起こしてしまいます。また，無糖ヨーグルトは生後 7 か月頃から使用できる食品ですが，加糖ヨーグルトは 1 歳過ぎてからがよいでしょう。（林）

Q 37：生水，スポーツ飲料，コーヒーを与える時の注意は。

A 37：幼児期になれば，家族と同様に水道水（生水）を飲んでも特に問題はありません。スポーツ飲料はナトリウム（食塩）や，ジュースと同様にたくさんの糖分が含まれるので，飲み過ぎには注意が必要です。またコーヒーや紅茶などに含まれているカフェインは幼児の睡眠を妨(さまた)げる恐れがあります。睡眠中，成長ホルモンが十分に分泌されるように，良い睡眠を確保したいものです。そのため，ほんの少量，薄めて香りを楽しむ程度にして常用(じょうよう)は避(さ)けたほうがよいでしょう。（林）

Q 38：野菜ジュースや代替品，そして生野菜，緑黄色野菜がよいわけを教えてください。

A 38：一般的に子どもは野菜嫌いであると捉(とら)えられているようですが，ほとんどの子どもに好きな野菜もあります。野菜を食べないという概念(がいねん)を植えつけるのではなく，子ども自身に食べる気持ちと自信を持たせることも大切です。野菜ジュースや代替品(だいたいひん)に頼(たよ)るばかりでなく，調理法を見直してみるのもよいでしょう。子どもたちにとって生野菜などは意外に食べにくいものです。食べにくくて食べられないのか，嫌いなのかはよく観察し，根気よく繰り返し与えることも必要です。緑黄色野菜は体内でビタミン A になる β-カロテン（脂溶性ビタミン）を豊富に含んでいます。（林）

緑黄色野菜：
第 3 章／❶食品の基礎知識／❸副菜・副々菜・汁物（p.64）

カロテン：
第 3 章／❶食品の基礎知識／❸副菜・副々菜・汁物（p.64）

Q 39：カルシウムの多い食品，鉄を多く含む食品は。

A 39：カルシウムの多い食品は？と質問すると牛乳・乳製品・小魚と答える人がほとんどです。これら以外には豆腐・納豆などの大豆製品，こまつな，干えび，海藻類などにも多く含まれています。鉄を多く含む食品はレバー，貝類，豆・豆製品，赤身魚，肉の赤身，ココア，ほうれんそう，こまつな，などがあげられます。植物性食品に含まれる非非ヘム鉄：
第３章／❶食品の基礎知識／❹デザート（p.65）

ヘム鉄は，たんぱく質，ビタミンCとの食べ合わせで吸収率が高まります。（林）

Q 40：香辛料や調理に使うアルコールを使うときの注意は。

A 40：香辛料・からし・わさびは，大人にとって食欲増進や料理の味を引き締める働きがありますが，幼児には刺激物となり，腹痛や食欲の減退の原因にもなりかねません。また少量であれば，にんにく，しょうがなどは幼児期前半から調理に使用してもよいでしょう。調理に使うアルコールはよく加熱すればアルコール分は蒸発しているので問題はないでしょう。（林）

Q 41：食品の冷凍・冷蔵の注意。食品の冷凍場所について教えてください。

A 41：少量の離乳食を毎回作る手間を省くために，まとめて作り冷凍することができます。ただし，乳幼児は細菌に対する抵抗が弱いので下記を守るようにします。

①新鮮な材料を衛生的に調理する……手や調理器具を清潔にし調理する。新鮮な食材を十分加熱して速やかに冷ましてから冷凍する。与える時は必ず加熱する。再冷凍は品質が劣化するのでしない。

②１回ずつ小分けにし，完全に密封して冷凍する……凍った食品は固くなって包装が破れやすい。空気に触れると脂肪が酸化して品質が劣化するので，ラップ材に小分けして包んだものを丈夫なポリ袋に入れて保存する。袋に日付と中身を書いたラベルを貼る。

③早めに使い切る……家庭で冷凍したものは保存の品質低下も早いので離乳食は７日，幼児期以降は２～３週間を目安に使い切るようにします。（上田）

● 幼児期　食に関する問題①

事 例 ⑩　自分で食べられるようになったとし君

とし君は，４歳のとき２年保育児として幼稚園に入園しました。一人っ子で両親と祖父母に大切に育てられています。とし君はおっとりとしていて，マイペース。保育室で絵本を見ながら保育者と話をしたり，電車の模型で遊んだりすることが好きです。友達が遊んでいるのを見て積木が気に入り，真似をして作ったり，友達と同じ場にいたりすることが多くなりました。

弁当が始まると，とし君の食事の様子で気になることがありました。とし君はおにぎりを手でつかみ，そればかり食べています。おかずにはなかなか手をつけません。担任が「とし君，玉子焼きも食べようか」と促（うなが）すと，「うん，そうだね」とおもむろに玉子焼きをつまみます。箸（はし）は持ってきてはいますが，使っていません。そのうちに，とし君と同じテーブルでお弁当を食べている友達が，「とし君はどうしてお箸を使わないの？」と言うようになりました。友達は，箸を上手に使っています。とし君にはそれが刺激（しげき）となったようです。箸を使おうと一生懸命になりましたが，なかなかうまくいきません。「食べにくいものはフォークでもいいんだよ」と励ましながら意欲をそがないように配慮しました。幼稚園では箸を使う気になり，箸で食べようとしているので，この機会を生かしたいと担任は思いました。

とし君が幼稚園で箸で食べようとしている様子をお母さんに話し，家庭での食事の様子を聞いてみました。お母さんは，とし君が自分で箸を使って食べようとしていることを喜ばれ，家庭での食事の仕方を見直していました。「なかなか食べないので，つい世話をやいてしまいます」「おばあちゃんにも『次はこれ，よくかんで』と言われながら食べています」と言われました。母も祖母もぴったりとくっついて，話を聞いたり一緒にテレビを見たりしながら，どうやら食べさせてあげることが多いようです。

そこで保育者は，大人も一緒に食事を楽しむ家庭の雰囲気（ふんいき）が大切なことを話しました。お母さんやおばあちゃんが，「これおいしいね」「そら豆ができたね」など料理や食材を楽しみながらおいしそうに食べていると，とし君もきっと食べたくなりますよと話しました。また，①食事中はテレビは消して，食べることに集中できるようにする，②使いやすい箸を用意し，料理によってスプーンやフォークを使い，嫌がらずに箸が使えるようにする，③食べないからといって気にせず，お腹がすくまで待つことなどをアドバイスしました。特に，④生活のリズムを大事にする，⑤外で身体を動かして十分に遊ぶことを大事にして欲しいと伝えました。

幼稚園では，無理に食べさせることはせず，とにかく身体を動かして遊ぶよう外遊びに誘（さそ）っています。スクーターが気に入っているとし君は，幼稚園中を走り回り，汗をかいて遊ぶようになりました。よく遊んだ後のお弁当はおいしく食べられます。お茶当番も始まり，とし君は友達と一緒に食べる楽しさを感じているようです。お箸の使い方もだんだん上手になってきています。

（赤石）

解　説

幼児期も後半になると，「お弁当の時間になったぞ。今日のおかずは何かな。大好きな玉子焼きだ。さあ，食べよう」と“食べること”を自分の頭でわかって意識して食べるようになります。

お弁当：
第５章／⑤弁当（p.117）

また，空腹を自覚し，食べることに関心をもつようにもなります。さらに咀嚼（そしゃく）機能や食具の使用も，成熟期に入るため上手に食べられるようになってきます。個人差はありますが，多くの子どもはスプーン，フォークの使い方が上達（じょうたつ）し，こぼすことが少なくなります。えんぴつ握りができ○□が描けるようになったら箸も使いますが，箸使いが上達するには個人差があり４～６歳の幅があるといわれます。ある程度時間が必要なのでまだスプーンを併用（へいよう）することが多いでしょう。

食具の使用：
第５章／❷幼児期の食機能の発達（p.106）

子ども自身も上手に食べたいという意欲や，食べるのが上手になったという誇（ほこ）りを自覚する時期なので，その意欲や誇りを大切に育てることにより食行動の自立へとつなげていきたいものです。

この事例は子どもの発達や周囲の友達とのかかわりを適切に捉え，子ども自身の意欲を自然に引き出しています。家庭生活へのアドバイスも的確（てきかく）です。このような家族や友達と一緒に楽しむ食事の大切さを認識した保育は，無理なく食に対する関心を呼び起こし，子どもを食行動の自立にともなう精神的自立へと導いていきます。（上田）

Q & A

Q 42：早食い。よくかまない。丸飲み。

A 42：どのような状況の時にこうした食べ方がみられるのか，よく観察してください。まずは，何回も噛むことを必要としない柔らかい食事でゆっくりと食べることができるような環境づくりから始めましょう。次に，繊維の多い食事で，ゆっくりとよく噛んで食べることができるように語りかけ，家族も一緒に食卓を共有（きょうゆう）する楽しみを伝えましょう。（酒井）

Q 43：ひとつの食品ばかり食べます。

A 43：１，２歳頃，特定の食品ばかりを食べたがることがあります。この時期はいろんな食品を目，手，口を使って五感（ごかん）を総動員させて探索（たんさく）する時期です。少し長い目で見守ってください。すると，「これはこんな味，固さなのね」と納得したように固執（こしつ）しなくなります。また，ご飯を食べて，汁を飲んで，おかずを順番に食べる方法は「三角食べ」などと言われますが，他の料理に視点を移して，形態や舌ざわりが違う料理を味わうこうした食べ方は４，５歳頃にならないと，なかなか難しいよ

三角食べ：
第５章／❷食環境上の問題とその対応（p.115）

うです。（酒井）

Q 44：口にため込み，なかなか飲み込みません。

A 44：どのくらいの量が口に入ったら，嚥下してよいかわからないのではないでしょうか。スプーンに手を添えて，一口量を確認し，口に入れて良く噛み，「ごっくんしてごらん」と嚥下を促しましょう。また，どんな料理の時にため込むか，よく観察して見てください。水分の多い具たくさんのスープなど，喉越しのよいものから始めるとよいでしょう。一緒に食べて，「お口の中空っぽね」と見せ合うのもいいですね。（酒井）

Q 45：食事のときに必ず水分を欲しがります。

A 45：子どもは「水飲み動物」というぐらい，水分の多いものが好きです。食事の時に嚥下しやすいということもあります。噛まずに水分で流し込んでいないかだけ確認してください。よく噛んで嚥下したことを確認した後，水分を摂取するように促しましょう。（酒井）

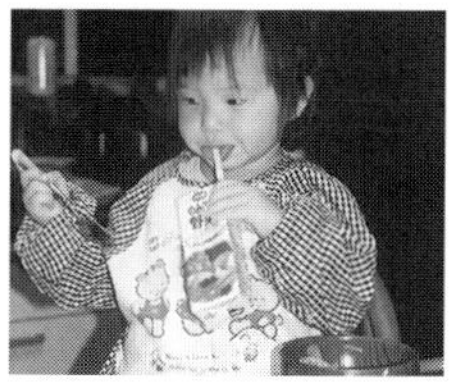

Q 46：食事を手でつかんで遊んでいて，なかなか食べようとしません。

A 46：保護者や保育者には遊び食べとしか思えませんし，食事時間も長くなって困ってしまいます。手づかみ食べを覚えたころの子どもは食べ物を手で触って探索していますが，それに満足すれば，食べ始めます。なかなか難しいですが，ゆったりした時間をとって，空腹感を持たせる配慮もしましょう。（酒井）

遊び食べ：
第５章／❶幼児の食事上の問題と対応（p.113）

Q 47：口に食べものを入れた時に，指を口に入れて指しゃぶりをしたり，指でかきまわすような仕草が見られます。

A 47：自分で手づかみやスプーンで食べものを口に入れた時，こんな光景が見られます。指をしゃぶっていることと，おもちゃを口に入れることと，食べることとの区分があまりないのでしょう。歯が生え揃ってくると，邪魔になってこんな行動も見られなくなります。子どもにとっては探索行動の延長なので，見守ってよい行動です。（酒井）

手づかみ：
第５章／❷幼児の食機能の発達（p.106）

Q 48：食べることに興味がなく，自分から食べようとしません。

A 48：どんな時に，自分で食べようとしないのかよく観察してみましょう。１歳半頃，スプーンやフォークで食べる時には面倒なのか，食べさせてもらいたがり，手づかみであれば，自分で食べるということもあります。子どもは手づかみ食べが大好きです。十分に手づかみ食べをさ

自分で食べる：
第５章／❷幼児の食機能の発達（p.106）

せて誉(ほ)め，まず，興味や満足感をもつことができるようにしましょう。

（酒井）

● 幼児期　食に関する問題②

事例 11 生活リズムが変わってきたひろし君

５歳になったひろし君の家は父親の帰宅が遅い上に，母親が料理をしないため，夜中の 12 時頃にコンビニ弁当を食べさせるという生活で，朝もなかなか起きられません。幼稚園を休みがちで，担任が家庭訪問をしたり電話をして登園を促したりしますが，夜型の生活から抜けられず，起きると 10 時頃というのもしばしばです。遅れてもよいので登園するように母親に伝えると，誕生会や遠足など行事のときなどは，登園するようになりました。

ある日，登園後 10 時半頃になって，ひろし君が青白い顔をしています。担任が「元気がなくて，具合が悪いようなので熱を測ってください。」と職員室に連れてきました。すぐに熱を測りましたが平熱です。今朝，９時に登園させることに一生懸命だった母親の顔が浮かび，「ひろし君今朝，朝ご飯は何食べてきた？」と聞くと，小さい声で「食べてない……」とぽつりと言いました。そこで，砂糖湯を飲ませて少し休ませました。

しばらくして元気になり保育室に帰って行きました。11 時半頃，お弁当になりました。ひろし君はお弁当を開けると「いらないよ！」と言ってご飯だけを食べると，隣に座っている担任のお弁当のおかずに手を伸(の)ばしました。「それはダメよ。自分のお母さんの作ってくれたお弁当を食べようね。」と担任は言いながら，毎回同じ魚の缶詰と煮豆という市販の味の濃いおかずが入っているひろし君のお弁当のことを考えると，思わず「自分のお弁当を食べたら１つだけ先生のミニハンバーグあげるね。」と言いました。ひろし君はもらったハンバーグをとてもおいしそうに食べました。

その日の帰り，担任はお母さんに家での食事の様子について尋(たず)ねました。

下の２歳の妹が食べては歩き回っているので，買ってきたお弁当で食事を簡単に済ませることが多いということが分かりました。ひろし君も幼稚園でお弁当のときに椅子(いす)に足を乗せるなど姿勢が悪いので，お母さんに食事のことについて３つ伝えました。

①食事の時間は２歳の子も一緒にきちんと座って食べさせること。

②おかずはできるだけ手作りで薄味にすること。

③朝食を抜(ぬ)くとエネルギーが出ないので，きちんと朝ご飯を食べさせること。

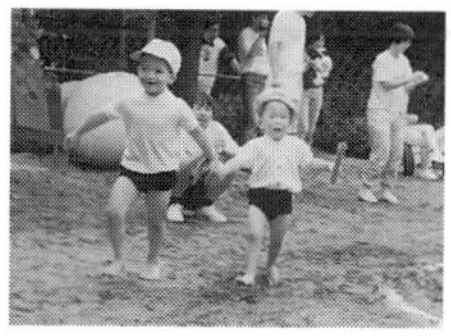

お母さんにとってはどれも難題ばかり。少しずつ頑張るよう励ましました。運動会が近づいてきた頃，リレー練習をくり返すうち，ひろし君は同じチームのメンバーで勝ちたい気持ちが盛り上がってきました。どうやったら勝てるか話し合いをすることになりました。けん君は「バトンタッチを頑張る。」たかし君は「練習すればいい。」と言います。ひろし君は「朝ご飯いっぱい食べてくる。」と言いました。

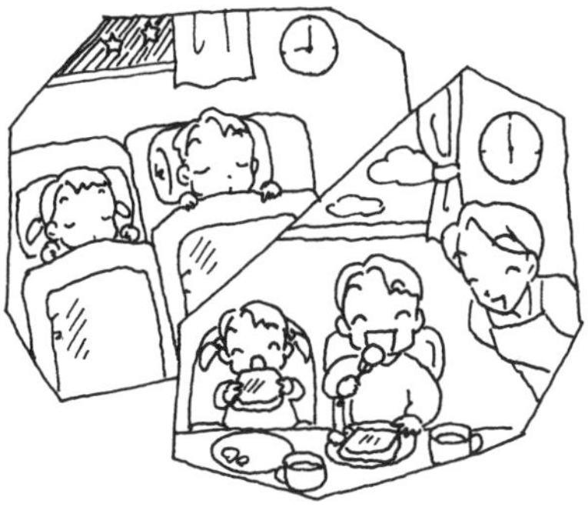

降園時にお母さんにこのことを伝えると，「この頃疲れているのか早く寝て，朝６時ごろ私も起こされちゃって……だから朝ご飯パンですけど食べさせてます。」と言いました。

運動会当日，ひろし君は眼を輝かせてゴールしました。

（永井）

解　説

大人にも子どもにも自然な生活リズムがあり，その基礎となる食生活リズムは，幼児の場合には１日３回の食事とおやつです。

食生活リズム：
第１章／❷小児の食生活（p.16）

しかし，最近の社会状況は必ずしも人間の自然な生活リズムに即しているとはいえず，親の就労状態につよく影響される家庭生活のリズムは夜型化が進行しています。このため子どもが集団生活も営むようになると，家庭と集団での生活リズムの間にギャップが生じがちです。このギャップをどのように埋めていくのかが現在の保育者の大きな課題となっています。

この事例では，子どもが集団生活に適応できるように，遅寝遅起きから早寝早起きの生活リズムへ変えるための工夫がなされています。例えば，運動を十分にすることにより自然と就寝時間を，そして幼稚園生活を楽しく過ごせるよう配慮して通園させることにより起床時間をはやめる方向にもっていっています。この子どもの変化が，母親に子どもには欠食させず登園させるという行動を起こさせています。

一方，母親への働きかけには注意が必要です。家庭と集団の生活リズムのひずみを一番受けやすいのが母親だからです。この事例の母親も睡眠時間は５時間もとれないと思われるため，これ以上睡眠時間を削るような要求は控えねばならないでしょう。ですから父親の就労状態と子どもの集団生活，さらには幼い兄弟の世話のはざまで母親自身がどのような時間の使い方をすればよいかをまず考えてもらえる働きかけをしたいものです。それにより親子が座って食べる時間的余裕，朝食・お弁当などの下準備や母親の睡眠不足を補う時間も生み出せます。母親に負担がかかり余裕を失うと子育てがつらくなります。各家庭の状況を考慮した上での母親への支援が保育者には求められています。（上田）

Q＆A

Q 49：よく食べる時の上限量は。

A 49：4，5歳頃でもやはり大人の一人前でしょう。ラーメン，お寿司などはぺろっと食べてしまいます。一方で，全く食べない時もあります。子どもはどうせ残すからと少なめに盛り付けたりせず，大人も子どもも一人前ずつ盛り付けをしましょう。（酒井）

Q 50：口の周りが汚れた時，どのようにすればよいですか。

A 50：口の周りの拭き方により汚れを皮膚になすりつけ，皮膚がただれてしまうことがあります。一度口の周りを拭いたら，必ず濯いで，再びこすらず軽く拭きましょう。口拭きのティッシュなどが売られていますが，薬品がしみ込ませてあることもあり，かえって皮膚が荒れることがあります。外出時以外は使わなくてもよいでしょう。（酒井）

● 幼児期　食に関する問題③

事 例 ⑫　遊ぶほうが好きなかよちゃん

かよちゃんは，３歳５か月で幼稚園に入園しました。初めての幼稚園は，かよちゃんにとって，楽しいことがいっぱい。砂場，水遊び，ままごと，次々と興味をもって遊んでいます。小枝や石や葉っぱを拾っては，ごちそうをつくり宝ものにしています。お部屋に入れば，積み木を並べては壊し，壊しては並べ，目につくものは何でも興味を示し，次々と手にしていきます。

５月末には，お弁当も始まりました。かよちゃんのお弁当は，小さな一口大のおにぎりが２つと，ラップに包んだ丸いチーズが３つ，これが基本です。お母さんは，かよちゃんが喜んで食べるようにと，好きなものだけ，食べやすいようにしてお弁当を作ってくれているようでした。かよちゃんは，おにぎりを一口でぱくりと飲み込むように食べると，すぐに席を立ち遊び始めます。保育者が，「かよちゃん，食べてからにしようね」と言うと，一応席に戻ってはきますが，すぐにまた立ち歩き，落ち着いて食事をすることができません。保育者はできるだけかよちゃんの隣に座り，一緒に話をしながら食べたり，お弁当のおかずを楽しみながら食べる姿を見せたりして楽しい食事の雰囲気作りを心がけ，落ち着いて食事ができるようにしました。

６月にはお弁当参観を計画しました。かよちゃんのお母さんは，ほとんどの子どもがゆっくりと自分のペースで楽しんで食事をしている様子に驚かれ，また，おかずもそれぞれの家庭で工夫されていて多様なことにびっくりしたと話されました。「家では，お兄ちゃんの学校や塾の時間に合わせることに追われ，かよの食事の相手をしていないんです。かよは一人で遊びながら食べることが当たり前になっていたのかもしれません」と言われました。幼稚園では，食事の準備や片づけを自分でしながら，友達と一緒に楽しんで食事をすることを大切にしていることを伝えました。

その後，お弁当の準備をしていると，かよちゃんが「昨日お兄ちゃんとお膳立てしたよ」と言い，ランチョンマットに箸やコップを並べている姿が見られました。お弁当には，枝豆が楊枝にさしてあったり，チーズときゅうりが交互に並べてあったりと，少しずつ工夫が見られるようになりました。家でも食事中に会話を楽しんでいることが伝わってきました。

この頃，子どもたちの中で，「〇〇持ってきた人，手を上げてー！」「はーい！」と言いながら食べることがはやり，かよちゃんも「枝豆好きな人，手を上げてー！」と言っていました。お弁当の準備も片付けも以前よりスムーズにできるようになりました。幼稚園で栽培した夏野菜を味噌汁にしてみんなで食べた時は，苦手ななすも食べてみて，「おいしい！」とおかわりまでするようになり，落ち着いて楽しく食事ができるようになってきています。

（赤石）

解　説

遊び食べは子どもの発達過程においてみられる自然な姿ですが，対応を間違えると長引かせます。例えば，家族や周囲のものが別のことをしていて，子ども一人に食べさせていると，気が散って食事に集中できなくなります。子どもが食事と遊びの時間の違いを認識できるようになるためにも，食事時間にはそろって食卓を囲むようにしましょう。子どもの気持ちをくみ取りながらも，けじめのある生活を心がけることが大切です。

遊び食べ：
第５章／❶幼児の食事上の問題と対応（p.113）

この事例は保育者が子どもと共に食べ，語りかけることにより食への関心と集中力を子どもから自然な形で引き出しています。さらに「お弁当参観」の実施によって母親自らがその問題に気づき，食生活の改善へと前向きに取り組むきっかけをも作っています。これは保育者ならではの見事な栄養教育の実践例といえましょう。栄養教育は知識の押し売りではなく，このように

対象者自身が気づき，食生活を改善しQOLを高めていくための働きかけです。（上田）

Q＆A

Q 51：おやつばかり食べたがります。

A 51：近頃（ちかごろ）では外食を見ても，食事の中に菓子が入り込んできています。甘い物は低年齢であっても好きですね。菓子の買い置きはできるだけ少なくしたいものです。年齢と共に，どこに菓子があるのか，欲しがれば出てくるかどうか，判断できるようになってきます。おやつは時間を決めて与え，食事量が減る可能性のある時間には与えないようにしましょう。空腹感をもたせること，また，大人と一緒に食事をする楽しみをもたせることも大切です。（酒井）

Q 52：こぼさないように食べるしつけの開始は。

こぼさないで食べる：第５章／❶幼児の食事上の問題と対応（p.113）

A 52：本当にこぼさないで食べることができるのは４，５歳頃でしょう。３歳頃まではこぼさないで食べることにこだわるより，食べることへの興味を失わせないようにしたいものです。４，５歳頃になれば，話せば理解できるようにもなりますから，「こぼさないで食べることは格好いいんだ」と子どもの有能感（ゆうのうかん）を育てましょう。こぼさないためにも，テレビを消したり，おもちゃを片付けたりして，食べることに集中できる環境づくりをします。（酒井）

Q 53：ゆっくりかんで食べましょうという時の時間は。

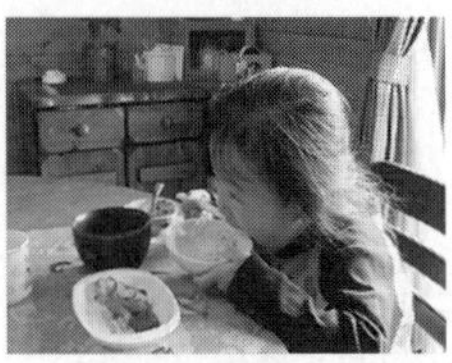

A 53：集中できる食事時間は長くて30分。20分ぐらいで食べることができる量が良いでしょう。食事量は幼児期で大人の半分量ぐらいにして，子どもがゆったりと食べることができる環境づくりしたいものです。たっぷりと外遊びをして，空腹感をもつことができるようにしましょう。（酒井）

Q 54：食事中，席をはずしたり，また戻ってきて食べたり，食事時間がかかります。

A 54：食事中，席をはずすのは，何をしているのでしょう。テレビを見たり，おもちゃを持ってみたり。食事をする時はおもちゃやお菓子などの子どもの気をひく物は片付けましょう。ダイニングにテレビを置かないようにしたり，テレビのあるリビングと仕切るなど，子どもが集中できる環境を整えましょう。座卓（ざたく）やコタツで食事をすると，どうしても立って席をはずしがちです。テーブルでは足がつく板のある椅子を用意しましょう。子どもにとっては食事と遊びの区分はありません。「いただきます」「ごちそうさま」の挨拶(あいさつ)や手を洗うなど，食事の時間に区切りをもたせる行動をするようにしましょう。（酒井）

● 保育場面　延長保育と補食

事 例 13　たかし君のおやつ

２歳児のたかし君は，両親の仕事の都合(つごう)で，19 時 30 分までの延長保育を受けています。一人っ子のたかし君は，自分より小さいお友達やお兄さんお姉さんと一緒に遊べる延長保育が大好きです。異年齢のかかわりの中で体験することや学ぶことの多い延長保育。たかし君もお兄さんたちの真似(まね)をしてブロックで家や車庫を作ったり，大好きなミニカーで遊んだり，同年齢の友達とふざけあったりして毎日楽しく過ごしています。

延長保育では，18 時頃に補食(ほしょく)を食べます。「先生，おやつ何？」と元気な声で尋(たず)ねるたかし君。「今日はたかし君の好きなヨーグルトとクッキーよ」と応(こた)えるとニッコリ。みんなで「いただきます」の挨拶(あいさつ)をしたと思うと大きな口をあけ，スプーンに山盛りのヨーグルトをおいしそうに食べました。

お友達も一人二人と帰宅し，19 時 30 分，お母さんが迎えにくると，たかし君は飛びついていきます。お母さんもしっかりとたかし君を抱きしめます。二人の姿を見ながら，保育士が好物(こうぶつ)のヨーグルトを喜んで食べたことを伝えると，お母さんは「家に帰るとお腹がすいていて，すぐにおやつを欲しがりご飯が食べられなくなって……」と困っているようでした。延長保育の補食も夕食にひびかないように配慮されているので，たかし君は空腹状態にあり夕食ができるまで待っていられないようでした。お母さんとしては，夕食前におやつを食べてしまうとせっかく作った夕食を残してしまいがっかりするし，栄養のことも心配しているようでした。けれども，ぐずられると負けてしまい，ついお菓子をあげてしまうことも多いと言われたので，「その時に食事の足(た)しになるものを食べさせてみてはどうかしら」とアドバイスをしました。「お母さんもお忙しい中で大変でしょうが頑張ってみてください」と言って，暗くなった中，二人を見送りました。

２週間ほど経(た)ったある日，お母さんの方から，「あれから夕食の工夫をしています。おにぎりやサンドイッチにしたり，まとめて作ったおかずを冷凍しておいて食べさせるなどしているんです。買ってきた揚(あ)げ物とおにぎりを

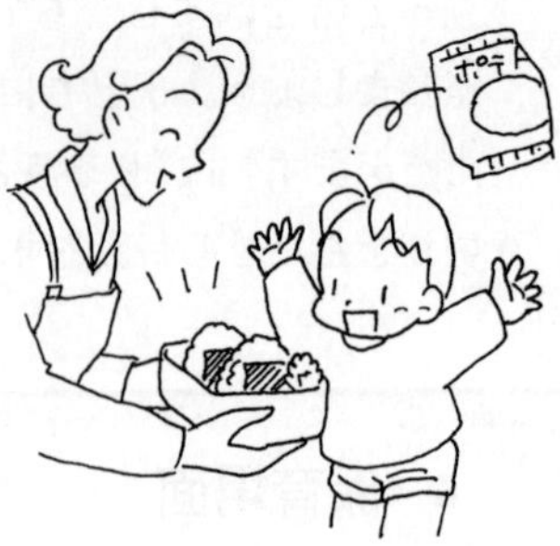

お弁当箱に入れてあげるだけでも子どもは喜んでくれるんですね」と嬉(うれ)しそうに話していかれました。「時間がない中で以前よりスムーズに夕食の支度(したく)ができるような気がします」と明るく語ってくれたお母さん。「今日も一日お疲れ様でした。明日も元気にきてね。待ってるね」と自転車の二人に声をかけて別れた後に嬉しさがこみ上げてきました。

（熊澤）

解　説

降園時や保育園から帰ってきたときに，おやつを欲しがることがよくあります。これはもちろん生理的に空腹であることもありますが，お母さんの気持ちを確かめたいからおやつを欲しがることも少なくありません。一日中保育園の集団生活の中で子どもなりに気を遣(つか)いストレスもあるのです。帰ってきたらほっとしてお母さんに甘えたい，自分の存在を受け入れて欲しい，自分の要求を通したいという思いから「おやつちょうだい」という表現になりがちです。ほんとうに何か食べたいのか，精神的に甘えたいのか，その両方なのかまず確かめましょう。

ここで子どもの言葉だけで判断をしてしまうと「ぼくの気持ちをちっともわかってくれない」とますます要求がエスカレートすることがありますので気をつけます。だっこして，麦茶と果物やおにぎりくらいをいっしょにお話ししながら食べるだけで子どもの気持ちが落ち着きます。帰宅後早く夕食を作らなくては……とすぐに台所に立とうとするお母さんの気持ちはよくわかりますが，２歳というまだ言葉で十分気持ちを伝えられない年齢のお子さんには，やはりこちらから子どもの気持ちに歩み寄っていく姿勢が大切です。その後は事例のようにお菓子ではなく食事の足しになるようなものを食べさせるとよいですね。その場合，野菜が不足しやすいので意識的に補(おぎな)いましょう。お腹がすいていると電子レンジで加熱しただけのかぼちゃやブロッコリーなどの温野菜も結構喜んで食べるものです。　（上田）

● 保育場面　　　食　育

事 例 ⑭　ママのレシピが増えた

「きのうのばんごはんね，うちはさ，大学芋」とA君。「ぼくんちはてんぷらだった。」とB君。「うちはスイートポテトとお味噌汁だよ」とC君。K君は「ふかしてバターと塩で食べたよ。おいしかったよ。」と言う。サツマイモ堀の次の日の昼食時はにぎやかであった。

担任のN先生は「いろいろなお料理ができて楽しいね。」と言いながら，一人ひとりの幼児の家庭での食生活の様子について尋ねたり話題にしたりしていました。このことがきっかけで次第に昼食の時間になると昨日のメニューについて話すことが増えてきました。

11 月に入って，幼稚園の裏畑に 5 月頃に植えておいたサトイモが葉を大きく茂らせ倒れそうになってきました。倒れる前に 4 歳児でサトイモ掘りをすることにしました。

3，4 人で一つの株を抱えるようにして，長い葉っぱの茎の部分を慎重に持って「うんとこしょ，どっこいしょ」などと言いながら引っ張ると，ゴロンと大きなイモが出てきました。大きな種イモのまわりにいくつものサトイモが付いているという仕組みも子どもと一緒にもぎ取ることで感動をもって知ることができます。収穫の後，サトイモの葉が 1 メートルくらいの丈があって大きな葉っぱがあることからA君たちが「先生！トトロ，トトロ見てー！」と言いながら傘のようにC君と二人で庭中を歩きまわり，イモよりも葉っぱに興味がいったようです。収穫数が多くないこともあり，昼食の時間に主事さんに味噌汁にしてもらうことにしました。K君は，「わー，先生，おいしいね，これがさっきのサトイモなの？」と言うとA君が「うちんちもお味噌汁にサトイモ入れる」と言います。K君は，「家に帰ってお母さんに作ってもらおうっと」とつぶやきました。

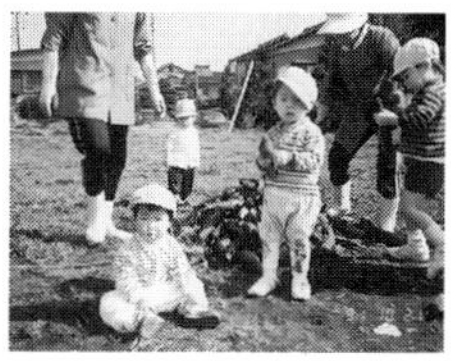

次の日の朝，K君のお母さんが，「先生，泥付きで，皮をむくとぬるぬるして，扱いにくいサトイモなンか，買おうとも思っていなかったし，今まで料理のメニューに入れてなかったのですが，Kちゃんが幼稚園でのサトイモ堀のことやお味噌汁が美味しかったことをあんまり一生懸命に言うもんですから，買ってきてやってみました。意外とおいしいですね，主人に喜ばれました。」とサトイモの味噌汁を家でも作ってみたことを伝えてくれました。担任は，園での体験が家庭のメニューまで増やすことにつながり，子どもの体験が家庭へ広がっていくことの大切さを改めて感じました。（永井）

解　説

「園の中だけで食育に力を入れても，やっぱり家庭が大事よね」といった声をよく聞きます。園での取組を進めていけばいくほど，家庭での「食」のあり方が気になってきます。園児の生活の連続性を考えても，家庭での食育を支援していくことが大切です。

そのためには，この事例のように，園での食育の取組のねらいや内容を，子どもが家庭に伝えていけることが望ましいでしょう。子どもが園でのさまざまな「食に関わる体験」に心が動かされ，その感動や思い，考えを言葉により伝え合うことができるような援助をしていけるようにしたいものです。

「食育」というと，「家庭でも栄養バランスのとれた食事を！」「手抜きした食事じゃなくて！」と，保護者を非難したり，不安を掻き立ててしまいがちな面もあります。一般的な食の情報ではなく，子どもの保育と密着した展開ができることが保育所や幼稚園の特徴です。子どもを間において，家庭と園が，また，保護者同士が，食を通して学びあい，育てあい，支えあう関係づくりをしていきたいものです。　（酒井）

Q＆A

Q 55：野菜栽培，調理保育，バイキング給食などをしていますが，食育はそれで十分なのでしょうか。

A 55：保育所や幼稚園での食育というと，野菜栽培，調理保育などの体験を具体的な活動の一つとしていますが，何か一つの活動を実践しただけで，“食育は十分”とは言い切れません。なぜなら，食を営む力の基礎を培うことを考えていくならば,『食育指針』が示す「食と健康」「食と人間関係」「いのちの育ちと食」「食と料理」「食と文化」の領域を総合的に展開する体験を積み重ねていかなくてはならないからです。

野菜栽培，調理保育，バイキング給食などの活動を，毎日の活動と共に体系づけて，子どもの育ちにつなげていくことが必要です。これらの活動が何をねらい，園の保育目標とどのようにつながっているのか，どのような子どもに育ってもらいたいと願っているのかを，職員間で話し合い，発達の連続性を踏まえながら，園の自然・社会環境を活かした食育を展開していくことが期待されています。　（酒井）

Q 56：食育の計画を作成したいと思うのですが，指導計画とは別に作るべきでしょうか。

A 56：食育の計画の現状をみると，今まで栄養士や調理員が中心に立案してきた給食計画を保育士と共に発展させてできた計画もあれば，指導計画から食育に関わる活動を抽出して栄養士や調理員と共にその位置づけを再構築した食育計画もあります。いずれにしても食育の計画を作ることを通して，職員間で共通理解が進むことが期待されます。食育の計画を別に作ることのメリットは食育に焦点を絞って，全職員で計画しやすく，実践も充実しやすいことです。

デメリットは，食育の活動，特に，栽培・収穫・調理体験といった活動のみが列挙され，日々の保育と離れがちになることです。なぜなら，指導計画は特定の保育士だけで作ることはないと思いますが，食育計画になると，担当と決まった保育士だけの仕事にもなってしまいがちだからです。

実際に，まずは食育の計画を指導計画と別に立ててみて，その次の年は指導計画の中に組み込みながらすすめている園もあります。また，数年指導計画に組み込んだ後に別に取り出して食育計画をつくり再確認しあう園もあります。食育の計画を別につくるか否かは，指導計画との整合性やつながりをもたせることの重要性を十分に認識しつつ，各園の状況に応じて考えていくことが大切です。　（酒井）

指導計画：
第 10 章／❸食育の計画と評価（p.198）

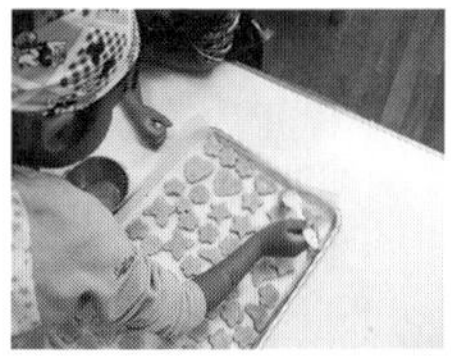

Q 57：感染症や食中毒などによる事故が心配で，食育ができません。どのようにしたらよいでしょうか。

A 57：食中毒や事故を心配するあまり，子どもの活動や経験の機会が狭められてしまうことは大変残念なことです。調理体験の計画段階から衛生面・安全面への配慮を職員間で話し合い，積極的に調理体験に取り組んでいきたいものです。市保育課や園の栄養士は，衛生・安全面のリスクを回避するための方法やそのポイントを職員間で共有するためのコーディネーターの役割を担うことが大切です。計画した衛生・安全面での配慮点と実践でのズレも記録し，他の園と情報を交換できるとよいでしょう。

自治体レベルで調理体験をすすめる上での留意点を作る場合には，保育関係者と保健所の衛生担当者とで協議をすすめていくことが重要です。自治体での取り決めがあっても，さらに，園独自の全職員で衛生・安全面のリスクマネジメントとして実践を重ねながら，確認しあうことがもっとも重要でしょう。

また，通常の食事も衛生面に配慮したものであることを子どもが気づくことができるように働きかけ，自らの健康を保持・増進する力を育成していくことも大切です。　（酒井）

第 3 部
資料編

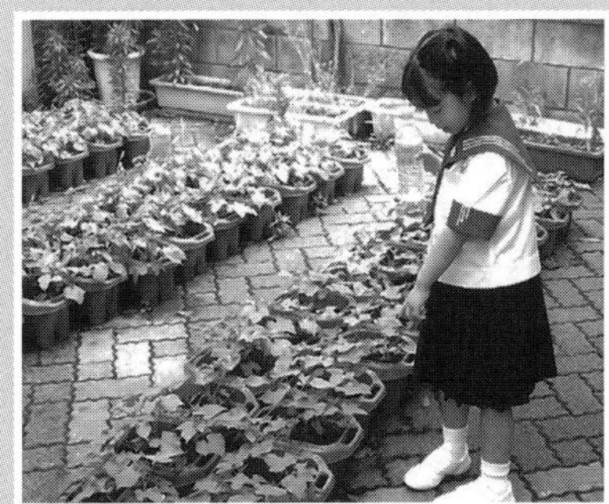

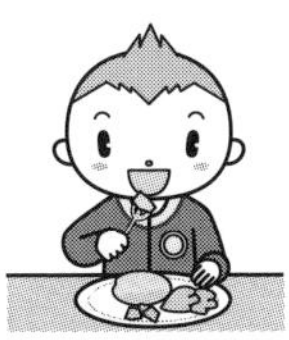

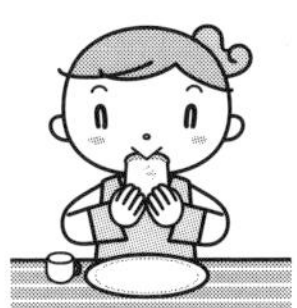

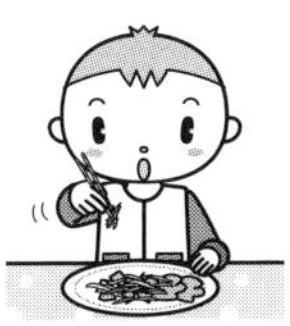

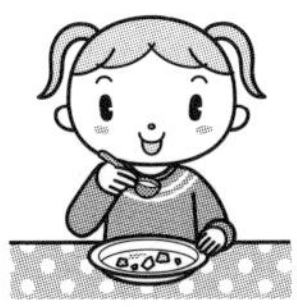

資料 1　乳幼児身体発育曲線

平成 22 年乳幼児身体発育調査
厚生労働省雇用均等児童家庭局母子保健課

乳児身体発育曲線（平成22年調査）（男）

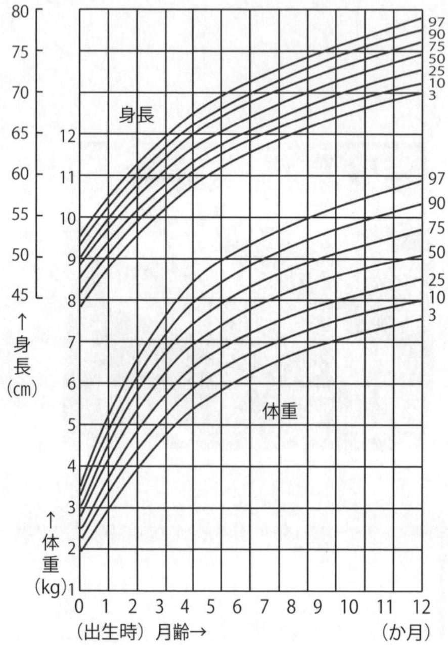

乳児身体発育曲線（平成22年調査）（女）

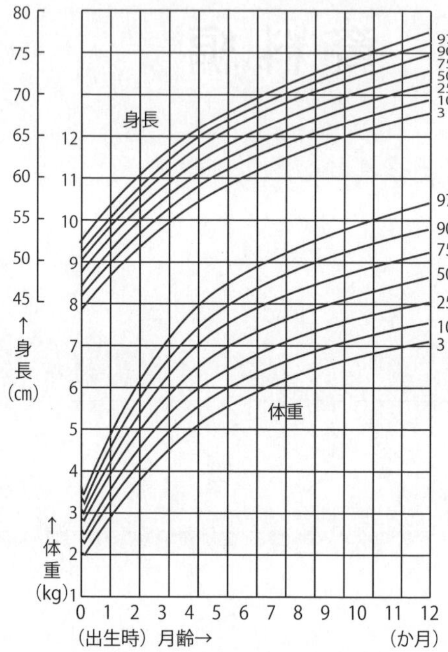

幼児身体発育曲線（平成22年調査）（男）

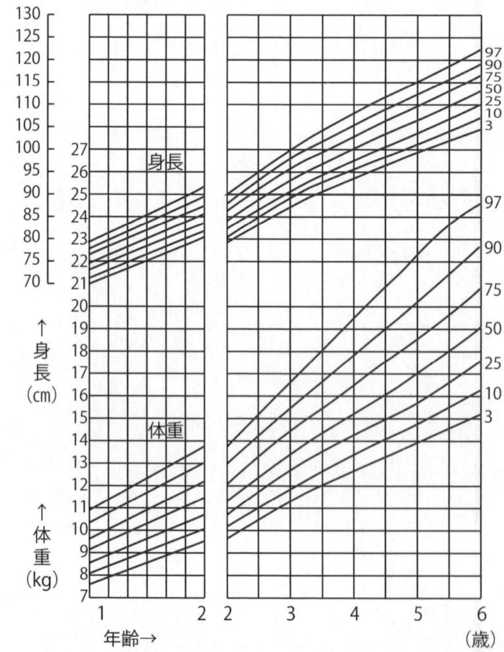

幼児身体発育曲線（平成22年調査）（男）

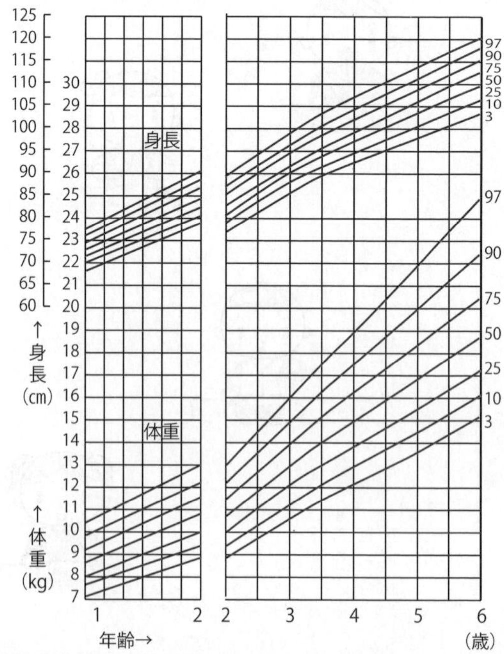

乳幼児身体発育曲線（平成22年調査）（男）

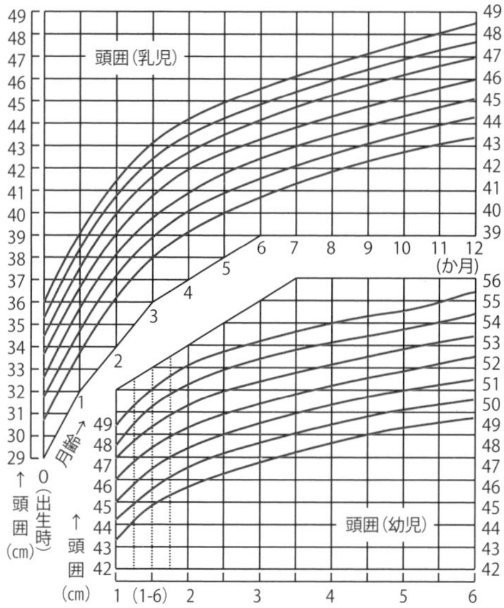

乳幼児身体発育曲線（平成22年調査）（女）

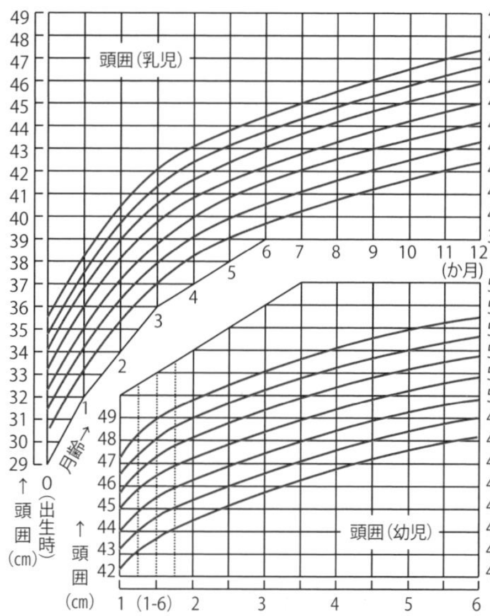

資料 2　幼児の身長体重曲線

平成22年乳幼児身体発育調査
厚生労働省雇用均等児童家庭局母子保健課

（お子さんの体重と身長が交差する点をグラフに記入しましょう。）

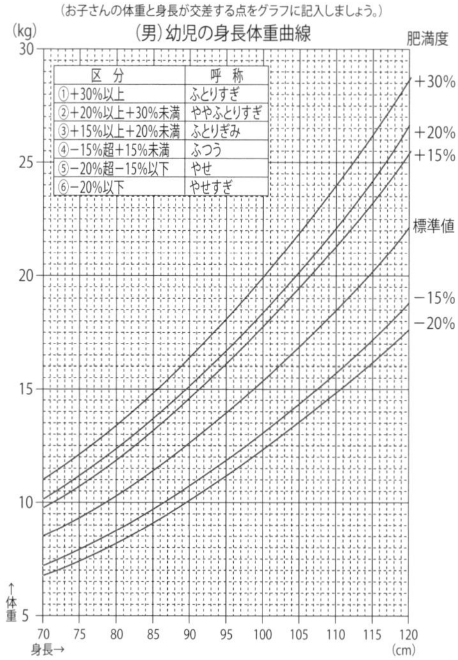

（お子さんの体重と身長が交差する点をグラフに記入しましょう。）

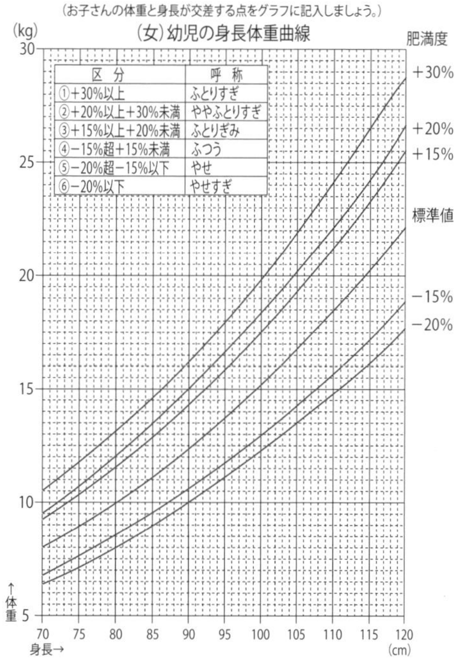

資料 3　食生活指針

平成 12 年 3 月　文部省・厚生省・農林水産省
平成 28 年 6 月　一部改正

食事を楽しみましょう

- 毎日の食事で，健康寿命をのばしましょう。
- おいしい食事を，味わいながらゆっくりよく噛んで食べましょう。
- 家族の団らんや人との交流を大切に，また，食事づくりに参加しましょう。

1日の食事のリズムから，健やかな生活リズムを

- 朝食で，いきいきした1日を始めましょう。
- 夜食や間食はとりすぎないようにしましょう。
- 飲酒はほどほどにしましょう。

適度な運動とバランスのよい食事で，適正体重の維持を

- 普段から体重を量り，食事量に気をつけましょう。
- 普段から意識して身体を動かすようにしましょう。
- 無理な減量はやめましょう。
- 特に若年女性のやせ，高齢者の低栄養にも気をつけましょう

主食，主菜，副菜を基本に，食事のバランスを

- 多様な食品を組み合わせましょう。
- 調理方法が偏らないようにしましょう。
- 手作りと外食や加工食品・調理食品を上手に組み合わせましょう

ごはんなどの穀類をしっかりと

- 穀類を毎食とって，糖質からのエネルギー摂取を適正に保ちましょう。
- 日本の気候・風土に適している米などの穀類を利用しましょう。

野菜・果物，牛乳・乳製品，豆類，魚なども組み合わせて

- たっぷり野菜と毎日の果物で，ビタミン，ミネラル，食物繊維をとりましょう。
- 牛乳・乳製品，緑黄色野菜，豆類，小魚などで，カルシウムを十分にとりましょう。

食塩は控えめに，脂肪は質と量を考えて

- 食塩の多い食品や料理を控えめにしましょう。食塩摂取量の目標値は，男性で1日8ｇ未満，女性で7ｇ未満とされています。
- 動物，植物，魚由来の脂肪をバランスよくとりましょう。
- 栄養成分表示を見て，食品や外食を選ぶ習慣を身につけましょう。

日本の食文化や地域の産物を活かし，郷土の味の継承を

- 「和食」をはじめとした日本の食文化を大切にして，日々の食生活に活かしましょう。
- 地域の産物や旬の素材を使うとともに，行事食を取り入れながら，自然の恵みや四季の変化を楽しみましょう。
- 食材に関する知識や料理技術を身につけましょう。
- 地域や家庭で受け継がれてきた料理や作法を伝えていきましょう

食料資源を大切に，無駄や廃棄の少ない食生活を

- まだ食べられるのに廃棄されている食品ロスを減らしましょう。
- 調理や保存を上手にして，食べ残しのない適量を心がけましょう。
- 賞味期限や消費期限を考えて利用しましょう。

「食」に関する理解を深め，食生活を見直してみましょう

- 子供のころから，食生活を大切にしましょう。
- 家庭や学校，地域で，食品の安全性を含めた「食」に関する知識や理解を深め，望ましい習慣を身につけましょう。
- 家族や仲間と，食生活を考えたり，話し合ったりしてみましょう。
- 自分たちの健康目標をつくり，よりよい食生活を目指しましょう。

資料 4　成長期の食生活指針

平成２年　厚生省　対象特性別食生活指針

1　子どもと親を結ぶ絆としての食事（乳児期）

❶ 食事をとおしてのスキンシップを大切に
❷ 母乳で育つ赤ちゃん，元気
❸ 離乳の完了，満１歳
❹ いつでも活用，母子健康手帳

2　食習慣の基礎づくりとしての食事（幼児期）

❶ 食事のリズム大切，規則的に
❷ 何でも食べられる元気な子
❸ 薄味と和風料理に慣れさせよう
❹ 与えよう，牛乳・乳製品を十分に
❺ 一家そろって食べる食事の楽しさを
❻ 心掛けよう，手作りのおやつの素晴らしさ
❼ 保育所や幼稚園での食事にも関心を
❽ 外遊び，親子そろって習慣に

3　食習慣の完成期としての食事（学童期）

❶ １日３食規則的，バランスのとれた良い食事
❷ 飲もう，食べよう，牛乳・乳製品
❸ 十分に食べる習慣，野菜と果物
❹ 食べ過ぎや偏食なしの習慣を
❺ おやつには，いろんな食品や量に気配りを
❻ 加工食品，インスタント食品の正しい利用
❼ 楽しもう一家団らん，おいしい食事
❽ 考えよう，学校給食のねらいと内容
❾ つけさせよう，外に出て体を動かす習慣を

4　食習慣の自立期としての食事（思春期）

❶ 朝，昼，晩，いつもバランス良い食事
❷ 進んでとろう，牛乳・乳製品
❸ 十分に食べて健康，野菜と果物
❹ 食べ過ぎ，偏食，ダイエットにはご用心
❺ 偏らない，加工食品，インスタント食品に
❻ 気をつけて，夜食の内容，病気のもと
❼ 楽しく食べよう，みんなで食事
❽ 気を配ろう，適度な運動，健康づくり

資料 5　妊娠前からはじめる妊産婦のための食生活指針

～妊娠前から，健康なからだづくりを～

令和３年３月　厚生労働省

❶ 妊娠前から，バランスのよい食事をしっかりとりましょう
❷ 「主食」を中心に，エネルギーをしっかりと
❸ 不足しがちなビタミン・ミネラルを，「副菜」でたっぷりと
❹ 「主菜」を組み合わせてたんぱく質を十分に
❺ 乳製品，緑黄色野菜，豆類，小魚などでカルシウムを十分に
❻ 妊娠中の体重増加は，お母さんと赤ちゃんにとって望ましい量に
❼ 母乳育児も，バランスのよい食生活のなかで
❽ 無理なくからだを動かしましょう
❾ たばことお酒の害から赤ちゃんを守りましょう
❿ お母さんと赤ちゃんのからだと心のゆとりは，周囲のあたたかいサポートから

資料 6　高齢者のための食生活指針

平成２年　厚生省　対象特性別食生活指針

❶ 低栄養に気をつけよう－体重低下は黄信号
❷ 調理の工夫で多様な食生活を－なんでも食べよう，だが食べ過ぎに気をつけて
❸ 副食から食べよう－年をとったらおかずが大切
❹ 食生活リズムに乗せよう－食事はゆっくり欠かさずに
❺ よく体を動かそう－空腹感は最高の味付け
❻ 食生活の知恵を身につけよう－食生活の知恵は若さと健康づくりの羅針盤
❼ おいしく，楽しく，食事をとろう－豊かな心が育む健やかな高齢期

資料 7　低栄養を予防し老化をおくらせるための食生活指針

東京都老人総合研究所

❶ ３食のバランスをよくとり，欠食は絶対避ける
❷ 動物性たんぱく質を十分に摂取する
❸ 肉と魚の摂取は　１：１　程度の割合にする
❹ 肉は，様々な種類を摂取し，偏らないようにする
❺ 油脂類の摂取が不足しないように注意する
❻ 牛乳は，毎日２００ｍｌ以上飲むようにする
❼ 野菜は，緑黄色野菜や根菜など豊富な種類を毎日食べる　火をとおして摂取量を確保する工夫をする
❽ 食欲がない時はおかずを先に食べ，ご飯は残す
❾ 食材の調理法や保存法を習熟する
❿ 酢，香辛料，香り野菜を十分に取り入れる
⓫ 味見をしてから調味料を使う
⓬ 和風，中華，洋風と様々な料理を取り入れる
⓭ 会食の機会を豊富につくる
⓮ かむ力を維持するために義歯は定期的に点検を受ける
⓯ 健康情報を積極的にとりいれる

資料 8　3色食品群

昭和 27 年，広島県庁の岡田正美氏が提唱し，「栄養改善普及会」の近藤とし子氏が普及に努めた。栄養素の働きの特徴から，食品を赤，黄，緑の３つの群に分けている。

赤　群	黄　群	緑　群
魚・肉・豆類・乳・卵	穀物・砂糖・油脂・いも類	緑黄色野菜・淡色野菜・海草・きのこ
たんぱく質／脂質／ビタミンB／カルシウム	炭水化物／ビタミンA，D／ビタミンB_1／脂質	カロチン／ビタミンC／カルシウム／ヨード
血や肉をつくるもの	力や体温となるもの	からだの調子をよくするもの

資料 9　4つの食品群

昭和５年，前女子栄養大学学長・香川綾が提唱し，昭和 31 年にこの「４つの食品群」に改めた。日本人の食生活に普遍的に不足している栄養素を補充することに意をおき，牛乳と卵を第１群に，他を栄養素の働きから３つの群に分けている。

●一日 20 点の基本パターン（成人女子生活活動強度Ⅰの場合）

第１群	第２群	第３群	第４群
栄養を完全にする	血や肉をつくる	からだの調子をよくする	力や体温となる
良質たんぱく質／脂質 ビタミンA／ビタミンB_1, B_2／カルシウム	良質たんぱく質／脂質 カルシウム／ビタミンA／ビタミンB_2	ビタミンA／カロチン ビタミンC／ミネラル 繊維	糖質／たんぱく質 脂質
乳・乳製品　２点 卵　１点	魚介・肉　２点 豆・豆製品　１点	野菜　１点 芋　１点 果物　１点	穀物　８点 砂糖　１点 油脂　２点

（１点 80kcal：エネルギー所要量のほぼ 90％で構成してある。各人の必要に応じて適宜調整すること。）

資料10　緑黄色野菜

従来，栄養指導において野菜の取扱いについては「緑黄色野菜」の分類を設けてきた。これは，「四訂成分表」におけるカロテン600μg／100g以上含有する「有色野菜」の分類に準じ，″原則として可食部100g当たりカロテン含量が600μg以上のもの″，あわせてトマト，ピーマンなど一部の野菜については，″カロテン含量が600μg未満であるが摂取量及び頻度等を勘案の上，栄養指導上緑黄色野菜とする″ということであった。
「五訂成分表」では「有色野菜」の分類が示されていないが，「緑黄色野菜」の取扱いについては，別表のとおり，従来「緑黄色野菜」としてきたものに，「五訂成分表」中，″可食部100g当たりカロテン含量が600μg以上のもの″を追加して取扱うこととなった。

（厚生労働省：「五訂日本食品標準成分表の取扱いの留意点について」より）

あ▶お
あさつき
あしたば
アスパラガス
いんげんまめ（さやいんげん）
エンダイブ
（えんどう類）
　トウミョウ
　さやえんどう
おおさかしろな
おかひじき
オクラ

か▶こ
かぶ（葉）
（かぼちゃ類）
　日本かぼちゃ
　西洋かぼちゃ
からしな
ぎょうじゃにんにく
きょうな
キンサイ
クレソン
ケール
こごみ
こまつな

さ▶そ
さんとうさい
ししとうがらし
しそ（葉・実）
じゅうろくささげ
しゅんぎく
すぐきな
せり

た▶と
タアサイ
（だいこん類）
　かいわれだいこん
葉だいこん
　だいこん（葉）
（たいさい類）
　つまみな
　たいさい
たかな
たらのめ
チンゲンサイ
つくし
つるな
つるむらさき
とうがらし（葉・実）
（トマト類）
　トマト
　ミニトマト
とんぶり

な▶の
ながさきはくさい
なずな
（なばな類）
　和種なばな
　洋種なばな
（にら類）
　にら
　花にら
（にんじん類）
　葉にんじん
　にんじん
　きんとき
　ミニキャロット
茎にんにく
（ねぎ類）
　葉ねぎ
　こねぎ
のざわな
のびる

は▶ほ
パクチョイ
バジル
パセリ
（ピーマン類）
　青ピーマン
　赤ピーマン
　トマピー
ひのな
ひろしまな
ふだんそう
ブロッコリー
ほうれんそう

ま▶も
みずかけな
（みつば類）
　切りみつば
　根みつば
　糸みつば
めキャベツ
めたで
モロヘイヤ

や▶よ
ようさい
よめな
よもぎ

ら▶ろ・わ
リーキ
（レタス類）
　サラダな
　リーフレタス
　サニーレタス
ロケットサラダ
わけぎ

資料 11 特殊ミルク

分類	主な適応症	記号	会社名	品名
糖質代謝異常	• ガラクトース血症Ⅰ型，Ⅱ型	110	明治	ガラクトース除去フォーミュラ（可溶性多糖類・ブドウ糖含有）
	• 肝型糖原病	GSD-D	明治	乳糖・果糖除去低脂肪フォーミュラ（乳たんぱく質・昼用）
		GSD-N	明治	乳糖・果糖除去低脂肪フォーミュラ（乳たんぱく質・夜用）
		8007	明治	乳糖・果糖除去低脂肪フォーミュラ（大豆たんぱく質・昼用）
		8009	明治	乳糖・果糖除去低脂肪フォーミュラ（大豆たんぱく質・夜用）
蛋白質・アミノ酸代謝異常	• フェニルケトン尿症	A-1	雪印メグミルク	フェニルアラニン無添加総合アミノ酸粉末
		MP-11	森永乳業	低フェニルアラニンペプチド粉末
	• ホモシスチン尿症 • 高メチオニン血症	S-26	雪印メグミルク	メチオニン除去粉乳
	• チロジン血症	S-1	雪印メグミルク	フェニルアラニン・チロシン除去粉乳
	• 高アンモニア血症 • シトルリン血症 • アルギニノコハク酸尿症 • 高オルニチン血症	S-23	雪印メグミルク	蛋白除去粉乳
		7925-A	明治	低たんぱく質・アルギニン強化フォーミュラ
有機酸代謝異常	• プロピオン酸血症 • メチルマロン酸血症	S-22	雪印メグミルク	イソロイシン・バリン・メチオニン・スレオニン・グリシン除去粉乳
	• グルタル酸血症１型	S-30	雪印メグミルク	リジン・トリプトファン除去粉乳
	• イソ吉草酸血症 • メチルクロトニルグリシン症 • メープルシロップ尿症	8003	明治	ロイシン除去フォーミュラ
電解質代謝異常	• 特発性高カルシウム血症	206	明治	ビタミンＤ無添加・低カルシウムフォーミュラ
	• 副甲状腺機能低下症 • 偽性副甲状腺機能低下症	8110	明治	低カリウム・低リンフォーミュラ
		MM-5	森永乳業	低リン乳
	• 副腎皮質機能不全	507-A	明治	低カリウム・高ナトリウムフォーミュラ
その他①	• シトリン欠損症 • カルニチンパルミトイルトランスフェラーゼ欠損症	721	明治	必須脂肪酸強化 MCT フォーミュラ
その他②	• 嚢胞性繊維症 • シトリン欠損症	ML-3	森永乳業	蛋白質加水分解 MCT 乳
その他③	• グルコーストランスポーター１欠損症 • ピルビン酸脱水素酸素複合体異常症	817-B	明治	ケトンフォーミュラ
	計	21 品目		

上記特殊ミルクは，国の助成とミルク製造会社の負担により無償で供給されます。 2018 年 11 月現在

資 料 ⑫　食育基本法（抜粋）

平成 17 年 6 月 17 日　法律第 63 号

目　次

二十一世紀における我が国の発展のためには，子どもたちが健全な心と身体を培い，未来や国際社会に向かって羽ばたくことができるようにするとともに，すべての国民が心身の健康を確保し，生涯にわたって生き生きと暮らすことができるようにすることが大切である。

子どもたちが豊かな人間性をはぐくみ，生きる力を身に付けていくためには，何よりも「食」が重要である。今，改めて，食育を，生きる上での基本であって，知育，徳育及び体育の基礎となるべきものと位置付けるとともに，様々な経験を通じて「食」に関する知識と「食」を選択する力を習得し，健全な食生活を実践することができる人間を育てる食育を推進することが求められている。もとより，食育はあらゆる世代の国民に必要なものであるが，子どもたちに対する食育は，心身の成長及び人格の形成に大きな影響を及ぼし，生涯にわたって健全な心と身体を培い豊かな人間性をはぐくんでいく基礎となるものである。

一方，社会経済情勢がめまぐるしく変化し，日々忙しい生活を送る中で，人々は，毎日の「食」の大切さを忘れがちである。国民の食生活においては，栄養の偏り，不規則な食事，肥満や生活習慣病の増加，過度の痩身志向などの問題に加え，新たな「食」の安全上の問題や，「食」の海外への依存の問題が生じており，「食」に関する情報が社会に氾濫する中で，人々は，食生活の改善の面からも，「食」の安全の確保の面からも，自ら「食」のあり方を学ぶことが求められている。また，豊かな緑と水に恵まれた自然の下で先人からはぐくまれてきた，地域の多様性と豊かな味覚や文化の香りあふれる日本の「食」が失われる危機にある。

こうした「食」をめぐる環境の変化の中で，国民の「食」に関する考え方を育て，健全な食生活を実現することが求められるとともに，都市と農山漁村の共生・対流を進め，「食」に関する消費者と生産者との信頼関係を構築して，地域社会の活性化，豊かな食文化の継承及び発展，環境と調和のとれた食料の生産及び消費の推進並びに食料自給率の向上に寄与することが期待されている。

国民一人一人が「食」について改めて意識を高め，自然の恩恵や「食」に関わる人々の様々な活動への感謝の念や理解を深めつつ，「食」に関して信頼できる情報に基づく適切な判断を行う能力を身に付けることによって，心身の健康を増進する健全な食生活を実践するために，今こそ，家庭，学校，保育所，地域等を中心に，国民運動として，食育の推進に取り組んでいくことが，我々に課せられている課題である。さらに，食育の推進に関する我が国の取組が，海外との交流等を通じて食育に関して国際的に貢献することにつながることも期待される。

ここに，食育について，基本理念を明らかにしてその方向性を示し，国，地方公共団体及び国民の食育の推進に関する取組を総合的かつ計画的に推進するため，この法律を制定する。

（中略）

第二章　食育推進基本計画等

（食育推進基本計画）

第十六条　食育推進会議は，食育の推進に関する施策の総合的かつ計画的な推進 を図るため，食育推進基本計画を作成するものとする。

2　食育推進基本計画は，次に掲げる事項について定めるものとする。

一　食育の推進に関する施策についての基本的な方針
二　食育の推進の目標に関する事項
三　国民等の行う自発的な食育推進活動等の総合的な促進に関する事項
四　前三号に掲げるもののほか，食育の推進に関する施策を総合的かつ計画的に 推進するために必要な事項

3　食育推進会議は，第一項の規定により食育推進基本計画を作成したときは，速や かにこれを農林水産大臣に報告し，及び関係行政機関の長に通知するとともに，その要旨を公表しなければならない。

4　前項の規定は，食育推進基本計画の変更について準用する。

（中略）

第三章　基本的施策

（家庭における食育の推進）

第十九条　国及び地方公共団体は，父母その他の保護者及び子どもの食に対する関心及び理解を深め，健全な食習慣の確立に資するよう，親子で参加する料理教室その他の食事についての望ましい習慣を学びながら食を楽しむ機会の提供，健康美に関する知識の啓発その他の適切な栄養管理に関する知識の普及及び情報の提供，妊産婦に

対する栄養指導又は乳幼児をはじめとする子どもを対象とする発達段階に応じた栄養指導その他の家庭における食育の推進を支援するために必要な施策を講ずるものとする。

（学校，保育所等における食育の推進）

第二十条　国及び地方公共団体は，学校，保育所等において魅力ある食育の推進に関する活動を効果的に促進することにより子どもの健全な食生活の実現及び健全な心身の成長が図られるよう，学校，保育所等における食育の推進のための指針の作成に関する支援，食育の指導にふさわしい教職員の設置及び指導的立場にある者の食育の推進において果たすべき役割についての意識の啓発その他の食育に関する指導体制の整備，学校，保育所等又は地域の特色を生かした学校給食等の実施，教育の一環として行われる農場等における実習，食品の調理，食品廃棄物の再生利用等様々な体験活動を通じた子どもの食に関する理解の促進，過度の痩身又は肥満の心身の健康に及ぼす影響等についての知識の啓発その他必要な施策を講ずるものとする。

（地域における食生活の改善のための取組の推進）

第二十一条　国及び地方公共団体は，地域において，栄養，食習慣，食料の消費等に関する食生活の改善を推進し，生活習慣病を予防して健康を増進するため，健全な食生活に関する指針の策定及び普及啓発，地域における食育の推進に関する専門的知識を有する者の養成及び資質の向上並びにその活用，保健所，市町村保健センター，医療機関等における食育に関する普及及び啓発活動の推進，医学教育等における食育に関する指導の充実，食品関連事業者等が行う食育の推進のための活動への支援等必要な施策を講ずるものとする。

（食育推進運動の展開）

第二十二条　国及び地方公共団体は，国民，教育関係者等，農林漁業者等，食品関連事業者等その他の事業者若しくはその組織する団体又は消費生活の安定及び向上等のための活動を行う民間の団体が自発的に行う食育の推進に関する活動が，地域の特性を生かしつつ，相互に緊密な連携協力を図りながらあまねく全国において展開されるようにするとともに，関係者相互間の情報及び意見の交換が促進されるよう，食育の推進に関する普及啓発を図るための行事の実施，重点的かつ効果的に食育の推進に関する活動を推進するための期間の指定その他必要な施策を講ずるものとする。

2　国及び地方公共団体は，食育の推進に当たっては，食生活の改善のための活動その他の食育の推進に関する活動に携わるボランティアが果たしている役割の重要性にかんがみ，これらのボランティアとの連携協力を図りながら，その活動の充実が図られるよう必要な施策を講ずるものとする。

（生産者と消費者との交流の促進，環境と調和のとれた農林漁業の活性化等）

第二十三条　国及び地方公共団体は，生産者と消費者との間の交流の促進等により，生産者と消費者との信頼関係を構築し，食品の安全性の確保，食料資源の有効な利用の促進及び国民の食に対する理解と関心の増進を図るとともに，環境と調和のとれた農林漁業の活性化に資するため，農林水産物の生産，食品の製造，流通等における体験活動の促進，農林水産物の生産された地域内の学校給食等における利用その他のその地域内における消費の促進，創意工夫を生かした食品廃棄物の発生の抑制及び再生利用等必要な施策を講ずるものとする。

（食文化の継承のための活動への支援等）

第二十四条　国及び地方公共団体は，伝統的な行事や作法と結びついた食文化，地域の特色ある食文化等我が国の伝統のある優れた食文化の継承を推進するため，これらに関する啓発及び知識の普及その他の必要な施策を講ずるものとする。

（食品の安全性，栄養その他の食生活に関する調査，研究，情報の提供及び国際交流の推進）

第二十五条　国及び地方公共団体は，すべての世代の国民の適切な食生活の選択に資するよう，国民の食生活に関し，食品の安全性，栄養，食習慣，食料の生産，流通及び消費並びに食品廃棄物の発生及びその再生利用の状況等について調査及び研究を行うとともに，必要な各種の情報の収集，整理及び提供，データベースの整備その他食に関する正確な情報を迅速に提供するために必要な施策を講ずるものとする。

2　国及び地方公共団体は，食育の推進に資するため，海外における食品の安全性，栄養，食習慣等の食生活に関する情報の収集，食育に関する研究者等の国際的交流，食育の推進に関する活動についての情報交換その他国際交流の推進のために必要な施策を講ずるものとする。

（後略）

資料 ⑬　保育所保育指針（抜粋）

平成 29 年 3 月 31 日　厚生労働省告示第 117 号

第1章　総　則

この指針は，児童福祉施設の設備及び運営に関する基準（昭和23年厚生省令第63号。以下「設備運営基準」という。）第 35 条の規定に基づき，保育所における保育の内容に関する事項及びこれに関連する運営に関する事項を定めるものである。各保育所は，この指針において規定される保育の内容に係る基本原則に関する事項等を踏まえ，各保育所の実情に応じて創意工夫を図り，保育所の機能及び質の向上に努めなければならない。

1　保育所保育に関する基本原則

⑴保育所の役割

ア保育所は，児童福祉法（昭和 22 年法律第 164 号）第 39 条の規定に基づき，保育を必要とする子どもの保育を行い，その健全な心身の発達を図ることを目的とする児童福祉施設であり，入所する子どもの最善の利益を考慮し，その福祉を積極的に増進することに最もふさわしい生活の場でなければならない。

イ保育所は，その目的を達成するために，保育に関する専門性を有する職員が，家庭との緊密な連携の下に，子どもの状況や発達過程を踏まえ，保育所における環境を通して，養護及び教育を一体的に行うことを特性としている。

ウ保育所は，入所する子どもを保育するとともに，家庭や地域の様々な社会資源との連携を図りながら，入所する子どもの保護者に対する支援及び地域の子育て家庭に対する支援等を行う役割を担うものである。

エ保育所における保育士は，児童福祉法第 18 条の 4 の規定を踏まえ，保育所の役割及び機能が適切に発揮されるように，倫理観に裏付けられた専門的知識，技術及び判断をもって，子どもを保育するとともに，子どもの保護者に対する保育に関する指導を行うものであり，その職責を遂行するための専門性の向上に絶えず努めなければならない。

⑵保育の目標

ア保育所は，子どもが生涯にわたる人間形成にとって極めて重要な時期に，その生活時間の大半を過ごす場である。このため，保育所の保育は，子どもが現在を最も良く生き，望ましい未来をつくり出す力の基礎を培うために，次の目標を目指して行わなければならない。

㈠十分に養護の行き届いた環境の下に，くつろいだ雰囲気の中で子どもの様々な欲求を満たし，生命の保持及び情緒の安定を図ること。

㈡健康，安全など生活に必要な基本的な習慣や態度を養い，心身の健康の基礎を培うこと。

㈢人との関わりの中で，人に対する愛情と信頼感，そして人権を大切にする心を育てるとともに，自主，自立及び協調の態度を養い，道徳性の芽生えを培うこと。

㈣生命，自然及び社会の事象についての興味や関心を育て，それらに対する豊かな心情や思考力の芽生えを培うこと。

㈤生活の中で，言葉への興味や関心を育て，話したり，聞いたり，相手の話を理解しようとするなど，言葉の豊かさを養うこと。

㈥様々な体験を通して，豊かな感性や表現力を育み，創造性の芽生えを培うこと。

イ保育所は，入所する子どもの保護者に対し，その意向を受け止め，子どもと保護者の安定した関係に配慮し，保育所の特性や保育士等の専門性を生かして，その援助に当たらなければならない。

⑶保育の方法

保育の目標を達成するために，保育士等は，次の事項に留意して保育しなければならない。

ア一人一人の子どもの状況や家庭及び地域社会での生活の実態を把握するとともに，子どもが安心感と信頼感をもって活動できるよう，子どもの主体としての思いや願いを受け止めること。

イ子どもの生活のリズムを大切にし，健康，安全で情緒の安定した生活ができる環境や，自己を十分に発揮できる環境を整えること。

ウ子どもの発達について理解し，一人一人の発達過程に応じて保育すること。その際，子どもの個人差に十分配慮すること。

エ子ども相互の関係づくりや互いに尊重する心を大切にし，集団における活動を効果あるものにするよう援助すること。

オ子どもが自発的・意欲的に関われるような環境を構成し，子どもの主体的な活動や子ども相互の関わりを大切にすること。特に，乳幼児期にふさわしい体験が得られるように，生活や遊びを通して総合的に保育すること。

カ一人一人の保護者の状況やその意向を理解，受容し，それぞれの親子関係や家庭生活等に配慮しながら，様々な機会をとらえ，適切に援助すること。

⑷保育の環境

保育の環境には，保育士等や子どもなどの人的環境，施設や遊具などの物的環境，更には自然や社会の事象などがある。保育所は，こうした人，物，場などの環境が相互に関連し合い，子どもの生活が豊かなものとなるよう，次の事項に留意しつつ，計画的に環境を構成し，工夫して保育しなければならない。

ア子ども自らが環境に関わり，自発的に活動し，様々な経験を積んでいくことができるよう配慮すること。

イ子どもの活動が豊かに展開されるよう，保育所の設備や環境を整え，保育所の保健的環境や安全の確保などに努めること。

ウ保育室は，温かな親しみとくつろぎの場となるとともに，生き生きと活動できる場となるように配慮すること。

エ子どもが人と関わる力を育てていくため，子ども自らが周囲の子どもや大人と関わっていくことができる環境を整えること。

⑸保育所の社会的責任

ア保育所は，子どもの人権に十分配慮するとともに，子ども一人一人の人格を尊重して保育を行わなければならない。

イ保育所は，地域社会との交流や連携を図り，保護者や地域社会に，当該保育所が行う保育の内容を適切に説明するよう努めなければならない。

ウ保育所は，入所する子ども等の個人情報を適切に取り扱うとともに，保護者の苦情などに対し，その解決を図るよう努めなければならない。

2　養護に関する基本的事項

⑴養護の理念

保育における養護とは，子どもの生命の保持及び情緒の安定を図るために保育士等が行う援助や関わりであり，保育所における保育は，養護及び教育を一体的に行うことをその特性とするものである。保育所における保育全体を通じて，養護に関するねらい及び内容を踏まえた保育が展開されなければならない。

⑵養護に関わるねらい及び内容

ア生命の保持

㋐ねらい

①一人一人の子どもが，快適に生活できるようにする。

②一人一人の子どもが，健康で安全に過ごせるようにする。

③一人一人の子どもの生理的欲求が，十分に満たされるようにする。

④一人一人の子どもの健康増進が，積極的に図られるようにする。

㋑内　容

①一人一人の子どもの平常の健康状態や発育及び発達状態を的確に把握し，異常を感じる場合は，速やかに適切に対応する。

②家庭との連携を密にし，嘱託医等との連携を図りながら，子どもの疾病や事故防止に関する認識を深め，保健的で安全な保育環境の維持及び向上に努める。

③清潔で安全な環境を整え，適切な援助や応答的な関わりを通して子どもの生理的欲求を満たしていく。また，家庭と協力しながら，子どもの発達過程等に応じた適切な生活のリズムがつくられていくようにする。

④子どもの発達過程等に応じて，適度な運動と休息を取ることができるようにする。また，食事，排泄（せつ），衣類の着脱，身の回りを清潔にすることなどについて，子どもが意欲的に生活できるよう適切に援助する。

イ情緒の安定

㋐ねらい

①一人一人の子どもが，安定感をもって過ごせるようにする。

②一人一人の子どもが，自分の気持ちを安心して表すことができるようにする。

③一人一人の子どもが，周囲から主体として受け止められ，主体として育ち，自分を肯定する気持ちが育まれていくようにする。

④一人一人の子どもがくつろいで共に過ごし，心身の疲れが癒されるようにする。

㋑内　容

①一人一人の子どもの置かれている状態や発達過程などを的確に把握し，子どもの欲求を適切に満たしながら，応答的な触れ合いや言葉がけを行う。

②一人一人の子どもの気持ちを受容し，共感しながら，子どもとの継続的な信頼関係を築いていく。

③保育士等との信頼関係を基盤に，一人一人の子どもが主体的に活動し，自発性や探索意欲などを高めるとともに，自分への自信をもつことができるよう成長の過程を見守り，適切に働きかける。

④一人一人の子どもの生活のリズム，発達過程，保育時間などに応じて，活動内容のバランスや調和を図りながら，適切な食事や休息が取れるようにする。

第2章　保育の内容

3　3歳以上児の保育に関するねらい及び内容

⑴基本的事項

アこの時期においては，運動機能の発達により，基本的な動作が一通りできるようになるとともに，基本的な生活習慣もほぼ自立できるようになる。理解する語彙数が急激に増加し，知的興味や関心も高まってくる。仲間と遊び，仲間の中の一人という自覚が生じ，集団的な遊びや協同的な活動も見られるようになる。これらの発達の特徴を踏まえて，この時期の保育においては，個の成長と集団としての活動の充実が図られるようにしなければならない。

イ本項においては，この時期の発達の特徴を踏まえ，保育の「ねらい」及び「内容」について，心身の健康に関する領域「健康」，人との関わりに関する領域「人間関係」，身近な環境との関わりに関する領域「環境」，言葉の獲得に関する領域「言葉」及び感性と表現に関する領域「表現」としてまとめ，示している。

ウ本項の各領域において示す保育の内容は，第１章の２に示された養護における「生命の保持」及び「情緒の安定」に関わる保育の内容と，一体となって展開されるものであることに留意が必要である。

⑵ねらい及び内容

ア健　康 ［健康な心と体を育て，自ら健康で安全な生活をつくり出す力を養う。］

㋐ねらい

①明るく伸び伸びと行動し，充実感を味わう。

②自分の体を十分に動かし，進んで運動しようとする。

③健康，安全な生活に必要な習慣や態度を身に付け，見通しをもって行動する。

㋑内　容

①保育士等や友達と触れ合い，安定感をもって行動する。

②いろいろな遊びの中で十分に体を動かす。

③進んで戸外で遊ぶ。

④様々な活動に親しみ，楽しんで取り組む。

⑤保育士等や友達と食べることを楽しみ，食べ物への興味や関心をもつ。

⑥健康な生活のリズムを身に付ける。

⑦身の回りを清潔にし，衣服の着脱，食事，排泄（せつ）などの生活に必要な活動を自分でする。

⑧保育所における生活の仕方を知り，自分たちで生活の場を整えながら見通しをもって行動する。

⑨自分の健康に関心をもち，病気の予防などに必要な活動を進んで行う。

⑩危険な場所，危険な遊び方，災害時などの行動の仕方が分かり，安全に気を付けて行動する。

㋒内容の取扱い

上記の取扱いに当たっては，次の事項に留意する必要がある。

①心と体の健康は，相互に密接な関連があるものであることを踏まえ，子どもが保育士等や他の子どもとの温かい触れ合いの中で自己の存在感や充実感を味わうことなどを基盤として，しなやかな心と体の発達を促すこと。特に，十分に体を動かす気持ちよさを体験し，自ら体を動かそうとする意欲が育つようにすること。

②様々な遊びの中で，子どもが興味や関心，能力に応じて全身を使って活動することにより，体を動かす楽しさを味わい，自分の体を大切にしようとする気持ちが育つようにすること。その際，多様な動きを経験する中で，体の動きを調整するようにすること。

③自然の中で伸び伸びと体を動かして遊ぶことにより，体の諸機能の発達が促されることに留意し，子どもの興味や関心が戸外にも向くようにすること。その際，子どもの動線に配慮した園庭や遊具の配置などを工夫すること。

④健康な心と体を育てるためには食育を通じた望ましい食習慣の形成が大切であることを踏まえ，子どもの食生活の実情に配慮し，和やかな雰囲気の中で保育士等や他の子どもと食べる喜びや楽しさを味わったり，様々な食べ物への興味や関心をもったりするなどし，食の大切さに気付き，進んで食べようとする気持ちが育つようにすること。

⑤基本的な生活習慣の形成に当たっては，家庭での生活経験に配慮し，子どもの自立心を育て，子どもが他の子どもと関わりながら主体的な活動を展開する中で，生活に必要な習慣を身に付け，次第に見通しをもって行動できるようにすること。

⑥安全に関する指導に当たっては，情緒の安定を図り，遊びを通して安全についての構えを身に付け，危険な場所や事物などが分かり，安全についての理解を深めるようにすること。また，交通安全の習慣を身に付けるようにするとともに，避難訓練などを通して，災害などの緊急時に適切な行動がとれるようにすること。

イ人間関係 ［他の人々と親しみ，支え合って生活するために，自立心を育て，人と関わる力を養う。］

㋐ねらい

①保育所の生活を楽しみ，自分の力で行動することの充実感を味わう。

②身近な人と親しみ，関わりを深め，工夫したり，協力したりして一緒に活動する楽しさを味わい，愛情や信頼感をもつ。

③社会生活における望ましい習慣や態度を身に付ける。

㋑内　容

①保育士等や友達と共に過ごすことの喜びを味わう。

②自分で考え，自分で行動する。

③自分でできることは自分でする。

④いろいろな遊びを楽しみながら物事をやり遂げようとする気持ちをもつ。
⑤友達と積極的に関わりながら喜びや悲しみを共感し合う。
⑥自分の思ったことを相手に伝え，相手の思っていることに気付く。
⑦友達のよさに気付き，一緒に活動する楽しさを味わう。
⑧友達と楽しく活動する中で，共通の目的を見いだし，工夫したり，協力したりなどする。
⑨よいことや悪いことがあることに気付き，考えながら行動する。
⑩友達との関わりを深め，思いやりをもつ。
⑪友達と楽しく生活する中できまりの大切さに気付き，守ろうとする。
⑫共同の遊具や用具を大切にし，皆で使う。
⑬高齢者をはじめ地域の人々などの自分の生活に関係の深いいろいろな人に親しみをもつ。

(ウ)内容の取扱い

上記の取扱いに当たっては，次の事項に留意する必要がある。

①保育士等との信頼関係に支えられて自分自身の生活を確立していくことが人と関わる基盤となることを考慮し，子どもが自ら周囲に働き掛けることにより多様な感情を体験し，試行錯誤しながら諦めずにやり遂げることの達成感や，前向きな見通しをもって自分の力で行うことの充実感を味わうことができるよう，子どもの行動を見守りながら適切な援助を行うようにすること。
②一人一人を生かした集団を形成しながら人と関わる力を育てていくようにすること。その際，集団の生活の中で，子どもが自己を発揮し，保育士等や他の子どもに認められる体験をし，自分のよさや特徴に気付き，自信をもって行動できるようにすること。
③子どもが互いに関わりを深め，協同して遊ぶようになるため，自ら行動する力を育てるとともに，他の子どもと試行錯誤しながら活動を展開する楽しさや共通の目的が実現する喜びを味わうことができるようにすること。
④道徳性の芽生えを培うに当たっては，基本的な生活習慣の形成を図るとともに，子どもが他の子どもとの関わりの中で他人の存在に気付き，相手を尊重する気持ちをもって行動できるようにし，また，自然や身近な動植物に親しむことなどを通して豊かな心情が育つようにすること。特に，人に対する信頼感や思いやりの気持ちは，葛藤やつまずきをも体験し，それらを乗り越えることにより次第に芽生えてくることに配慮すること。
⑤集団の生活を通して，子どもが人との関わりを深め，規範意識の芽生えが培われることを考慮し，子どもが保育士等との信頼関係に支えられて自己を発揮する中で，互いに思いを主張し，折り合いを付ける体験をし，きまりの必要性などに気付き，自分の気持ちを調整する力が育つようにすること。
⑥高齢者をはじめ地域の人々などの自分の生活に関係の深いいろいろな人と触れ合い，自分の感情や意志を表現しながら共に楽しみ，共感し合う体験を通して，これらの人々などに親しみをもち，人と関わることの楽しさや人の役に立つ喜びを味わうことができるようにすること。また，生活を通して親や祖父母などの家族の愛情に気付き，家族を大切にしようとする気持ちが育つようにすること。

ウ環　境 ［周囲の様々な環境に好奇心や探究心をもって関わり，それらを生活に取り入れていこうとする力を養う。］

(ア)ねらい

①身近な環境に親しみ，自然と触れ合う中で様々な事象に興味や関心をもつ。
②身近な環境に自分から関わり，発見を楽しんだり，考えたりし，それを生活に取り入れようとする。
③身近な事象を見たり，考えたり，扱ったりする中で，物の性質や数量，文字などに対する感覚を豊かにする。

(イ)内　容

①自然に触れて生活し，その大きさ，美しさ，不思議さなどに気付く。
②生活の中で，様々な物に触れ，その性質や仕組みに興味や関心をもつ。
③季節により自然や人間の生活に変化のあることに気付く。
④自然などの身近な事象に関心をもち，取り入れて遊ぶ。
⑤身近な動植物に親しみをもって接し，生命の尊さに気付き，いたわったり，大切にしたりする。
⑥日常生活の中で，我が国や地域社会における様々な文化や伝統に親しむ。
⑦身近な物を大切にする。
⑧身近な物や遊具に興味をもって関わり，自分なりに比べたり，関連付けたりしながら考えたり，試したりして工夫して遊ぶ。
⑨日常生活の中で数量や図形などに関心をもつ。
⑩日常生活の中で簡単な標識や文字などに関心をもつ。
⑪生活に関係の深い情報や施設などに興味や関心を

もつ。

⑫保育所内外の行事において国旗に親しむ。

(ウ)内容の取扱い

上記の取扱いに当たっては，次の事項に留意する必要がある。

①子どもが，遊びの中で周囲の環境と関わり，次第に周囲の世界に好奇心を抱き，その意味や操作の仕方に関心をもち，物事の法則性に気付き，自分なりに考えることができるようになる過程を大切にすること。また，他の子どもの考えなどに触れて新しい考えを生み出す喜びや楽しさを味わい，自分の考えをよりよいものにしようとする気持ちが育つようにすること。

②幼児期において自然のもつ意味は大きく，自然の大きさ，美しさ，不思議さなどに直接触れる体験を通して，子どもの心が安らぎ，豊かな感情，好奇心，思考力，表現力の基礎が培われることを踏まえ，子どもが自然との関わりを深めることができるよう工夫すること。

③身近な事象や動植物に対する感動を伝え合い，共感し合うことなどを通して自分から関わろうとする意欲を育てるとともに，様々な関わり方を通してそれらに対する親しみや畏敬の念，生命を大切にする気持ち，公共心，探究心などが養われるようにすること。

④文化や伝統に親しむ際には，正月や節句など我が国の伝統的な行事，国歌，唱歌，わらべうたや我が国の伝統的な遊びに親しんだり，異なる文化に触れる活動に親しんだりすることを通じて，社会とのつながりの意識や国際理解の意識の芽生えなどが養われるようにすること。

⑤数量や文字などに関しては，日常生活の中で子ども自身の必要感に基づく体験を大切にし，数量や文字などに関する興味や関心，感覚が養われるようにすること。

エ言　葉［経験したことや考えたことなどを自分なりの言葉で表現し，相手の話す言葉を聞こうとする意欲や態度を育て，言葉に対する感覚や言葉で表現する力を養う。］

(ア)ねらい

①自分の気持ちを言葉で表現する楽しさを味わう。

②人の言葉や話などをよく聞き，自分の経験したことや考えたことを話し，伝え合う喜びを味わう。

③日常生活に必要な言葉が分かるようになるとともに，絵本や物語などに親しみ，言葉に対する感覚を豊かにし，保育士等や友達と心を通わせる。

(イ)内　容

①保育士等や友達の言葉や話に興味や関心をもち，親しみをもって聞いたり，話したりする。

②したり，見たり，聞いたり，感じたり，考えたりなどしたことを自分なりに言葉で表現する。

③したいこと，してほしいことを言葉で表現したり，分からないことを尋ねたりする。

④人の話を注意して聞き，相手に分かるように話す。

⑤生活の中で必要な言葉が分かり，使う。

⑥親しみをもって日常の挨拶をする。

⑦生活の中で言葉の楽しさや美しさに気付く。

⑧いろいろな体験を通じてイメージや言葉を豊かにする。

⑨絵本や物語などに親しみ，興味をもって聞き，想像をする楽しさを味わう。

⑩日常生活の中で，文字などで伝える楽しさを味わう。

(ウ)内容の取扱い

上記の取扱いに当たっては，次の事項に留意する必要がある。

①言葉は，身近な人に親しみをもって接し，自分の感情や意志などを伝え，それに相手が応答し，その言葉を聞くことを通して次第に獲得されていくものであることを考慮して，子どもが保育士等や他の子どもと関わることにより心を動かされるような体験をし，言葉を交わす喜びを味わえるようにすること。

②子どもが自分の思いを言葉で伝えるとともに，保育士等や他の子どもなどの話を興味をもって注意して聞くことを通して次第に話を理解するようになっていき，言葉による伝え合いができるようにすること。

③絵本や物語などで，その内容と自分の経験とを結び付けたり，想像を巡らせたりするなど，楽しみを十分に味わうことによって，次第に豊かなイメージをもち，言葉に対する感覚が養われるようにすること。

④子どもが生活の中で，言葉の響きやリズム，新しい言葉や表現などに触れ，これらを使う楽しさを味わえるようにすること。その際，絵本や物語に親しんだり，言葉遊びなどをしたりすることを通して，言葉が豊かになるようにすること。

⑤子どもが日常生活の中で，文字などを使いながら思ったことや考えたことを伝える喜びや楽しさを味わい，文字に対する興味や関心をもつようにすること。

オ表　現［感じたことや考えたことを自分なりに表現することを通して，豊かな感性や表現する力を養い，創造性を豊かにする。］

(ア)ねらい

①いろいろなものの美しさなどに対する豊かな感性をもつ。

②感じたことや考えたことを自分なりに表現して楽しむ。

③生活の中でイメージを豊かにし，様々な表現を楽しむ。

(イ)内　容

①生活の中で様々な音，形，色，手触り，動きなどに気付いたり，感じたりするなどして楽しむ。

②生活の中で美しいものや心を動かす出来事に触れ，イメージを豊かにする。

③様々な出来事の中で，感動したことを伝え合う楽しさを味わう。

④感じたこと，考えたことなどを音や動きなどで表現したり，自由にかいたり，つくったりなどする。

⑤いろいろな素材に親しみ，工夫して遊ぶ。

⑥音楽に親しみ，歌を歌ったり，簡単なリズム楽器を使ったりなどする楽しさを味わう。

⑦かいたり，つくったりすることを楽しみ，遊びに使ったり，飾ったりなどする。

⑧自分のイメージを動きや言葉などで表現したり，演じて遊んだりするなどの楽しさを味わう。

(ウ)内容の取扱い

上記の取扱いに当たっては，次の事項に留意する必要がある。

①豊かな感性は，身近な環境と十分に関わる中で美しいもの，優れたもの，心を動かす出来事などに出会い，そこから得た感動を他の子どもや保育士等と共有し，様々に表現することなどを通して養われるようにすること。その際，風の音や雨の音，身近にある草や花の形や色など自然の中にある音，形，色などに気付くようにすること。

②子どもの自己表現は素朴な形で行われることが多いので，保育士等はそのような表現を受容し，子ども自身の表現しようとする意欲を受け止めて，子どもが生活の中で子どもらしい様々な表現を楽しむことができるようにすること。

③生活経験や発達に応じ，自ら様々な表現を楽しみ，表現する意欲を十分に発揮させることができるように，遊具や用具などを整えたり，様々な素材や表現の仕方に親しんだり，他の子どもの表現に触れられるよう配慮したりし，表現する過程を大切にして自己表現を楽しめるように工夫すること。

第３章　健康及び安全

２　食育の推進

⑴保育所の特性を生かした食育

ア保育所における食育は，健康な生活の基本としての「食を営む力」の育成に向け，その基礎を培うことを目標とすること。

イ子どもが生活と遊びの中で，意欲をもって食に関わる体験を積み重ね，食べることを楽しみ，食事を楽しみ合う子どもに成長していくことを期待するものであること。

ウ乳幼児期にふさわしい食生活が展開され，適切な援助が行われるよう，食事の提供を含む食育計画を全体的な計画に基づいて作成し，その評価及び改善に努めること。栄養士が配置されている場合は，専門性を生かした対応を図ること。

⑵食育の環境の整備等

ア子どもが自らの感覚や体験を通して，自然の恵みとしての食材や食の循環・環境への意識，調理する人への感謝の気持ちが育つように，子どもと調理員等との関わりや，調理室など食に関わる保育環境に配慮すること。

イ保護者や地域の多様な関係者との連携及び協働の下で，食に関する取組が進められること。また，市町村の支援の下に，地域の関係機関等との日常的な連携を図り，必要な協力が得られるよう努めること。

ウ体調不良，食物アレルギー，障害のある子どもなど，一人一人の子どもの心身の状態等に応じ，嘱託医，かかりつけ医等の指示や協力の下に適切に対応すること。栄養士が配置されている場合は，専門性を生かした対応を図ること。

資 料 14　食事バランスガイド

厚生労働省・農林水産省決定

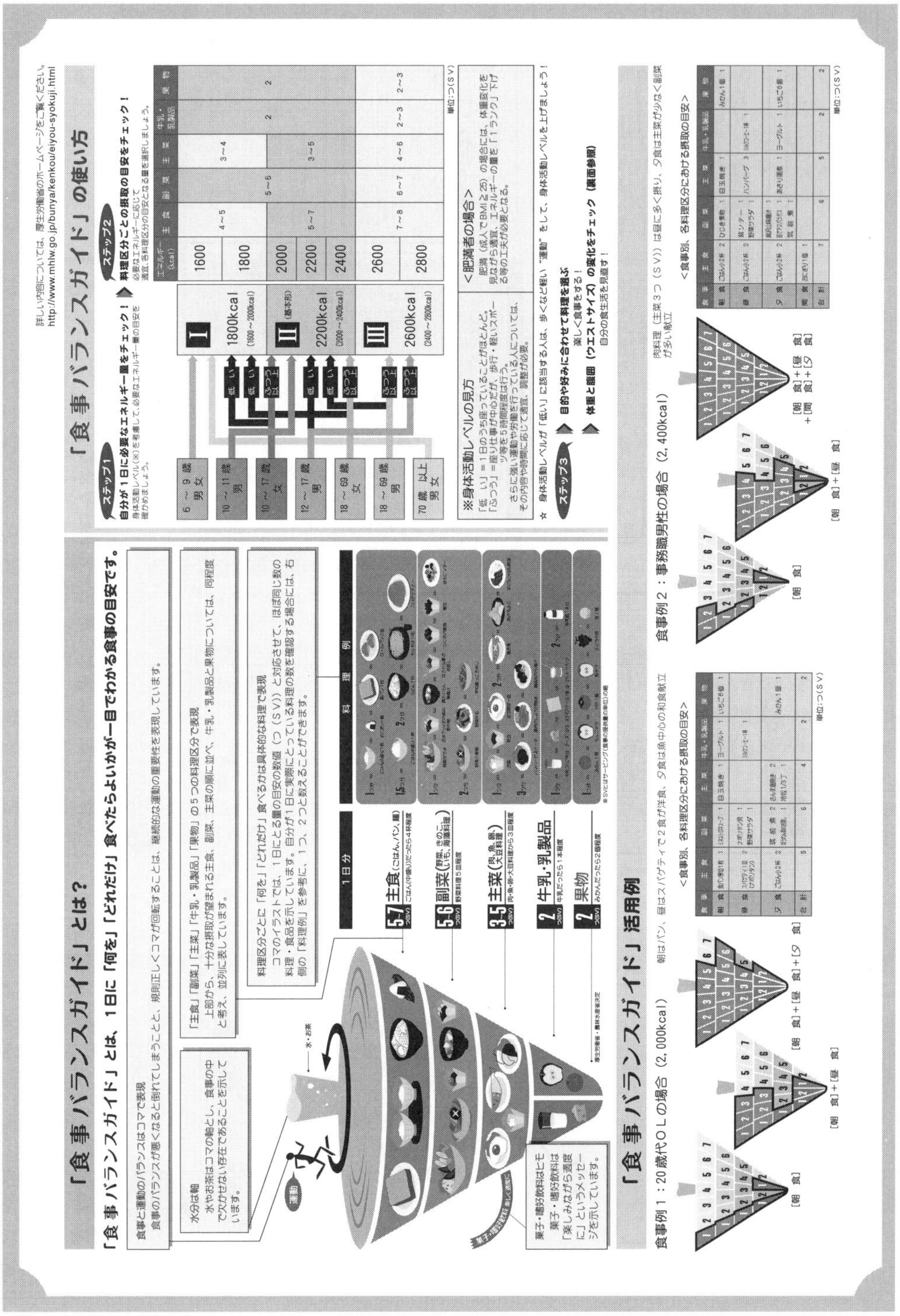

妊産婦のための食事バランスガイド

～あなたの食事は大丈夫？～

「食事バランスガイド」ってなぁに？

「**食事バランスガイド**」とは、1日に「何を」「どれだけ」食べたらよいかが一目でわかる食事の目安です。「主食」「副菜」「主菜」「牛乳・乳製品」「果物」の5グループの料理や食品を組み合わせてとれるよう、コマにたとえてそれぞれの適量をイラストでわかりやすく示しています。

妊娠前から、健康なからだづくりを

妊娠前にやせすぎ、肥満はありませんか。健康な子どもを生み育てるためには、妊娠前からバランスのよい食事と適正な体重を目指しましょう。

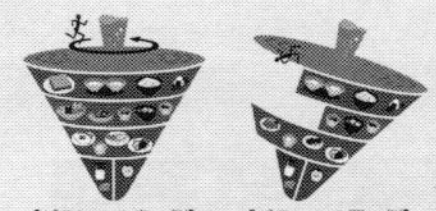

【バランスの良い例】　【バランスの悪い例】

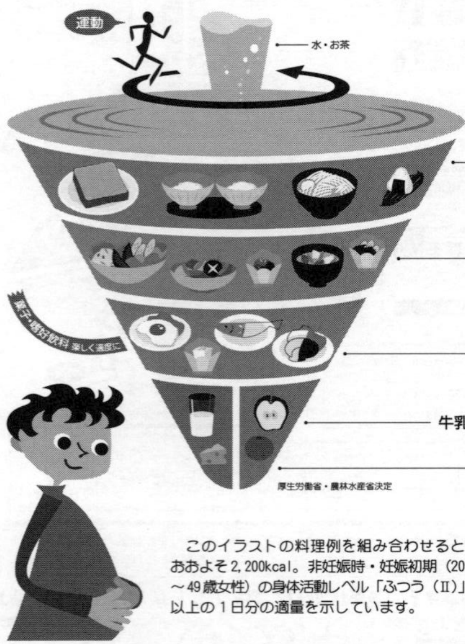

	1日分付加量			
	非妊娠時	妊娠初期	妊娠中期	妊娠末期 授乳期
主食	5～7 つ(SV)	－	－	+1
副菜	5～6 つ(SV)	－	+1	+1
主菜	3～5 つ(SV)	－	+1	+1
牛乳・乳製品	2 つ(SV)	－	－	+1
果物	2 つ(SV)	－	+1	+1

料理例

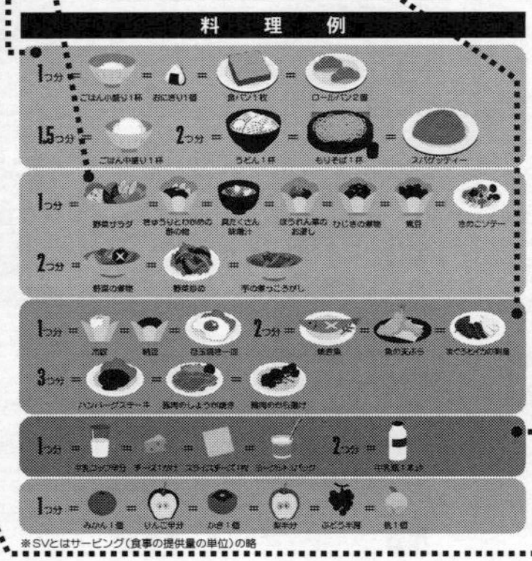

※SVとはサービング（食事の提供量の単位）の略

非妊娠時、妊娠初期の1日分を基本とし、妊娠中期、妊娠末期・授乳期の方はそれぞれの枠内の付加量を補うことが必要です。

このイラストの料理例を組み合わせるとおおよそ2,200kcal。非妊娠時・妊娠初期（20～49歳女性）の身体活動レベル「ふつう（Ⅱ）」以上の1日分の適量を示しています。

! 食塩・油脂については料理の中に使用されているものであり、「コマ」のイラストとして表現されていませんが、実際の食事選択の場面で表示される際には食塩相当量や脂質も合わせて情報提供されることが望まれます。

「主食」を中心に、エネルギーをしっかりと

妊娠期・授乳期は、食事のバランスや活動量に気を配り、食事量を調節しましょう。また体重の変化も確認しましょう。

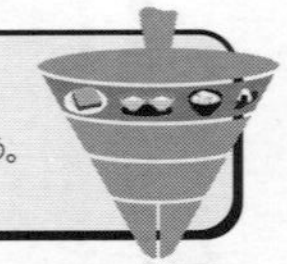

不足しがちなビタミン・ミネラルを、「副菜」でたっぷりと

緑黄色野菜を積極的に食べて葉酸などを摂取しましょう。特に妊娠を計画していたり、妊娠初期の人には神経管閉鎖障害発症リスク低減のために、葉酸の栄養機能食品を利用することも勧められます。

副菜で十分に野菜を摂取しましょう！

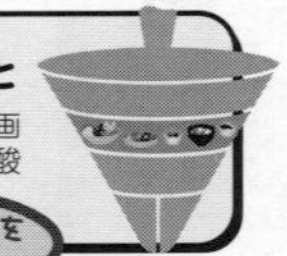

からだづくりの基礎となる「主菜」は適量を

肉、魚、卵、大豆料理をバランスよくとりましょう。赤身の肉や魚などを上手に取り入れて、貧血を防ぎましょう。ただし、妊娠初期にはビタミンAの過剰摂取に気をつけて。

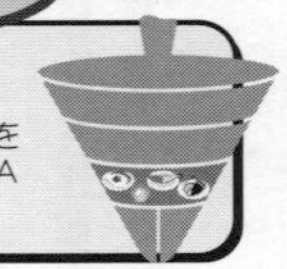

牛乳・乳製品などの多様な食品を組み合わせて、カルシウムを十分に

妊娠期・授乳期には、必要とされる量のカルシウムが摂取できるように、偏りのない食習慣を確立しましょう。

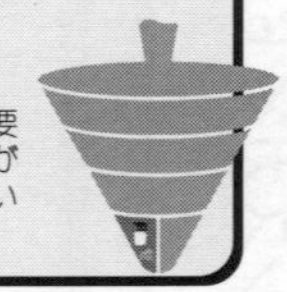

母乳育児も、バランスのよい食生活のなかで

母乳育児はお母さんにも赤ちゃんにも最良の方法です。バランスのよい食生活で、母乳育児を継続しましょう。

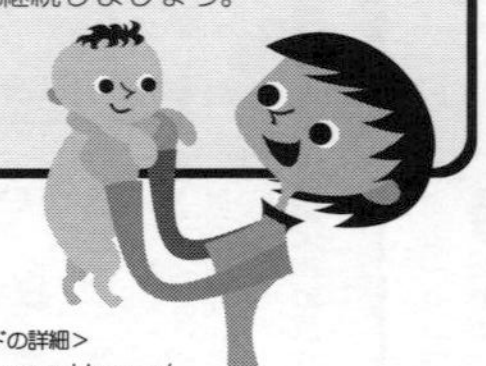

たばことお酒の害から赤ちゃんを守りましょう

妊娠・授乳中の喫煙、受動喫煙、飲酒は、胎児や乳児の発育、母乳分泌に影響を与えます。禁煙、禁酒に努め、周囲にも協力を求めましょう。

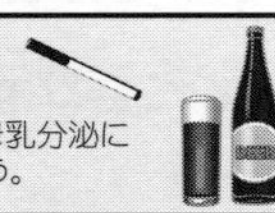

厚生労働省及び農林水産省が食生活指針を具体的な行動に結びつけるものとして作成・公表した「**食事バランスガイド**」（2005年）に、食事摂取基準の妊娠期・授乳期の付加量を参考に一部加筆

<食事バランスガイドの詳細>
http://www.j-balanceguide.com/
http://www.mhlw.go.jp/bunya/kenkou/eiyou-syokuji.html

資 料 15　参考図書（学習を深めるための推薦図書）

○クレア・ルウェリン／ヘイリー・サイラッド著／上田玲子監修／須川綾子訳『人生で一番大事な最初の 1000 日の食事』ダイヤモンド社　2019
（胎児期から2歳まで，つまり人生最初の 1000 日間に必要な栄養の知識を科学的データの裏付けのもとで解説してある。「学術書」であり「教養書」であり「実用書」である。）
○上田玲子『最新版　はじめての離乳食』主婦の友社　2013
（離乳食に関してはこの1冊で十分対応できる。各時期の進め方，その時生じる問題について詳しく解説してあり，312 のカラフルなメニューも作りやすい。）
○田原喜久江他著『おいしい保育所の食事づくりー栄養士・調理員・保育士・看護師の連携でー』明治図書　2002
（保育所での食の関わりを丁寧に解説している。執筆者が保育所で仕事を経験しているので現場の問題に添った解説となっており実用的である。）
○幼児食懇話会編『幼児食の基本』日本小児医事出版社　1998
（幼児食についての考え方や内容を発育の面から整理し，望ましい食生活はの提言がなされている。保育に関わる保育士，栄養士，看護師などの専門家向けである。）
○村上祥子『園児のバランス弁当』女子栄養大学出版部　1997
（レシピが豊富でおかずが実物大のカタログ（カラー）となっているため理解しやすい。しかも幼児食に関する理論の裏付けがきちんとなされている。）
○横山俊一郎／渡辺博『キッズ・メディカ安心百科　増補改訂版』子ども医学館　小学館　2002
（新生児期から思春期までを対象に小児期特有の疾患やけが・事故に関する内容ばかりでなく“心と体の発達と日常ケア”“健康づくりと栄養”についても詳しく解説されている。）
○山城雄一郎監修，小池通夫他編集　財団法人母子衛生研究会『改定「離乳の基本」（理論編・実際編）　第三版』母子保健事業団　2002（2巻セット）
（改定「離乳の基本」の作成に関わった委員により，詳しい解説がなされている。改定「離乳の基本」に準じて離乳食を進めていく際の手助けになる。）
○第一出版編集部編『日本人の食事摂取基準（2020 年版）』第一出版　2020
（平成 27 年から 31 年までの5年間使用する日本人の栄養所要量と基本的な考え方が示され，集団だけでなく，個人対象にして活用できるものとなっている）
○青木菊麻編著『小児栄養学ー授乳期から学童・思春期までー』建帛社　2008
（専門的な内容もわかりやすく解説している）
○今村栄一『育児栄養学　乳幼児栄養の実際』日本小児医事出版社　2002
（育児の実践としての「育児栄養学」の立場から執筆してあり，育児の実際に役立つ内容が中心である）
○平山宗宏監『母子健康・栄養ハンドブック』医歯薬出版　2000
（ヘルスプロモーションを基盤とした母子栄養のハンドブック。資料が豊富）
○向井美恵編著『乳幼児の摂食指導ーお母さんの疑問にこたえるー』医歯薬出版　2000
（摂食行動に関することを詳細にわかりやすく解説している）
○特殊ミルク共同安全開発委員会　広報部会『特殊ミルク情報』年1回（11 月）（非売品）
（発行元：[社福]恩賜財団母子愛育会　総合母子保健センター　特殊ミルク事務局　03-3473-8333　東京都港区南麻布5－6－8）（特殊ミルクの情報が詳細に記されている。非売品だが事務局に申し込むと入手できる）
○ S. E. Morris 著，鷲田孝保訳『障害児食事指導の実際』協同医書出版社　1979
（障害児の食事指導について，写真などによりその方法を具体的にまとめてある）
○向井美恵編著『食べる機能をうながす食事ー摂食障害児のための献立，調理，介助ー』医歯薬出版　1994
（食べる機能に遅れのある子どもに対する栄養・調理の対応を中心に介助方法の基本が丁寧に開設されている）
○ラ・レーチェ・リーグ・インターナショナル『だれにでもできる母乳育児　改訂版』メディカ出版　2000
（母乳育児の長所，与え方の具体例がわかりやすく解説されている）

■引用・参考文献

○今村栄一『育児栄養学　乳幼児栄養の実際　第９版』日本小児医事出版社　1995　p.3-23，143-148
○青木菊麻編著『小児栄養学―授乳期から学童・思春期まで―』建帛社　1999　p.1-8，49-61
○高野陽他著『小児栄養　子どもの栄養と食生活』医歯薬出版　1999　p.1-4
○上野千鶴子『近代家族の成立と終焉』岩波書店　1994　p.181-192
○ユニセフ『世界子供白書』栄養特集（Unicef, The state of the world's children,1998）
○ユニセフ『世界子供白書』リーダーシップ（Unicef, The state of the world's children,2002）
○ WHO：Child Malnutrition, Fact Sheet No.119 (Reviewed,Nobember,1996)　(http://www.who.int/inf-fs/en/fact119.html)
○西田美佐，山中美紀「栄養問題」 日本国際保健医療学会編『国際保健医療学』2001
○国連子ども特別総会資料　2002
○新・保育士養成講座編纂委員会編『新保育士養成講座第６巻　小児栄養』全国社会福祉協議会　2002　p.33-50
○山城雄一郎監修　財団法人母子衛生研究会『改定「離乳の基本」―理論編』母子保健事業団　2002　p.10-24
○大津一義他編集代表『クローズアップ食生活シリーズ①　人生は食のコントロールから』ぎょうせい　2001　p.24-25，42-45
○幼児食懇話会編『幼児食の基本』日本小児医事出版社　1998　p.41-61
○二木武他『小児の発達栄養行動―摂食から排泄まで―生理・心理・臨床』医歯薬出版　1997　p.1-46
○伊藤貞嘉・佐々木敏監修『日本人の食事摂取基準（2020）』第一出版　2020
○食事摂取基準の実践・運用を考える会編『日本人の食事摂取基準 2020 年版の実践・運用　特定給食施設等における栄養・食事管理』第一出版　2020
○文部科学省「日本食品標準成分表 2015 年版（七訂）」「同追補 2016 年」「同追補 2017 年」「同追補 2018 年」「2019 年における日本食品標準成分表 2015 年版（七訂）のデータ更新」
○文部省・厚生省・農林水産省『健康づくりのための食生活指針』2000
○平山宗宏監修『母子健康・栄養ハンドブック』医歯薬出版　2000
○宮澤節子・大田美穂・浅野恭代編著『食材別料理集』同文書院　2002
○赤羽正之『新編集団給食　献立作成マニュアル　第５版』医歯薬出版　2002
○高橋敦子・安原安代・松田康子編著『調理学実習－基礎からの応用－』女子栄養大学出版部　2002
○河野友美『コツの科学の調理事典　第３版』医歯薬出版　2001
○ボウルビイ J.，黒田実郎訳『母子関係の理論』岩崎学術出版　1976
○井戸田正他「最近の日本人人乳組成に関する全国調査（第一報）一般組成及びミネラル成分について」『日本小児栄養消化器病学会雑誌』1991　5(1)　p.145-158
○平成９年度厚生省心身障害研究報告書「乳幼児死亡の防止に関する研究」
○平成９～ 11 年度厚生科学研究「母乳中のダイオキシン類濃度等に関する調査研究」（主任研究者 多田裕）
○島田三恵子他「入院中の母乳哺育ケアと１か月後の母乳栄養確立との関連―母乳哺育に関する全国調査―」『小児保健研究』60(6)　2001　p.749-756
○島田三恵子他「産後１か月間の母子の心配事と子育て支援のニーズに関する全国調査―初経産別, 職業の有無による検討　―」『小児保健研究』60(5)　2001　p.371-379
○松尾泰孝「生後２週間健診の有用性について」『小児保健研究』61(6)　2002　p.814-819
○厚生省生活衛生局「ベビーフード指針」 1996
○水野清子他「ベビーフードの使用と離乳の進行状況」『小児保健研究』52(6)　1993　p.639-645
○平成４～７年度厚生省心身障害研究報告書　母子の栄養摂取と運動に関する研究班
○社団法人日本小児保健協会栄養委員会編『小児保健シリーズ No46　よい子の食生活』社団法人日本小児保健協会 1998　p.17-32，47-48，69-70
○平山宗宏監修『母子健康・栄養ハンドブック』医歯薬出版　2002　p.190-193
○田原喜久江他『おいしい保育所の食事づくり－栄養士・調理員・保育士・看護師の連携で－』明治図書　2002　p.112, 149-153，158-160
○村上祥子『園児のバランス弁当』女子栄養大学出版部　1997　p.66-69
○大浦敏博・廣野治子編『新編小児栄養　理論と演習・実習』医歯薬出版　2002
○山口規容子・水野清子『育児にかかわる人のための小児栄養学』診断と治療社　1997
○向井美恵編著『乳幼児の摂食行動―お母さんの疑問にこたえる－』医歯薬出版　2002
○ Susan J. Fairweather-Tait：Iron Deficiency Anaemia：Epidemiology, Complications, Diagnosis, and Management. International Seminars in Paediatric Gastroenterology and Nutrition p.3-7 vol5.No3 1996
○厚生労働省雇用均等・児童家庭局「楽しく食べる子どもに－食から始まる健やかガイド」雇児発第 0316007 号（平成 16 年 3 月 16 日）
○厚生労働省雇用均等・児童家庭局保育課「楽しく食べる子どもに－保育所における食育に関する指針－」（平成 16 年 3 月 29 日），平成 15 年度児童環境づくり等総合調査研究事業「保育所における食育のあり方に関する研究報告書」（主任研究者　酒井治子）
○厚生労働省雇用均等・児童家庭局保育課「保育所における食育の計画づくりガイド」（平成 19 年 11 月 29 日），平成 18 年度児童関連サービス調査研究等事業「食育政策の推進を目的とした保育所における食育計画に関する研究報告書」（主任研究者　酒井治子）
○厚生労働省雇用均等・児童家庭局保育課「保育所保育指針解説書」 2008
○厚生労働省雇用均等・児童家庭局保育課「保育所における食育の計画づくりに関する調査の結果について」（平成 19 年 5 月 29 日）
○平成 20 年度「児童関連サービス調査研究等事業報告書」「子育て支援のための地域における食育の取組の分析・評価に関する研究報告書」（主任研究者　酒井治子）こども未来財団　2009
○ Xunmei Yuan, et al: Epigenetic modulation of Fgf21 in the perinatal mouse liver ameliorates diet-induced obesity in adulthood, Nature Communications volume 9, Article number: 636 (2018)

さくいん

編著者

上田（うえだ）　玲子（れいこ）　白梅学園大学・短期大学

著　者

赤石（あかいし）　元子（もとこ）　東京学芸大学教育学部附属幼稚園
酒井（さかい）　治子（はるこ）　東京家政学院大学
永井由利子（ながいゆりこ）　元東京成徳大学
林（はやし）　薫（かおる）　白梅学園大学
本田（ほんだ）　真美（まみ）　元就実大学

協　力

伊藤三江子・熊澤和子・山本浩子
及川　静・志村裕子・青柳佐知子
二葉栄養専門学校
にじのいろ保育園（府中市）・二葉乳児院・上溝保育園（相模原市）

子どもの食生活　－栄養・食育・保育－

2006年4月1日　第1版　第1刷発行
2008年3月1日　改訂版　第1刷発行
2010年2月1日　第2版　第1刷発行
2011年3月1日　新　版　第1刷発行
2017年3月1日　新　版　第7刷発行
2018年3月1日　第3版　第1刷発行
2020年3月1日　第4版　第1刷発行
2021年3月1日　第5版　第1刷発行
2022年2月1日　第6版　第1刷発行
2024年3月1日　第7版　第1刷発行

●編著者　上田玲子
●発行者　長渡　晃
●発行所　有限会社　ななみ書房
〒252-0317　神奈川県相模原市南区御園1-18-57
TEL　042-740-0773
http://773books.jp
●絵・デザイン　磯部錦司・内海　亨
●印刷・製本　協友印刷株式会社

ISBN978-4-910973-33-3
Printed in Japan